3rd Edition

Fluoroscopic Radiology

공동저자
(집필순)

마상철(신한대학교 방사선학과)
김함겸(안산대학교 방사선학과)
손순룡(원광보건대학교 방사선학과)
안효근(원자력병원 영상의학과)
이양섭(서울아산병원 영상의학과)
장동혁(이대목동병원 영상의학과)
윤 준(동남보건대학교 방사선학과)
이영진(가천대학교 방사선학과)
구효근(마산대학교 방사선학과)
김정민(고려대학교 방사선학과)
정홍량(한서대학교 방사선학과)
이광성(대전보건대학교 방사선학과)
지태정(가야대학교 방사선학과)
이상복(남부대학교 방사선학과)
성열훈(청주대학교 방사선학과)
신정섭(선린대학교 방사선학과)
임재동(대원대학교 방사선학과)
김태형(강원대학교 방사선학과)
손진현(신구대학교 방사선학과)
한재복(동신대학교 방사선학과)
최준구(극동대학교 방사선학과)
박종배(충북보건과학대학교 방사선학과)
조평곤(대구가톨릭대학교 방사선학과)
장현철(수성대학교 방사선학과)
이현용(부산가톨릭대학교 방사선학과)
박철수(한림성심대학교 방사선학과)
이화준(원광보건대학교 방사선학과)
조광호(백석문화대학교 방사선학과)
이정훈(신한대학교 방사선학과)
김형균(극동대학교 방사선학과)
여진동(서라벌대학교 방사선학과)

DAIHAK
PUBLISHING COMPANY

개정판

머리말

Preface

1895년 11월 8일 독일의 물리학자 빌헬름 뢴트겐 선생에 의해 발견된 엑스선은 당시 획기적인 사건으로 기록되고 있으며 126년이 지난 현재까지 물리학계 및 의학계에 미치는 영향은 지대하다. 특히 2000년대부터 ICT의 발달이 영상의학과 융합하면서 새로운 영상시스템의 시대를 맞고 있으며, 여전히 투시조영은 실시간으로 인체 내부를 진단하는 중요한 수단으로 활용하고 있다.

본 서적은 영상의학과 투시조영실에서 시행하는 검사들을 계통별로 나누어 체계적으로 정리하였으며 각각의 검사에 대해 해부학, 검사목적, 전처치, 조영제, 검사기구, 검사방법 그리고 임상증례까지 일목요연하게 정리한 것이 특징이다. 따라서 독자로 하여금 필요한 검사법 및 내용을 즉시 참고할 수 있게 하였다. 특히 임상증례는 초음파, CT, MRI, 내시경 영상 등을 같이 첨부하여 질병에 대한 이해를 높이도록 하였다.

1장은 방사선 투시촬영장치의 발전과정, 조영제, 투시조영검사에서 요구하는 환자자세 등을 수록하였으며, 2장부터 9장까지는 위장관계, 간담도계, 비뇨생식기계, 호흡기계, 골관절계, 신경계 등에 대한 조영검사를 계통별로 수록하였다. 각각의 조영검사는 현재 임상에서 자주 시행하는 검사부터 건수는 적지만 반드시 알아야 할 검사까지 다양하게 수록하였다. 그리고 각각의 검사와 같이 시행하는 인터벤션도 가능한 많이 수록하도록 하였으며 유방엑스선검사는 유관조영과 함께 비중 있게 다루도록 노력하였다. 따라서 방사선사 국가고사를 준비하는 수험생은 물론 임상에서 근무하는 방사선사 선생님에게도 좋은 지침서가 될 것으로 믿는다.

시대가 발전하고 다변화하면서 병원의 환경이 환자중심으로 개편되고 영상의학 측면에서는 모든 장비가 디지털화하면서 새로운 검사법이 도입되기도 하고 기존의 검사법이 수정되기도 하면서 지역 간, 병원 간 검사법이 다소 차이가 있을 수 있다. 본 교재는 국내 여러 종합병원에서 공통적으로 시행하는 검사방법과 외국의 사례들을 참고하여 공통분모를 찾고자 하였다. 그럼에도 불구하고 부족한 점이 있다면 지속적으로 수정, 보완할 수 있도록 많은 지도와 관심을 부탁드린다.

끝으로 원고가 원만하게 마무리되도록 수고하여 주신 많은 교수님과 임상에 계신 선생님들께 진심으로 감사드리며, 항상 양질의 도서가 출판되도록 배려해 주시는 대학서림 윤회장님과 조이사님, 그리고 오탈자 하나도 놓치지 않으려고 노력해 주신 편집부 직원 여러분께 고맙다는 말씀을 전한다.

2022. 1.
저자 일동

머리말

Preface

엑스선이 발견되고 현재까지 지나는 동안 영상의학은 괄목한 만한 성장을 하였다. 특히 지난해 동안 의료영상은 ICT와 융합하여 새로운 시스템을 창조하였다. 이제 CT, MRI, US 등은 환자를 진단하는데 필수적인 검사가 되었으며 이러한 검사 처방 없이는 진단을 붙일 수 없는 게 현실이다. 엑스선 투시검사는 가장 오랜 역사를 가지고 있으며 새로운 영상 시스템의 등장으로 중요성이 저하되긴 하였지만 여전히 인체 동영상을 관찰하는 데는 선택의 여지가 없는 유일한 방법이다.

본 서적의 특징은 방사선 투시조영실에서 이루어지고 있는 검사들을 계통별로 나누어 체계적으로 정리하였으며 각각의 검사에 대해 해부학, 검사목적, 전처치, 조영제, 검사 기구, 검사방법 그리고 임상증례까지 일목요연하게 정리하여 독자로 하여금 필요한 검사법 및 내용을 즉시 찾아 볼 수 있게 하였다. 특히 임상증례는 초음파, CT, MRI, 내시경 영상 등을 같이 첨부하여 질병에 대한 이해를 돕게 하였다.

첫 장은 방사선 투시촬영장치의 발전과정, 조영제, 투시촬영에서 요구되는 환자자세 등을 수록하였으며, 둘째 장부터 아홉째 장까지는 위장관계, 간담도계, 비뇨생식계, 호흡기계, 골관절계, 신경계 등에 대한 조영검사 등을 계통별로 정리하였다. 각각의 조영검사는 현재 임상에서 많이 시행하는 검사부터 건수는 적지만 반드시 알아야 할 검사까지 다양하게 수록하였다. 그리고 각각의 검사와 같이 시행하는 인터벤션도 가능한 많이 수록하였으며 유방엑스선검사는 유관조영과 같이 비중 있게 다루도록 노력하였다. 그래서 방사선사 국가고시를 준비하는 수험생은 물론 임상에서 근무하는 방사선사에게도 좋은 지침서가 될 것으로 믿는다.

모든 것이 변하듯, 때론 과거의 검사가 없어지고 새로운 검사가 소개되기도 하며 병원마다 검사법이 다소 차이가 있다. 본 교재는 국내 여러 병원에서 사용하는 검사방법은 물론 외국의 사례들을 참고하여 공통분모를 찾고자 하였다. 그럼에도 불구하고 미비한 점은 지속적으로 수정, 보완하도록 노력할 것을 약속한다.

끝으로 후학을 위해 원고를 정리하고 교정하여주신 대학의 교수님과 임상에 계신 선생님들께 진심어린 고마움을 드리며, 늘 배려해 주시는 도서출판 대학서림 윤진영 회장님과 조기현 이사님, 그리고 편집부 직원 여러분께 마음의 꽃다발을 드린다.

2015. 6.

저자 일동

차 례

차례

1 투시 촬영장치, 조영제, 환자자세

Fluoroscopic system & contrast medium & positioning

1. 투시 촬영장치(Fluoroscopic system)
2. 조영제(Contrast medium)
3. 투시검사에서의 환자자세(Patient positioning)

1 투시 촬영장치
Fluoroscopic system

투시 촬영장치는 그림 1-1에서 보는 것과 같이 촬영대, 액스선관, 엑스선관 지지대, 검출기(detecter), 조리개, TV촬상관, TV모니터, 방어용 부속품 등으로 구성되어 있다.

투시장치는 엑스선관에서 발생된 엑스선이 물체를 투과하여 검출기에 부착된 형광물질의 작용에 의해 불가시광선이 파장이 긴 가시광선으로 변환하게 된다. 이것을 영상증폭기에서 증폭되어 TV촬상관에 보내지고 TV촬상관에서는 수신된 정보를 TV모니터에 보내 우리 눈으로 관찰하게 한다. 이 과정으로 TV모니터를 통해 인체 내부 장기의 운동 상태를 관찰할 수 있으며 이러한 과정을 투시(fluoroscopy)라고 한다. 투시 중에 기록할 필요가 있는 영상은 순간 촬영(spot radiography)하여 저장 또는 기록할 수 있다. 그러므로 투시 촬영장치는 투시(fluoroscopy)와 촬영(radiography)을 동시에 할 수 있는 구조로 되어 있으며, 이것을 흔히 R/F type이라고 한다. 그래서 투시의 목적은 장기의 운동상태를 관찰하고 순간 촬영을 하는 것이며 이물의 위치를 측정하거나 골절상태 등을 관찰할 때 유용하게 이용할 수 있다.

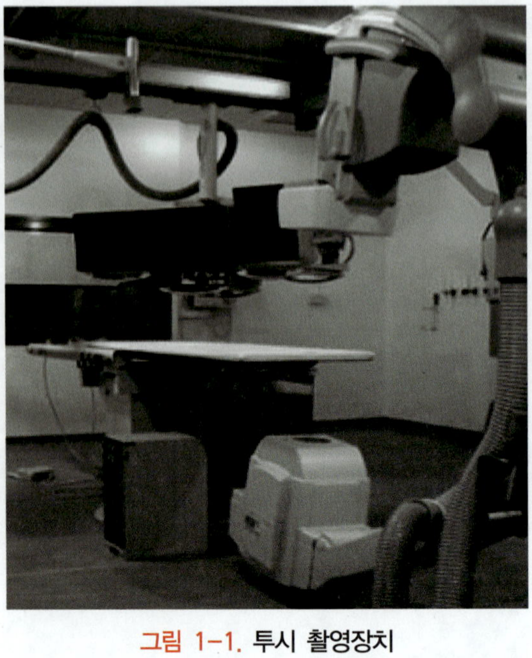

그림 1-1. **투시 촬영장치**
(a: 촬영대, b: 엑스선관, c: 엑스선관지지대, d: 검출기, e: TV모니터)

1) 투시장치의 엑스선관 형태

엑스선 TV투시 촬영장치의 형태는 엑스선관이 촬영대(table) 아래쪽에 위치한 under table형, 위쪽에 위치한 over table형 그리고 C-arm형으로 구분한다. 과거에는 under table형이 많았으나 현재는 대부분 over table형 또는 여러 방향으로 회전하는 C-arm형을 다목적으로 사용하고 있다. Over table형은 일반촬영 엑스선장치와 엑스선관 위치가 같은 구조이기 때문에 환자의 체위변화에 대한 관찰이 용이하고 원격조작형(remote control table)에 유리하다(그림 1-2). 또한 필름을 공급하고 수급하는 매거진(supply & receive magazine)에 필름의 크기별로 100장씩 장전할 수 있으므로 촬영할 때마다 카세트(cassette)를 교환하는 불편을 덜 수 있다. 그러나 under table에 비해 산란선 발생이 많고 기하학적인 구조에 의해 확대 투시가 곤란한 단점이 있다. 최근에는 디지털 평판형검출기(flat panel detector)로 대체되어 필름은 사용하지 않는다. 한편, under table형은 환자의 위쪽에 검출기가 위치하여 환자의 체위변화에 지장을 주고 집단검진의 어려움이 있으며 압박대(compression paddle)를 사용하는데 다소 불편하나 over table형에 비해 산란선 발생이 적고 확대 투시가 용이한 장점이 있다(그림 1-3).

표 1-1. 투시촬영 장치의 형태 비교

	Under table	Over table
SID	40~60 cm	80~130 cm
체위변환	곤란	용이
용량	작다	크다
산란선	적다	많다
확대투시	용이	곤란
압박대 사용	곤란	용이
집단검진	곤란	용이
원격조정	곤란	용이

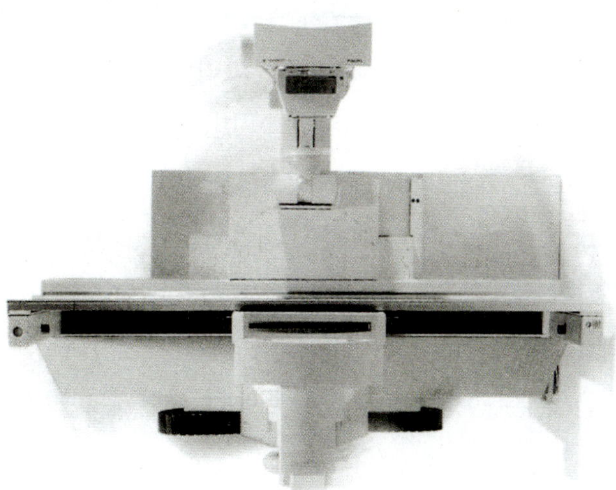

그림 1-2. Over table형

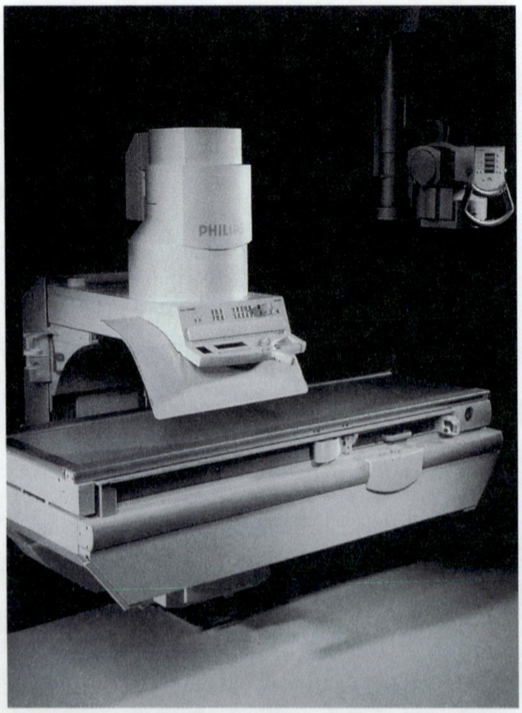

그림 1-3. Under table형

2) 엑스선 투시대

엑스선 발견 당시 최초로 얻은 영상은 형광판에 의한 투시상(fluoroscopy image)이었다. 현재와 같이 TV모니터를 통해 영상을 관찰하기 이전에는 형광판을 이용하여 움직이는 영상을 관찰하였다. 그 당시의 형광판은 어두운 데서 관찰하였으므로 검사 시행 전에 암순응이 필요하고 직접 형광판을 관찰하며 검사하였기 때문에 검사자의 방사선 피폭이 많았다. 또한 여러 사람이 동시에 관찰하는 것이 불가능하였다. 그러나 1950년 영상증배관(image intensifier tube)의 개발로 이러한 문제점은 일시에 해결되었다. 그 후 영상증배관과 TV모니터의 개선으로 대조도와 해상력이 향상되어 미세한 병변의 관찰이 우수하고 원격조정이 가능해 짐으로써 검사자의 피폭 및 피로도가 대폭 감소하였다. 그러나 영상증배관이 갖는 기하학적 구조로 인해 중심부에서 주변부로 갈수록 왜곡이 심하고 휘도가 감소하는 문제점이 발생하였다. 그러다가 2000년대 들어 그림 1-4의 투시 시스템과 같은 디지털 평판검출기(flat panel detector : FPD)가 개발되면서 형광증배관이 갖는 구조적인 문제점이 해결되어 전체적으로 휘도가 높고 균질한 영상을 얻게 되었다. 최근에는 디지털 장치와 PACS system의 연계로 영상의학과에서 필름이 사라지게 되었으며 영상의 저장은 물론 동영상 PACS를 이용하는 단계로 발전하였다.

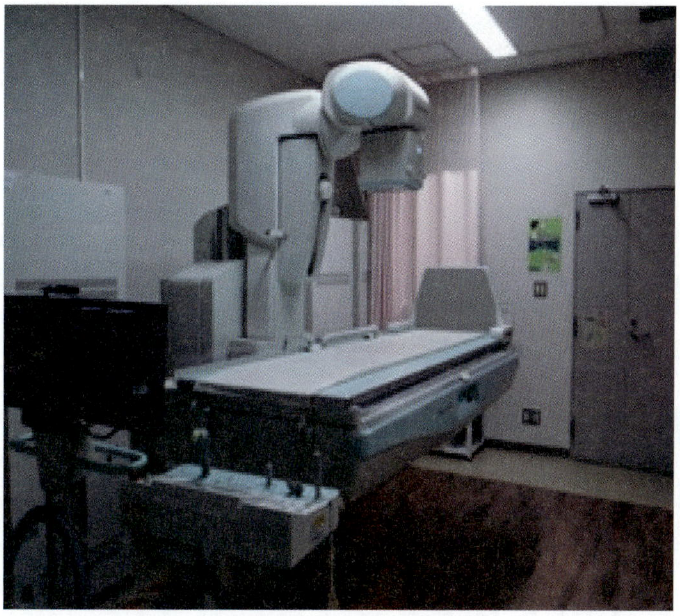

그림 1-4. FPD 투시장치

3) 투시장치 조작 방식

투시장치 조작 방식은 장치 옆에서 환자와 대화를 하면서 검사를 시행하는 근접조작형과 원격장치를 이용하여 환자와 일정거리를 두고 검사를 시행하는 원격조작형으로 구별한다. 근접조작형은 주로 under table 방식을, 원격조작형은 over table 방식을 채택한다. 근접조작형은 환자의 옆에서 환자의 호흡을 느끼면서 검사를 시행하므로 어린이나 노인 같이 의사소통이 원활하지 못한 경우에 환자의 체위 변화에 적절히 대응할 수 있으며 순간 촬영(spot radiography)의 조작이 용이한 이점이 있다. 그러나 시술자의 방사선 노출과 육체적 피로가 가중되는 단점이 있다. 원격조작형은 검사실과 조정실(control room)이 분리되어 있어 마이크를 이용해 환자의 협조를 구해야 하므로 환자체위 변화에 어려움이 있고 근접조작형에 비해 순간 촬영의 기동성이 저하되며, 압박촬영(compression study)의 시행에 불편한 점이 있다. 그러나 검사자의 방사선 피폭과 피로도를 감소시키는 이점이 있다. 근래에 사용하는 디지털 평판검출기(FPD)는 대부분 over table 방식으로 원격조정 형태이다.

4) 엑스선 방어(Radiation protection)

투시검사는 5 mA 이하의 저 관전류를 사용한다. 하지만 움직이는 장기를 입체적인 관점에서 진단하기 위해서는 분 단위의 장시간 노출이 요구되어 환자 및 검사자의 방사선 피폭에 특별히 관심을 갖지 않으면 안 된다. 따라서 다음과 같은 준수사항을 지켜야 한다.

(1) 조사면(Collimation)

조사면은 엑스선이 조사되는 범위를 의미하는 것으로, 조사면은 가능한 검사에 필요한 부분만으로 최소화하여야 한다. 투시 중에 조사면을 불필요하게 넓게 하면 산란선의 발생이 많아져 피폭선량이 증가한다.

(2) 필터(Filter)

엑스선관의 총 여과는 장치 고유여과와 사용하는 관전압에 따른 부과여과가 있다. 여과는 연 엑스선을 차단하여 피부선량을 감소시킨다. ICRP와 JIS에서 권고하는 총 여과치는 다음과 같다.

표 1-2. 관전압에 따른 총 여과치

	ICRP pub. 15		JIS 2 4701	
총	50 kV 이하	0.5 mmAl	60 kV 이하	1.5 mmAl
여	70 kV 이하	1.5 mmAl 이상	60~100 kV	2.0 mmAl
과	70~100 kV	2.0 mmAl 이상	100 kV 이상	2.5 mmAl
	100 kV 이상	2.5 mmAl 이상		

(3) 납유리(Lead glass)

납유리는 조정실(control room)에서 검사 과정을 관찰할 수 있게 투명 유리로 되어야 한다. 최근에 납유리 차폐는 대형화하는 경향이 있어 연당량의 규정을 잘 준수하여 차폐할 것이 요구된다. ICRU에서 권고한 납유리의 연당량(lead equivalent)은 다음과 같다.

표 1-3. 납유리의 연당량

ICRU	연당량
100 kV 이하	1.5 mm
100~25 kV	1.8 mm
125 kV 이상	2.0 mm

(4) 납장갑(Lead gloves), 앞치마(Apron)

앞치마는 80 kV 0.5 mm의 두께로 하여 투시 중에 반드시 착용하고 납장갑은 필요 시 착용한다.

(5) 촬영대와 엑스선관과의 거리

엑스선관과 촬영대의 거리를 18인치 이상으로 하여 엑스선 입사측의 피폭량을 10 R/min 이상이 되지 않게 한다.

(6) 투시시간

투시시간은 5분을 주기로 경고음을 울리게 설정되어 있으며, 불필요한 투시 조작을 줄임으로써 환자와 시술자의 피폭선량을 경감하도록 권고한다.

(7) 개인피폭 선량계

투시검사는 저 관전류라 하더라도 검사시간이 길어 개인 피폭이 문제될 수도 있으므로 평소 투시 피폭에 대한 경각심을 가질 필요가 있다. 방사선사는 반드시 휴대용(개인용)검출기를 소지하고 정기적으로 체크하여야 한다. 백혈구 수가 2,000 이하는 방사선 장해를 의미한다.

5) 영상의 질을 좌우하는 요소

(1) 대조도(Contrast)

① 관전압(kV)

관전압은 물체에 대한 투과도를 결정하고 영상의 대조도를 나타낸다. 관전압이 낮으면 물체를 투과하지 못하고 관전압이 높으면 산란선 발생으로 대조도를 저하시킨다. 그래서 관전압은 피사체를 투과할 수 있는 정도의 적정 kV를 유지하도록 하여야 한다.

② 조사면(Collimation)

조사면은 관찰 대상 부위에 엑스선을 조사하는 범위를 결정하는 기구이다. 조사면을 필요 이상으로 넓히면 그 만큼 넓은 부위의 피사체에 엑스선이 조사되기 때문에 상대적으로 많은 산란선이 발생하여 대조도를 저하시키는 요인이 된다. 그래서 조사면은 관찰할 수 있는 최소한으로 제한하여야 영상의 질을 높일 수 있다.

③ 필터(Filter)

투시 중에 필터는 커튼과 같은 역할을 한다. 창문을 통해 강한 빛이 실내에 들어와 물체가 반사되어 잘 보이지 않을 때 커튼을 치면 사물이 잘 보이는 것처럼, 영상의 휘도 폭이 크면 빛의 번짐 현상으로 영상의 질이 저하된다. 이 때 휘도를 변환하는 기구가 measuring field이다. Measuring field는 평균치 농도를 자동으로 계산하여 균등한 농도의 영상을 제공하다. 예를 들어 공기와 뼈조직을 모두 포함한 measuring field를 적용하면 평균 휘도가 높아져 양호한 영상을 얻을 수 없다. 그래서 흡수율이 유사한 부분으로 measuring field를 좁게 설정하여 적정한 평균 휘도를 제공받아 양호한 영상을 얻을 수 있게 하여야 한다.

④ 피사체와 검출기의 거리

피사체와 검출기의 거리가 멀어질수록 확대율이 증가하고 이로 인해 산란선 발생이 많아진다. 산란선은 영상의 대조도를 저하시키는 중요한 요인이므로, 투시 중에는 가능한 검출기를 피사체에 밀착시켜 검사하여야 한다.

(2) 선예도(Sharpness)

① 초점크기(Focal spot size)

초점은 대초점, 소초점, 미세초점 등으로 구분되어 있다. 그래서 촬영부위와 검사종목에 따라 적절하게 초점을 선택하여 사용하는 지혜가 필요하다. 대초점은 피사체가 두껍고 많은 선량이 필요한 부위 또는 미세병변을 관찰할 필요가 없을 때 이용한다. 반면 소초점은 반음영을 줄여 선명한 영상을 나타낼 수 있으므로 미세병변을 관찰하는데 유효하다.

② 검출기의 크기(Detecter size)

영상의 크기는 검사목적에 따라 축소 또는 확대하여 관찰한다. 검출기의 크기는 피사체를 수용할 수 있는 범위를 의미하며 검출기의 크기가 작아지면 선량이 증가한다. 선량이 증가하면 선예도는 저하된다. 예를 들어 검출기의 크기를 38 cm에서 17 cm로 변환시키면 영상의 확대효과를 가져오고 선량은 2배 정도 증가하기 때문에 그 만큼 선예도는 감소하게 된다.

③ 매트릭스의 크기(Matrix size)

이는 모니터(디텍터)에 나타낼 수 있는 가로, 세로 선의 수이며 최근에는 515×515 또는 1024×1024를 사용한다. Matrix size가 증가하면 나타낼 수 있는 픽셀 크기가 작아지므로 선예도는 증가한다. 그러나 매트릭스가 지나치게 작으면 조사시간이 길어지기 때문에 움직임이 심한 장기는 인공물이 생길 수도 있다.

투시하에서의 영상의 질을 좌우하는 요소는 관전압, 관전류, 검출기, 렌즈, 조리개, TV촬상관, TV모니터, 환자의 움직임 등의 요소들이 복잡하게 관여한다. 따라서 영상의 질에 관여하는 요소들에 대해 충분히 이해하고 사전 점검을 통해 항상 고 선예도 영상을 유지하도록 노력하여야 한다.

2 조영제
Contrast medium

조영제란 그 내부에 함유하고 있는 요오드(iodine) 또는 황산바륨($BaSO_4$)의 성분이 우리 인체 내의 어느 특정 장기나 조직의 엑스선 음영 농도를 일시적으로 변화시킴으로써 그 장기와 내부 구조가 엑스선상에 나타나게 하는 약제이다. 즉, 인체조직과 엑스선 흡수 차를 이용하여 목적부위에 대조도 차를 형성하여 영상으로 나타낼 수 있는 물질을 말한다. 이와 같은 물질을 사용하는 검사를 조영검사라고 한다. 이는 검사부위에 따라 식도조영검사, 위장조영검사, 대장조영검사, 담낭조영검사, 경정맥신우조영검사, 자궁난관조영검사, 관절강조영검사 등으로 나타낸다.

1) 조영제의 역사

조영제는 1895년 W.C. Röntgen(독)에 의해 엑스선이 발견된 이듬해부터 장기를 보다 세밀히 관찰하기 위한 방법으로 개발하기 시작했으며, 1904년 Rieder(독)에 의해 차초산(次硝酸)비스무스를 소화관조영에 사용하였다. 1905년 Voelcker, Lichtenberg에 의해 은(銀)의 콜로이드 용액으로 방광조영과 역행성 신우조영촬영에 성공하는 한편 Polono, Buckardt는 콩팥 깔때기 안에 산소를 주입하는 깔때기 조영상을 만들어 내기도 하였다. 1910년 Bachem과 Gunther(독)는 황산바륨을 소화관 조영제로 소개하였으며 1913년 Krause에 의해 그 유용성이 보고되었다. 이듬해인 1914년 Rubin과 Cary는 자궁조영술을 시행하였으며 1921년 Binz, Rath에 의해 selectan 및 그 유도체인 selectan neutral이 만들어져 Swick에 의해 배설성 요로조영이 시행되었다. 1923년에 Sicard, Forestier(프)는 lipiodol에 의한 척수조영과 기관지조영을 소개하는 한편, 1927년에는 독일의 Binz, Rath에 의해 항균제로 개발된 모노요오드피린 유도체로부터 uroselectan을 만들어 유기요오드 조영제 개발이 시작되었다. 1928년 독일의 Hyder사에 의해 이산화트리움이 개발되어 큰창자 점막, 기관지조영, 방광점막조영검사가 시행됨으로써 점막의 병변을 관찰하게 되었고, 1930년 Forssell, Berg에 의해 소화기점막 렐리프촬영법(relief method)이 발표되었다. 1940년에는 담낭조영검사 조영제인 Iodoalphionic acid가 출시되고 1951년 Telepaque의 개발, 1953년 경정맥담낭조영제 Biligrafin, 소화기계조영제 Baritgen, 1957년 Hypaque 등이 시판되었고 1958년 Biloptin, 1961년 Gastrografin, 1962년 Conray가 개발된 이후 1967년

Almen에 의해 침투압이 낮은 요오드계의 비 이온성 화합물이 만들어져 비 이온성 조영제 시대를 맞게 되었다. 1972년 Amipaque 발매, 1976년 Biliscofin 개발, 1977년 Iopamiron, 1978년 Omnipaque가 개발되어 각각 1986년과 1987년에 시판되었다. 또한 1987년에는 Hexabrix, Omnipaque, Isovist가 시판되었고 1992년에는 Optiray가 시판되었으며 2000년 이후 비이온성조영제로써 농도와 점도가 다양하게 제품화된 ultravist, xenetix, pamiray 등을 많이 사용하고 있다.

표 1-4. 조영제의 역사

연도	성 명	내 용
1896	Dutt	사체 혈관에 $CaSO_4$ 주입
1904	Rieder	차초산비스무스를 사용하여 소화기조영 시행
	Kastler	차초산비스무스와 백도토의 혼합액으로 위장조영술 시행
1905	Voelcker	콜로이드성 은 용액으로 방광조영, 역행성신우조영 시행
1910	Bachem 등	황산바륨, 유용성조영제의 출현
		황산바륨을 위장관계 조영제로 사용
	Schopelmam	Lipiodol을 혈관내에 주입
1918	Cameron	Nal을 사용하여 혈관조영 시행
1921	Swick	Selectan neutral을 정맥주사하여 배설성요로조영 시행
1923	Sicard 등	Lipiodol을 거미막공간에 조영
1927		유기요오드 조영제 출현
	Moniz	Nal를 사용해 뇌혈관조영
1930	Forssell 등	위장관의 relief법 시행
1940	Dohrn	Iodoalphionic acid 개발
1951		Telebrix 개발
1954		Urografin, Hypaque 개발
1958		Biloptin 개발
1961		Urografin, Hypaque 개발
1962		Conray 개발
1972		비이온성 조영제 출현
1977		Iopamiron 개발
1978		Omnipaque 개발
1979		Optiray 개발
1986		Iopamiro 시판
1987		Omnipaque, lsovist 시판
1992		Optiray 시판
2000		Pamiray 시판

2) 조영법의 역사

조영법의 종류는 각 기관에 따라 위·장관조영법, 간·쓸개관조영법, 비뇨·생식기조영법, 뇌·척수조영법, 기관지조영법 등으로 구분할 수 있으며 조영제가 개발되면서 조영법도 같이 발전하였다. 소화기계조영법은 1904년 Kastler가 차초산비스무스와 백도토의 혼합물을 이용해 위장을 조영한 것을 시초로 1913년 Rieder에 의해 황산바륨에 의한 사용방법이 발표되고 1930년 Forssell에 의해 소화관 점막 relief법이 시행되면서 그 유용성이 증대되다가 1930년 이후 황산바륨과 공기에 의한 이중조영법이 일반화되었다. 비뇨기계조영은 1902년 Wittek에 의해 방광에 공기를 주입하여 기체방광조영을 시행한 바 있으며, 1918년 Cameron은 요오드나트륨을 요관에 주입하여 신우조영술을 시도하였으며, 1929년 Swick은

표 1-5. 조영법의 역사

조영법	연도	성 명	내 용
위·장관계	1904	Kastler	차초산비스무스와 백도토의 혼합액을 사용하여 위장조영을 시행
	1910	Bachem 등	황산바륨을 이용한 위장관의 조영
	1930	Forssell	위점막추벽법(relief method)의 소개
	1961		위장관계 이중조영법의 일반화
	1980		200%w/v의 고농도 황산바륨 사용
담낭·담도계	1924	Graham 등	Tetraiodinephenol type이용, 경구담낭조영검사 소개
	1940	Dohrn 등	lodoalphionic acid type이용, 경구담낭조영검사 소개
	1953	Schering 社	Biligrafin을 이용한 경정맥 담낭조영검사의 소개
비뇨·생식계	1902	Wittek	공기방광조영검사
	1905	Polono 등	산소를 이용한 신우조영검사 시행
	1918	Cameron	NaI를 요관에 주입, 신우조영검사 시행
	1921	Binz, Rath	Selectan neutral을 이용한 배설성요로조영검사
	1923	Osborne	NaI를 이용한 정맥요로조영검사의 소개
	1929	Swick	Uroselectan을 이용한 경정맥성 신우요로조영검사
	1972		비이온성 수용성조영제 사용
뇌·척수계	1918	Dandy	기체뇌조영검사의 소개
	1921	Jacobaeus	기체척수조영검사의 소개
	1923	Sicard 등	Lipiodol을 이용한 척수강조영검사의 소개
	1931	Lindstron 등	수용성조영제의 의한 척수강조영검사의 소개
	1970		등삼투압수용성조영제 사용
호흡기계	1906	Springer	비스무스와 요오드성분 혼합물을 이용한 개의 기관지조영검사 시행
	1923	Sicard 등	Lipiodol을 이용한 기관지조영검사 소개
	1960		Hytrast 수용성조영제 사용

uroselectan을 이용해 경정맥성 신우요관조영에 성공하였다. 한편, 생식기계는 1914년 Rubin과 Cary에 의해 처음으로 자궁조영술을 시행한 기록이 있으며, 그 외에 1921년에는 Jacobaeus에 의해 기체척수조영술, 1923년에는 Sicard와 Forestier에 의해 유용성조영제인 lipiodol을 이용한 기관지조영촬영이 시도되었다. 그러나 현재 lipiodol은 조영제로 사용하지 않는다.

3) 조영제의 종류

(1) 음성 조영제 : air, O_2, CO_2, N_2, N_2O

(2) 양성 조영제

- 수용성 조영제

  비뇨·혈관계 : Conray, Telebrix, Hexabrix, Ultravist, Isovist, Omnipaque, Xenetix.

  위·장관계 : 황산바륨(barium sulfate), 요오드혼합 수용성조영제(gastrografin)

  호흡기계 조용제 : Hytrast
- 유용성 조영제 : Lipiodol

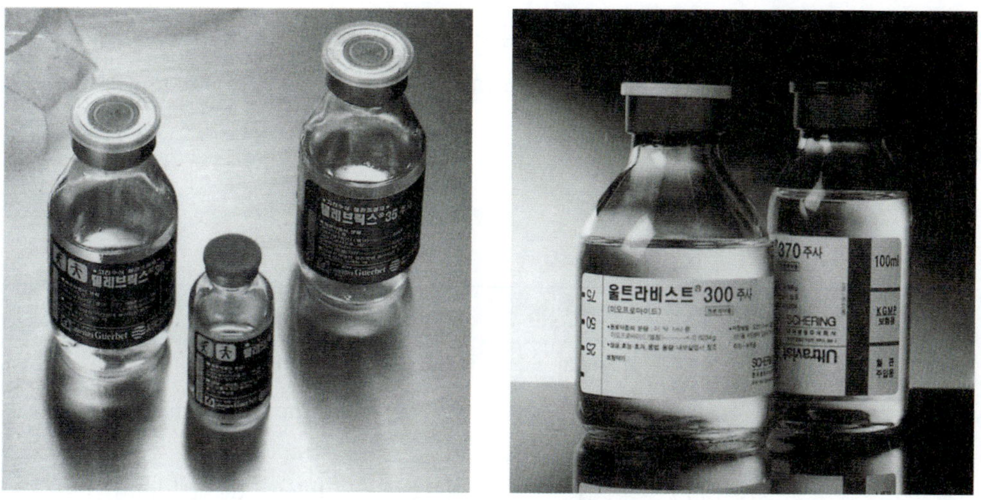

그림 1-5. 수용성 조영제

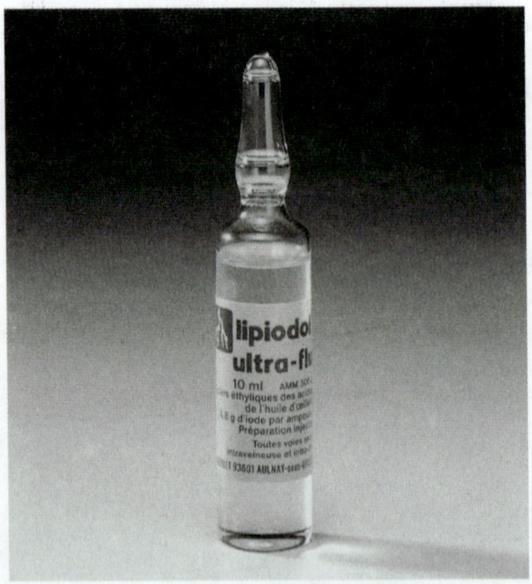

그림 1-6. 유용성 조영제

조영제는 방사선 흡수성이 적어 투과를 많이 함으로써 검은 음영(radiolucent)으로 나타나는 음성조영제와 방사선 흡수가 많아 투과를 적게 함으로써 흰 음영(radiopaque)으로 나타나는 양성 조영제로 구분한다. 음성조영제로 많이 이용되는 것은 공기로써, 이것은 인·후두조영검사, 공기정복술(air reduction) 등에 단독으로 이용되거나 위·장관계의 이중조영검사, 관절강 이중조영검사 등에 양성 조영제와 혼합하여 사용한다. 양성 조영제는 물의 용해성 여부에 따라 수용성 조영제와 유용성 조영제로 구분되나 대부분의 조영검사에서 수용성 조영제가 사용되고 있으며 유용성 조영제는 림프절조영에 사용하지만 이 검사는 현재 시행하지 않는다.

표 1-6. 조영제의 용도별 분류

조영제	분류	형태	투여방법	용 도
양성	수용성	액체	경정맥법	경정맥쓸개조영(biligrfin)
				요로 · 혈관계(ultravist, lsovist, hexabrix)
			경구법	위 · 장관계(gastrografin)
		정제(Tab.)	경구법	경구쓸개조영(telepaque, biloptin)
		현탁액	주입법	기관지조영(hytrast)
		현탁액	경구, 주장법	위 · 장관계조영(barium sulfate)
	유용성	액체	경정맥법	림프조영(lipiodol)
음성	기 체	공기	경구, 주장법	위 · 장관계, 관절계(air, O_2, CO_2)

수용성 요오드 조영제는 이온화(ionization)의 여부에 따라 2세대 조영제와 3세대조영제로 분류하며 3세대 조영제는 체내에서 이온화현상을 일으키지 않기 때문에 부작용을 현저히 줄일 수 있다. 3세대 조영제인 비 이온성조영제는 간·쓸개관계, 비뇨생식계, 혈관계 등에 이용되며, 구체적인 제품명은 omnipaque, ultravist, isovist 등이 있다. 조영제는 상품별로 농도, 요오드 함유량, 점도율 등이 상이하여 검사방법과 검사부위에 알맞은 것을 구별하여 사용하여야 한다. 흔히 사용하는 조영제의 성분은 표 1-7과 같다.

표 1-7. **조영제의 성분**

상품명	일반명	농도(g/ml)	요오드함유량(%)	점도율(37℃, cps)
lopamiron300	lopamidol	61.24	300	4.4
lopamiron370	lopamidol	75.72	370	9.5
Omnipaque300	lohexol	64.71	300	6.1
Omnipaque350	lohexol	75.49	350	10.5
lsovist240	lotrolan	51.25	240	3.9
Ultravist300	lopamide	62.30	300	4.3
Ultravist370	lopamide	76.90	370	9.3
lomeron300	lomeprol	52.00	300	4.2
lomeron400	lomeprol	73.00	400	12.4
Xenetix	lobitridol	6.78	350	10.0

일반적으로 수용성조영제가 구비하여야 할 조건은 다음과 같다.

① 인체에 해가 없어야 한다.

② 조직과의 대조도 차가 높아야 한다.

③ 생화학적으로 안전하여야 한다.

④ 검사 후 흡수와 배설이 잘 되어야 한다.

조영제는 인체의 측면에서 보면 이물질이고 이것의 화학독성에 의해 발열, 구토, 두드러기, 호흡곤란 등의 증상에서부터 심하면 사망에까지 이를 수 있기 때문에 검사 전에 반드시 피하검사(skin test) 또는 안구검사(eyeball test)를 시행하여야 하며, 조영제를 주입 초기에는 서서히 주입하여 부작용을 최소화하여야 한다. 특히 요오드에 과민한 환자인가 또는 금기 환자인가를 반드시 확인한 후 검사에 임하여야 한다. 수용성 요오드 조영제의 금기 환자 및 요주의 환자는 다음과 같다.

① 갑상샘 기능항진증
② 뇌동맥경화증
③ 뇌경련증
④ 만성당뇨
⑤ 폐공기증(폐기종)
⑥ 요오드 과민반응자
⑦ 심장 및 순환기 질환자
⑧ 다발성뼈속질증
⑨ 심한 콩팥장애 또는 간장애
⑩ 결절성 갑상샘종
⑪ 형질세포종

요로·혈관계 조영제는 요오드 함량이 높고 배설성과 용해성이 높은 것이 좋으며 쓸개·쓸개관계 조영제는 쓸개에 집적효과가 좋은 것을 사용하여야 한다. 기관지 조영제는 점도와 유동성을 만족할 수 있는 Hytrast를 사용하는데 검사 후 기관지로부터 제거하여야 한다. 척수조영제는 척수액과 혼합성이 양호하고 검사 후 흡수율이 높은 것을 사용하여야 하며 림프조영제는 점조성이 낮은 유용성 조영제인 Lipiodol을 사용한다. 위·장관계는 위장관을 충만시키거나 점막구조의 미세한 병변을 관찰하기 위해 농도가 높고 점도가 낮은 황산바륨(barium sulfate : $BaSO_4$)을 사용한다(그림 1-7). 이것은 점막벽에 0.5 mm 이하로 얇게 바륨을 도포

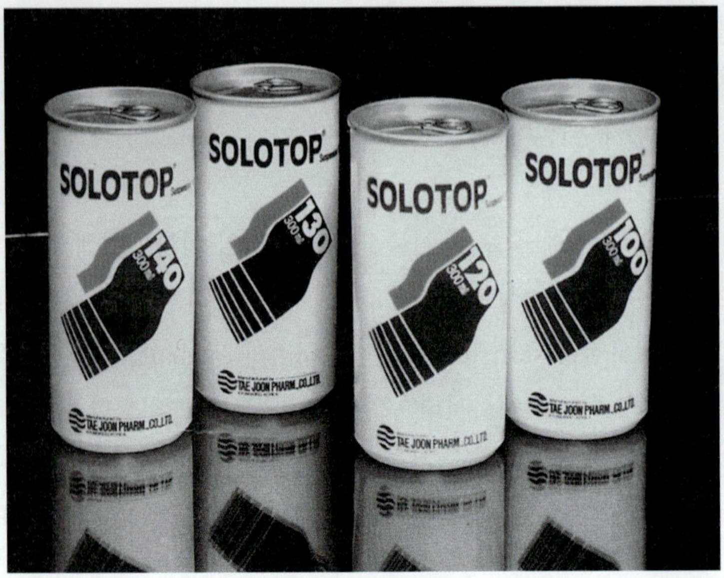

그림 1-7. 황산바륨

(coating)하여 공기와 바륨의 농도차를 높임으로써 점막구조의 미세병변을 관찰하기 위해서이다. 그러나 농도가 높으면 점도가 비례하여 높아지는 성질이 있기 때문에 지나치게 농도를 강조하다 보면 점막 벽에 바륨이 두껍게 도포되어 미세한 병변을 놓칠 수 있다. 따라서 농도가 높고 점도가 낮은 조영제를 선택할 필요가 있다. 현재 일반적으로 사용되고 있는 제품은 농도 70~240 %w/v, 점도 450~750 cps이며 환자의 검사부위와 목적에 따라 적정한 것을 선택하여 사용하여야 한다. 보통 위장의 단순조영법에는 120~140 %w/v를, 이중조영법에는 200 %w/v를 사용한다.

황산바륨의 구비조건은 다음과 같다.

① 조영 효과가 우수하여야 한다.
② 가능한 농도가 높으면서 점도가 낮아야 한다.
③ 위·장관의 점막에 영향을 주지 않아야 한다.
④ 가능한 입자가 작아야 한다.
⑤ 기포 형성이 적어야 한다.

바륨이 위와 창자의 점막에 영향을 주면 위액과 장액이 분비되어 점막표면에 잘 도포되지 않으며, 입자가 크면 점막에 미세하게 도포되지 않으므로 가능한 작은 입자가 효과적이다. 위·장관검사는 대부분 이중조영검사를 하기 때문에 기포와 작은 바륨의 덩어리가 살버섯(용종, polyp) 또는 미세한 병변으로 나타날 수 있으므로 바륨을 투여할 때 기포발생에 유의하여야 한다. 황산바륨 자체로 인해 부작용을 호소하는 환자는 없으나 수분 흡수로 인해 변비를 일으킬 수 있으므로 검사 후 수분을 많이 섭취할 필요가 있으며, 위장의 천공이나 샛길로 인해 배막염을 일으킬 우려가 있는 환자는 황산바륨 대신에 체내 흡수가 용이한 요오드혼합수용성조영제(gastrografin)를 사용한다(그림 1-8). Gastrografin은 무색의 아니스유 냄새가 나는 액체로 경구 또는 주장법으로 투여할 수 있으며 위·장관의 부분적 또는 완전 협착, 천공, 급성출혈, 샛길, 기타 외과적인 수술을 요하는 급성 증상인 경우에 사용한다. 황산바륨의 사용상 금기사항은 다음과 같다.

① 위·장관계의 협착 및 폐색
② 천공, 샛길
③ 급성출혈

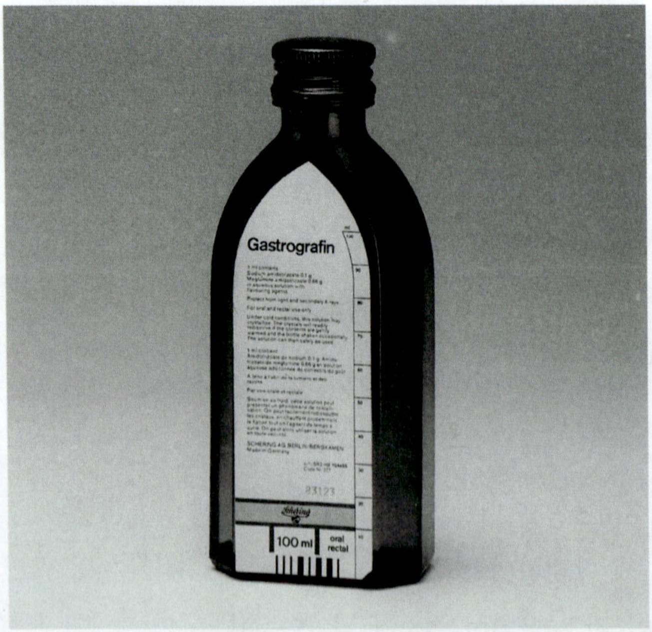

그림 1-8. Gastrografin

④ 급성막창자꼬리염(급성충수염)

⑤ 위·장관계의 수술 후 봉합 불충분

⑥ 극도 쇠약자

4) 요오드 조영제의 물리·화학적 작용

조영제가 가지고 있는 고유한 물리·화학적 작용에 의해 부작용이 발생할 수 있으며 민감도에 따라 경·중도가 달라진다. 그래서 가능한 저삼투압, 저점도, 저단백결합률, 고용해성, 높은 콩팥 내성의 성질을 갖는 비 이온성조영제를 사용할 필요가 있다. 이들에 대한 자세한 설명은 다음과 같다.

(1) 저 삼투압(Low osmolality)

고 삼투압 조영제를 혈관 내에 주입하면 농도가 낮은 주위조직의 수분이 혈관 내로 급속히 유입되어 혈장량이 증가하면서 혈관이 확장된다. 이에 따른 부작용으로 동통 및 열감, 혈액량 과다, 혈관확장, 혈압강하, 모세혈관의 울혈, 정맥조영 시 혈전형성, 혈관 내 손상 등의 증상이 일어날 수 있다. 따라서 가능한 저 삼투성 조영제를 사용하여야 한다.

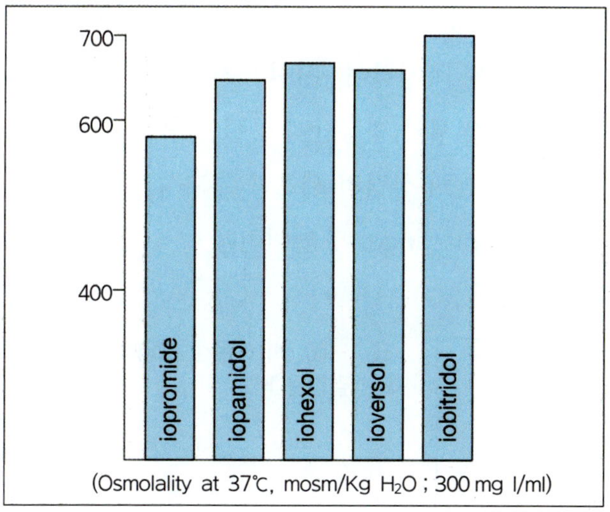

표 1-8. 비 이온성 조영제의 삼투압 비교(37℃)

(2) 저 점도(Low viscosity)

점도는 농도에 비례한다. Iopamide300(%)과 Iopamide370(%)의 농도는 각각 62.30(g/ml)과 76.90(g/ml)이며 점도율은 각각 4.3(pcs)과 9.5(pcs)이다. 점도가 낮은 조영제일수록 방울주입(drip infusion)이나 정맥주입(I.V injection)시 부드럽게 체내로 주입할 수 있다. 또한 조영제 주입 직후 체내 순환이 빨라 혈액과의 혼합이 일정 농도로 유지되기 때문에 영상의 질적인 면에서도 저 점도 조영제가 우수하다. 한편 조영제의 점도는 온도가 상승하면 낮아지기 때문에 체내 주입 전에 체온과 동일한 온도를 유지하여야 한다.

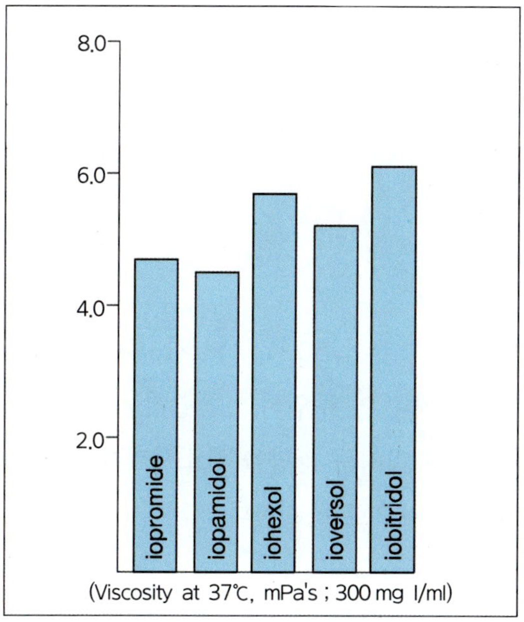

표 1-9. 비 이온성 조영제의 점도 비교(37℃)

(3) 저 단백결합률(Low protein binding)

단백결합률은 혈장 중의 알부민 결합률을 측정하여 구하며 친수성과 관련이 있다. 친수성과 단백결합률은 반비례한다. 조영제와 혈장단백이 결합하여 단백결합률이 증가하면 콩팥을 경유한 배설이 늦어져 중추신경의 세포막 투과성 증대로 인한 콩팥성 독성의 원인이 되며 전신적 내성(tolerance)이 떨어진다.

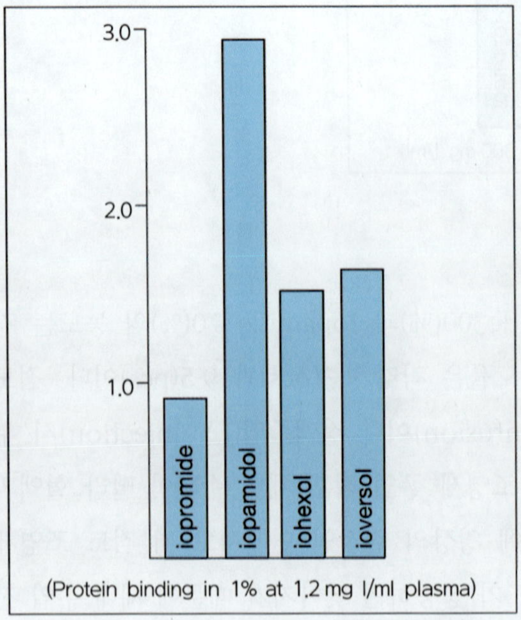

표 1-10. 비 이온성 조영제의 단백결합률 비교

(4) 고 용해성(High dissolution)

조영제가 갖는 용해의 성질은 혈액 내 수용액의 친수성과 관계가 있다. 친수성이 높다는 것은 용해성이 높은 것을 의미하며, 이는 조영제 주입 시 세포 점막에 대한 자극이 적고, 세포 내 침습이 적다는 것을 의미한다. 따라서 용해성의 정도는 조영제의 화학독성과 밀접한 관계가 있다.

(5) 고 콩팥 내성(High renal tolerance)

체내에 주입된 조영제는 대부분 주입 1시간 후에 50 %, 24시간 후에 99 %가 콩팥을 통해 배설된다. 그래서 조영제를 체내에 많이 주입하면 콩팥기능의 손상을 가져 올 수 있어 가능한 적게 주입하여 콩팥에 미치는 영향을 감소시켜야 한다. 콩팥기능 손상측정의 지표로는 albuminuria의 양으로 측정한다.

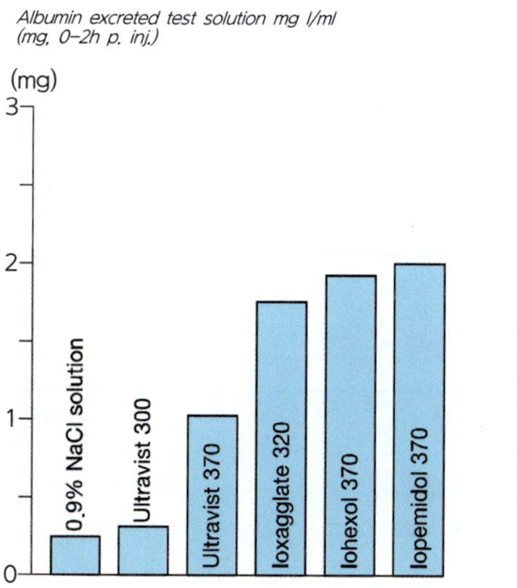

(Albuminuria in rats after renal arteriography 400 mg I/Kg or equal volume of control solutions)

표 1-11. Albuminuria양의 비교

5) 조영제 부작용의 예방 및 대책

(1) 부작용의 발생률

조영제의 발달은 검사법의 발전을 가져왔으며 현재도 꾸준한 연구가 진행 중이다. 1972년 이후 비 이온성 조영제의 출현으로 조영제에 의한 부작용이 현저히 감소하고 있으나 여전히 문제시 되고 있다.

표 1-12. 이온성, 비 이온성 조영제의 부작용 발생률(山口 등) (%)

조영제	부작용발생	중증 I	중증 II
이온성	12.66	0.22	0.04
비 이온성	3.13	0.04	0.00

중증 I : 호흡곤란, 급격한 혈압저하, 심장정지, 의식불명 등
중증 II : 중증의 부작용 중 마취의의 지원을 의뢰한 경우와 입원을 한 경우

조영제의 부작용은 피부발적, 두드러기, 발열 등의 경증에서부터 혈압저하, 의식불명, 호흡정지 등의 중증까지 경중의 범위와 증상이 다양하게 나타나는 데 Ernst Felder는 부작용을 물리적 독성, 화학적 독성, 과민성의 3가지로 분류하였고, Schon은 경증, 중증, 치사적 증상으로 분류하고 그 발생빈도는 각각 7~15%, 0.02~0.35%, 8.6~13.5/100만 명으로 나타냈다.

표 1-13. Ernst Felder의 부작용 분류

분류	증 상
물리적 특성	열감, 혈관통, 혈압저하, 혈장량 증가, 혈관내피 손상, 적혈구 변형, 탈수
화학적 특성	콩팥기능 장해, 신경증상(경련, 마비), 부정맥, 혈액응고 장해, 적혈구 손상
과민성(알러지성)	두드러기, 부종, 기관지 경련, 혼수, 재채기

표 1-14. Schon의 부작용 분류

분류	증 상	발생빈도
경증	피부발적, 열감, 두드러기, 재채기, 두통	7~15%
중증	오한, 혈압저하, 발한, 창백, 호흡곤란, 천식, 발작, 구토, 경련	0.02~0.35%
치사적증상	쇼크, 호흡정지, 성문부종, 허파부종	8.6~13.5/100만 명

(2) 부작용의 예방

① 주입 전

환자의 전신상태를 파악하여 조영제에 대한 위험성 여부를 판단한다. 즉, 조영제의 금기대상 환자인가를 파악하고 요오드에 대한 반응검사(피하검사, 안구검사)를 시행한다. 요오드의 사전 반응검사가 반드시 유용하지는 않지만 부작용을 최소화하기 위한 하나의 방법이다.

표 1-15. 조영제 사용시 주의 할 환자

- 노약자(infant, elderly)
- 당뇨병 환자(diabetics)
- 심 질환자(cardiac impairment)
- 콩팥 질환자(renal impairment)
- 기왕력의 조영제 과민 환자(previous advers reaction)
- 기왕력의 알러지 환자(previous allergic reaction)

② 주입 중

조영제의 주입 중에 환자의 관찰은 무엇보다 중요하다. 쇼크, 호흡정지, 허파부종과 같은 중증도 초기에는 구토, 두드러기, 발열 등의 경증을 보이는 경우가 대부분이므로 환자의 상태를 주시하면서 경증이 나타나면 검사를 계속 할 것인지 중지할 것인지를 판단하여야 한다. 원칙적으로 경도의 구토가 나타나면 조영제의 주입을 일시 멈춘 후 그 증상이 없어지면 주입을 계속하며, 열감 및 혈관통은 일정한

시간 간격을 두고 천천히 주입한다. 구토의 경우는 주입을 중지하고 내용물이 기도로 넘어가지 않게 주의하며 증상이 호전되면 다시 서서히 주입한다. 그러나 경증의 증상이 호전되지 않고 중증으로 진행되면 조영제 주입을 즉시 멈추고 응급처치 준비를 한다. 특히 쇼크의 경우 초기치료의 15분이 예후를 좌우하므로 신속하고 숙달된 응급처치가 요구된다.

③ 주입 후

주입 후의 환자관리는 검사 중의 조영제 부작용의 유무에 따라 다르다. 검사 중 특별하게 부작용이 없었던 환자는 검사 종료 후 안정을 취하도록 하고, 경도의 부작용이 있었던 경우는 활력징후(vital sign)를 체크하고 안정을 취하도록 하며 귀가 후 조영제로 인한 증상이 나타나면 반드시 검사실로 연락하도록 지시한다. 검사 중 중등도 이상의 부작용이 있는 경우는 검사를 중지하고 부작용에 대한 치료를 조속히 시행하도록 하고 검사 종료 후 충분한 수분의 섭취와 배뇨를 촉진하는 한편 경우에 따라 방울주입으로 수분을 보충해 준다.

(3) 응급처치

중증의 부작용은 조영제를 주입한지 5분 이내에 나타나는 경우가 많으며 이에 대비하기 위해 검사 전에 정맥을 확보하고, 부작용이 발생하면 기도를 유지하고 산소를 공급하며 심기능을 유지하기 위해 심장 마사지를 시행한다. 또한 혈압강하, 부정맥, 경련, 서맥, 호흡곤란의 대증적 치료로 혈압상승제, atropine, epinephrine 등의 약제를 주입한다. 경우에 따라서는 마취과 의사의 협조를 구한다. 그리고 응급기구(emergency kids)는 사전에 점검을 잘하여 신속히 대처할 수 있는 장소에 구비하여야 한다. 반드시 구비하여야 할 응급기구는 다음과 같다.

표 1-16. **응급기구**

기 구	용 도
흡인기	구강 내 이물질을 흡인하여 호흡을 용이하게 한다.
산소기	검사실 벽면에 부착되어 있는 산소공급기를 이용하여 환자의 코를 통해 산소를 공급한다.
기관 내 삽입기구	기도를 확보하기 위해 기관에 공기통로를 위한 기구를 삽입한다.
혈압계	주기적으로 혈압을 측정한다.
심전도	모니터를 통해 심장의 박동을 관찰한다.
제세동기	심장에 전기적 자극을 주어 소생시킨다.
주사기, 수액세트, 약제	필요한 약제를 정맥주입한다.

3 투시검사에서의 환자자세

Patient positioning

인체 계통(human system)은 골격계(skeleton), 혈관계(vascular system), 소화기계(digestive system), 신경계(nerve system), 비뇨·생식기계(urinary & reproductive system), 근육계(muscular system), 호흡기계(respiratory system), 피부(skin) 등으로 구성되어 있다. 투시조영의 대상은 모든 계통이 해당되지만 근육계와 피부는 제한적으로 시행하며, 소화기계, 비뇨·생식기계가 대부분을 차지한다. 특히 소화기계는 위·장관계, 간·담도계, 침샘과 이자를 포함하므로 가장 많은 검사건수를 차지한다. 그 다음으로 비뇨기계에 배설성과 역행성 그리고 직접천자법 등에 의한 조영을 시행하고 생식기계 조영은 불임의 원인을 진단하기 위해 시행한다. 골격계와 신경계는 MRI와 CT로 대체되어 시행건수가 미미하고 호흡기계는 HRCT로 대체되어 중재적시술을 위한 조영 외에는 거의 시행하지 않고 있다. 혈관계는 조영제를 사용하지만 분포가 다양하고 복잡해 심·혈관조영으로 따로 분류한다.

투시조영검사에서 환자자세는 골격계를 검사하는 일반촬영과 다르지 않다. 일반촬영에서 보통 환자자세는 보고자하는 부위(region)를 검출기(detector)에 접촉해서 촬영한다. 이는 확대를 방지하여 선예한 영상을 얻기 위해서이다. 반면, 투시조영에서는 조영제를 사용하여 영상을 나타내므로 환자자세를 변환하여 조영제의 이동을 유도하고 보고자하는 부위에 조영제를 충만시키거나 이중조영효과를 나타내게 한다. 예를 들어 위장이중조영검사에서 위몸통과 안뜰부를 황산바륨으로 충만하여 보려면 엎드린자세를 하여야 하고, 이 부위를 이중조영으로 보려면 바로누운자세를 하여야 한다. 위장은 위바닥이 위체부와 안뜰부보다 뒤로 쳐져 있기 때문이다. 또한 선자세에서는 위바닥에 가스가 차고 몸통 아래 부분은 황산바륨이 충만된다. 이와 같이 조영검사를 하려면 장기의 해부학을 입체적으로 생각하여 환자자세에 따른 조영제의 분포를 파악할 수 있어야 원활한 검사를 시행할 수 있다.

투시조영에서의 일반적인 환자자세는 다음과 같다.

1) 바로누운자세(Supine position)

환자는 투시 테이블에 등을 대고 바로 눕는다. 이 때 테이블의 중심선과 환자의 정중선(mid sagittal line)을 일치시킨다. 양 손은 테이블 옆에 설치 된 손잡이를 잡아 테이블이 움직일 때 균형을 잡게 한다. 이 자세에서 위바닥은 몸통보다 낮게 위치하고 가로잘록창자와 S 잘록창자는 뒤로 쳐진다.

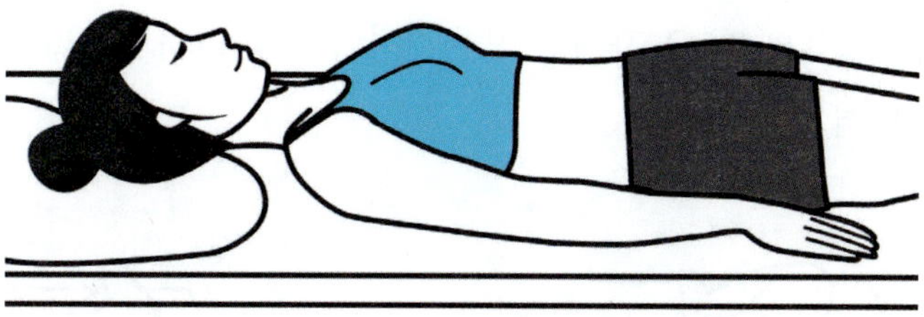

그림 1-9. 바로누운자세

2) 엎드린자세(Prone position)

환자는 배를 테이블에 대고 똑바로 누우며 얼굴을 가볍게 오른쪽 또는 왼쪽으로 돌리고 양 팔은 테이블 옆에 있는 손잡이를 잡아 균형을 유지한다. 위바닥이 위몸통과 안뜰부보다 높게 위치한다.

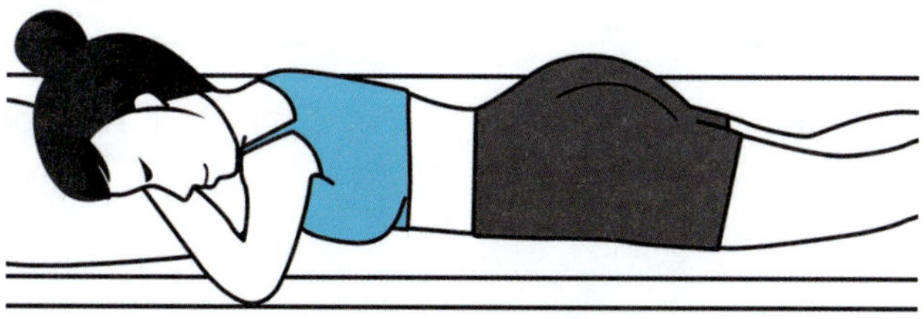

그림 1-10. 엎드린자세

3) 바로누운비스듬자세(RPO 또는 LPO)

바로누운자세에서 테이블에 오른쪽 등을 대고 비스듬히 누우면 우후사위(RPO) 자세가 되고, 왼쪽 등을 비스듬히 대면 좌후사위(LPO) 자세가 된다. 비스듬히 눕는 각도는 환자의 상태에 따라 30~45°로 조절할 수 있다. RPO 자세는 굽어져 있는 왼결장굽이(splenic flexure)가 펴지 보이며, 간내 쓸개관에서 간외 쓸개관으로 조영제의 배액을 유도할 수 있다. 이를 쓸개즙 배액자세(drainage position of bile juice)라고 한다. LPO 자세는 오른결장굽이(hepatic fpexure)가 펴져 보이고, 위장의 경우 정면에서 위 모패임(gastric angle)을 잘 관찰하게 된다.

4) 엎드린비스듬자세(RAO 또는 LAO)

엎드린자세에서 오른쪽 또는 왼쪽을 테이블에 대면 엎드린 비스듬자세가 된다. 그림 1-12은 엎드린자세에서 테이블 면에 오른쪽을 45° 비스듬히 댄 자세이므로 우전사위(RAO)가 된다. RAO 자세는 오른결장굽이가 펴져 보이고 좌전사위(LAO)는 왼결장굽이가 펴져 보인다.

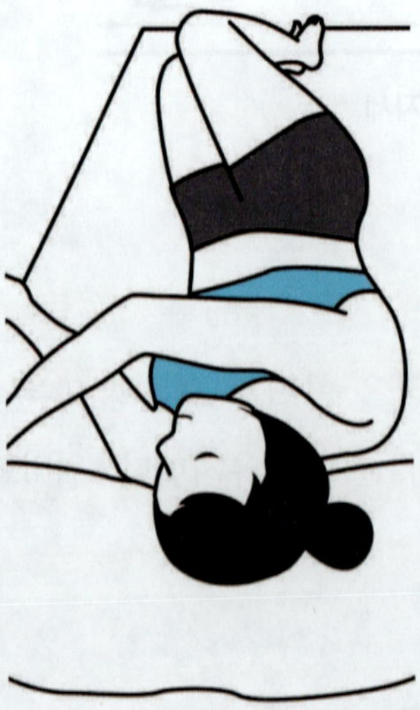

그림 1-11. LPO position

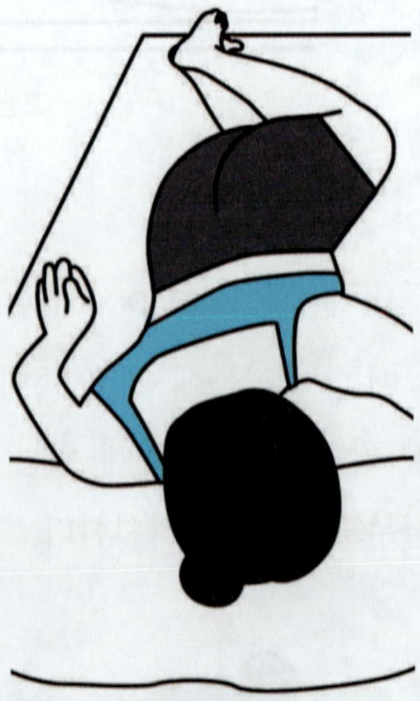

그림 1-12. RAO position

5) 옆으로누운자세(Lateral position)

옆으로누운자세는 오른쪽 또는 왼쪽 측면을 아래로 하여 모로 눕는 자세이며 허리를 곧게 펴고 무릎을 굽히고 양 팔도 굽혀 팔베개하면 균형이 잡혀 움직임을 방지할 수 있다. 엑스선속(x-ray beam)은 수직 입사한다. 오른쪽 옆으로누운자세에서 양성조영제는 오른쪽 아래로, 음성조영제는 왼쪽 위로 이동하게 된다. 위장, 곧창자 또는 방광 등의 측면상을 촬영할 때 이용한다.

6) 옆으로누운수평선속자세(Lateral decubitus position)

환자는 오른쪽 또는 왼쪽 옆구리를 테이블에 대고 무릎을 굽히고 양팔을 굽혀 머리 위로 올려 움직임이 없도록 균형을 잡는다. 엑스선속은 환자의 정중선에 수평으로 입사한다. 그림 1-14는 왼쪽 옆구리를 아래로 한 왼쪽 옆으로누운전후방향수평선속자세이다(left lateral decubitus AP projection). 이 자세는 주로 대장이중조영검사에 활용한다. 왼쪽 옆으로누운수평선속자세는 오름구불잘록창자의 가쪽부와 내림구불잘록창자의 안쪽부의 이중조영상을 관찰할 수 있다. 반대로 오른쪽 옆으로누운수평선속자세는 오름구불잘록창자의 안쪽부와 내림구불잘록창자의 가쪽부의 이중조영상을 관찰한다.

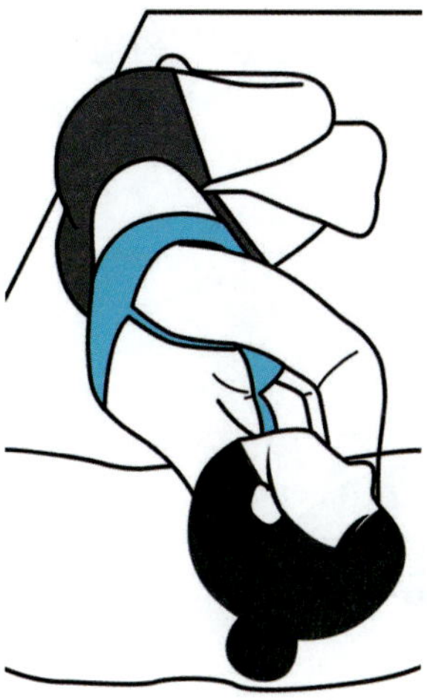

그림 1-13. Right lateral position

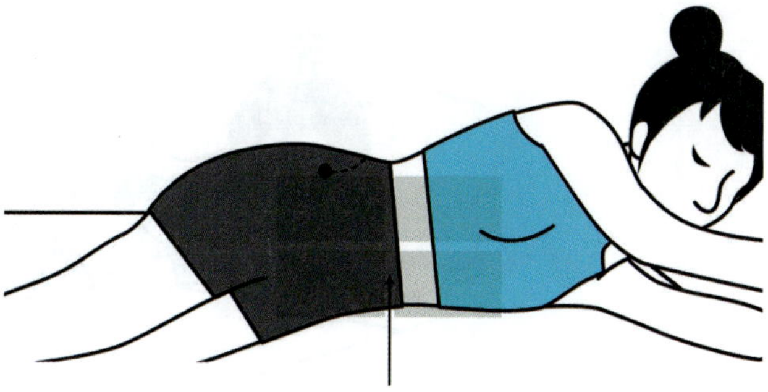

그림 1-14. Left lateral decubitus position

7) 바로누운수평선속자세(Dorsal lateral decubitus position)

바로누운자세에서 양 팔을 머리 위로 올려 팔베개한다. 이 때 엑스선속은 수평으로 입사한다. 위쪽(배쪽)에 음성조영제가 이동하고 아래쪽(등쪽)에 양성조영제가 모이게 된다. 이 자세는 장폐색에서 lateral decubitus position을 대신하여 수면상(gas-fluid level)을 관찰하거나 대장이중조영에서 잘록창자 superior portion의 이중조영을 관찰하기 위해 이용할 수 있다.

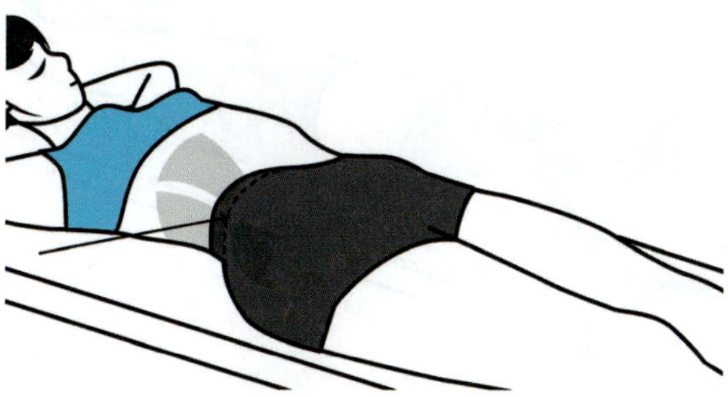

그림 1-15. Dorsal lateral decubitus position

8) 엎드린수평선속자세(Ventral lateral decubitus position)

엎드린자세에서 고개를 가볍게 돌리고 양 팔을 머리 위로 올려 편한 상태가 되게 한다. 엑스선속은 수평으로 입사한다. 바로누운수평선속자세와 반대로 아래쪽(배쪽)에 무거운 양성조영제가, 위쪽(등쪽)으로 가벼운 음성조영제가 이동하게 된다. 장폐색에서 선자세나 옆으로누운자세가 힘들 때 이 자세로 수면상을 확인할 수도 있다. 이 자세는 조영검사에서 흔히 이용하지는 않는다.

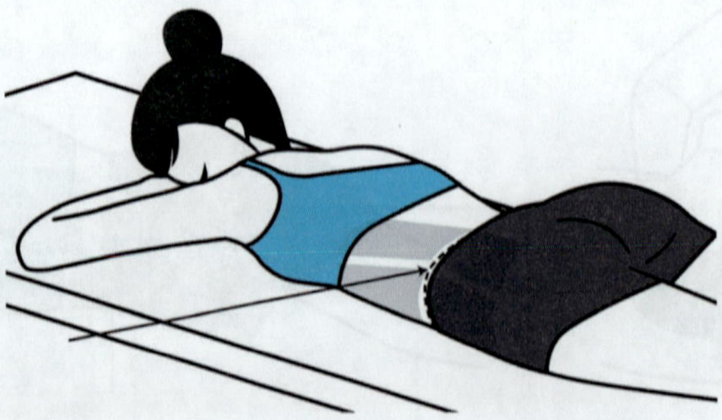

그림 1-16. Ventral lateral decubitus position

9) Trendelenberg position

이 자세는 바로누운자세에서 테이블의 중심선과 환자의 정중선을 일치시키고 머리쪽을 낮게 유지하는 자세이다. 머리쪽을 낮게 하면 신우조영검사에서 조영제가 콩팥에서 방광으로 흐르는 것을 방지할 수 있다. 또한 위장이중조영이나 대장이중조영에서 황산바륨과 공기의 위치를 바꾸거나, 충만시키기 위해 활용한다.

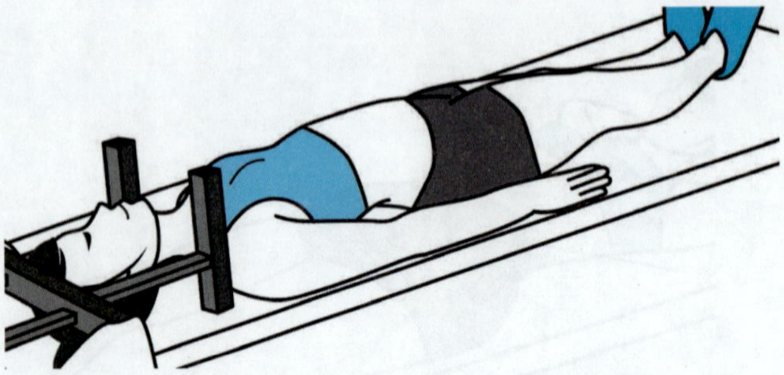

그림 1-17. Trendelenberg position

10) Woler position

Woler position은 Trendelenberg position과 반대 자세이다. 환자는 바로누운 상태에서 머리쪽을 높게 하는 자세이다. 이 때 아래로 미끄러질 수 있으므로 발을 발판에 대고 양 손으로 손잡이를 잡는다. 이 자세에서 음성조영제는 머리쪽으로, 양성조영제는 다리쪽으로 이동한다. 신우조영검사에서 콩팥의 조영제가 방광으로 이동하게 되며, 간내 쓸개관의 조영제가 온쓸개관으로 이동한다. 위장이중조영에서는 Trendelenberg position(head down)과 Woler position(head up)을 적절히 이용하여 황산바륨과 공기의 흐름을 이용한 flow image를 만든다.

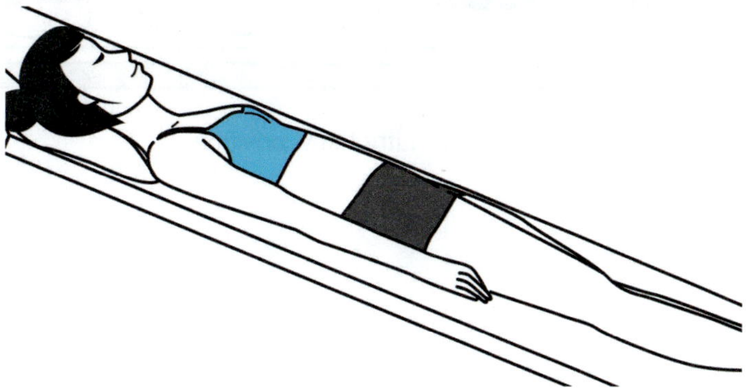

그림 1-18. Woler position

11) Sim's position

Sim's position은 왼쪽 옆으로누운자세에서 등을 새우등과 유사하게 굽히고 양 무릎을 굽혀 가슴쪽으로 당기고 오른쪽 다리를 왼쪽다리 앞에 놓는다. 양팔은 머리 위로 올려 팔베개를 하여 가슴쪽으로 숙인다. 전체적으로 등이 C자형을 이룬다. 이렇게 하면 복압이 낮아져 항문에 rectal tube(enema tip)를 쉽게 삽입할 수 있다. 보통 대장조영검사의 주장법에 이용하는 자세이다.

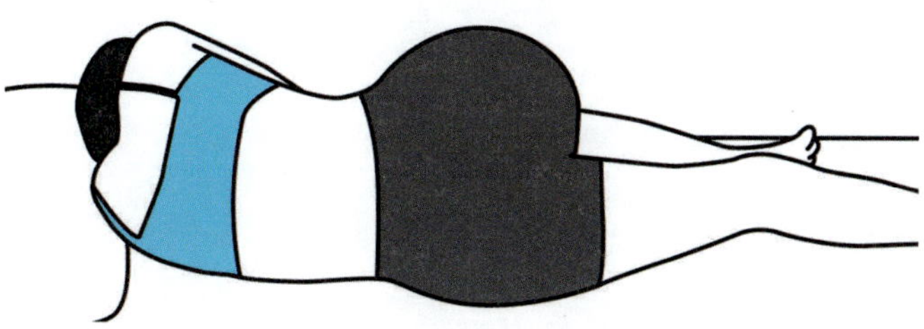

그림 1-19. Sim's position

12) Lithotomy position

방광결석의 절석술(쇄석술)이나 분만 시 취하는 자세이다. 바로누운자세에서 양발을 벌려 지지대에 편히 올려놓고 양팔은 가슴 위에 올려 편한 자세가 되게 한다. 이 자세는 자궁난관조영검사에 이용한다.

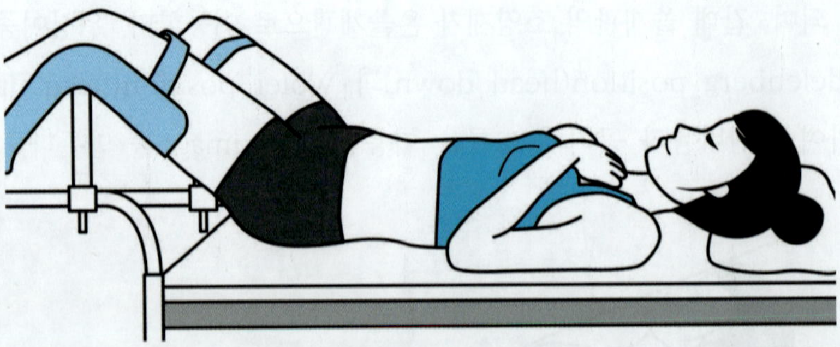

그림 1-20. Lithotomy position

2 위·장관계

Upper gastrointestinal tract

1. 식도조영검사(Esophagography)
2. 위장조영검사(Upper gastrointestinal series ; UGIS)
3. 저긴장성 십이지장이중조영검사(Hypotonic double contrast duodenography ; HDCD)
4. 소장조영검사(Small bowel series)
5. 대장조영검사(Colon study)
6. 대장통과시간검사(Colon transit time study : CTTS)
7. 배변조영검사(Defecography)
8. 정복술(Reduction)
9. Wangensteen Rice view

:: 개요

위·장관계는 구강, 식도, 위장, 작은창자(소장, small intestine), 큰창자(대장, large intestine)와 항문을 포함하여 8~9 m의 긴 소화기 경로로 주로 내시경 검사와 방사선적 조영검사를 일차적인 진단법으로 이용한다. 내시경 검사는 점막을 직접 관찰할 수 있고 조직검사와 치료적 시술이 가능한 장점이 있으나, 전체적인 장기의 상태를 관찰할 수 없는 제한점과 삼킴곤란한 경우 진단이 어려운 단점이 있다. 방사선학적 조영검사는 장기의 전체적인 형태를 관찰함으로써 대상 장기 뿐 아니라 주위 장기와의 연관관계를 알 수 있고, 무엇보다 운동성 질환을 관찰할 수 있는 장점이 있다. 그러나 국소적인 미세 병변의 관찰은 내시경 검사가 우세하다는 견해가 많다. 따라서 위·장관계의 질병에 대한 검사는 검사 대상 부위, 환자의 상태, 증상 및 소견을 참고하여 조영검사 또는 내시경 검사를 실시하거나 두 검사를 병행하여 실시한다. 이들을 병행하여 검사할 경우는 3~4일의 간격을 두고 시행하는 것이 바람직하다.

소화관 조영검사는 황산바륨 현탁액(barium suspension : $BaSO_4$)을 사용하며 적당한 농도와 점도를 유지하여 투여해야 한다. 황산바륨은 식도와 위장검사의 경우 고농도(200~250%w/v)이면서 저점도인 현탁액을 이용하고, 경구 소장조영검사의 경우 저농도(20~70%w/v)이면서 저점도인 현탁액, 대장조영검사는 중등도(70~80%w/v)이면서 저점도인 현탁액의 바륨을 이용한다.

위·장관계의 방사선 조영검사법은 경구법, 경튜브법, 주장법 등이 있다. 경구법은 구강을 통해 황산바륨 현탁액을 삼키게 하여 식도, 위장, 작은창자, 큰창자 등의 장기를 관찰하는 방법으로 황산바륨만을 사용하는 단일조영검사와 황산바륨과 발포제(공기를 생성하는 음성 조영제)를 동시에 투여하여 검사하는 이중조영검사법이 있다.

일반적으로 단일조영검사는 장기의 형태, 운동 상태, 조영제의 통과 과정, 주위 장기와의 관계 등을 관찰하는 데 이용되며, 이중조영검사는 장기의 점막주름이 접히지 않게 공기로 부풀리고, 조영제를 얇게 도포하여 위장관 점막의 미세한 병변을 관찰하는 데 이용하는 검사법이다.

경구법의 대상장기는 주로 식도와 위장, 작은창자이며, 특히 위장은 경구법을 이용해 이중조영검사를 시행하는 대표적인 장기이다. 경튜브법은 코나 구강을 통하여 넬라톤 관(Nelaton tube) 또는 셀링크 관(Sellink tube) 등을 삽입하고, 이들 관(tube)을 통해 목적 장기에 조영제를 주입하여 이중조영검사를 시행하는 방법이다. 이 검사법은 주로 소장조영검사에 이용된다. 특히 작은창자의 미세한 병변을 검사할 목적으로 경구적으로 Bilbao-Dotter tube 또는 Sellink tube를 샘빈창자굽이(십이지장공장굴곡, duodenojejunal flexure)까지 삽입하여 조영제를 주입하는 고위관장법(enteroclysis)이 많이 시행되고 있다. 조영제를 삼키기 어려운 환자는 코를 통해 넬라톤 관을 삽입하여 식도나 위장에 조영제를 주입하기도 한다. 한편 주장법은 항문(anus)에 곧창자관(rectal tube or enema tube)을 삽입하고, 이를 통해 조영제를 역행성으로 주입하여, 큰창자 또는 작은창자를 검사하는 방법이다. 주로 큰창자의 단일조영법과 이중조영법에 이용된다. 또한 작은창자는 대부분 경구법과 경튜브법을 이용하여 검사하나, 이러한 방법으로 검사가 어려운 환자는 역행적인 방법을 시행한다. 그러나 조영제를 역행성으로 주입하면, 큰창자에서 돌창자판막(ileocecal valve)을 지나 작은창자로 조영제가 역류하기 때문에 작은창자의 감염 문제와 큰창자와 겹쳐져서 영상의 질이 경튜브법에 비해 양호하지 못하기 때문에 그다지 권장할 만한 검사법은 아니고 실제로 임상에서는 시행하지 않는 검사이다.

위·장관계는 섭취한 음식물을 진행과 소화시키며, 영양분과 수분을 흡수하고 대사 외의 물질을 배설하는 역할을 한다. 이 과정이 원활하지 못하면 질병이 발생할 수 있으며, 또한 다른 원인에 의해 소화 장기에 질병이 발생하여 흡수와 배설에 장해를 주기도 한다. 위·장관계에 발생되는 질환은 장기마다 발병률의 차이는 있으나 주로 염증(inflammation), 궤양(ulcer), 곁주머니(게실, diverticulum), 샛길(누공, fistula), 살버섯(용종, polyp), 악성신생물(malignent endocrine neoplasia) 등이다. 이러한 질병은 조영상에서 점막의 변형, 변연의 팽출(out pouching), 충만 결손(filling defect), 국소적인 오목(niche), 달무리(radiolucent halo) 등의 형태를 보이기 때문에, 결국 병소에 대한 영상을 자세히 묘사하기 위하여 충만법(filling method), 점막이완법(mucosa relief method), 이중조영법(double contrast method), 압박법(compression method) 등의 방법이 이용된다. 충만법은 황산바륨을 이용하여 관찰 대상 장기를 충만시킴으로써 경계(margin)의 돌출부와 충만 결손 부위를 관찰한다. 단일조영으로 장기의 전체를 충만시키거나, 이중조영검사에서 환자의 위치를 변화시켜 황산바륨과 공기의 흐름을 유도하여 관찰 대상 부위에 바륨을 충만시킬 수 있다. 환자의 위치를 변화시키면 무거운 바륨은 밑으로 이동하고, 가벼운 공기는 위로 이동하기 때문이다.

이중조영법은 고농도(high density)와 저점도(low viscosity)의 황산바륨 현탁액과 공기를 주입하여 위·장관의 점막에 바륨을 0.5 mm 이하로 얇게 도포함과 동시에 공기로 위·장관이 접히지 않게 팽만시킴으로써 미세한 점막구조의 변화를 관찰하는 방법이다. 황산바륨은 가능한 고농도의 것을 사용하여 공기와의 대조도를 높이고 점도는 가능한 낮은 것을 사용하여 점막 표면에 바륨이 두껍게 도포되는 것을 방지하여 미세 점막의 병변을 관찰한다. 그러나 일반적으로 농도가 높으면 점도도 높아지므로 고농도의 바륨현탁액을 사용하는데 제한이 따른다. 하지만 현재 위·장관계에 사용되는 황산바륨의 농도는 일반적으로 200~250 %w/v 정도인데 이러한 점을 가능하게 할 수 있는 것은 황산바륨 입자의 크기에 따른 적절한 배합으로 고농도이면서 저점도인 바륨현탁액을 조제할 수 있기 때문이다.

위·장관계의 내부에는 점막주름이 고르게 분포되어 있으며, 특히 위장은 점막주름(mucosal fold)이 잘 발달되어 있다. 점막주름은 염증, 궤양 또는 조기암(early cancer)에 의해 쉽게 변형되기 때문에 조영검사 시 이것들의 관찰이 중요하다. 황산바륨의 양과 공기의 양을 제한하는 것은 위장이 지나치게 팽창되지 않게 하여 점막주름이 잘 나타나도록 하기 위함이다. 점막주름은 궤양 또는 종양에 의해서 경직되는데 경직의 유무와 정도를 알기 위해서는 압박이 필요하다. 압박법은 충만법, 이중조영법, 점막이완법 중 압박기구(compression paddle)나 방사선투과성의 물질을 사용하여 관찰대상 부위에 압박을 가하는 방법이다. 압박법을 이용하면 점막의 미세병변과 점막주름에 대한 추가 병변의 관찰이 가능한데, 압박의 정도는 나타내고자 하는 병소 부분이 TV모니터의 화면상에서 잘 관찰되도록 척추(spine)를 지지대로 활용하거나 엎드려서 투과성물질을 배에 대고 압박(prone compression method) 하면 된다. 또한 압박을 하여 황산바륨과 공기의 이동을 유도하여 병소 부위의 진단을 효과적으로 할 수도 있다.

1 식도조영검사
Esophagography

1) 해부학적 구조(Anatomical structure)

식도는 척추와 기관 사이에 있고 인두(pharynx) 앞쪽으로 바로 내려 위장의 들문(cardia)에 이르는 근육성의 기관으로써 여섯 번째 경추에서 열한 번째 흉추(C_6~T_{11})의 높이에 위치한다. 식도는 음식물을 섭취할 때 음식물이 위장으로 넘어가는 통로로서 관(tube)과 같은 구조이며, 길이는 성인의 경우 25~33 cm 정도이고, 너비는 2~3 cm, 식도벽의 두께는 4 mm 정도이다.

식도의 벽은 점막층, 점막하층, 근육층으로 이루어져 있고, 흉강 내에서 척추의 앞쪽, 기관과 심장의 뒤쪽, 대동맥의 옆쪽, 양쪽 허파 사이에 위치하고 있다. 식도의 기능은 연하운동과 연동운동으로 인두에서 삼킨 음식물을 위장으로 내려 보내는 운동을 하고, 식도와 위 사이에는 괄약근이 있어 위장의 음식물이 역류하는 것을 방지하는 역할을 하고 있다.

식도는 위치에 따라 경부식도, 흉부식도, 복부식도로 구분한다. 경부식도는 빗장뼈(clavicle) 상연 높이까지로 이곳은 황산바륨 현탁액의 통과 속도가 빨라 투시 중 숙련된 촬영이 요구되는 부분이다. 흉부식도는 빗장뼈상연에서 가로막(diaphragm) 높이까지로 대동맥활(대동맥궁, aortic arch) 부위와 식도가 교차하는 부위에서 압박으로 인한 생리적 협착부가 형성되어 있다. 이것은 연령이 많을수록 뚜렷이 관찰된다. 복부식도는 가로막 아래에서 들문부(분문부, cardia portion)로 이행하는 부분으로 식도의 세 부분 중 가장 짧다. 흉부식도는 그림 2-1과 같이 7개 구역으로 구분한다.

기관주위분절(paratrachial segment)은 갑상샘 비대와 허파꼭지부의 섬유증(fibrosis)으로 인해 식도의 변위를 가져 오며, 대동맥분절(aortic segment)은 선천성대동맥 이상이나 대동맥꽈리(대동맥류, aortic aneurysm)에 의해 변위되고, 대동맥내기관지 분절(interaorticobronchial segment)은 내압성 곁주머니(pulsion diverticulum)를, 기관지내 분절(intrabronchial segment)은 견인성 곁주머니(traction diverticulum)를 보이기도 한다. 또한 좌심실의 확대로 인해 심장후방 분절(retrocardiac segment)이 후방 변위를 보이기도 하며, 가로막 분절(diaphragm segment)은 식도정맥류(esophageal varix)를 초기에 관찰할 수 있는 부위이다.

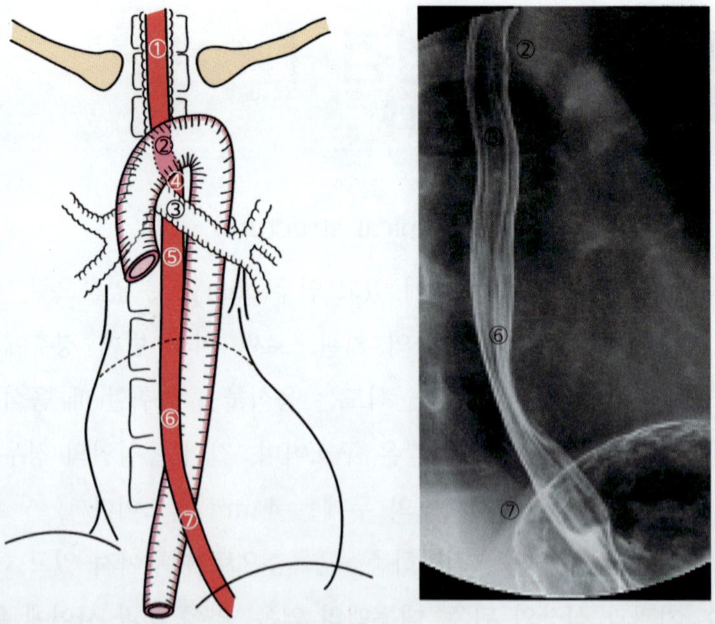

그림 2-1. 식도와 주위 장기의 해부학적 구조

식도는 측면에서 관찰하면 S자 형태를 보인다. 윗부분은 목뼈(cervical vertebra)와 기관 사이에 있고 중간 부분은 대동맥과 등뼈(thoracic vertebra) 사이, 아랫부분은 좌심방 후방과 내림대동맥(descending aorta) 전방에 위치하고, 하단은 가로막의 식도 구멍(틈새, 열공, esophageal hiatus)을 통해 위장의 들문부로 연결되어 있다.

식도에는 생리적으로 중요한 세 부분의 생리적 협착부(physiological constriction)가 있다. 제 1협착부는 여섯 번째(C_6 level) 목뼈(경추, cervical vertebra) 부분으로 앞니로부터 약 15 cm 부분으로 인두식도 이행부(pharynx esophageal junction) 또는 반지연골판(윤상연골, cricoid cartilage)하면에서 시작되고, 반지인두근(cricopharyngeal muscle)에 의해 생긴다. 제 2협착부는 대동맥활과 왼쪽 기관지(left bronchus)가 교차하면서 생기는 협착으로 앞니로부터 25 cm 정도(T_4 level)이다. 제 3협착부는 가로막협착(diaphragmatic constriction)으로 가로막을 통과하면서 생기는 협착으로 앞니에서 40 cm 정도(T_{11} level) 떨어져 있다(그림 2-1).

2) 검사목적과 적응증(Indication)

대부분의 복강 장기는 장막(serosa)이 장기의 외벽을 둘러싸고 있는데 식도에는 장막이 없어서 암이 발생할 경우 비교적 쉽게 식도의 외벽을 뚫고 주위장기를 침범할 수 있고, 식도의 점막하층에는 림프관과 혈관이 많이 분포하여 암발생 시 림프관과 혈관을 타고 식도 주위의 림프절로 전이되거나 원격전이가 일어나기 쉽다. 식도조영검사는 식도 내의 병적인 상태를 파악하는 중요한 검사방법으로 일반화되어 있다.

식도 조영은 황산바륨을 사용하는 식도 단일조영검사와 발포제와 황산바륨을 동시에 사용하는 식도 이중조영검사로 분류하는데, 이들은 검사 목적에 따라 조영 방법이 결정된다. 식도 단일조영검사의 대상은 삼키기(swallowing)가 곤란한 경우(삼킴곤란, dysphagia), 삼킴통증(연하통, odynophagia), 흉골후방 통증(retrosternal discomfort), 글로버스(globus, 인·후 식도의 경련에 의해 음식물 덩어리가 오르내리는 듯 한 감각), 질병의 종류에 따른 평가와 해부학적 형태의 이상 유무, 위·식도역류(gastroesophageal reflux) 등이다. 위·식도 역류는 식도의 협착이나 역류에 의한 식도염과 가로막 탈장(hernia)에 기인한다.

식도 이중조영검사의 대상은 주로 조기 점막 질환(early mucosal disease)으로써 점막의 까짐(미란, erosion), 살버섯(polyps), 종양(tumor), 염증(inflammation), 감염(infection) 등에 의한 점막 형태의 변화에 대한 관찰이다. 일반적으로 협착이 있는 경우, 식도암(esophageal cancer)을 의심할 수 있지만 식도조영검사 만으로 진단하기는 어려우며 조직검사를 병행하여 진단한다.

인두·식도이음부(pharyngoesophageal junction)는 질병이 다발하는 부위로 젠커곁주머니(Zenker diverticulum), 반지인두이완못함증(윤상인두 경련, cricopharyngeal achalasia) 등의 관찰이 요구된다. 또한 운동성질환으로는 식도이완못함증(esophageal achalasia), 외부 장기로부터의 암의 침습, 광범위식도연축(diffuse esophageal spasm) 등에 기인한다.

식도조영의 구체적인 검사목적은 다음과 같다.

식도 단일조영검사

① 삼키기 운동의 관찰 ② 조영제의 통과 확인
③ 위·식도 역류와 틈새탈장(열공헤르니아, hiatal hernia)의 평가
④ 식도 정맥류의 유무 ⑤ 종류별 질환의 평가

식도 이중조영검사

① 점막 구조의 미세한 병변 관찰 ② 종양, 용종
③ 까짐(미란, erosion) 및 염증 ④ 감염

⑤ 이물질(foreign body)의 평가

3) 조영제

종래의 식도 단일조영검사는 주로 운동성을 관찰하므로 고점도의 두꺼운(thick) 황산바륨을 사용하는 것이 권장되었다. 하지만 현재는 구분하지 않고 고농도면서 저점도인 황산바륨 현탁액($BaSO_4$) 200~250 %w/v를 사용하고 이중조영검사 시에는 점막의 미세한 병변을 잘 나타내기 위해서 발포제를 사용한다. 만약 식도 천공(perforation), 기관·식도 샛길(tracheoesophageal fistula), 식도 협착(esophageal strictures), 흡인(aspiration), 등이 의심되는 환자와 수술 후 환자의 문합부위 확인을 위해서 황산바륨 대신 소화관용 수용성 조영제(gastrografin, MD-gastroview)를 사용하고, 기도 흡인(aspiration)이 의심되거나 가능성이 있는 환자는 저삼투압성 수용성 조영제를 사용한다.

4) 조영 방법

식도의 질환을 진단하기 위하여 조영제를 투여하여 검사하는 방법을 식도조영검사(esophagography)라고 한다. 식도조영검사의 방법은 황산바륨 현탁액을 이용한 단일조영검사와 황산바륨 현탁액과 발포제를 이용하는 이중조영검사법 그리고 점막주름을 관찰하는 점막이완법 등이 있다. 단일조영검사는 꿈틀운동(peristalsis), 조영제의 통과 정도, 외부압박에 의한 식도의 변위 등을 관찰한다. 이중조영검사는 식도의 미세점막에 대한 이상 유무를 관찰하는 데 이용된다.

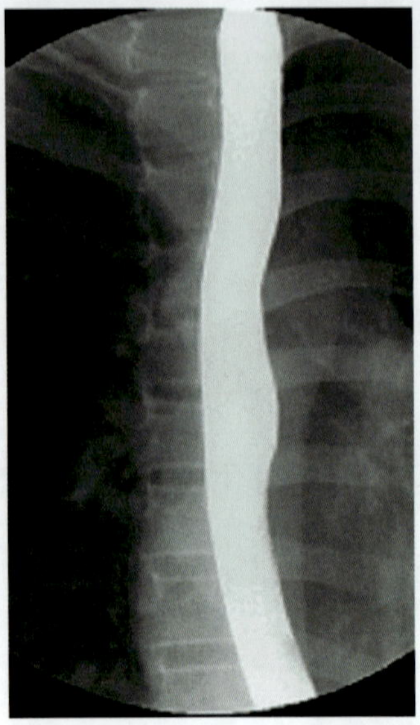

그림 2-2. 식도의 단일조영 충만상

점막이완법은 식도가 팽창되지 않은 상태에서 식도점막의 주름을 관찰하는 방법으로 조기 식도암과 정맥류의 평가에 유효하다. 식도의 샛길 또는 천공이 의심되는 환자는 황산바륨을 사용하지 않는다. 황산바륨이 가슴세로칸(종격, mediastinum)이나 가슴막안(흉막강, pleural cavity) 또는 복막안(복막강, peritoneal cavity)으로 누출(leakage)되면 염증을 유발하고 섬유증(fibrosis) 또는 장막힘(bowel obstruction)을 일으킬 수 있다. 특히 기관지로의 유입은 폐렴(pneumonitis)과 급성 폐부종(acute pulmonary edema)

을 일으킬 수 있다. 따라서 식도에서 황산바륨의 누출이 의심되는 환자는 요오드 혼합 수용성 조영제(gastrografin)를 사용하여 누출여부를 확인한 후 누출이 없을 경우에만 바륨을 사용한다. 그러나 요오드 혼합 수용성 조영제는 황산바륨 수용액에 비해 대조도와 영상의 질(image quality)이 저하되어 미세한 병변의 식별력이 떨어진다. 또한 폐로 흡인이 될 경우 고삼투압성 조영제이기 때문에 환자에게 매우 위험하므로 주의해서 삼키도록 하여야 한다.

5) 검사 방법

단일조영검사(single contrast examination)법은 촬영대를 수평으로 하고 환자는 엎드린 자세에서 식도가 척추와 중복을 피하기 위해 우전사방향(RAO) 자세에서 검사한다. 식도의 꿈틀운동을 억제하기 위해 진경제를 근육주사한 후 검사를 시행한다.

굵은 빨대를 이용하여 환자에게 지속적으로 조영제를 빨도록 하여 식도에 조영제가충만되도록 하고, 조영제의 흐름을 따라 식도의 상, 중, 하부를 순간촬영(spot radiography)한다. 필요에 따라 선 자세에서 우후사방향(RPO)자세와 좌후사방향(LPO)자세, 그리고 선자세의 전후영상(erect AP view), 옆누운자세(lateral recumbent position)로도 관찰한다. 또한 우후사위영상(RPO view), 전후영상(AP view), 측면상(lateral view) 등도 같은 방법으로 투시 하에 관찰하며 병변이 의심되는 부위를 순간 촬영한다.

식도를 황산바륨이 통과하는 시간은 2~4초로 매우 빠르다. 따라서 식도의 충만상을 투시 중에 촬영하는 것은 숙련된 기술이 필요하다. 보통 들숨(inspiration) 때는 통과시간이 빠르며 깊은 들숨(deep inspiration)에는 통과시간이 지연되므로 바륨을 입에 물게 하고 촬영 준비를 한 후 환자에게 "숨을 크게 들여 마시고 삼키세요"라고 지시를 하면서 순간 촬영을 하면 충만상을 촬영하는 데 유리하다.

삼킴 운동(swallowing movement)을 관찰하고자 할 때는 투시 하에 다양한 호흡법을 유도하여 대상 부위를 관찰한다. 또한 운동성 질환의 경우는 촬영대를 수평으로 하고 환자를 우전사방향(RAO)으로 촬영함으로써 식도의 수축성을 평가할 수 있다. 식도에 충만된 조영제가 하부로 흘러간 후에는 식도가 수축된다. 이 때 침을 한 번 삼키게 하면 줄무늬 형태의 점막주름을 관찰할 수 있다. 이 줄무늬는 그림 2-3에서 보는 것처럼 식도의 꿈틀운동(peristalsis)과 관련되어 식도 병변의 중요한 판별요소가 된다.

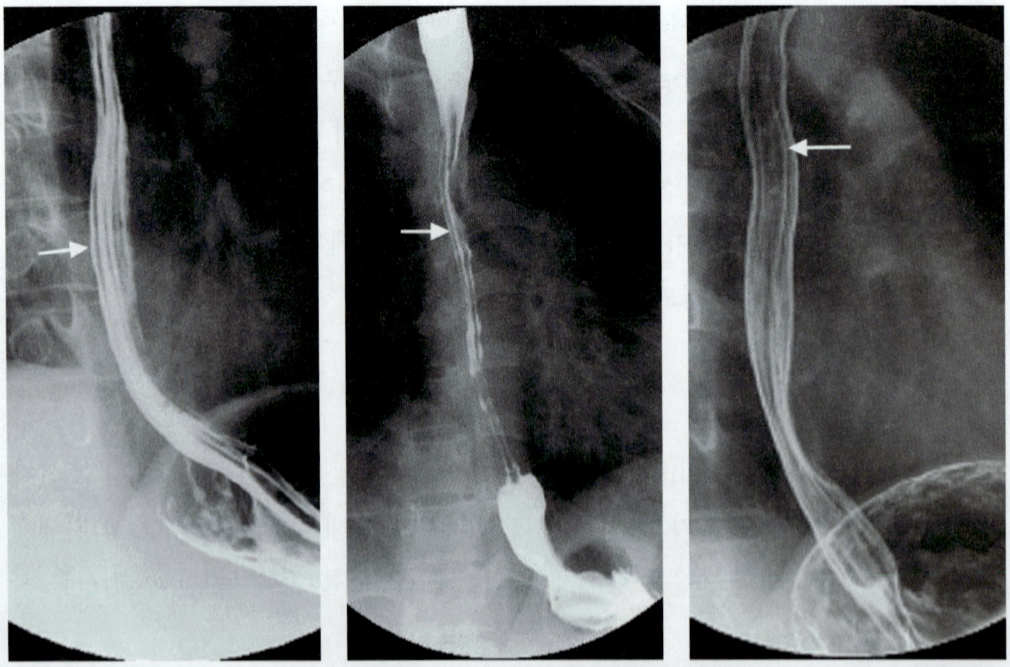

(a) (b) (c)

그림 2-3. 식도의 점막이완법(mucosa relief method)
식도 점막의 주름 형태를 관찰할 수 있다(화살표).

식도의 이중조영검사(double contrast study)는 황산바륨(200~250 %w/v)과 발포제를 이용하여 미세한 점막의 구조를 관찰하는 검사법이다. 촬영방법은 촬영대를 세운 상태(table erect)에서 환자는 좌후사방향(LPO) 자세를 유지하게 한 후, 왼손으로 컵을 들게 하고 바륨을 연속적으로 마시면서 순간 촬영을 시행한다. 특히 위·식도역류나 식도틈새탈장(hiatal hernia)의 경우는 촬영대를 수평으로 하고 환자를 바로누운자세로 한 후 발살바조작(Valsalva maneuver)을 이용하여 복압을 높임으로써 역류와 식도틈새의 관계를 파악한다. 식도틈새탈장이 없으면서 식도·위이음부(esophagogastric junction ; EG junction) 위로 바륨이 역류하거나 직경이 25 mm 이상이면 식도역류를 의심할 수 있다.

유아와 소아의 식도조영검사에 대한 적응은 주로 위·식도역류(gastroesophageal reflux disease : GERD)이다. 이것은 식도 협착, 기관·식도샛길(trachioesophageal fistula), 혈관고리(vascular ring) 등에 기인한다.

식도 협착 및 막힘의 경우 진단은 단순하지만 샛길의 경우는 검사 시 세심한 주의를 요한다. 조영제는 요오드 혼합 수용성 조영제를 사용하나 가능한 적게 사용할 필요가 있다. 황산바륨 수용액이 기관지에 흡입되면 호흡곤란, 폐렴, 급성폐부종을 일으킬 수 있으므로 주의하여야 한다.

식도검사의 기록은 투시를 하면서 X선 필름이나 CRT 또는 레이저 필름, PACS를 이용하여 기록하고 저장한다. 그러나 운동상태의 평가나 인두·식도 협착부의 검사에서는 식도에 조영제가 충만되어 움직이는 전 과정을 평가하는 것이 중요하므로 CD, 비디오 테이프(video tape) 또는 35 mm 시네 필름(cine film)에 기록하여 재생 관찰하기도 하지만, 최근에는 동영상을 디지털로 획득하여 PACS에서 이용하기도 한다. 이와 같은 검사방법을 동적검사(dynamic study)라고 하는데, 이 때 유의할 점은 환자를 움직이지 않게 하고 바륨을 삼키게 하면서 후두덮개(epiglottis)와 인두, 인두·식도 구역과 식도를 포함한 부위의 기능을 관찰함으로써 꿈틀운동의 이상 유무를 판별하여야 한다.

6) 환자자세

식도조영검사에 있어서 환자의 위치는 바로 선자세 정면촬영(erect AP projection), 양측사방향촬영(both oblique projection), 측면촬영(lateral projection)을 시행한다. 사방향촬영은 척추와의 겹침을 방지하기 위하여 우후사방향(RPO)촬영과 좌후사방향(LPO)촬영을 시행하여 심장과 척추 사이의 홀츠네트강(Holzknecht's space)에 식도를 위치시켜 선명한 영상을 얻는다. 이 경우 우후사방향촬영에서도 가능하지만 좌후사방향촬영에서 보다 더 선명하게 나타난다. 병변에 따라서 우후사방향 방법을 이용하기도 한다. 식도의 누운자세 촬영은 식도정맥류, 위·식도역류 그리고 식도틈새탈장 진단에 이용된다.

환자의 위치별 검사 목적은 다음과 같다.

(1) 선자세 정면 촬영(Erect AP)

식도의 조영제 통과 정도와 꿈틀운동을 관찰하며 대동맥활(aortic arch), 좌측주기관지, 내림대동맥(하행대동맥, descending aorta), 가로막에 의한 협착의 관찰에 효과적이다. 또한 이중조영검사에서 좌우 변연부의 점막 이상유무 관찰에 유효하다(그림 2-4).

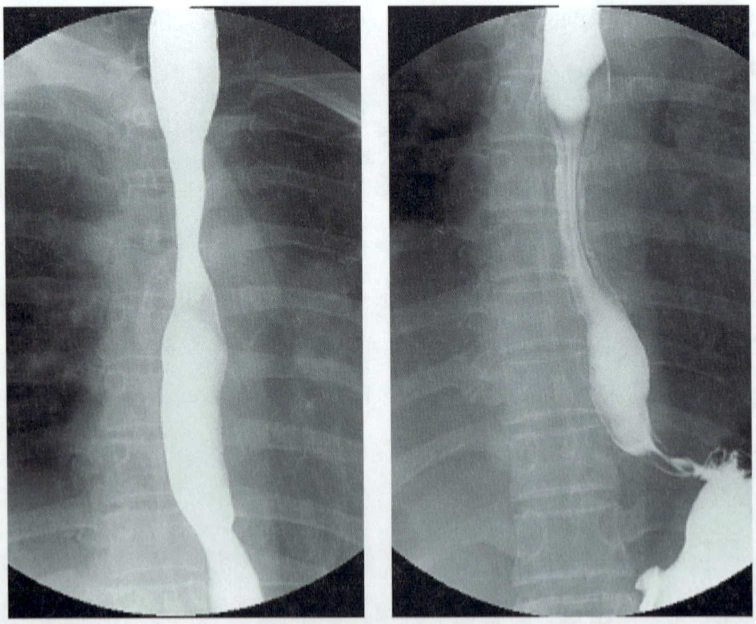

(a) (b)

그림 2-4. 식도 단일조영검사의 선 자세(erect position) 정면 영상

(2) 좌후사방향(LPO) 자세

촬영대를 세운 상태에서 좌측 뒤쪽을 촬영대에 45°로 대고 촬영하는 방법으로 가슴세로칸(종격, mediastinum)과 하부 식도의 겹침을 방지하여 가로막 아래의 식도를 관찰하는데 효과적이다. 단일조영술 후 이중조영검사 시 이용되는 자세이다(그림 2-5).

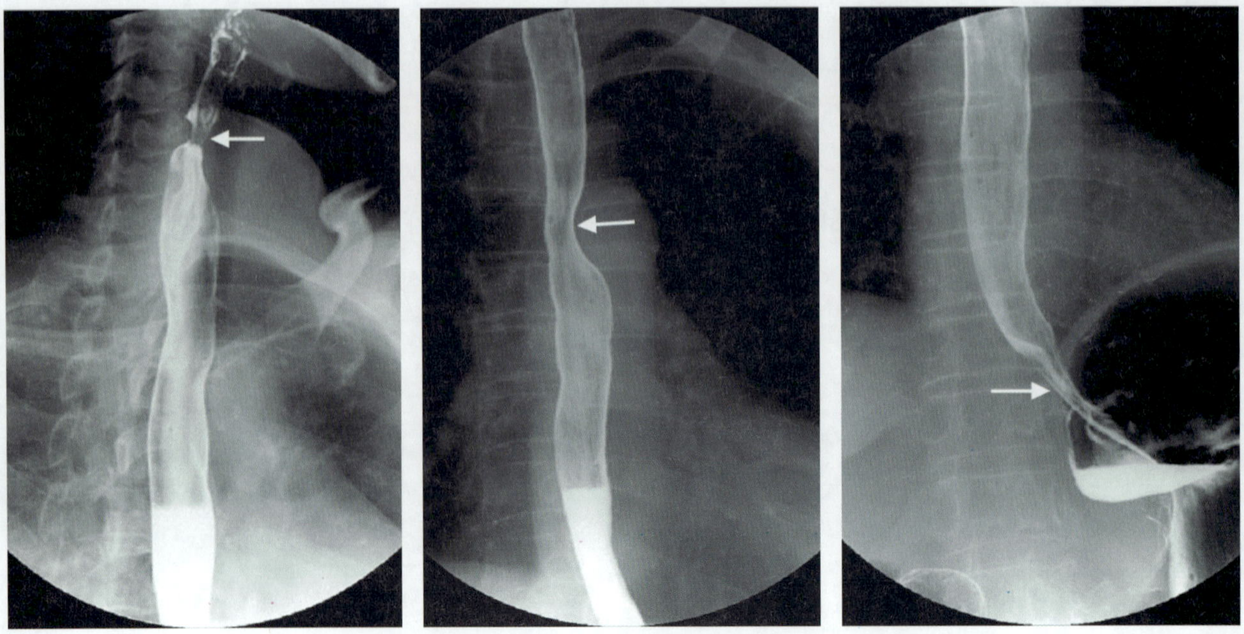

(a) (b) (c)

그림 2-5. 식도 이중조영검사의 좌후사방향(LPO) 자세의 영상

선 자세에서 이중조영법으로 식도의 내강과 점막이 잘 관찰된다. 화살표 a는 제 1협착부, b 제 2협착부, c는 제 3협착부이다.

(3) 우전사방향(RAO) 자세

단일조영검사법으로 엎드린 자세에서 우측 가슴을 촬영대에 대고 심장과 척추 사이의 홀츠네트 강(Holzknecht's space)에 식도를 위치시켜 조영제로 충만된 식도와 홀츠네트 강의 대조도를 이용하는 방법이다. 식도 전체의 윤곽을 자세히 관찰할 수 있다. 특히 식도 상부의 대동맥활에 의한 압박 소견과 복부 식도가 들문부(cardia)로 이행하는 형태가 효과적으로 관찰된다(그림 2-6).

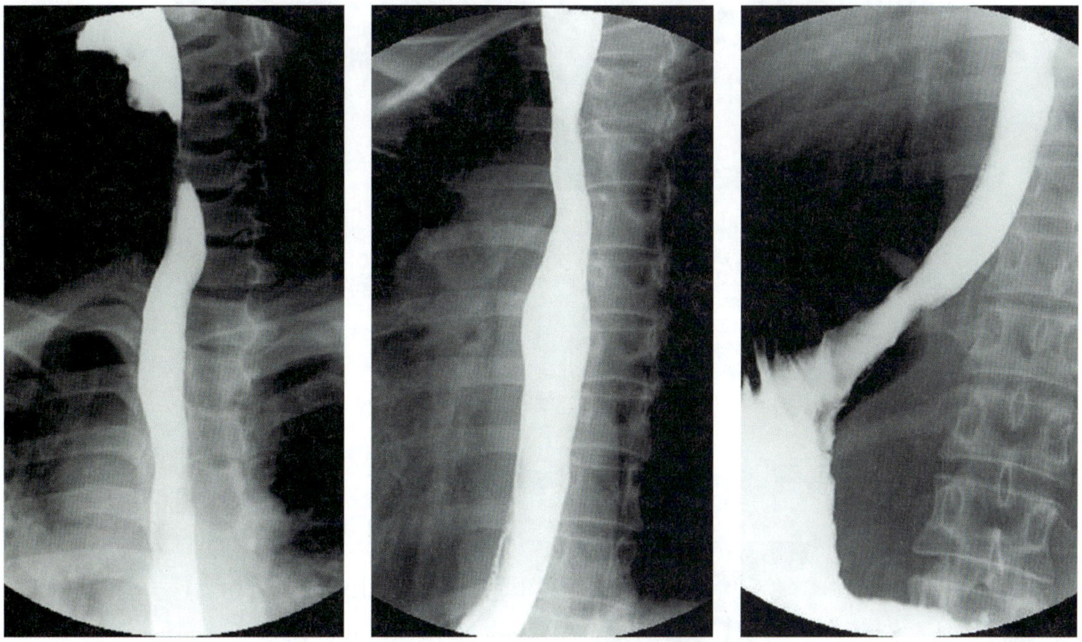

(a) (b) (c)

그림 2-6. 우전사방향(RAO) 자세에서 단일조영검사 영상
엎드린 자세의 Prone position으로 a는 경부 식도, b는 흉부 식도, c는 복부 식도의 조영 충만상이 잘 관찰된다.

(4) 측면상(Lateral view) 자세

좌측 측면을 촬영대에 대고 정측면이 되도록 환자의 자세를 조정한 후 촬영한다. 심장과 척추 사이에 식도가 위치하며 대동맥활, 좌측 주기관지, 왼심방에 의한 변위를 효과적으로 관찰할 수 있다. 식도 전·후면의 뚜렷한 윤곽이 관찰된다(그림 2-7).

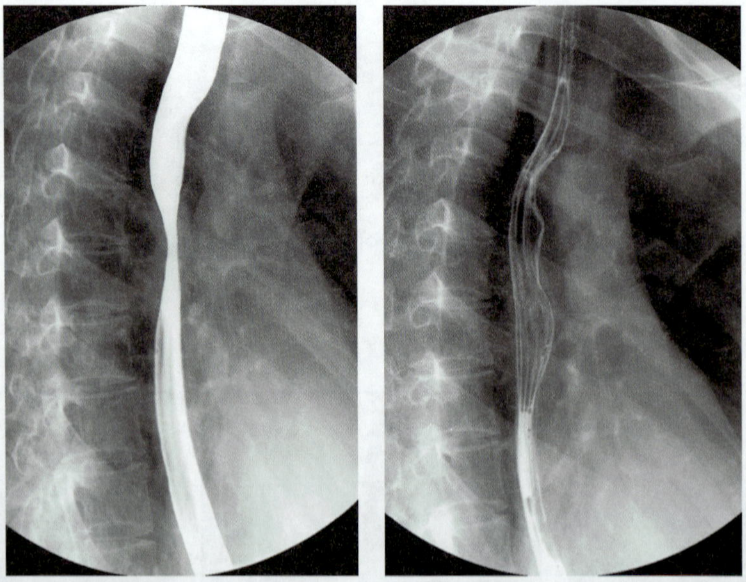

(a) (b)

그림 2-7. 측면(lateral) 자세에서 충만상과 이중조영상

7) 임상증례

(1) 식도이완불능증(Esophageal achalasia)

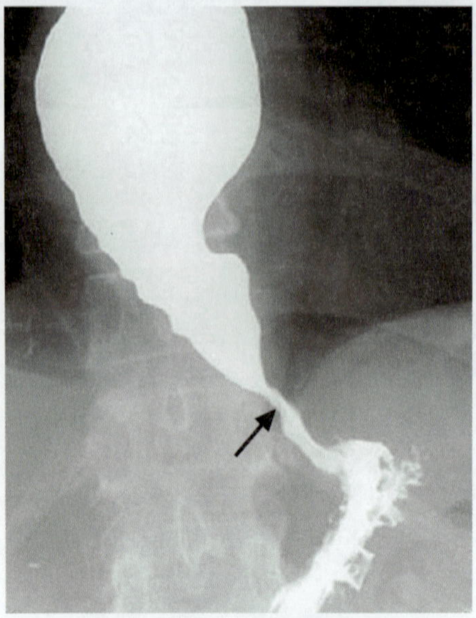

그림 2-8. 식도이완불능증
하부 식도에 새부리 모양의 협착이 있고(화살표) 그 상방은 심하게 이완되어 있다.

식도의 위치 변형은 식도 주위의 후두 또는 갑상샘(thyroid gland) 종양 등에 의해 종양의 반대 방향으로 식도의 변위가 생기거나 가슴막 삼출액(pleural effusion), 공기가슴증(기흉, pneumothorax), 가슴막유착(pleura synechia), 무기허파(허파확장부전, atelectasis) 등에 의해 생긴다. 식도이완불능증에 의해서 식도의 윗부분이 확장되는데 이것은 기능적 협착으로 인해 통과 장애를 일으키는 질환으로 심하게 확장되면 구불잘룩창자(sigmoid colon)처럼 심한 굴곡을 이루면서 확장된다(그림 2-8).

(2) 식도염(Esophagitis)과 식도궤양 (ulceration)

식도염은 급성과 만성으로 나눈다. 식도염은 식도의 점막에 염증이 형성되어 점막의 형태를 변형시키는 질환으로 이중조영검사에서 잘 관찰된다. 식도염은 부주의로 부식성 물질(빙초산, 락스 등)을 삼켜 식도의 점막주름이 소실되면서 식도의 길이가 단축되는 부식성 식도염(corrosive esophagitis), 식도·위이음부가 이완되어 위액이 역류됨으로써 식도에 염증이 생기는 소화성 식도염(peptic esophagitis), 그리고 항암 치료나 스테로이드 제제의 복용으로 신체의 면역기능이 저하되어 식도의 염증을 초래하는 감염성 식도염(infectious esophagitis) 등으로 구분한다. 이 중 만성식도염인 소화성 식도염(역류성 식도염)이 가장 일반적이다. 식도염은 엑스선 조영상에서 점막주름의 비대(thickening), 점막의 흐림(발적, flare), 점막결손(filling defect) 등으로 관찰된다(그림 2-9).

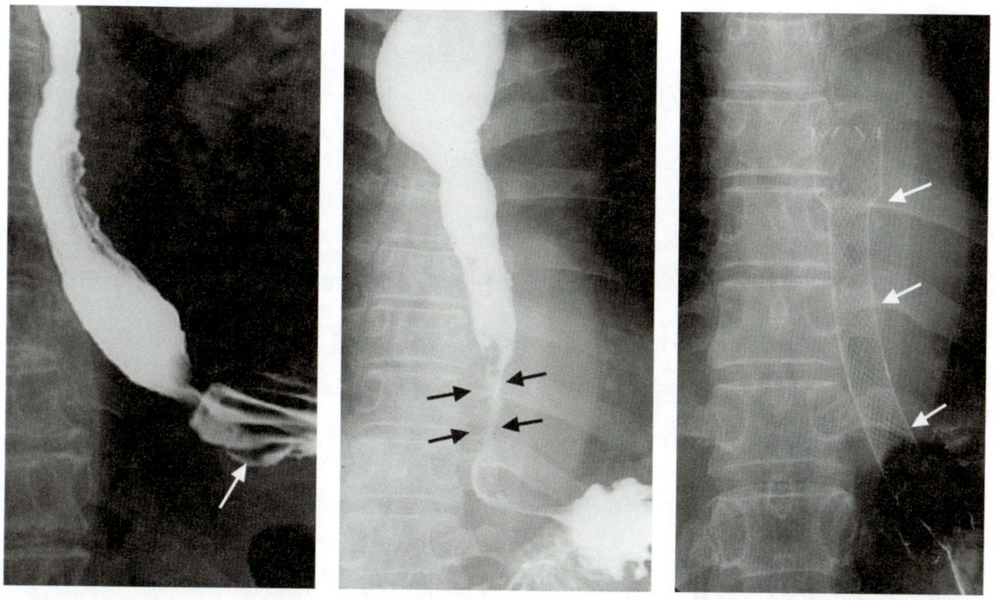

(a) (b) (c)

그림 2-9. 식도염

a는 소화성 식도염으로 하부 식도의 점막과 주름이 두꺼워져 있으며(화살표), b는 빙초산 복용으로 하부 식도가 부식성 식도염을 보이면서 폐쇄되어 있고(화살표), c는 좁아진 부분을 풍선으로 확장하고 스텐트를 삽입한 영상이다(화살표).

식도궤양은 소화성 식도염에서 가장 많이 생기며, 부식성 식도염과 크론병(Crohn's disease)에서 일부가 관찰된다. 식도궤양은 궤양성 변화로 인해 점막이 소실되고 섬유화가 진행되면서 협착된다(그림 2-10).

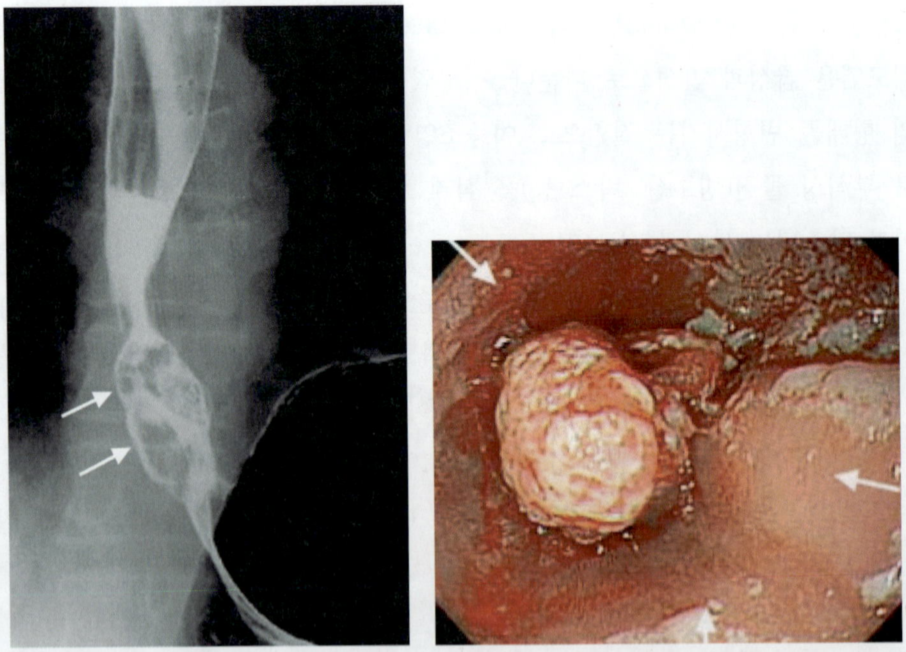

(a) (b)

그림 2-10. 식도궤양

a는 식도하부에 편심성(encentric)의 선형 궤양(linear ulceration)과 음영결손상이 보이고, b의 내시경 사진에서 궤양이 뚜렷하게 보인다(화살표).

(3) 식도암(Esophageal cancer)

식도암은 식도에서 기인하는 원발성 식도암(primary esophageal carcinoma)과 타 장기에서 혈액이나 림프를 타고 전이하는 전이성 식도암(metastatic esophageal carcinoma)으로 분류한다. 조기 식도암은 암종이 점막층에 국한되어 표재성을 보이면서 림프절 전이가 없을 때를 말한다. 식도암은 평편상피암종(squamous cell carcinoma)이 대부분을 차지한다.

식도암은 "식도암 취급 규약"에 따라 다음과 같이 분류한다.

① 표재성암(Superficial carcinoma)

0-Ⅰ형 : 표면 융기형(superficial & protruding type)

0-Ⅱ형 : 표면 평탄형(superficial & flat type)

0-Ⅲ형 : 표면 함몰형(superficial & distinctly depressed type)

② 진행성암

융기형(protruding type) : 융기의 범위가 분명하다.

궤양국한형(ulcerative & localized type) : 궤양성으로 종양의 경계가 분명하다.

궤양침윤형(ulcerative & infiltrating type) : 궤양성으로 종양의 경계가 불분명하다.

광범위침윤형(diffusely infiltrating type) : 융기 또는 궤양성으로 침윤부가 넓고 불분명하다.

기타형(miscellaneous type) : 상기 이외의 다양한 병변이다.

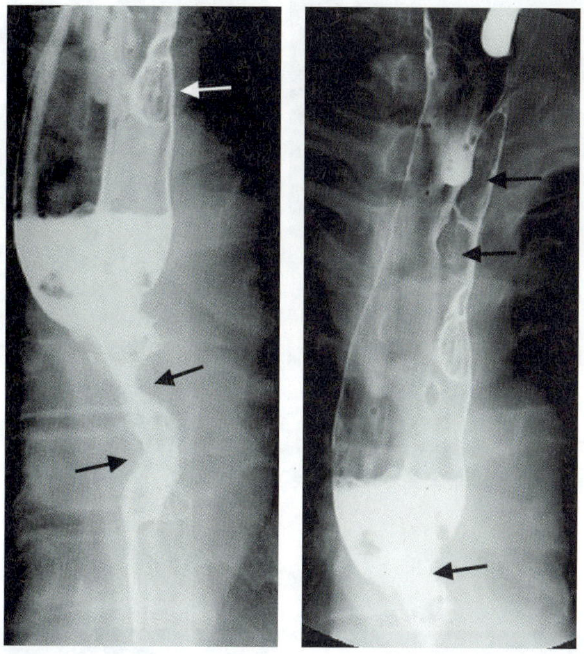

(a) (b)

그림 2-11. 식도암

a, b 영상에서 상부 식도에 음영 결손상(filling defect)과 식도의 내강이 불규칙하게 협착되어 있고(화살표), 그 위쪽은 확장되어 있다.

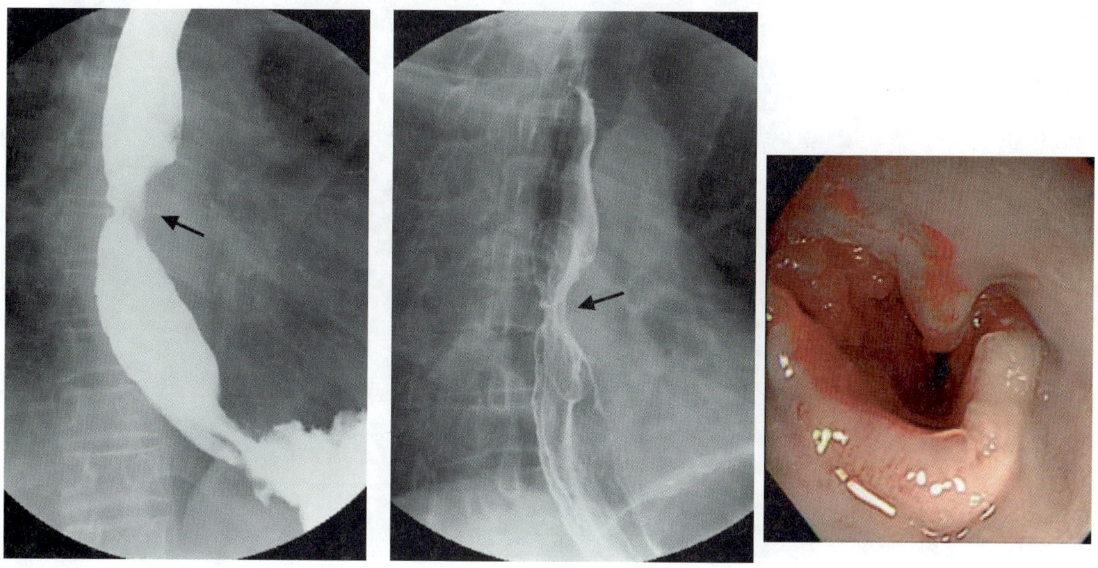

(a) (b) (c)

그림 2-12. 식도암의 조영상과 내시경 사진

단일조영검사(a)와 이중조영검사(b)를 병행하여 촬영한 영상으로 대동맥활(aortic arch) 직하방에 점막 파괴(destruction)를 동반한 내강 협착이 관찰된다(화살표).

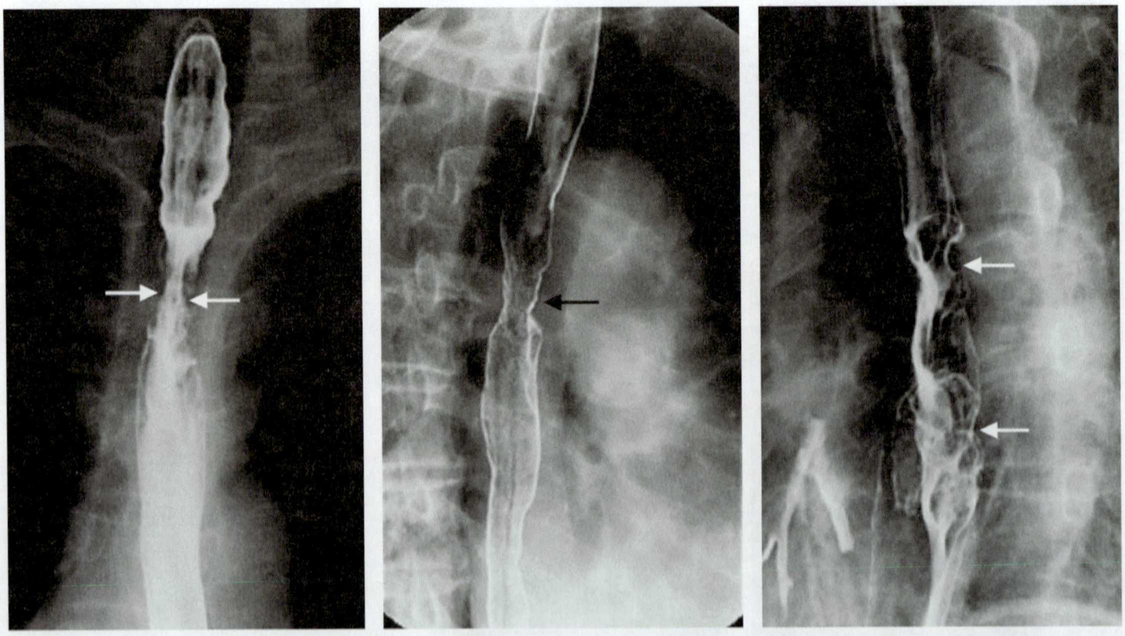

(a) (b) (c)

그림 2-13. 상부 식도암

a, b, c는 식도의 이중조영상으로 상부 식도에 악성 종양의 침습으로 점막주름의 결손과 내강이 불규칙하게 관찰된다(화살표).

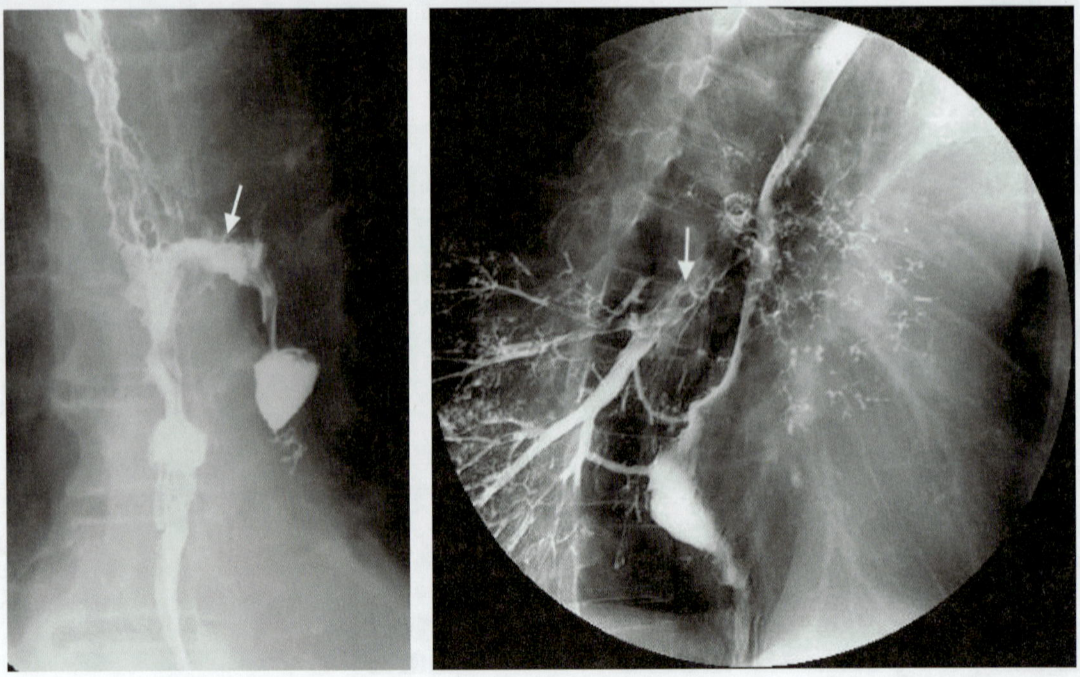

(a) (b)

그림 2-14. 식도조영술 중 샛길 영상

a는 식도와 기관지 사이에 샛길(fistula)이 관찰된다(화살표). b는 사방향영상에서 샛길에 의해 조영제가 기관지로 유입된 것이 관찰된다(화살표).

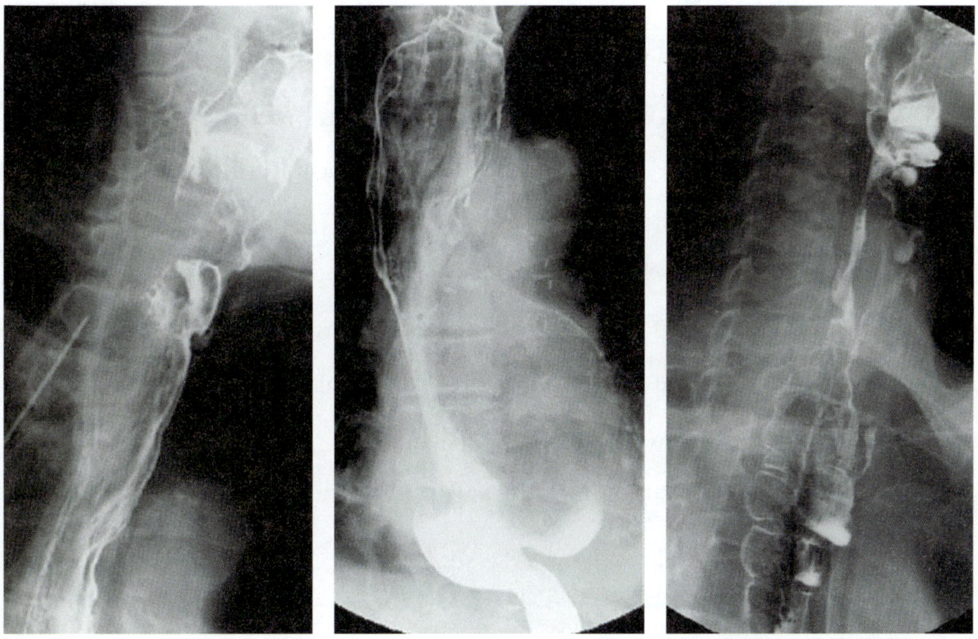

(a) (b) (c)

그림 2-15. 식도암 환자의 수술 후 검사 영상

기관지 직하부와 식도-위 이음부의 암으로 인해 Ivor-Lewis 수술을 시행한 환자의 영상으로 (a)와 (b)는 흉강내 식도위창냄술(식도위문합술, intrathoracic esophagogastrostomy) (c)는 식도를 제거한 후 대장의 일부와 문합술(식도잘록창자빈창자창냄술 ; esophagocolonojejunostomy)을 시행한 영상이다.

(4) 식도 곁주머니(Esophageal diverticulum)

곁주머니(게실)는 점막이 근육을 통해 밀려나가는 질환이다. 내압에 의한 것을 내압형 곁주머니(pulsion type diverticulum)라고 하며, 내압형 곁주머니 중에서 상부 식도(upper esophagus)에 발생할 때 젠커 곁주머니(Zenker diverticulum)라고 한다. 곁주머니는 위·장관계의 어느 부위에서나 발생하는데, 일정한 크기가 되면 목(neck)을 형성한다. 목을 형성한 곁주머니는 타원형 또는 원형으로 조영상에서 부드러운 윤곽을 보인다.

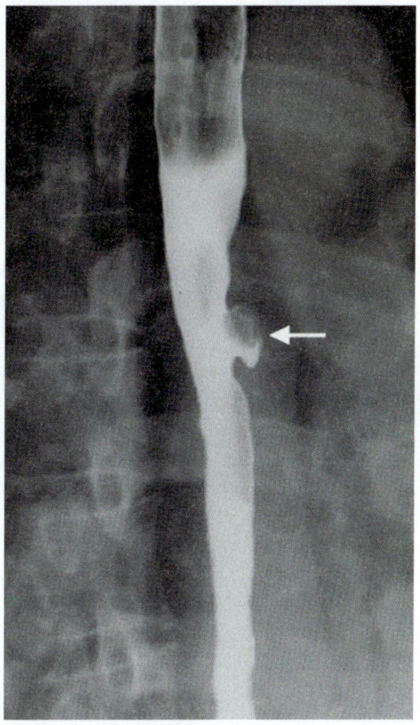

그림 2-16. 식도 곁주머니

이중조영상에서 중부식도의 왼쪽에 목을 형성한 타원형의 내압형 곁주머니가 돌출상으로 관찰된다(화살표).

(5) 식도 정맥류(Esophageal varices)

간경화증(liver cirrhosis) 환자는 종양성 문맥(portal vein) 폐쇄로 인해 왼쪽 위정맥(Lt. gastric vein)과 하부 식도정맥의 부행로(collateral)가 형성된다. 증세가 악화되면 압력이 증가하여 식도정맥이 확장되는 식도정맥류를 형성한다. 식도정맥류는 단일조영법 또는 점막법으로 관찰한다. 이중조영검사는 공기에 의한 식도 팽창으로 정맥류 파열의 위험이 있기 때문에 주의하여야 한다. 환자의 자세는 AP, RPO, LPO로 변환하여 관찰하고, 촬영은 조영제의 통과시간을 지연시키기 위해서 20° 두저위(head down)로 하면 효과적이다. 엑스선 조영상은 그림 2-17과 같이 늘어난 식도정맥이 충만결손상으로 나타난다.

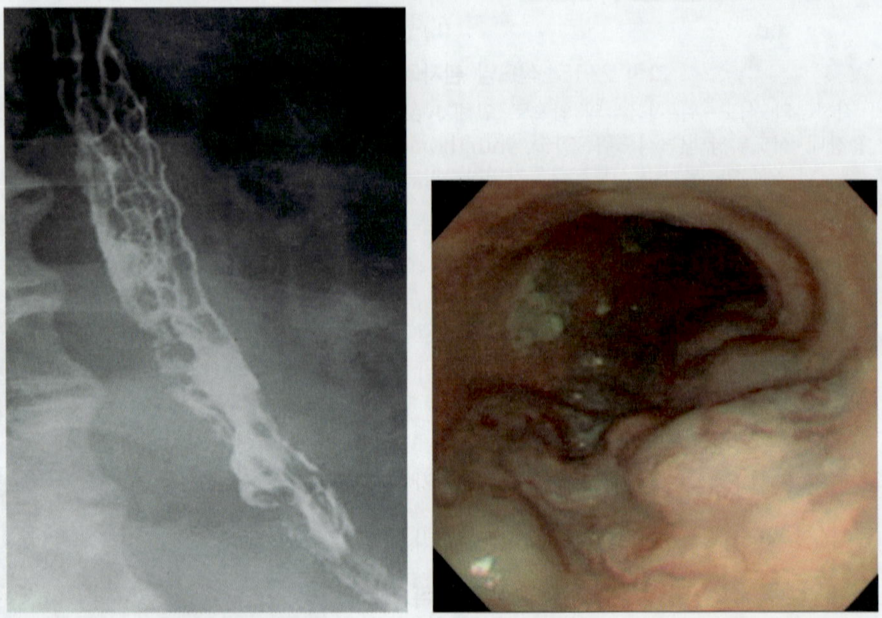

(a) (b)

그림 2-17. **식도정맥류**

식도 이중조영상에서 심하게 늘어난 식도정맥이 충만결손상으로 보인다.

(6) 식도틈새탈장(Hiatal hernia)

식도틈새탈장은 일명 미끄럼틈새탈장(sliding hiatal hernia)라고 하며, 위바닥(분문, fundus)의 일부가 식도틈새를 통해 가슴내로 탈출하는 질환(가슴문증후군, thorncic outlet syndrome)이다. 원인은 노화성으로 가로막 식도 인대가 이완하거나 복막안의 내압이 상승하여 나타나며, 궤양 반흔 수축에 의해 식도 궤양이 원인일 수 있다. 그러므로 식도틈새탈장이 의심되면 복압을 높이기 위해 발살바법(Valsalva maneuver)를 시행하여 위장의 식도 틈새의 탈출을 유도하기도 한다. 식도틈새탈장은 역류성 식도염과 관계가 있으며 동양인에 비해 서양인에게 발생 빈도가 높다(그림 2-18).

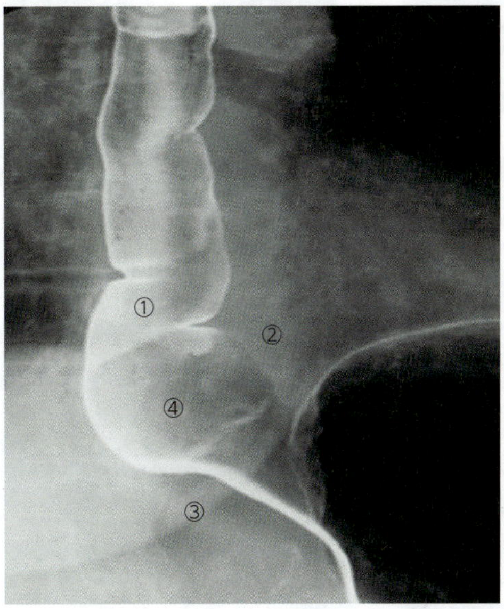

① mucosa ring
② 식도틈새탈장
③ 가로막
④ 어귀(전정, vestibule)

그림 2-18. 식도열공허니아

(7) 식도 내 이물질(Foreign body)

식도는 소화기계의 일차 관문으로 외부로부터 입을 통해 이물질이 들어올 수 있다. 불투과성 이물은 엑스선상에서 쉽게 관찰되나, 투과성 이물은 조영제를 이용하여 관찰해야 한다. 그러나 가끔 조영제에 포함된 기포가 점막에 부착하여 병변과 유사하게 관찰되는 경우가 있다. 이때는 이중조영검사를 시행하거나 추가적으로 조영제를 투여하여 살버섯(polyp)과 감별해야 한다(그림 2-19).

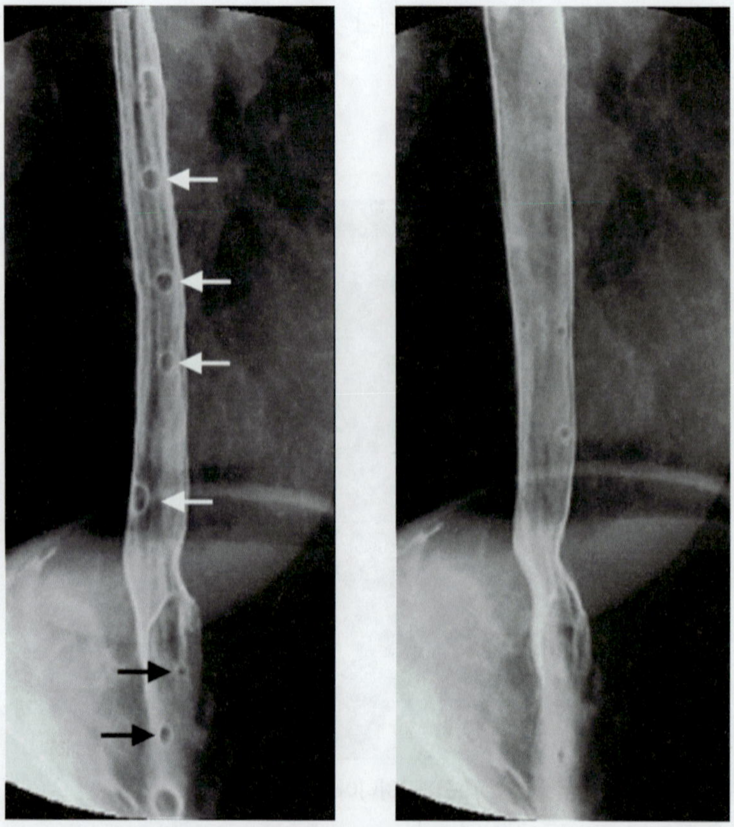

(a) (b)

그림 2-19. 식도 내 이물질

a는 식도 점막에 여러개의 이물질(기포)이 부착된 것이 보이고(화살표), b는 바륨을 한 모금 삼킨 후 영상으로 기포가 제거된 것을 볼 수 있다.

2 위장조영검사
Upper gastrointestinal series ; UGIS

1) 해부학적 구조

위장(stomach)은 소화기관 중 가장 넓은 구조를 가진 장기로써 좌측 가로막(횡격막, diaphragm) 아래에 J자 형태로 위로는 식도, 아래로는 샘창자(십이지장, duodenum)와 연결된다. 용적은 1,300~1,400 ml 정도이다. 식도와 위장의 연결부를 들문(분문, cardia orifice)이라 하며, 조임근(괄약근, sphincter muscle)이 발달하여 수축과 이완에 의해 식도의 음식물이 일시에 위장으로 유입되는 것을 지연시키는 동시에 위장에서 식도로 역류하는 것을 방지한다. 위장과 샘창자의 연결부인 날문(유문, pylorus)은 윤상평활근이 발달되어 위장에서 충분히 소화된 음식물이 유미즙(chyme)으로 되어 서서히 샘창자로 유입되도록 조절하는 역할을 한다.

위장은 위바닥(분문, gastric fundus), 위몸통(stomach body), 날문부(pylorus portion)로 구분한다. 또한 J자 형태의 위쪽면을 작은굽이(소만, lesser curvature), 아래쪽 면을 큰굽이(대만, greater curvature)라고 하는데, 성인의 경우 큰굽이의 길이는 작은굽이의 4배로 약 40~50 cm 정도이다.

위바닥(fundus)은 식도와 위장을 연결하는 들문구멍에서 위장의 상부를 수평으로 잇는 가상의 선을 그었을 때 그 윗부분을 말한다. 환자가 바로 선자세(erect position)를 하면 위장의 가스가 이곳에 위치하여 반달 형태의 가스상 분포를 보인다. 위몸통은 위바닥의 하단에서부터 시작하고 그 하단은 위각(gastric angle)이 이루는 수직선과 위몸통의 중심선을 잇는 선이 직각을 이루는 가상의 선을 그어 결정하고, 날문부는 위몸통의 하단에서부터 날문구까지이다. 위암 취급규약에 의하면 그림 2-21과 같이 작은굽이와 큰굽이를 3등분하여 상, 중, 하부로 구분하기도 한다.

위장은 들문과 날문에 고정되어 있고 작은굽이에서 큰굽이로 늘어져 있으며, 전벽보다 후벽이 느슨하다. 또한 전벽은 작은굽이 쪽으로 회전되어 있으며 후벽은 큰굽이 쪽으로 회전되어 있다. 그래서 바로누운자세에서 황산바륨은 큰굽이의 후벽쪽으로 치우치고, 선자세에서 바륨의 무게로 인해 아래방향으로 길게 늘어난다. 선자세에서 바륨이 충만되면 작은굽이선은 1 cm 후방으로, 큰굽이선은 1 cm 전방으로 회전한다.

위장의 꿈틀운동은 위바닥에서 시작되어 위각까지는 큰굽이를 따라 진행하다가 위각을 지나면 작은굽이와 큰굽이부에서 같이 심화되면서 전체로 파급되어 꿈틀운동의 진행이 빠르게 된다. 위장에 내용물이 있을 때 꿈틀운동(연동운동)은 왕성해진다. 이로 인해 위몸통과 날문이 잘록하게 보이는데, 이는 위장의 내용물을 소화액과 섞어 미즙으로 만드는 작용을 하기 위한 것이다. 이 때 날문구멍에 협착이 있으면 생리적 현상에 의해 꿈틀운동이 증가(hyperperistalsis)하고 날문이 막히거나 쇼크(shock)가 발생하면 꿈틀운동 없음(aperistalsis) 상태가 된다.

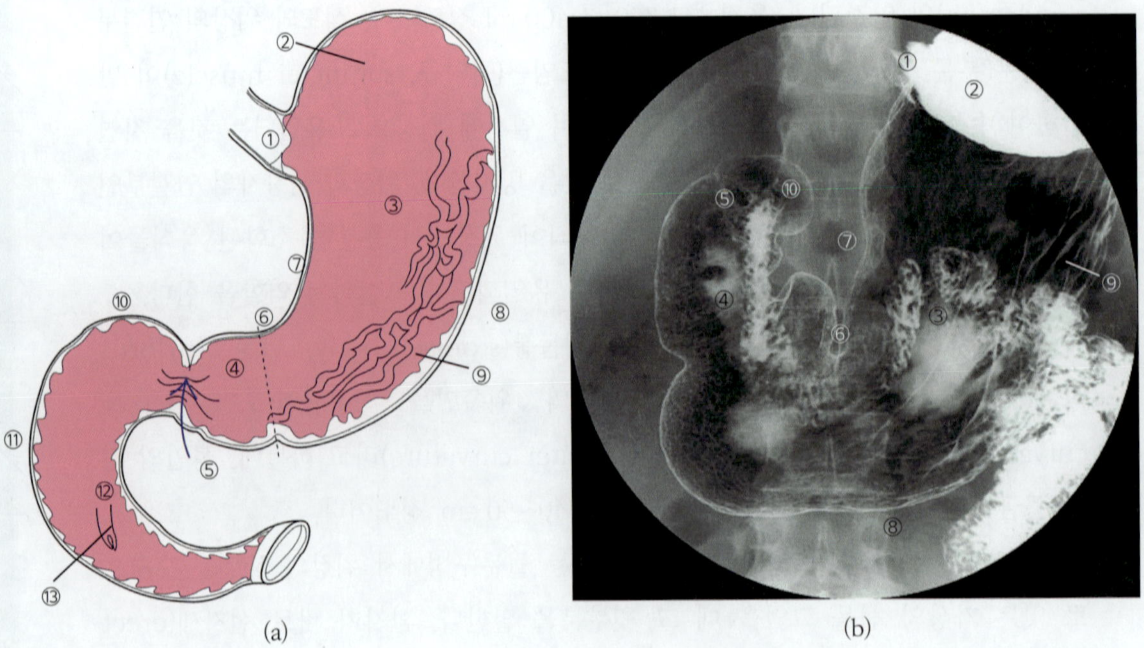

① 들문구멍(cardia orifice) ② 위바닥(stomach fundus) ③ 위몸통(stomach body) ④ 날문부(pylorus portion)
⑤ 날문관(pylorus canal) ⑥ 위각(gastric angle) ⑦ 작은굽이(lesser curvature) ⑧ 큰굽이(greater curvature) ⑨ 위점막주름(gastric fold)
⑩ 샘창자구(duodenal bulb) ⑪ 샘창자하행부(duodenal 2nd portion) ⑫ 바터팽대부(Vater ampulla) ⑬ 대유두(major papilla)

그림 2-20. 위장의 해부학적 구조

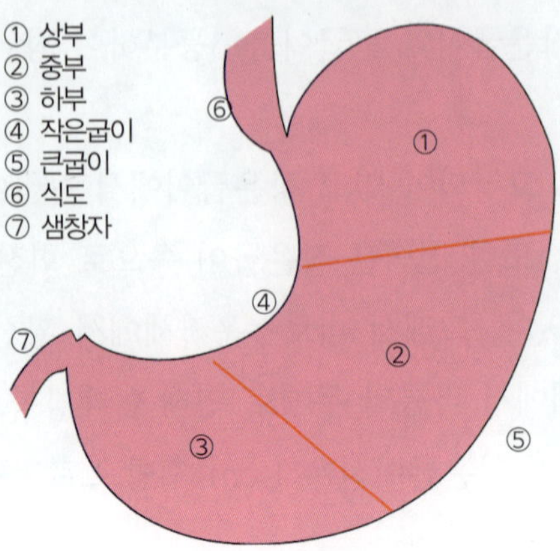

그림 2-21. 위장의 3영역

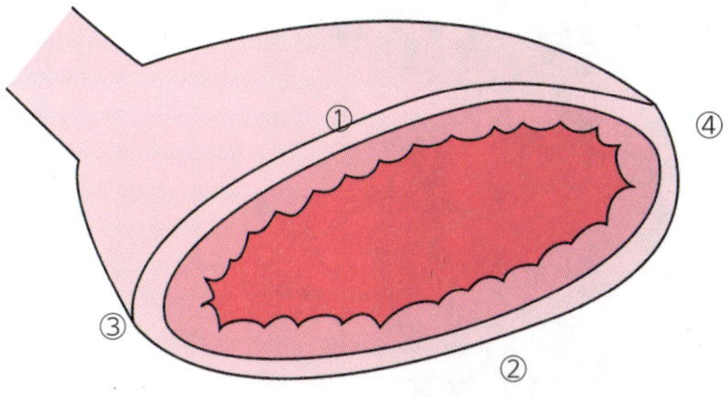

그림 2-22. 위벽의 단면

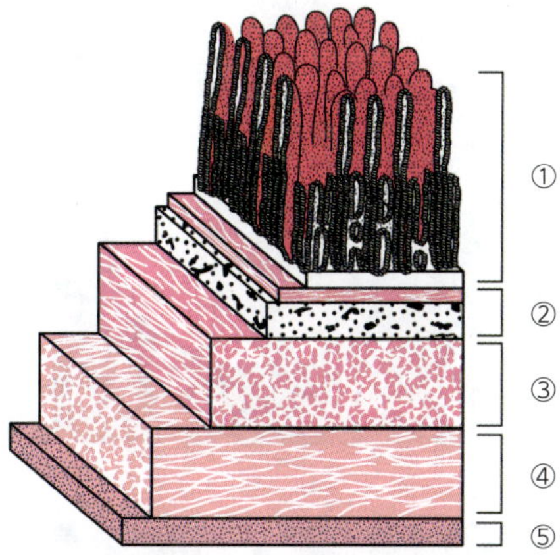

그림 2-23. 위벽의 구조

위장을 입체적으로 보면 그림 2-22와 2-23과 같이 그 주변부는 작은굽이, 전벽, 큰굽이, 후벽으로 나뉘고 위벽은 위의 안쪽부터 점막(mucosal layer), 점막밑층(점막하층, submucosal layer), 근육층(muscular layer), 장막밑층(subserosa), 장막(serosa)의 5개 층으로 구분된다. 따라서 위벽의 침습 정도는 염증이나 궤양 또는 위암의 진행을 판별하는 중요한 기준이 된다. 점막층은 위산을 분비하는 벽세포, 펩신을 분비하는 주세포, 점액을 분비하는 점액분비세포, 호르몬을 분비하는 내분비세포 등의 분비세포가 있으며, 이것들은 하루에 약 5ℓ의 위액을 생성한다. 점막층 아래는 점막밑층과 근육층이 있으며, 근육층은 튼튼한 두 겹의 가로, 세로 근육으로 이루어져 위장의 꿈틀운동을 돕는다. 그리고 바깥쪽에 장막밑층과 장막이 위장을 싸서 보호하고 있다.

위장의 내부 표면은 점막이 잘 발달되어 있어 위장 이중조영상에서 원형, 타원형의 균일한 무늬를 보이는데, 이것을 위소구(gastric area)라 한다. 위소구는 위염 또는 궤양에 의해 변형되거나 소실되기 때문에 투시 상에서의 관찰이 중요하다. 또한 위점막주름(gastric fold, rugae)은 띠 형태의 점막으로 위장이 수축되었을 때 잘 관찰할 수 있으며, 위바닥에서 큰굽이 쪽으로, 날문부에서 작은굽이 쪽으로 주행하는 데, 그 간격과 길이가 규칙적으로 분포되어 있다. 이는 궤양 또는 조기 위암의 판별 요소로써, 이들 질병이 발생하면 점막주름의 변형, 단절, 또는 소실된다.

위장의 형태는 그림 2-25에서 보는 것처럼 보통형(sthenic habitus), 강장형(hypersthenic habitus), 무력형(asthenic habitus) 그리고 폭포상위(cascade stomach)로 구분한다. 이들 형태의 구분은 양측 위앞엉덩뼈가시(전상장골극, anterior superior iliac spine : ASIS)를 잇는 Jacoby's line을 기준으로 위장이 놓인 위치에 의해 결정한다.

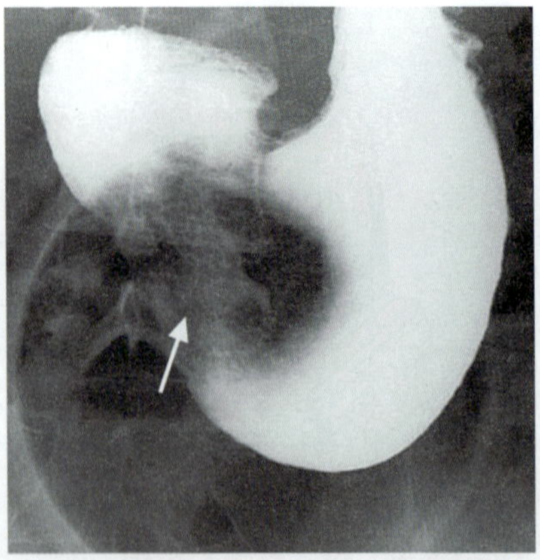

(a)

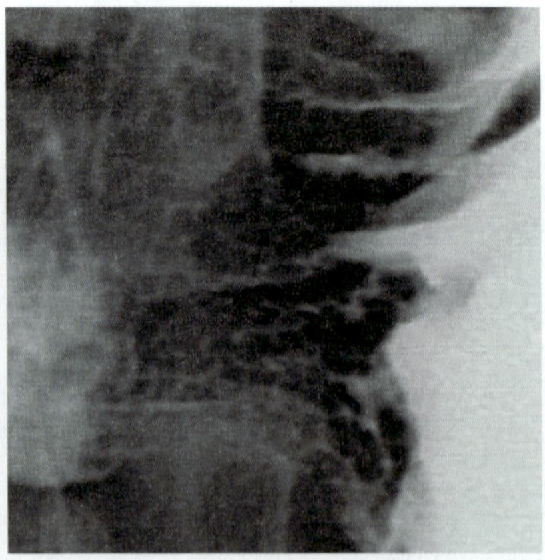

(b)

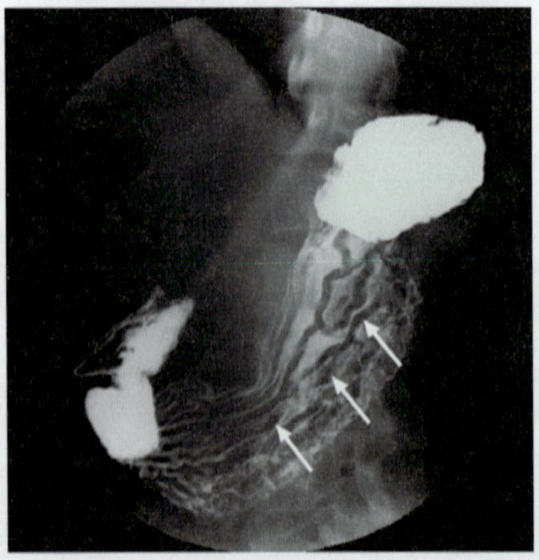

(c)

그림 2-24. 위소구와 점막주름의 영상
(a)에서 위 날문부의 압박으로 위소구가 잘 나타나 있으며(화살표), (b)는 압박한 곳을 확대한 영상이다. (c)에서 위장 전체에 걸쳐 균일한 점막주름이 관찰된다(화살표).

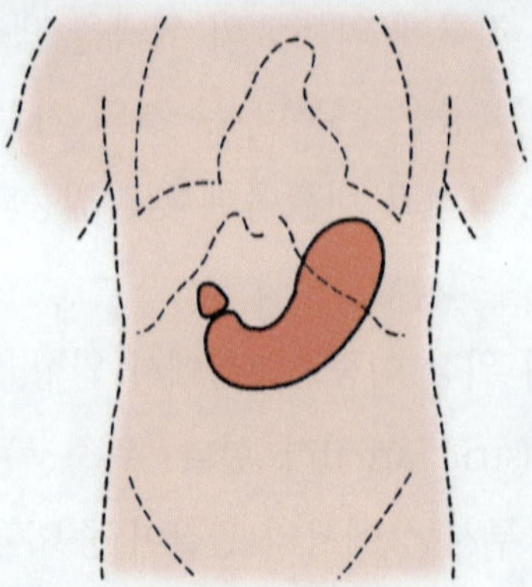

(a) 보통위(sthenic habitus)

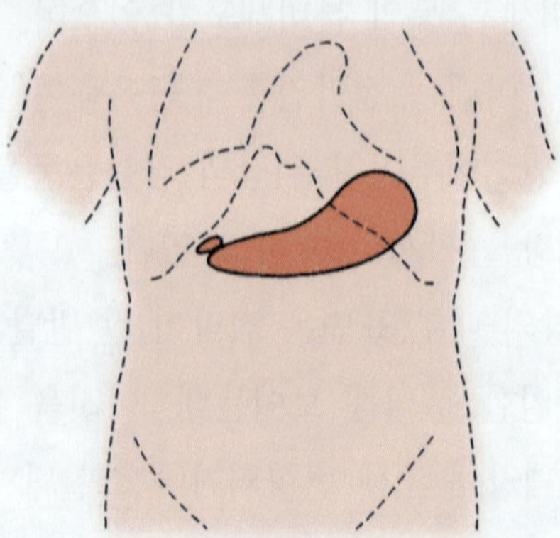

(b) 강장형(hypersthenic habitus)

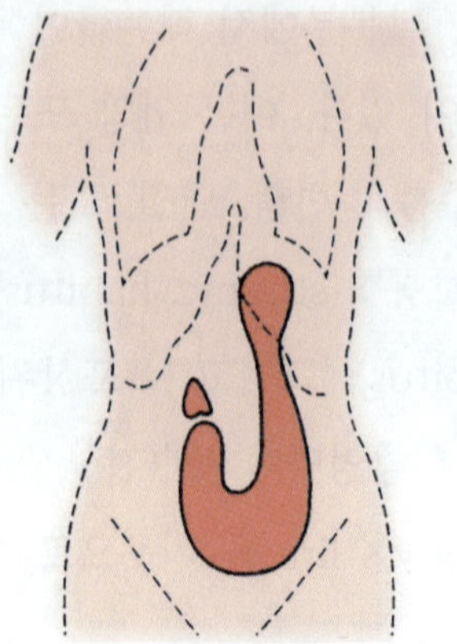

(c) 무력형(asthenic habitus)

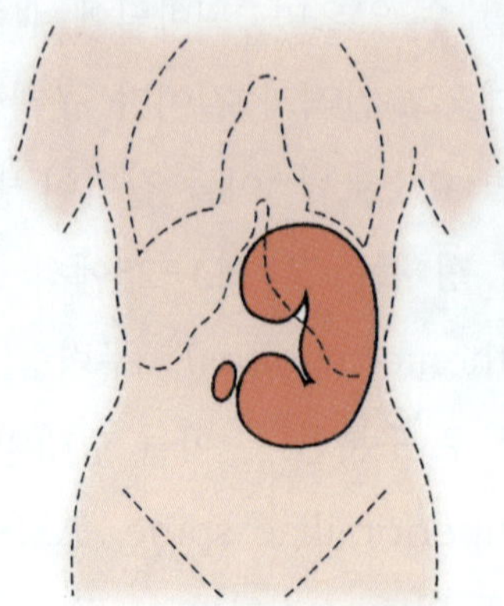

(d) 폭포상위(cascade stomach)

그림 2-25. 위장의 형태

강장형은 비만인 사람에게서 많이 볼 수 있는 형태로 위각과 위몸통이 Jacoby's line 상부에 위치하고, 무력형은 마른 사람에게서 많이 관찰되는 위하수 형태로 위각이 Jacoby's line 하부에 위치한다. 보통형은 위각이 Jacoby's line 상부에, 위의 하극이 Jacoby's line 하부에 위치하는 이상적인 형태를 보인다. 한편 폭포상위는 들문부가 낮게 위치하여 위바닥이 고개를 숙인 형태를 하고 있으며, 이곳에 음식물이 고인 후에 위몸통으로 넘어 가는 형태를 하고 있다. 폭포상위는 선천적인 경우와 궤양 또는 종양에 의해 위몸통 상부가 변형되어 나타나는 후천적인 경우가 있다. 따라서 위장조영검사 시, 폭포상위가 관찰되면 그 원인이 무엇인가를 판별하기 위해 보다 자세한 관찰이 필요하다. 선천적인 경우는 병변으로써 의의는 없지만 들문부에 공기가 차므로 경미한 통증을 일으킬 수 있다. 후천적인 경우는 위몸통 상부암, 궤양, 외부 압박 등에 의해 위의 형태가 변형되어 폭포상위를 나타내므로 그 원인을 찾는데 주력해야 한다.

2) 검사 목적

위장 단일조영검사(single contrast upper gastrointestinal series)는 위장의 꿈틀운동을 관찰하거나, 막힘(폐쇄, obstruction), 틈새탈장(hiatal hernia), 샛길(누공, fistula) 등의 질환이 의심되고, 해부학적 이상(aberrant anatomy)이 있는 경우에 시행한다. 또한 이중조영검사로 인한 부작용으로 구역질(오심, nausea), 구토(vomiting), 꿈틀운동 감소(decreased mobility) 등의 증상이 있는 환자에게도 시행하지만, 이러한 경우는 드물다. 위장 이중조영검사(double contrast upper gastrointestinal series or upper gastrointestinal series)는 위장의 까짐(미란, erosions), 궤양(ulceration), 살버섯(용종, polyps), 암(cancer) 등이 대상이지만 조기위암(early gastric cancer)을 진단하는 것이 매우 중요하다,

표 2-1. 성별 10대암 발생률(2015)

(단위: 명/10만 명)

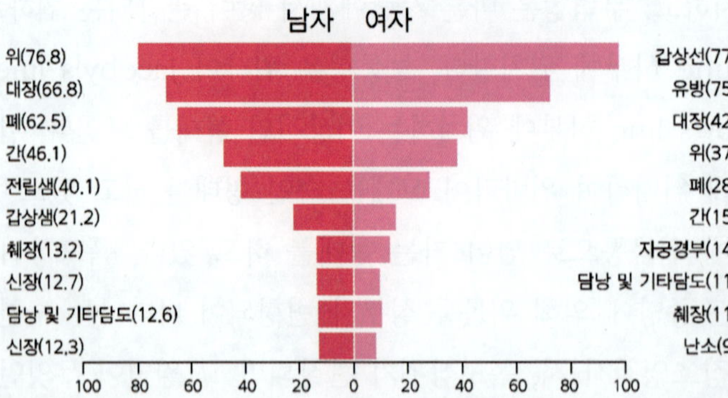

〈출처 : 2015년 국가암등록통계 보고서 자료〉

위암은 양성종양(benign tumor)과 악성종양(malignant tumor)으로 분류한다. 양성종양은 성장이 느리고 주위조직을 침범하지 않기 때문에 생명에 큰 영향을 주지는 않는다. 하지만 악성종양은 정상조직에 비해서 빠른 속도로 성장하고, 원래의 성질을 잃은 비정상적인 세포로 주위조직으로 침범하며 혈관이나 림프관에 침범하여 전신으로 퍼지는 원격전이를 한다. 위암이 1 cm 이상 자라면 주위조직과 신경 또는 혈관에 영향을 주어 증상을 나타내는데, 이때는 이미 암이 많이 진행한 상태이다. 그러므로 증상이 나타나기 전에 정기적으로 위장조영검사를 시행하여 위암을 조기에 발견하는 것이 가장 중요하다.

3) 전처치

검사 전날 저녁은 가벼운 유동식을 섭취하고, 검사 당일은 금식하여 위장에 내용물이 없게 한다. 금식(NPO)은 8시간이 적당하다. 금식 시간이 짧으면 위장에 내용물이 잔존할 수 있고, 길면 위 점막이 자극되어 점액이 과다 분비되어 황산바륨이 점막에 효과적으로 도포(coating)되지 않는다. 조영상에서 위 점막이 잘 나타나지 않는 것은 황산바륨이 부착되지 않거나, 너무 두껍게 부착되기 때문인데, 그 원인의 대부분은 점액이 과다분비 되기 때문이다. 이것을 방지하기 위해서는 검사 전까지 물 섭취, 흡연, 양치질, 껌 씹기 등을 제한해야 한다. 보통 위 점액의 과다분비와 기포 제거를 위해서 점액용해제를 검사 15분 전에 경구 투여한다.

위장은 내부의 음식을 골고루 섞어 소화시키는 수축운동, 즉 꿈틀운동을 하는데 이동운동이라고도 한다. 이같은 꿈틀운동은 위장 검사 중에 황산바륨이 샘창자로 넘어가 중복(overlapping)을 초래하므로 검사의 방해 요소가 되기도 한다. 그래서 이것을 억제하기 위해 검사 전~15분 전에 연동운동 억제제(진경제)를 근육 주사한다. 진경제를 주사하면 꿈틀운동에 의해 황산바륨이 샘창자로 넘어가는 것을 지연시키고, 위장의 펼침(신전, extension)불량과 이에 따른 사각을 방지할 수 있다. 정상적인 상태에서 날문방(유문 전정부, pyloric antrum portion)은 뒤쪽으로 굴곡되어 있어 샘창자구부와 중복되고 사각이 되기 쉽다. 무엇보다 황산바륨이 샘창자로 유입되는 것을 방지하기 위해서는 바륨의 양을 적게 하고 촬영대의 각도를 조절하거나 환자의 자세를 변화시켜 샘창자로 빠져나가지 않도록 하는 기술이 필요하다.

상부위장관 조영검사와 하부 위장관 조영검사를 할 경우에는 하부위장관 조영검사를 먼저 실시하여 조영제가 먼저 배출이 되도록 해야 한다. 만약 대장검사를 먼저 한 경우는 최소 3일이 경과한 후에 위장조영검사를 시행하여 황산바륨이 위장과 중복되는 것을 피하는 것이 바람직하다.

위장조영검사의 전처치를 요약하면 다음과 같다.

① 검사 전날 저녁은 가벼운 유동식으로 한다(미음, 죽, 씨 있는 음식 제외).

② 검사 8시간 전부터 금식한다.

③ 검사 15분 전에 진경제를 근육주사한다.

④ 검사 15분 전에 점액용해제를 투여한다.

4) 조영제

위장조영검사에 사용하는 조영제는 황산바륨 현탁액 또는 분말형태의 황산바륨이다. 황산바륨 현탁액은 농도별로 제품화된 것이 있고, 분말형의 황산바륨은 물과 희석하여 사용해야 한다. 황산바륨(barium sulfate ; $BaSO_4$)의 농도는 %w/v과 %w/w 단위를 사용한다. %w/v은 중량 대 용량 백분율로 표시하며, %w/w은 바륨의 무게를 바륨의 무게와 물의 량을 더한 것으로 나누어 백분율로 나타낸다. 예를 들어 100%w/v의 바륨 400 g 포장은 물 311 ml와 현탁액의 총량이 400 ml가 되도록 조제한 것이다. 황산바륨의 희석은 바륨전용 믹서기를 사용하여 조제해야 한다. 가정에서 일반적으로 사용하는 믹서기를 사용하면 입자가 파괴될 수 있기 때문에 지양해야 한다.

황산바륨의 농도 계산방법은 다음과 같다.

$$\text{바륨의 농도} = \frac{B \times E}{B \times E / 4.5 + A} \times 100$$

A : 첨가 수량(ml)
B : 제품량(g)
E : 유효성분
4.5 : 황산바륨비중

그러나 일반적인 황산바륨의 농도 표시는 다음과 같이 표시한다.

$$\%W/V = \frac{\text{바륨의 무게(g)}}{\text{현탁액의 총량(v)}} \times 100(g/ml)$$

농도기호 : %w/v(중량 대 용량 백분율)

$$\%W/W = \frac{\text{바륨의 무게(g)}}{\text{바륨의 무게} + \text{물의 량}} \times 100(g/g)$$

농도기호 : %w/w(중량 대 중량의 백분율)

황산바륨은 산화바륨을 황산에 침전시켜 그 침전물을 세척하고 건조시켜 만든다(그림 2-26). 입자의 크기는 작게는 0.6 μm에서 10 μm까지 다양하나 상부위장관 조영검사에 사용하는 바륨은 4~10 μm의 크고 거친(course type) 입자로서 고농도, 저점도인 현탁액 조제에 사용한다. 하부위장관 조영검사에는 0.6~1 μm의 고운(fine type) 소입자로 구성되어 있고, 중등도 이하의 농도나 점도가 높은 바륨현탁액에 사용한다. 또한 여러 가지 약품을 첨가하여 유동성이 뛰어나고, 점막에 부착성이 좋으며, 적당한 투과 밀도를 가지고, 위·장관 내에서 원래의 성질을 유지하면서 균일하게 도포 되도록 한다.

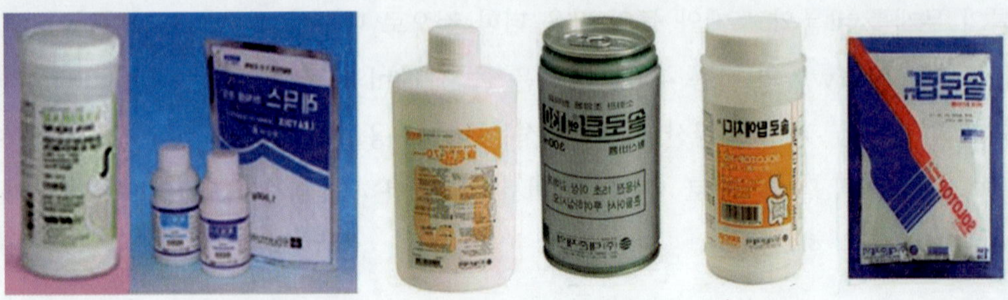

그림 2-26. 황산바륨 현탁액

점도는 액체가 어떤 힘을 받아 유동할 때의 저항을 말하며 현탁액의 흐르는 정도 즉, 유동성을 의미한다. 이것은 응집력(shear)에 대한 반응집력(shear stress)의 비율로 나타낸다.

점도가 높으면 응집력이 높아 점막에 두껍게 도포되며, 현탁액의 흐름이 저하된다. 보통 황산바륨의 현탁액은 진한 바륨(thick barium sulfate)과 묽은 바륨(thin barium sulfate)으로 구분하고 있으나 정확한 표현은 아니다. 현탁액은 일정한 농도와 점도를 가지고 "thick"해야 하지만 바륨의 농도가 낮을 때는 엑스선 투과가 "thin"하게 된다. 현탁액의 유동성은 현탁액의 엑스선 투과 농도와 반드시 일치하지 않는다. 엑스선 투과 농도는 현탁액의 도포 두께와 바륨의 농도에 따라 다르며 이것은 위에서 설명한 것과 같이 황산바륨의 %w/v(무게/부피)로 나타낸다.

점성과 틱소트로피(thixotropy : 흔들면 겔 상태에서 졸 상태로 변화하지만 정지하면 다시 겔의 상태로 돌아가는 성질)의 증가는 침전(sedimentation), 즉 바륨의 응집을 의미한다. 다시 말하면 표면 전하의 변화는 입자를 불규칙적인 덩어리로 응결시켜 정상적인 유동성을 저하시키고 점막에 얇게 도포되는 것을 방해한다. 황산바륨의 입자는 점액소(mucin)와 같은 큰 충전 분자가 있을 경우에 빠르게 응집한다.

황산바륨의 점성은 소화관 내에서 일정한 유동을 갖는 정도를 말하며 유동성이란 점막 벽의 부착(coating)을 나타내는 지표로써, 이것이 미세병변 부위를 덮어버리거나 두껍게 도포되면 진단가치를 상실한다. 이 같은 현상을 좌우하는 것이 점도로써, 투여된 황산바륨은 위액, 점액, 위장 내의 잔류물 등과 작용하여 응집, 침강 등의 점성변화를 일으키므로 황산바륨을 제조할 때 이와 같은 내용을 고려하여 점도 설계를 하는 것은 매우 중요하다.

효과적인 조영검사를 하기 위해서는 검사 부위에 따라 적당한 바륨의 농도를 설정해야 한다. 위장 이중조영검사인 경우에는 200~250 %w/v의 고농도의 현탁액, 대장의 이중조영검사는 준저농도인 70~80% w/v의 현탁액이 사용되는데, 이는 점막에 0.5 mm 이하의 두께로 얇게 현탁액을 도포하여 엑스선 투과 농도를 충분하게 하여 미세한 병변을 잘 나타내기 위해서이다.

황산바륨의 일반적인 농도 구분은 다음과 같다.

표 2-2. **황산바륨의 농도 구분**

농도 구분	농도(%w/v)
저 농 도	50 이하
준저농도	50~99
보통농도	100~149
준고농도	150~199
고 농 도	200 이상

황산바륨은 수분을 흡수하는 성질이 있어 변비를 유발시키기도 하고, 체내에서 잘 흡수가 되지 않아 천공이나 샛길(fistula), 그리고 출혈 환자는 사용이 금기되어 있다. 그러므로 심한 장협착이나 막힌 환자에게 사용하는 것은 위험하므로 사용하지 않는다. 황산바륨의 농도가 높을수록 복통, 설사, 변비, 구토 등의 부작용이 약간 증가하는 경향이 있기 때문에 검사 후에는 반드시 다량의 수분섭취 또는 변비가 심한 경우에는 하제를 복용할 수 있도록 환자에게 충분히 설명해야 한다.

황산바륨을 사용하기 어려운 환자는 황산바륨 대용으로 요오드혼합 수용성 조영제 또는 소화관용 수용성 조영제(gastrografin)를 사용한다. 소화관용 수용성 조영제는 무색 또는 담황색의 액체로서 100 ml 중에 아미도트리조산 60 g, 메글루민 16 g, 수산화나트륨 0.6 g 등의 성분이 포함되어 있다. 이 조영제는 위·장관계의 부분적 또는 완전 협착이 의심되는 경우, 소화기 궤양에 의한 절박 천공, 급성 출혈, 기타 외과적 수술이나 천공 후에 연결부위(문합부위, anastonosis site)의 누출(leakage) 여부를 관찰하는데 효과적이다. 그러나 요오드에 민감한 환자는 사용에 주의하여야 한다. 또한 삼투압이 높고 장으로부터 소량 흡수되기 때문에 유·소아에 사용할 경우에는 투여 허용량 이상 사용하지 않는 것이 좋다. 투여량은 위장조영검사 시 성인은 100~200 ml, 10세 이하는 15~30 ml 정도 사용한다. 특히 복용하면서 기관지로 흡입(aspiration)이 되지 않도록 유의해야 하고 보통 물과 희석(1 : 1~2)하여 사용한다.

위장조영검사의 이중조영 효과는 발포제를 사용하여 나타낸다. 발포제의 주성분은 실리콘 수지로서 표면활성작용에 의해 기포의 표면장력을 저하시키면서 발포하는 성질을 가지고 있다. 또한 고분자 점조제와 안정제를 첨가해 황산바륨과의 친화성을 유지하도록 한 것으로, 소량의 방향제와 감미제를 첨가한 저점도의 약제이다. 발포제는 음성 조영제로서 입자(granule)나 환(丸)형태의 것이 있으며, 이 입자들이 수분과 접촉하면 기포를 발생시킨다. 따라서 위장 이중조영검사 시 경구 투여할 때 소량의 물과 함께 발포제를 신속히 삼키도록 해야 하고, 삼킨 후에는 트림을 하면 안 된다. 입속에 발포제를 넣고 우물쭈물 하면 발포제를 삼키기도 어려울 뿐만 아니라 거품이 입 밖으로 새어 나와 원활한 검사를 할 수 없다. 따라서 발포제 투여 시 환자에게 충분한 설명을 한 후 투여해야 한다(그림 2-27).

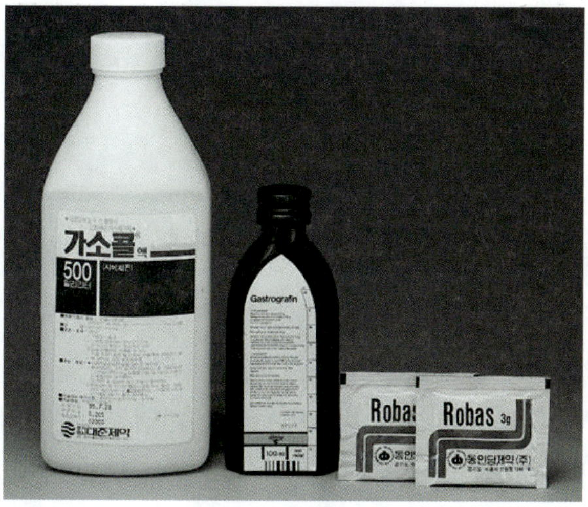

그림 2-27. 위·장관계 검사제
왼쪽부터 가소콜, 소화관용 수용성 조영제, 발포제

위장조영검사에 사용하는 조영제 및 점액용해제의 구체적인 농도와 용량은 다음과 같다.

- 단일조영검사 : 황산바륨 200~250 %w/v, 50~100 ml
- 이중조영검사 : 황산바륨 200~250%w/v, 150~200 ml
- 발포제 : 4~5 g
- 소화관용 수용성 조영제(Gastrografin) : 60~100 ml(단일조영검사)
- 소포제(antifoaming agent) : 5~10 ml를 10 ml 물과 함께 복용
  (바륨현탁액 속의 기포를 제거하기 위해 현탁액에 섞어서 사용하기도 한다)

5) 검사 방법

위장조영검사는 조영제의 사용에 따라 양성조영제를 사용하는 단일조영검사법, 양성조영제와 음성조영제를 동시에 사용하는 이중조영검사법, 소화관용 요오드혼합 수용성 조영제를 사용하는 방법이 있다.

위장 단일조영검사법(single contrast UGI)은 황산바륨(barium sulfate ; $BaSO_4$) 현탁액만을 경구 투여하여 검사하는 방법으로 압박법과 점막이완법이 여기에 속한다, 위장 이중조영검사법(double contrast UGI)은 황산바륨과 발포제를 사용하여 위장을 부풀려 점막에 대조도를 형성시켜 미세한 병변을 나타나게 한다. 점막이완법(mucosal relief method)은 이중조영전에 점막주름의 형태를 관찰하기 위한 방법이고, 압박대를 이용하여 병소 부위를 압박함으로써 점막주름과 점막의 미세병변을 관찰는 압박법(compression method)이 있다. 압박법은 사각이 형

성된 부위에서 굴곡 부위를 약간 누르고 펼치면서(신전, extension) 전벽이나 후벽에 있는 미세한 병변을 관찰하는데 필수적이다.

(1) 단일조영검사법

위장 단일조영검사는 황산바륨으로 위장을 충만시키고 위장의 형태, 크기, 위치, 주위 장기와의 관계 등 위장의 전체적인 해부학적 형태를 관찰하는 방법이다. 위장의 운동기능과 배출기능을 관찰한다. 하지만 현재는 다량의 조영제를 위에 충만시켜 검사를 시행하지 않고 압박법과 점막이완법을 단일조영검사법으로 분류하고 있다. 위장 단일조영검사의 충만법에 사용하는 황산바륨의 농도는 200~250 %w/v이며, 용량은 압박법과 점막이완법으로 검사 시 50~100 ml를 경구 투여한다.

(2) 압박법(compression method)

압박법은 병변이 의심되는 부위를 압박하여 병변의 유무를 정확히 관찰하기 위하여 시행하는 방법이다. 위장은 물주머니 형태로써, 황산바륨이나 공기로 채워지면 모서리(margin)를 제외한 부분의 점막 관찰이 어렵기 때문에 압박대(compression paddle)를 이용하여 관찰하고자 하는 부위를 압박하여 점막 또는 점막주름의 미세병변을 관찰할 수 있고, 병변으로 인하여 경직된 부위의 경직 정도를 관찰할 수 있다. 또한 위장 내의 황산바륨과 공기의 분포를 변화시키는 데 활용하기도 한다. 정상적인 위장의 형태는 날문방(pyloric antrum)이 뒤쪽으로 굴곡되어 샘창자구부와 중복되어 잘 관찰되지 않게 된다. 이때 겹친 부위를 압박대로 누르면 펼쳐지게 되어 날문, 날문방, 위각부 등의 정면상을 관찰할 수 있다. 위몸통 상부의 굴곡이 심할 때는 앞으로 구부리면 벽면이 펼쳐지게 된다. 압박하는 힘의 정도는 관찰하고자 하는 대상 부위에 따라 다르다.

점막주름의 이상 유무를 관찰할 경우에는 투시 영상을 관찰하면서 점막주름이 잘 나타날 때까지 압박하여 점막의 이상 유무를 관찰한다. 하지만 너무 세게 압박하면 점막주름과 점막의 형태를 관찰할 수 없다. 압박할 때는 투시 영상에서 환자의 자세를 변환시키면서 병변이 의심되는 부위에 조영제를 유입시켜 충만상 또는 이중조영상으로 관찰한다. 이때 효과적인 압박을 위해서 척추를 지지대로 압박하여야 한다. 보통 위몸통, 위각부의 병변은 좌전사방향(LAO) 또는 우후사방향(RPO)으로, 날문부, 샘창자구의 병변은 우전사방향(RAO) 또는 좌후사방향(LPO) 자세에서 압박한다. 특히 주의해야 할 점은 늑골을 심하게 압박하면 골절(fracture)을 일으킬 수 있으므로 주의하여야 한다. 또한 복부 비만이 심환 환자나

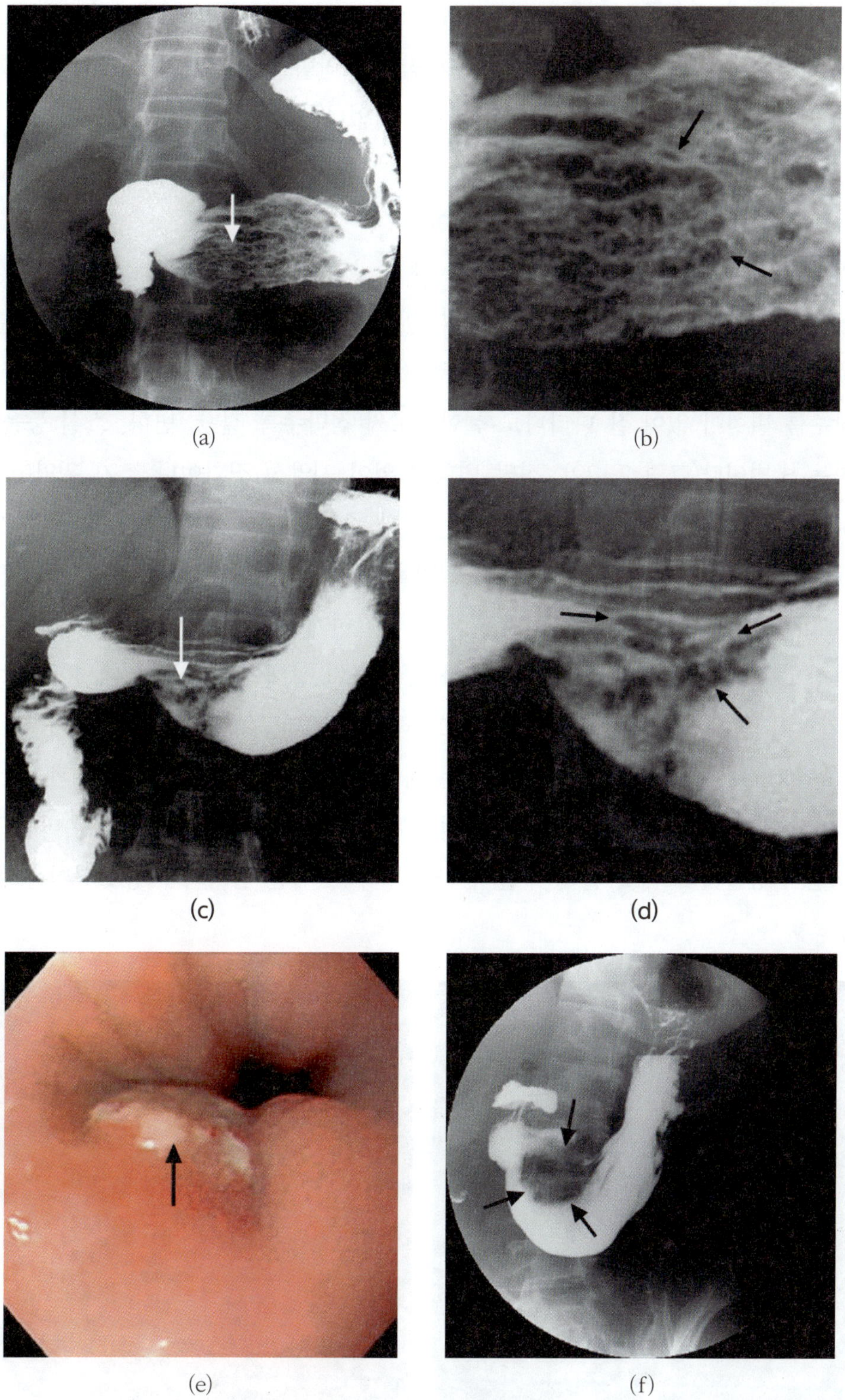

그림 2-28. 위장의 압박법 영상

a는 선 상태의 정면에서 compression paddle을 이용해 압박한 영상으로 위장 전체에 미세한 metaplasia(화생성) 질환이 발생한 모습이 보인다(화살표). b는 압박 부위를 확대한 영상이다. c는 위장의 하부를 압박하여 궤양을 동반한 조기위암(EGCⅡa+Ⅱc)을 관찰한 영상이고(화살표), d는 이것을 확대한 영상이다(화살표). e는 c 환자의 궤양 부위를 내시경으로 검사 한 영상이다(화살표). f는 압박을 너무 강하게 해서 점막의 형태가 소실되어 보이지 않는다(화살표).

복근이 발달한 사람의 경우 압박이 잘 되지 않는 경우가 많다. 이런 경우에는 촬영대를 천천히 눕히면서 압박이 잘 되는 시점에서 압박을 시행하면 효과적이다(그림 2-28). 단점은 위바닥(fundus)은 관찰할 수 없다.

(3) 점막이완법(Mucosal relief method)

위장의 점막주름은 위장 전체에 걸쳐 잘 발달되어 있다. 이 주름은 위장이 팽창되어 이완되는 이중조영법보다 점막이완법에서 더 잘 관찰된다. 점막이완법(mucosal relief method)은 기본적으로 소량의 황산바륨 50~100 ml를 이용하여 점막주름 변형이 없이 잘 나타나도록 함으로써 점막주름 절단, 변형, 소실 등을 관찰하는 방법이다(그림 2-29). 점막 변형이 없이 궤양성 질환이나 조기 위암(early gastric cancer) 진단에 유효하나 점막주름과 주름 사이에 신전이 되지 않아 가려진 질환 진단에 어려움이 있다. 특히 전벽을 관찰할 경우 엎드리면 바륨이 위장의 방(antrum)에 모이게 되므로 점막 형태를 관찰하기 어려운데 이러한 경우 방사선 투과성 물질인 스펀지나 천 등을 이용하여, 엎드린 상태에서 복부에 대면 자연스럽게 압박이 되어 위장의 전벽 진단에 효율적인 보조기구로 사용할 수 있다(prone compression method). 검사시 자세는 테이블을 수평으로 하여 supine과 prone position에서 점막을 관찰한다. 추가적으로 소량의 발포제를 투여하여 바륨으로 도포된 위장을 발포제로 살짝 부풀려 관찰할 수 있지만 엄격히 이중조영법은 아니

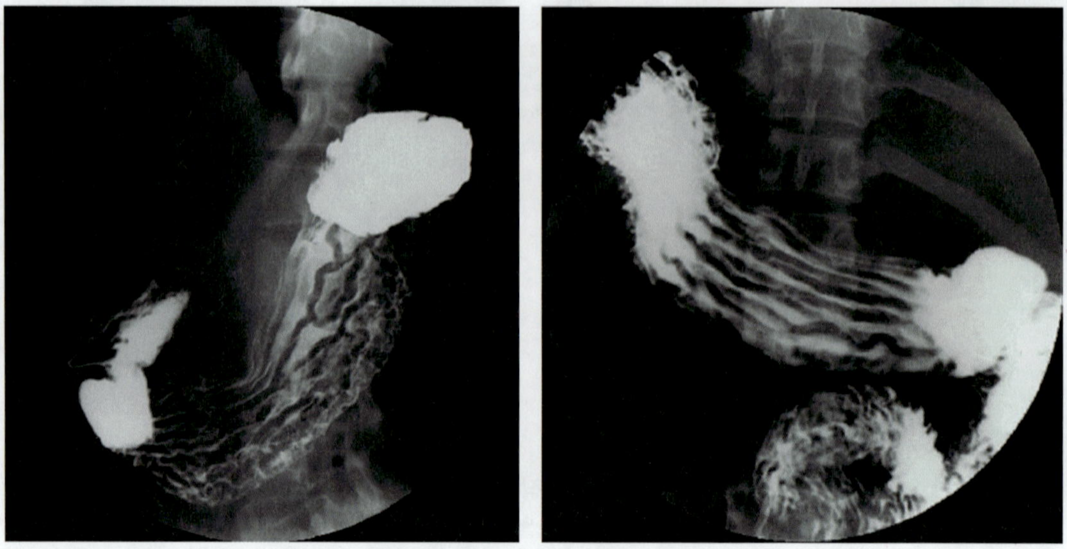

(a) (b)

그림 2-29. 위장의 점막이완상

a는 supine position에서 선예한 점막 주름의 형태를 관찰할 수 있으며, b는 prone position에서 compression pad를 이용하여 위장의 전벽이 잘 관찰된다.

다. 이중조영법은 바륨과 가스가 충만되어 위바닥이 이완되어 관찰할 수 있어야 한다. 점막이완법은 위바닥(gastric fundus)을 관찰할 수 없는 단점이 있다.

(4) 이중조영검사법

이중조영검사법은 200~250 %w/v의 황산바륨 200 ml와 발포제 4~5 g을 경구투여하는 방법이다. 발포제는 위장을 부풀리고 황산바륨은 위점막을 도포하여 위벽의 미세한 병변을 진단하게 된다(그림 2-30). 이 검사법은 위·장관계검사에 가장 일반적으로 시행하는 검사법으로 식도, 위장, 샘창자, 작은창자, 큰창자 등의 장기에 적용한다.

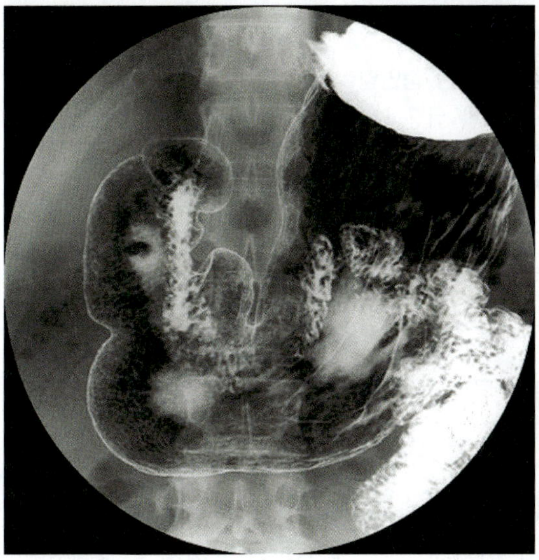

(a)

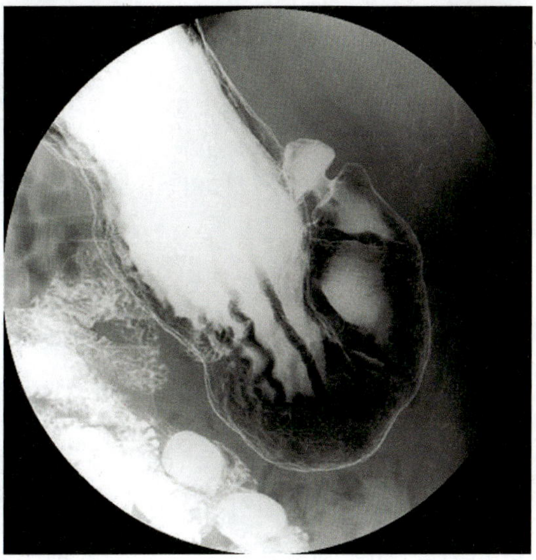

(b)

그림 2-30. 위장의 이중조영상

a. Supine position으로 미세한 점막구조물 관찰 b. Prone position & head down 영상(low body, antrum 관찰)

위장 이중조영법의 중요성은 고농도의 황산바륨으로 점막을 0.5 mm 이하로 얇게 도포(coating)하고 공기로 위장을 부풀려서 위벽이 접히지 않게 하는 데 있다. 황산바륨 현탁액은 고농도이면서 점도가 낮아야 한다. 현재 상품화된 황산바륨의 농도는 여러 가지 종류가 있으나, 위장조영검사를 위해서는 고농도(HD, high density), 저점도(low viscosity)인 현탁액으로 조제가 가능한 분말 형태의 황산바륨을 물과 희석하여 사용한다.

이중조영검사를 이상적으로 시행하기 위해서는 농도가 높고 점도가 낮은 황산바륨으로 점막을 가능한 얇게 도포한다. 그리고 공기를 주입하여 대상 장기를 팽창시

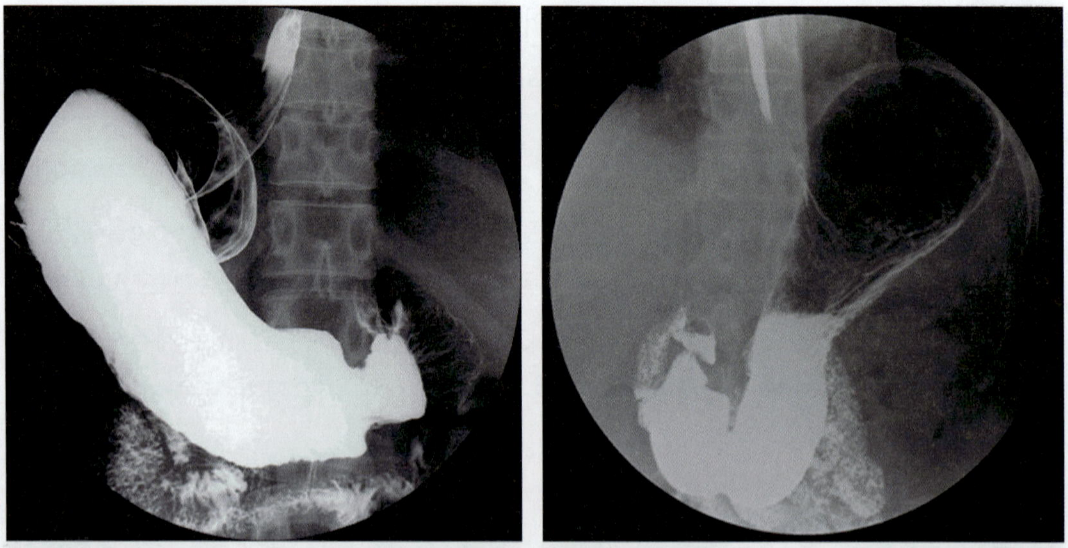

(a) (b)

그림 2-31. 위장의 이중조영 충만법

a는 엎드린 자세로 조영제가 위바닥(gastric fundus)을 제외한 위장의 전체에 충만되어 있고, b는 선자세의 영상으로 air fluid level이 형성되어 있다. 두 영상 모두 위장의 내강이 아닌 변연(margin)을 형태적인 변화를 관찰할 수 있는 이중조영법이면서 충만법의 영상이다.

킨 후 점막의 미세한 병변을 관찰하여야 한다. 위장의 공기 주입은 초기에 코위삽관(비위삽관, nasogastric intubation)을 이용하기도 하였으나, 현재는 사용하지 않고 일반적으로 발포제(gastroluft)를 경구 투여한다.

앞에서 설명한 것과 같이 위장은 꿈틀운동이 활발하다. 이것은 미세한 병변을 관찰하는 데 장해요인이 될 뿐만 아니라, 위장으로 유입된 바륨이 검사가 충분히 끝나기도 전에 샘창자와 작은창자로 배출되어 위장과 작은창자의 중복영상을 초래함으로써 위장조영을 효과적으로 관찰할 수 없다. 따라서 저 긴장성 제제(연동운동억제제, 진경제를 검사 전에 근육주사 하여 가능한 위장과 샘창자가 저 긴장 상태로 유지되도록 한다. 저 긴장성 제제로는 부스코판(buscopan), 글루카곤(glucagon), 히스판(hyspan) 등을 사용한다. 부스코판은 스코폴라민(scopolamine)으로부터 암모늄을 합성한 신경절 차단제로서 중추신경작용은 없고 부교감신경에 작용점을 두고 있다. 보통 20 mg/ml를 사용하고 아트로피성 부작용이 거의 없으나 전립선 비대(prostatism), 녹내장(glaucoma), 협심증(angina pectoris) 등의 질환이 있는 환자나 고령의 환자에게는 사용하지 않는다. 글루카곤은 갈색세포증(phaeochromocytoma)이 있는 환자에게 심한 고혈압을 유발시킬 수 있으므로 사용하지 않는다.

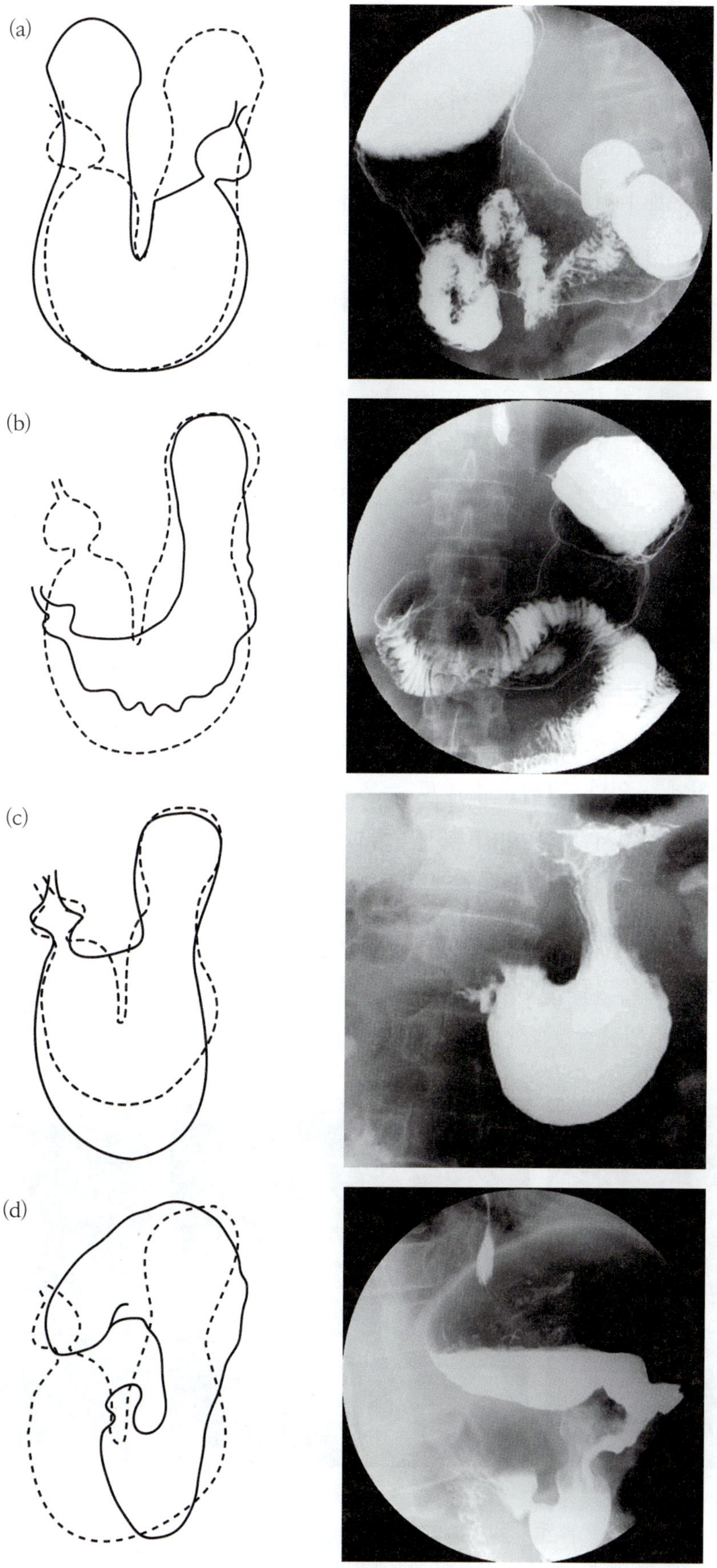

그림 2-32. 위장의 형태 변형

a는 위장의 왼·오른쪽이 바뀐 역전위이고, b는 마른위, c는 낭상위, d는 폭포상위의 형태이다.

6) 검사 자세

위장의 형태 변화는 병변을 발견하는 지름길이다. 위장의 형태는 정상적인 위장의 형태 변위 이외에 위몸통의 대칭성 궤양, 선상 궤양에 의한 비정상적인 형태 변위가 있다. 궤양이나 종양에 의해 큰굽이(greater curvature)에 강한 함입이 있으면 B형의 위장이 되고, 작은굽이의 변형이 강하면 모래시계형의 위장이 된다. 그리고 날문구 주위에 궤양이 심화되면 작은굽이(lesser curvature)의 길이가 극히 좁아진 형태로 주머니 모양의 낭상위 형태를 보인다. 한편 암침윤의 경계가 불분명하고 종괴를 형성하지 않은 육종 또는 급성 위염에 의해 위장의 형태가 극히 마른 형태로 관찰되기도 한다. 따라서 위장조영검사에서 위장의 변형을 발견하는 것은 병변 그 자체를 모른다 하더라도 간접 소견으로써 진단적 가치가 있다. 이러한 소견은 위장의 충만상으로 쉽게 진단할 수 있으며, 이중조영상에서 궤양과 염증 등의 미세한 병변을 발견할 수 있다(그림 2-32).

위장은 주머니 형태의 단순한 관강장기(管腔臟器)지만 실제로 이것을 촬영하여 영상에 나타내는 것은 간단하지 않다. 특히 위장은 주변에 여러 장기들로 둘러싸여 있기 때문에 위장조영검사에서 주변장기와의 관계를 고려하여 필요한 정보를 얻는 데에는 한계가 있다. 그러므로 바로 누운 자세, 엎드린 자세, 선 자세 등 환자를 좌우로 이동시키면서 위장 내의 황산바륨과 공기를 이동시켜 질병이 의심되는 부위를 집중적으로 관찰하여야 한다. 근래에는 초음파(USG)나 전산화단층촬영(CT)을 이용해 위장을 비롯한 주위 장기들을 단면적으로 관찰할 수 있으며, 3차원 영상이 개발되어 위장조영검사에서 해결할 수 없는 문제를 입체적으로 파악할 수 있게 되었다. 따라서 위장조영검사 영역이 넓어지고 동시에 USG나 CT 촬영 등 다른 영상

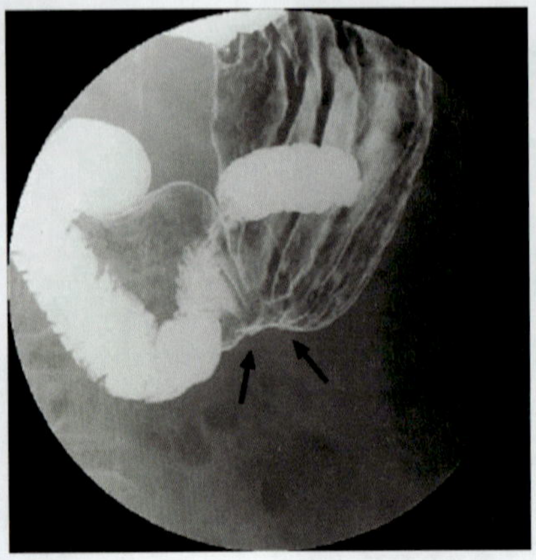

(a)

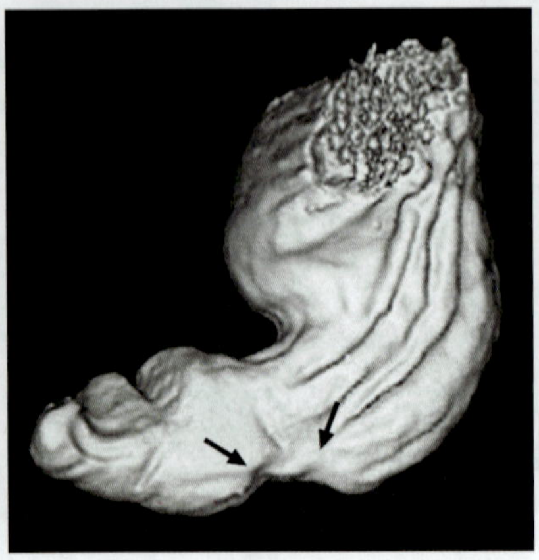

(b)

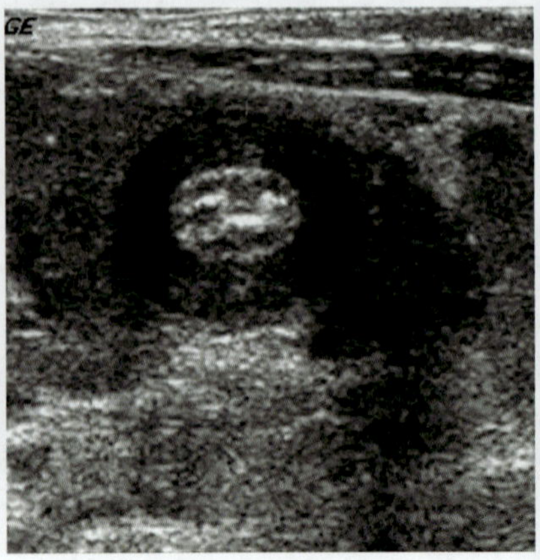

(c)

그림 2-33. 위장의 방사선 영상과 초음파 영상

a는 UGI image로 큰굽이부에 궤양을 동반한 악성종양이 관찰되며, b는 CT를 이용하여 3D로 재구성한 영상이다. c는 날문구 협착(pyloric stenosis)의 초음파 영상이다.

과 상호보완적으로 생각하지 않으면 안 되게 되었다(그림 2-33).

앞에서 설명한 것과 같이 위장조영술에는 조영제의 이용방법에 따라 단일조영법, 이중조영법이 있고, 검사방법에 따라서 압박법, 점막이완법, 이중조영법, 충만법 등으로 분류한다.

지금부터는 실제 임상에서 시행하고 있는 기본적인 위장조영검사법에 대하여 설명하고자 한다.

위장조영검사법은 각 나라마다 그리고 각 병원마다 조영제의 농도와 검사방법에 약간의 차이가 있다. 하지만 촬영 순서와 촬영 매수의 차이는 있더라도 검사의 전반적인 내용은 유사하다.

다음은 가장 일반적인 위장조영검사의 한 방법이다.

(1) 환자에게 금식여부를 물어보고 검사 진행과정에 대하여 자세하게 설명하여 환자의 긴장을 해소시킨다.
(2) 검사 10~15분 전에 진경제를 근육주사(IM)하여 위장의 꿈틀운동을 억제한다.
(3) 검사 10~15분 전에 위점액용해제를 5~10 ml 경구 투여하여 위장의 기포를 제거하고 위산의 과다분비를 억제한다. 일부 의료기관에서 소량의 소포제를 황산바륨과 혼합하여 사용하고 있으나, 자칫 점도를 높여 두꺼운 코팅을 유발할 우려가 있으므로 주의하여 사용하여야 한다.
(4) 촬영대를 세우고 환자를 올라가게 한 후 황산바륨 50~100 ml를 투여한다.

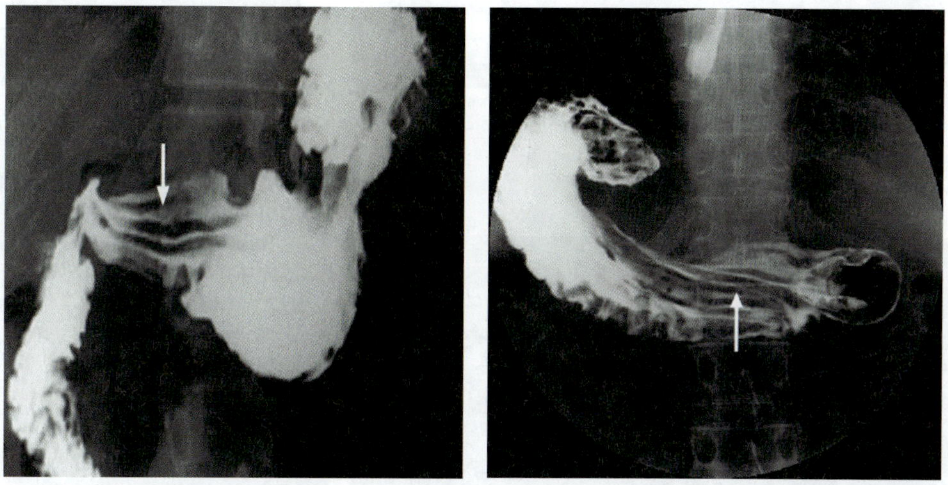

(a) (b)

그림 2-34. 위장 점막조영의 압박상

a는 compression cone을 이용하여 정면에서 압박한 영상이고 b는 위의 전벽을 보기위해 방사선투과성물질을 이용한 prone compression pad method로서 압박한 부위의 점막주름이 잘 관찰된다(화살표).

(5) 황산바륨이 식도를 통과할 때 식도의 가장자리(margin)와 통과 정도를 확인하고, 들문로의 유입을 관찰하며 촬영한다.

(6) 촬영대를 수직으로 세운 상태에서 천천히 몸을 좌우로 돌려가며 척추를 중심으로 위장을 압박하여 촬영한다(그림 2-34).

(7) 촬영대를 수평으로 위치시키고 바로누운 상태에서 환자를 왼쪽으로 3~4회 회전시켜 조영제가 위벽에 골고루 도포되도록 한다.

(8) 환자가 바로누운자세(supine position)에서 몸통의 작은굽이(lesser curvature)와 날문방(antrum)의 작은굽이가 중복되지 않게 하여 위장의 정면 체위가 되게 한다. 위각을 중심으로 작은굽이의 가장자리를 좌우로 관찰하고, 이중조영된 큰굽이(greater curvature)의 점막면을 관찰하면서 순간 촬영한다. 위각부에 연동파가 있을 경우에는 피해서 촬영한다(그림 2-35).

(9) 엎드린 자세는 바로누운자세와 반대로 위바닥이 높게 위치하므로 위바닥에

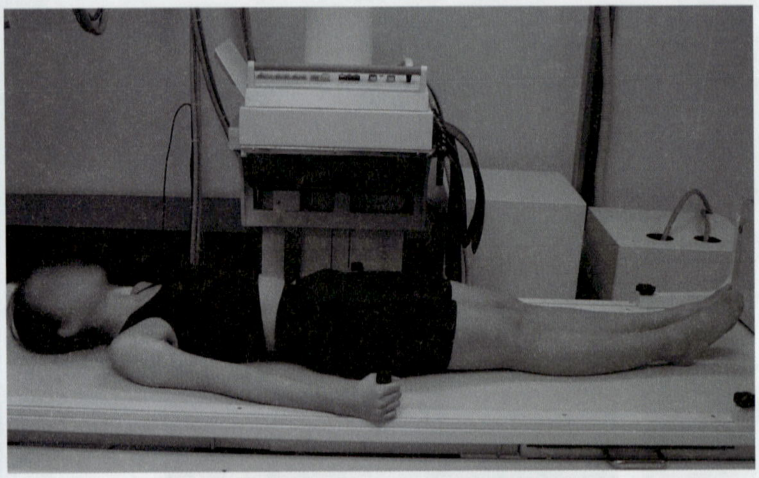

그림 2-35. 위장점막촬영의 바로누운자세

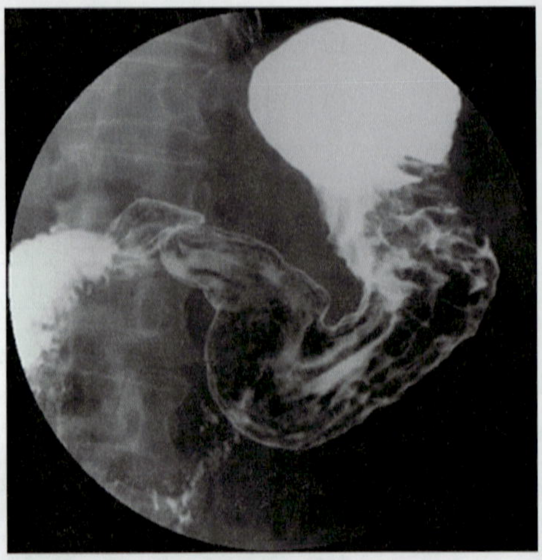

그림 2-36. 바로누운자세의 위장 점막조영상

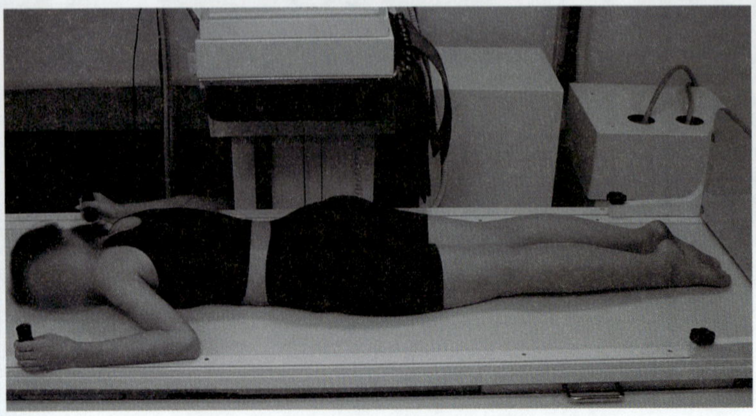

그림 2-37. 위장 점막조영촬영의 엎드린자세

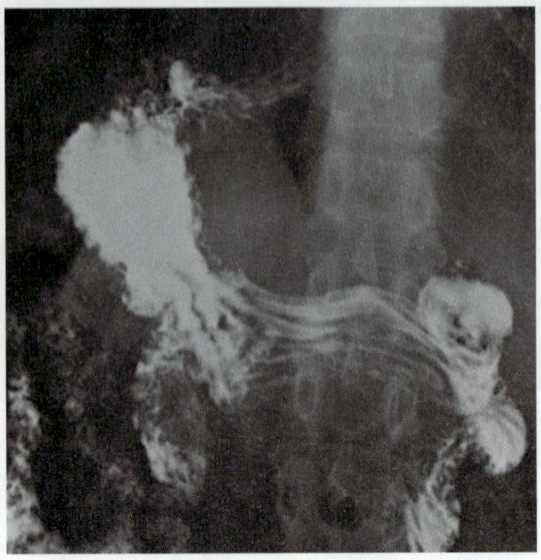

그림 2-38. 엎드린자세의 위장 점막조영상

공기가 차고 위몸통, 날문부, 샘창자구부에 바륨이 채워진 위장의 충만상을 관찰할 수 있다. 환자를 엎드린 자세(prone position)로 한 후 방사선 투과성 물질을 배에 대고 몸을 좌우로 천천히 돌려가며 이상 유무를 관찰하며, 작은굽이가 교차되지 않고 위각이 정면이 되게 하여 촬영한다. 위장 전체의 균형을 관찰하면서 위체 상부 작은굽이와 큰굽이의 가장자리를 관찰한다(그림 2-37).

(10) 검사용 테이블을 다시 세운 상태에서 이중조영을 시행하는데 먼저 발포제에 대해서 충분한 설명을 한 후에 투여한다.

(11) 선 상태에서 나머지 황산바륨을 투여하면서 식도를 관찰한 후 이중조영촬영을 시행한다.

(12) 검사용 테이블을 수평으로 한 후, 바륨의 점막 부착(coating)을 증가시키기 위해서 환자를 왼쪽으로 2~3바퀴 정도 회전시킨 후 바로누운자세에서 오른쪽을 거상시키면서 작은굽이가 겹치지 않도록 하여 좌후사방향(LPO)촬영을 한다. LPO position은 위저부에 황산바륨이 충만되고 날문부와 샘창자구의 이중조영상이 잘 관찰되는데, 이것을 Hampton's view라고 한다(그림 2-39). 환자의 자세를 좌후사방향으로 하면서 날문방(pyloric antrum)에 바륨이 남아있지 않게 한다. 촬영 목적 부위는 날문부에서 위각부의 작은굽이가 위체부로부터 벗어나 겹치지 않는 각도가 되게 한다. 환자의 체위를 변화시키면서 날문방의 작은굽이와 큰굽이의 가장자리와 점막면을 관찰하면서 날문방이 잘 팽창될 때 순간 촬영한다(그림 2-40).

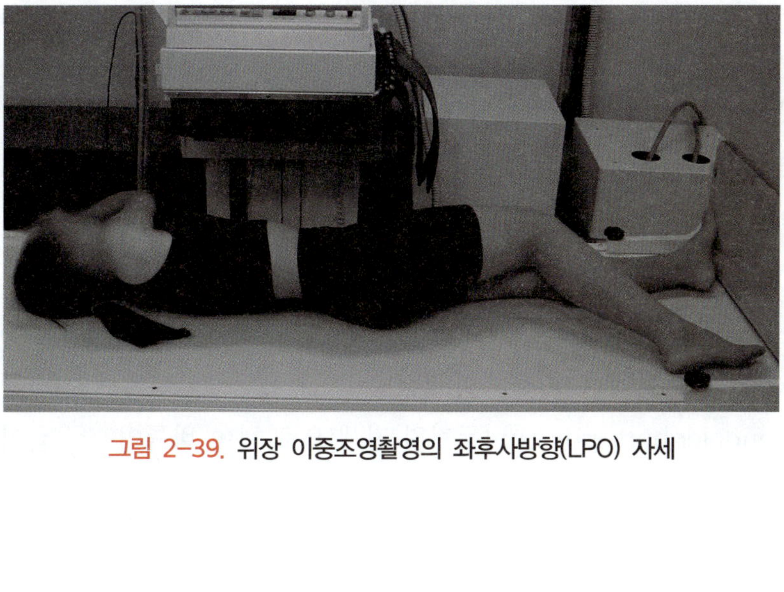

그림 2-39. 위장 이중조영촬영의 좌후사방향(LPO) 자세

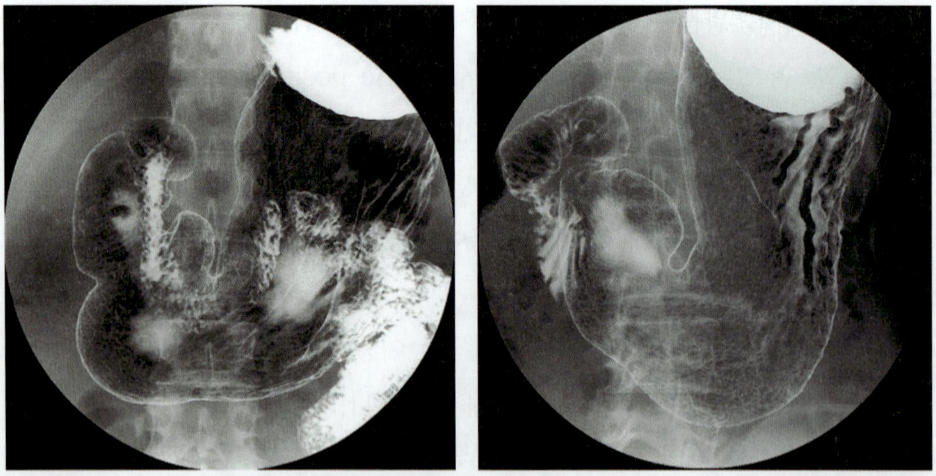

(a) (b)

그림 2-40. 바로누운자세와 좌후사방향의 위장 이중조영상(일명 Hampton's view)
a는 supine AP position으로 점막의 미세한 구조물들을 관찰할 수 있으며, b는 Hampton's view로 위각부가 겹치지 않고 위장 전체가 잘 관찰된다.

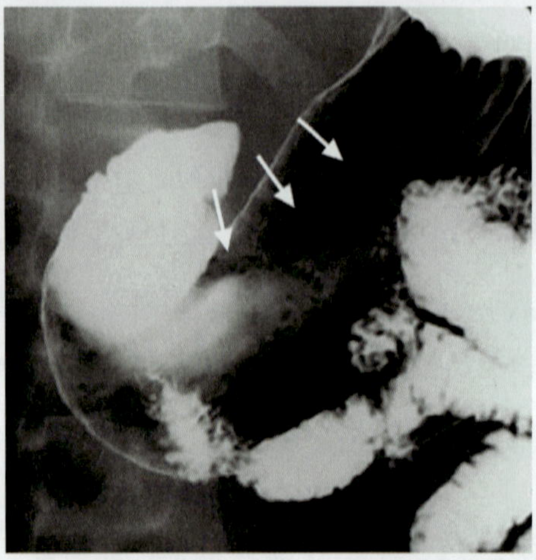

그림 2-41. Barium flow technique image

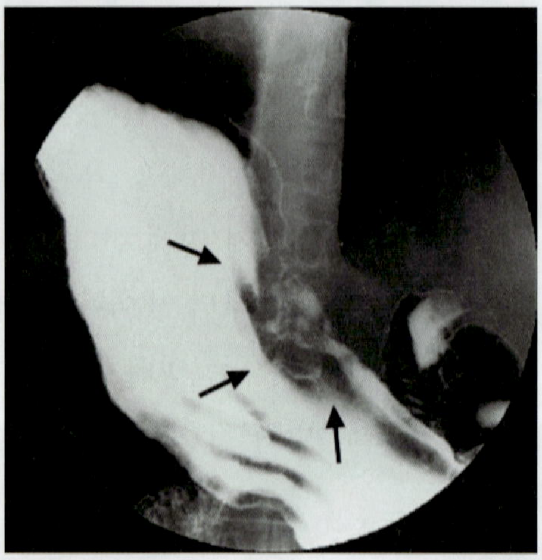

그림 2-42. Barium pool technique image

(13) 병변이 관찰되면 환자의 자세를 좌우로 돌려가며 바륨을 이동시키면서 병변의 코팅을 증가시켜 촬영(flow technique)을 하거나 바륨을 병변 주위에 충만시켜 병변이 잘 보이도록 촬영하는 방법(barium pool) 등을 이용하여 추가적인 촬영을 시행한다(그림 2-41, 2-42).

위체상부의 작은굽이 주변을 관찰할 때는 바로 누운 자세에서 Rt. lateral decubitus position으로 체위를 변환하면서 촬영대를 수평 또는 Trendelenburg position(두저위 자세)으로 하여 바륨이 작은굽이 및 작은굽이의 전벽 쪽으로 흐르게 하고, 후벽 쪽으로 흐르게 할 때는 촬영대를 조금 세우면 된다. 위상부의 큰굽이 주변을 관찰할 때는 환자를 좌측와위(Lt.

lateral decubitus)로 하여 촬영대를 세운다. 이 자세는 신체의 각도에 따라 흐르는 영역이 변화되기도 하는데, 위바닥부와 위몸통 상부 큰굽이는 바륨의 흐름을 이용하지 않으면 관찰하기 어렵다. 위몸통부 작은굽이 주변은 바로 누운 자세에서 천천히 우후사방향자세(LPO position)로 변환시키고 촬영대를 수평 또는 두저위로 하여 바륨이 위바닥부에서 흘러내리기 시작할 때부터 주의 깊게 관찰한다. 위몸통부 큰굽이 주변은 선 자세에서 반 선자세의 좌후사방향(LPO)으로 변환하면 바륨이 위몸통부 큰굽이를 중심으로 전·후벽으로 흐른다. 이때 바륨이 흐르는 큰굽이 쪽의 하단을 관찰하면서 순간 촬영한다.

몸통부의 후벽 관찰은 촬영대는 수평으로 하고 환자의 자세는 우측누운자세에서 천천히 바로누운자세로 변환시킨다. Table을 두저위로 하면 후벽의 작은굽이 쪽으로 흐르고, 반 누운자세로 하면 후벽의 큰굽이 쪽으로 흐른다. 위각부의 후벽은 촬영대를 약간 세우고 우후사방향(RPO)에서 바로누운자세로 변환시킨다. 이 자세에서 조영제는 위각부로 흐르고 촬영대를 조금 더 세우면 큰굽이 쪽으로 흐르게 된다. 날문방(antrum)의 후벽은 촬영대를 약간 세운 상태에서 환자는 우후사방향자세(RPO)에서 좌후사방향자세(LPO)로 변환시키면서 관찰한다.

(14) 환자를 엎드리게 한다. 이 자세는 위벽 전체에 바륨이 충만되어 가장자리의 변화 및 충만결손상을 관찰하는 데 유리하다(그림 2-43a). 특히 샘창자 병

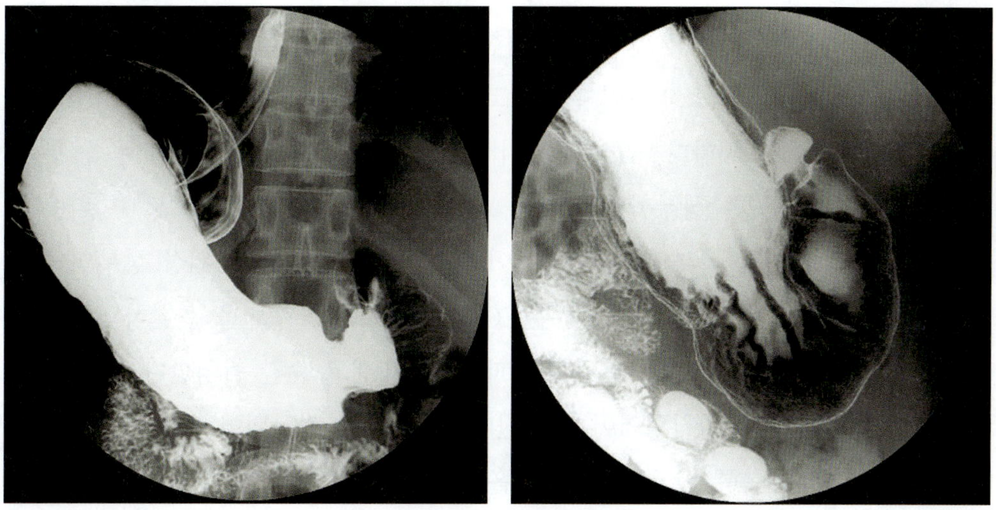

(a) (b)

그림 2-43. 엎드린자세의 위장 이중조영상

a의 엎드린자세에서 위바닥을 제외한 부분에 바륨의 충만상을 관찰할 수 있으며, b의 엎드린자세에서 날문방(pyloric antrum)이 잘 관찰된다.

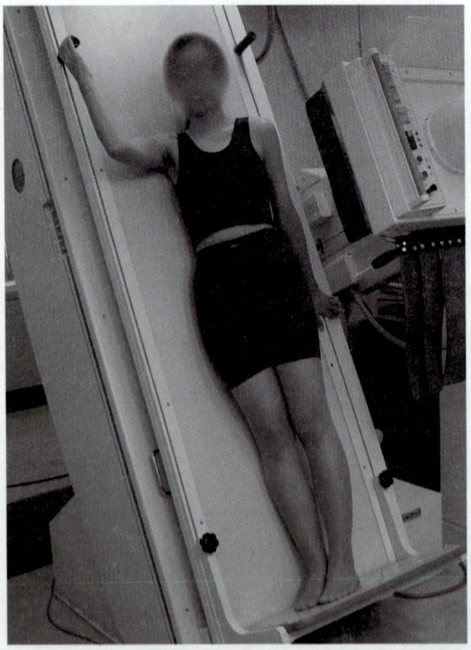

그림 2-44. 위장 이중조영촬영의 우후사방향 자세(RPO position)

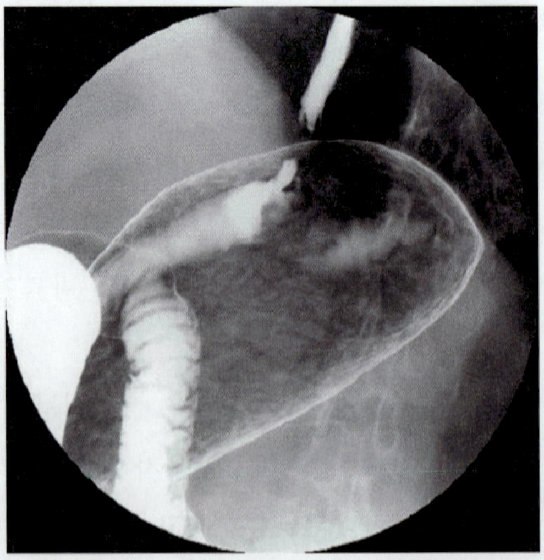

그림 2-45. 우후사방향자세의 이중조영상

변의 충만불량 상태의 판별에 효과적이다. 또한 촬영대를 두저위(table head down)로 하거나 방사선 투과성 물질을 이용하여 전벽의 질환을 진단한다(그림 2-43b). 엎드릴 때는 작은굽이선이 중복되지 않고 정면이 되도록 한다. 위몸통 상부 작은굽이에서 가장자리를 따라 관찰하고 큰굽이와 날문부의 가장자리를 관찰한다. 위장 전체의 균형을 관찰하는 것이 중요하다.

(15) 환자를 바로누운자세로 하여 왼쪽을 45° 거상시켜 우후사방향(RPO)으로 하고 촬영대를 70° 거상시켜 촬영한다(그림 2-44). 촬영대를 거상했으므로 위장 상부에 이중조영상이 관찰되고 황산바륨은 날문방(pyloric antrum)과 샘창자구에 위치한다. 위장 몸통의 이중조영상을 관찰하는 것이 주목적이기 때문에 위몸통 상부촬영법(high body projection)이라고도 한다(그림 2-45). 위몸통 상부와 위바닥의 이중조영에 효과적이다. 위장 상부의 후벽면을 주체로 하고 식도위이음부(EG junction) 및 주변을 관찰하면서 위몸통 상부의 위바닥이 넓게 관찰될 때 숨을 내쉬고 순간 촬영한다. 숨을 내쉬면 위바닥부의 관찰영역이 넓어진다. 촬영대가 거상되어 있으므로 시간이 길어지면 위몸통 상부의 바륨이 흘러내려가므로 가능한 빨리 촬영한다.

(16) 환자를 왼쪽 옆으로 누운자세(Lt. lateral decubitus position)로 하여 관찰한다. 촬영대는 수평으로 하고 바륨이 흐르는 것을 보면서 점막면의 이상유무를 관찰한다. 바륨이 위바닥에서 모두 흘러내린 다음 작은굽이 및 식도

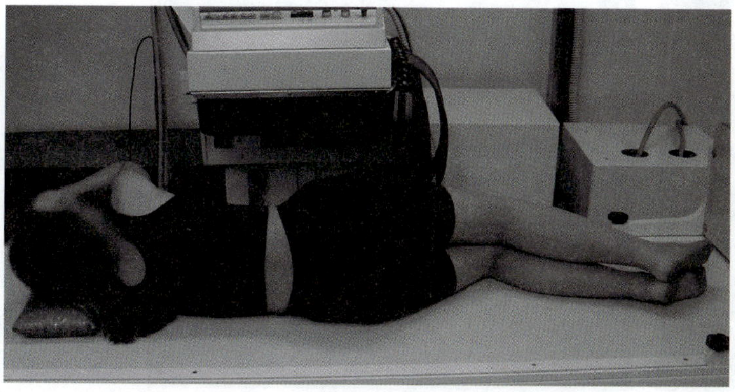

그림 2-46. 위장 이중조영촬영의 좌측면누운자세

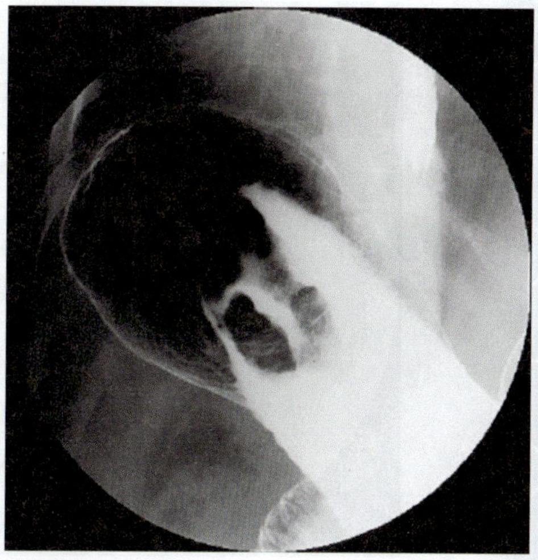

그림 2-47. 왼쪽 옆으로누운자세의 위장 이중조영상

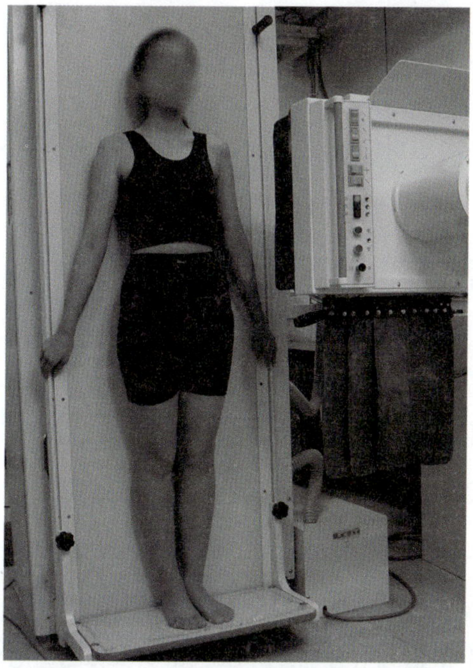

그림 2-48. 위장 이중조영촬영의 선자세

주변을 중심으로 전·후벽의 가장자리를 관찰하면서 순간 촬영한다. 바륨이 흘러내리지 않으면 촬영대를 약간 세운다. 날문방을 제외한 위장 전체에 이중조영상이 관찰된다. 위장의 전·후부 가장자리의 진단에 효과적이다(그림 2-46, 2-47).

(17) 촬영대를 세운 후 환자를 왼쪽으로 돌리면서 작은굽이가 겹치지 않고 위각이 정면으로 잘 보일 때 촬영한다(그림 2-48). 위바닥에 반달형태의 가스가 채워지고 위바닥을 제외한 위몸통부, 날문방과 샘창자구에 바륨이 충만된

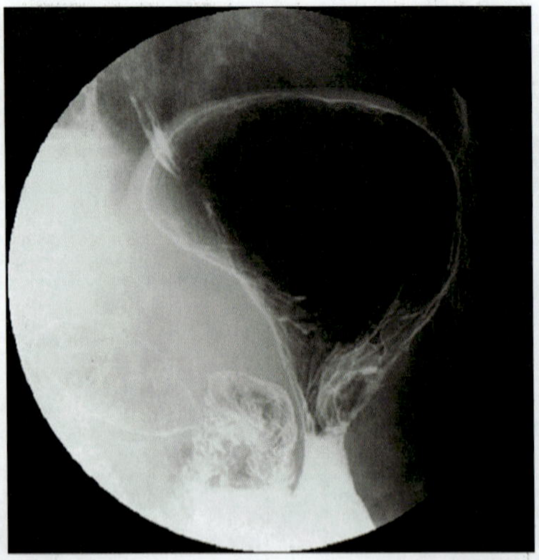

(a)

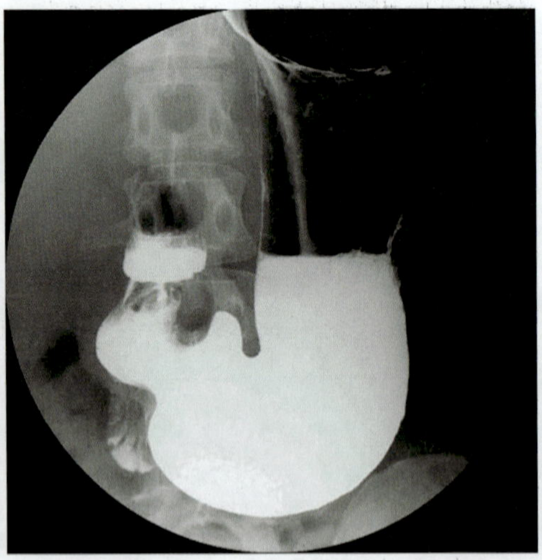

(b)

그림 2-49. 선자세에서 이중조영 충만상

a는 주변 병변에 의한 외인성 압박 유무를 관찰하기 위해 위바닥을 중심으로 촬영한 것이며, b는 외인성 압박 및 작은굽이의 궤양의 관찰을 위해 위몸통 작은굽이가 겹치지 않도록 촬영한 영상이다.

영상을 관찰할 수 있다(그림 2-49). 바륨으로 충만된 위장의 크기, 형태, 위치, 주위 장기와의 관계 등을 파악할 수 있고 충만된 위장 좌·우 가장자리부의 관찰이 용이하다. 또한 이중조영 된 위바닥의 가장자리도 관찰한다.

7) 임상증례

위장의 병변은 위치 이상과 형태 및 크기의 이상, 그리고 윤곽의 이상을 관찰함으로써 알 수 있다. 위치 이상은 선천적인 원인으로 내장의 좌·우가 바뀐 내장역위증(situs inversus of stomach), 위염전(위축염전, volvulus of stomach) 등과 후천적인 원인으로 간비대(간종대, hepatomegaly), 지라비대(비장종대, splenomegaly), 이자비대(췌장종대, pancreatomegaly) 등에 의해 비대 된 장기의 반대편으로 위장이 밀려나고, 배안(복강, abdominal cavity) 덩이(종괴, lump), 뱃물(복수, ascites), 가로막탈장(횡격막허니아, diaphragm hernia)에 의해 위장의 위치가 상대적으로 변한다. 위장은 사람에 따라, 위장의 내용물 수용 여부에 따라 다르나 대체로 1,300 ml의 용적을 갖는다. 따라서 위장의 크기가 변화하면 일단 질병을 의심해야 한다. 궤양, 위암, 선천적 또는 후천적 날문협착증(pyloric stenosis)은 위장의 확장을 유발하며, 부식성 위염의 섬유종, 미만성(diffuse)의 악성 종양의 침윤 등은 위장이 축소된다. 위장의 윤곽 변화에 대한 관찰은 매우 중요한데 특히, 위각이 소실되어 있을 때는 세심한 관찰이 요구된다.

위 가장자리의 형태는 포동포동하고 매끄럽게 관찰되어야 한다. 위장이 충분히 팽창되지 않으면 가장자리가 접혀져서 잘 나타나지 않기 때문에 가장자리 형태의 관찰이 곤란하다. 수축 상태에서는 위벽에 황산바륨을 도포하기가 어렵기 때문에 이중조영검사시 발포제를 충분히 사용해야 한다. 충분히 팽창된 이중조영상은 대부분 위소구(gastric area)가 관찰된다. 위소구는 위염 및 위궤양에 의해 소실되거나 변형되므로 이것의 관찰이 중요하다. 또한 연축(경련, spasm), 오목(함요, niche), 가장자리의 변화 여부 등을 관찰해야 한다.

위장의 윤곽 이상은 융기성 병변과 오목형 병변으로 구분한다. 융기성 병변은 살버섯(polyp), 위점막밑종양(submucosal tumor), 위암(stomach cancer) 등이 해당된다. 살버섯의 융기 정도는 야마다(Yamada) 분류에 의해 목(neck)의 형성 과

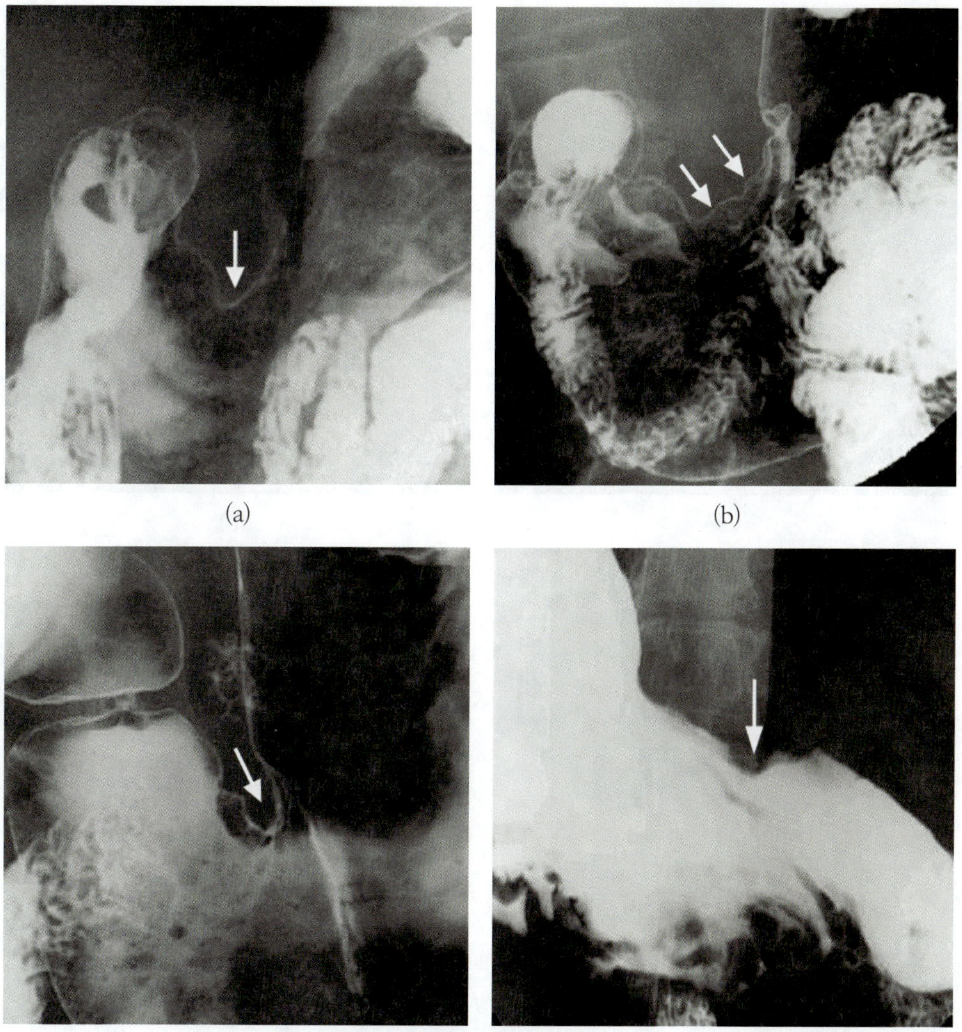

(a) (b) (c) (d)

그림 2-50. **위각의 변형**

a는 궤양 침윤형 악성종양으로 위각이 비대되어 있다(화살표). b는 Borrmann type Ⅲ로 궤양을 형성한 암조직이 위각부에 불규칙하게 분포하고 있다(화살표). c는 궤양으로 위각이 소실(화살표)되어 있다. d는 엎드린자세로 위장 전벽의 위각이 소실되어 관찰된다(화살표).

정에 따라 분류된다. 즉, 무경성 융기(I -type), 반구상의 무경성 융기(Ⅱ-type), 아유경성 융기(Ⅲ-type), 유경성 융기(Ⅳ-type)로 구분된다. 오목성 병변은 위궤양(gastric ulcer)과 Ⅱc형 조기위암에서 관찰된다. Ⅱc형의 기본소견은 부정형의 움푹 패인 오목상과 그 내부의 요철상이 관찰되거나 점막주름의 끝이 중단되고 곤봉 형태의 말단 비대 또는 융합된 형태를 보인다. 때로는 주름이 가늘게 변형되어 관찰되기도 한다. 그리고 Borrmann typeⅡ와 Ⅲ type인 진행위암, 미란성 위염은 궤양의 형태와 궤양 주위가 융기된 형태로써 오목과 융기성 병변으로 관찰된다.

위암은 날문방(antrum)에서 약 49%, 위몸통에서 약 17%, 위바닥에서 약 4% 정도 발생한다. 위벽을 기준으로 보면 작은굽이에서 약 47%로 가장 많이 발생한

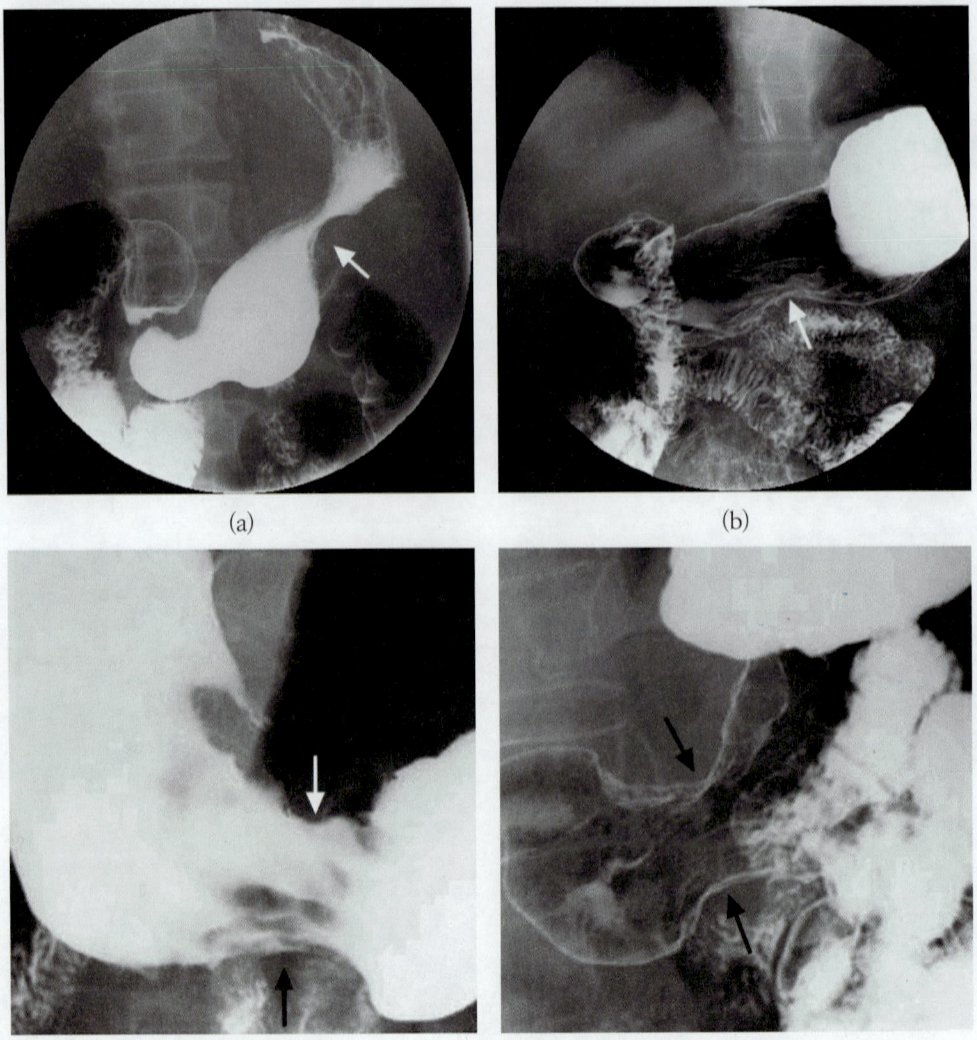

(a) (b) (c) (d)

그림 2-51. 위가장자리(margin)의 변형

a는 Borrmann type Ⅳ로 위장 점막의 경화(cirrhosis)로 인한 큰굽이의 충만결손상이 관찰된다(화살표). b는 큰굽이의 변형(EGC Ⅲ)이 관찰된다(화살표). c와 d는 각각 prone과 supine position으로 종양에 의한 작은굽이와 큰굽이의 불규칙한 음영 결손(filling defect)상이 관찰된다(화살표).

다. 위암은 조기위암과 진행위암으로 분류된다. 위점막밑종양은 평활근종(leiomyoma), 신경성 종양(neurogenic tumor), 신경초종(neurinoma), 신경섬유종(neurofibroma), 섬유종(fibroma), 지방종(lipoma), 혈관종(hemangioma), 림프종(lymphangioma), 글로므스종양(Glomus tumor) 등으로 다양하다. 이들 위암은 대부분 위장조영검사로 95% 이상의 발견율을 보이지만 전이된 정도는 관찰하기 곤란하다. 따라서 수술 전 병기 결정을 위해서는 내시경 검사와 CT를 병행하여 시행하는 것이 효과적이다.

(1) 위염(Gastritis)

위염은 흔한 염증 질환으로 점막이 헐어 있는 상태를 말한다. 위염은 급성위염과 만성위염으로 구분한다. 급성위염은 과식, 과음, 약물, 세균 등에 의해 점막에 급성 염증을 일으키는 것으로 대부분 회복이 빠르다. 그러나 이러한 염증이 반복되면서 악화되면 위점막에 만성적인 세포 변화가 생기는데, 이것을 만성위염이라고 한다.

미란성 위염(erosive gastritis)은 날문방(pyloric antrum)에서 가장 호발하는데 까짐(미란, erosion)의 부기가 다발적으로 나타나며, 살버섯(polyp)으로 오인할 수 있다. 이것은 점막의 얕은 염증성 궤양으로 점막근층(muscularis mucosa)을 손상시키지 않으며, 점막상피에 다발적으로 나타나거나 부기(부종, edema)의 중앙에 얕은 궤양이 보이기도 한다. 또한 위벽의 부기와 염증으로 인하여 위바닥과 큰굽이의 점막이 불규칙하고 두껍게 나타나는 비후성 위염(hypertrophic gastritis)이 있다(그림 2-52).

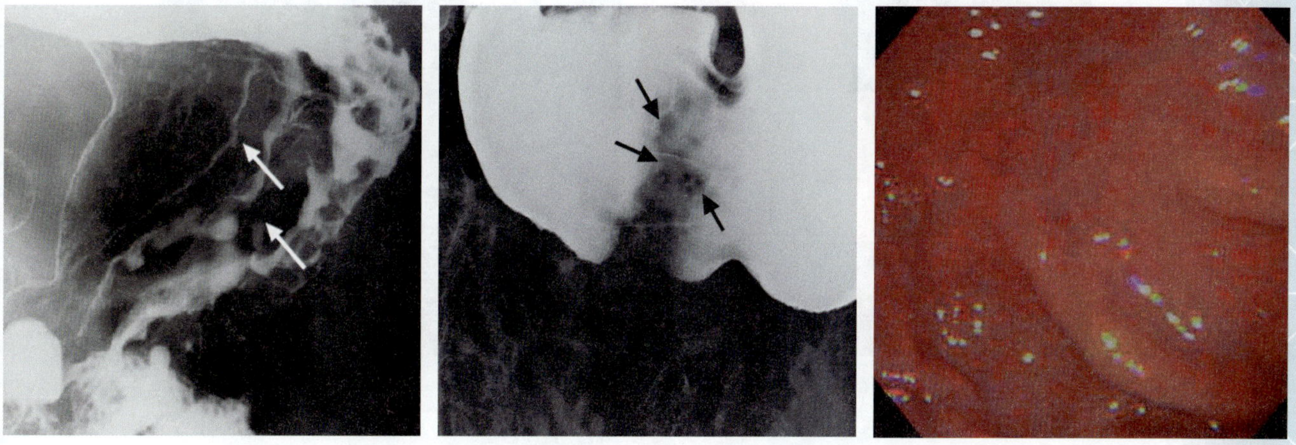

(a) (b) (c)

그림 2-52. 위염의 영상

a는 비후성 위염(hypertrophic gastritis)으로 위몸통 큰굽이의 점막주름이 전반적으로 두꺼워져 있다(화살표). b는 미란성 위염(erosive gastritis)으로 날문방에 반점 형태의 불규칙한 미란의 음영들이 관찰된다(화살표). c는 위내시경으로 관찰한 위염의 영상이다.

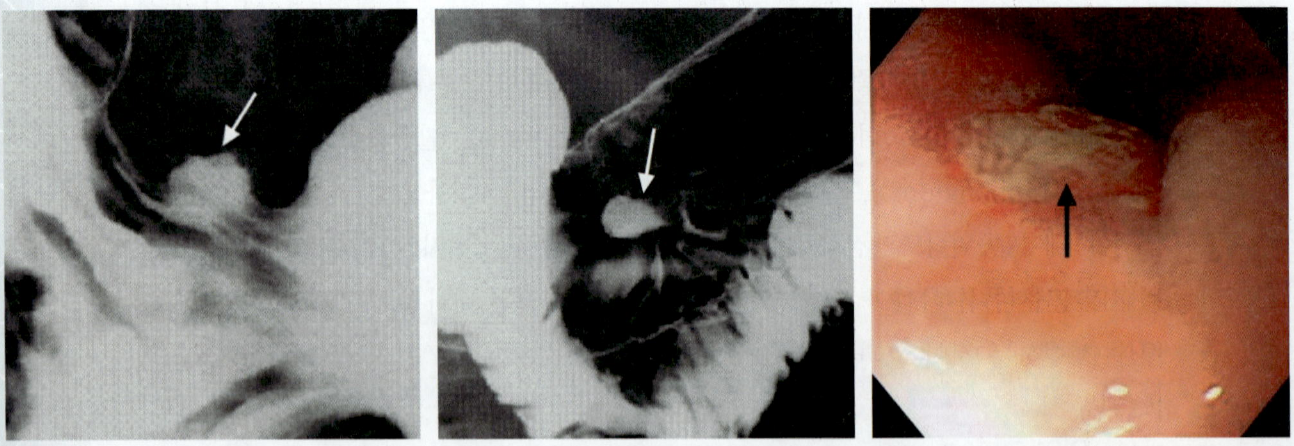

(a) (b) (c)

그림 2-53. 양성 위궤양

a는 엎드린 자세로 작은굽이에 돌출된 궤양이 관찰된다(화살표). b는 바로누운자세에서 위바닥부에 점막주름이 집중되어 나타난 양성 위궤양 영상이다(화살표). c는 내시경 영상으로 궤양이 선명하게 관찰된다(화살표).

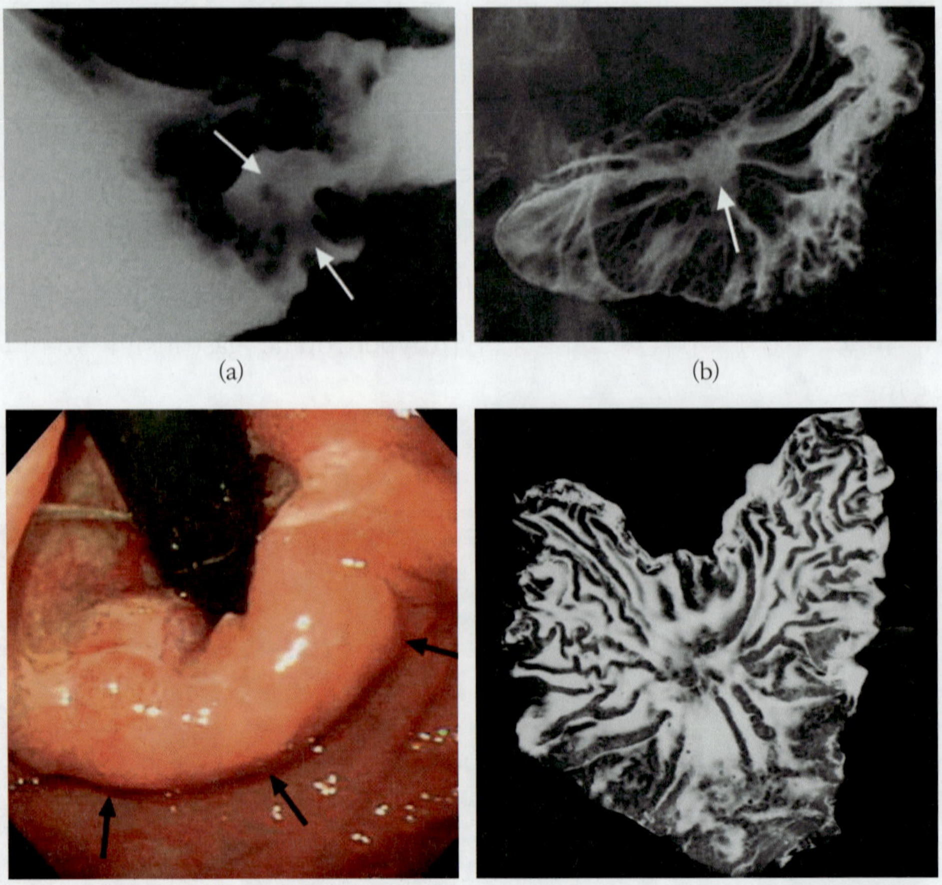

(a) (b) (c) (d)

그림 2-54. 악성 위궤양

a는 엎드린 자세로 점막주름의 형태가 불규칙하게 집중되어 있다(화살표). b는 점막이완법의 영상으로 점막주름이 집중(niche)되는 궤양이 관찰된다(화살표). c의 내시경 사진에서 보면 궤양이 분화구(crater) 모양으로 침윤된 형태로 관찰된다. d 영상은 b의 적출한 조직에 바륨을 코팅하여 촬영한 영상이다.

(2) 위궤양(Gastric ulcer)

위궤양은 만성피로와 불규칙적인 식생활에 기인한 정신적인 스트레스, 위의 자극(알코올, 화학약품) 등이 원인으로 위점막이 헐어 떨어져 나간 상태를 말한다. 속이 쓰리고 소화가 안 되는 증상이 위암과 유사하기 때문에 감별이 필요하다. 최근에는 위장 내에 서식하는 헬리코박터 파일로리(Helicobacter pylori)가 위궤양과 만성위염의 원인균으로 알려져 있으며, 한국 성인은 80%의 감염률을 보이고 있다. H. pylori는 위암과는 직접적인 관계가 없으나, 다른 발암 원인과 복합적으로 작용할 때 위암의 발생 확률이 증가하는 것으로 보고되어 있다.

위궤양은 크게 양성 위궤양과 악성 위궤양으로 분류한다. 궤양의 오목(함요, niche)은 점막이 결손된 후에도 계속 진행된 궤양이 근육층을 파괴하여 분화구(crater)를 형성하는 것을 말하며, 방사선영상에서는 궤양의 분화구에 바륨이 모이고 그 주변에 부기에 의한 테두리가 관찰되기도 한다. 또한 궤양을 중심으로 점막 주름이 집중되는 현상을 관찰할 수 있다.

(3) 위 살버섯(위 용종, Gastric polyps)

위 살버섯은 양성종양이며, 사마귀 형태로 위점막의 내측으로 돌출되어 있다. 살버섯은 점액의 이상 과분비에 의해 발생하므로 이중조영상에서 잘 나타난다. 살버섯은 임상증상은 없으나, 종류와 크기에 따라 위암으로 진행할 가능성이 있으므로 제거해야 한다. 위 살버섯은 그림 2-55(a)에서 보는 것처럼 음영결손상으로 나타나므로 기포가 위벽에 부착하면 살버섯과 유사한 영상으로 나타나기 때문에 기포와의 감별에 유의하여야 한다.

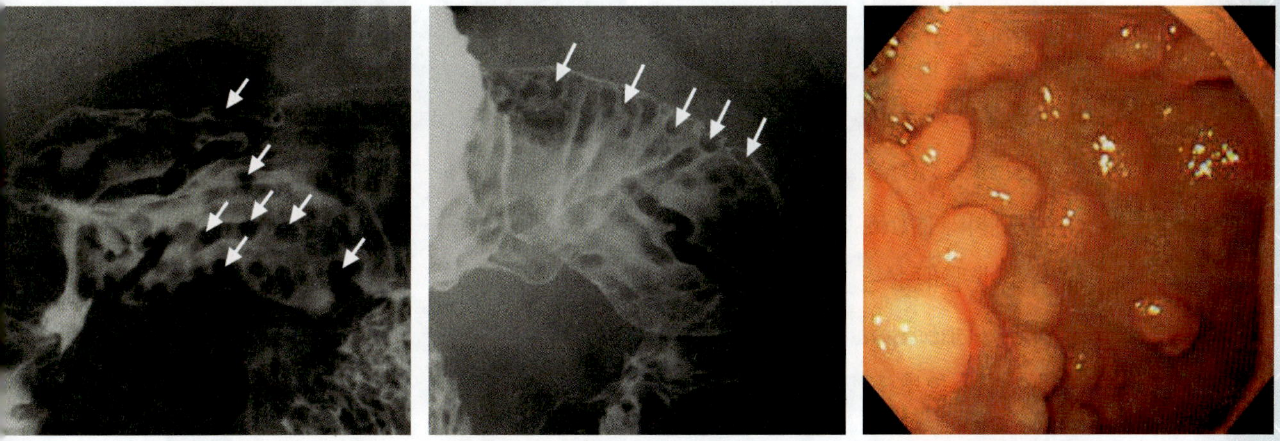

(a) (b) (c)

그림 2-55. **위 살버섯**

a, b의 영상에서 위의 전벽 날문방(pyloric antrum)에 여러 개의 살버섯들이 작은 원형의 충만결손상으로 관찰된다(화살표). c의 내시경 영상에서 여러 개의 살버섯이 돌출되어 관찰된다.

(4) 조기 위암(Early gastric cancer ; EGC)

위장은 다른 장기에 비해 조직학적으로 다양한 세포들로 구성되어 있어 샘암종(선암종, adenocarcinoma), 간질암, 악성림프종, 전이암 등 다양한 종류의 암이 발생한다. 선암은 소화액과 위산을 분비하는 샘세포가 암세포로 변이하여 발생하는 가장 흔한 암이다. 그러므로 위의 점막에 덩어리(종괴, mass)를 형성한다. 간질암은 위장의 근육이나 신경세포 등의 간질세포(다른 세포들을 둘러싸고 있는 조직)가 변이를 일으키는 암으로, 점막밑층이나 근육층에 비교적 경계가 분명한 종괴를 형성한다. 악성림프종은 림프조직세포가 암세포로 변이하는 암이며, 전이암은 위장 주위에 있는 샘창자, 간, 이자(췌장, pancreas) 등에서 혈액이나 림프를 타고 위장

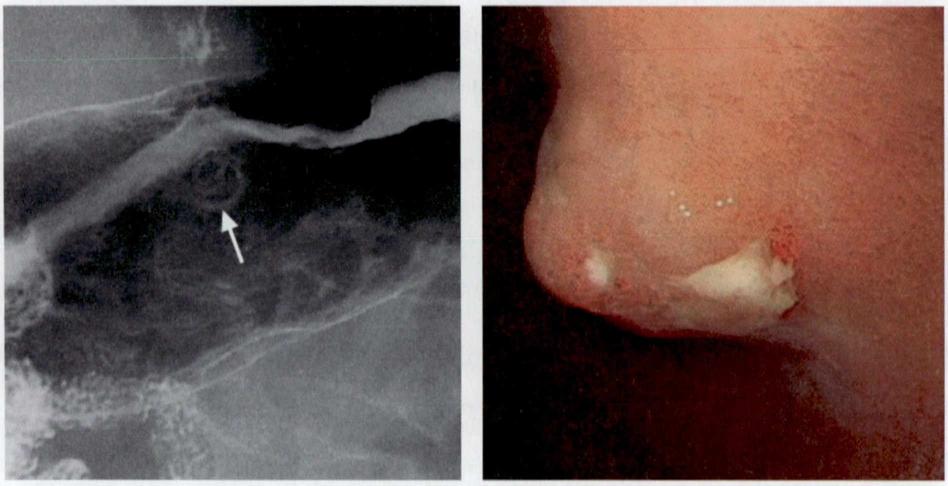

(a) (b)

a는 EGC Ⅰtype으로 위바닥부에 원형의 작은 돌출상이 관찰된다(화살표). b는 위내시경으로 관찰한 영상이다.

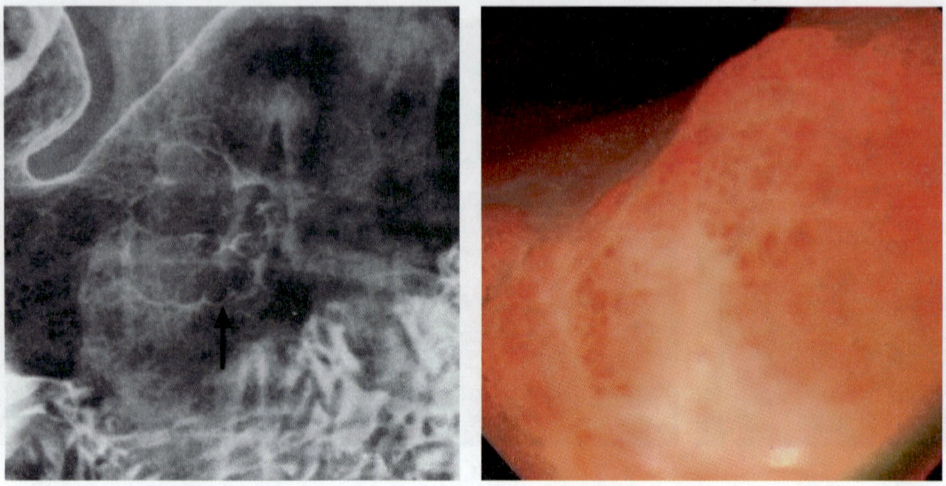

(c) (d)

EGC Ⅱa + Ⅱc type으로서 위의 날문방부 후벽의 표면에 얕게 패인(shallow depressed)병변과 그 내부에 융기성 병변이 관찰된다.

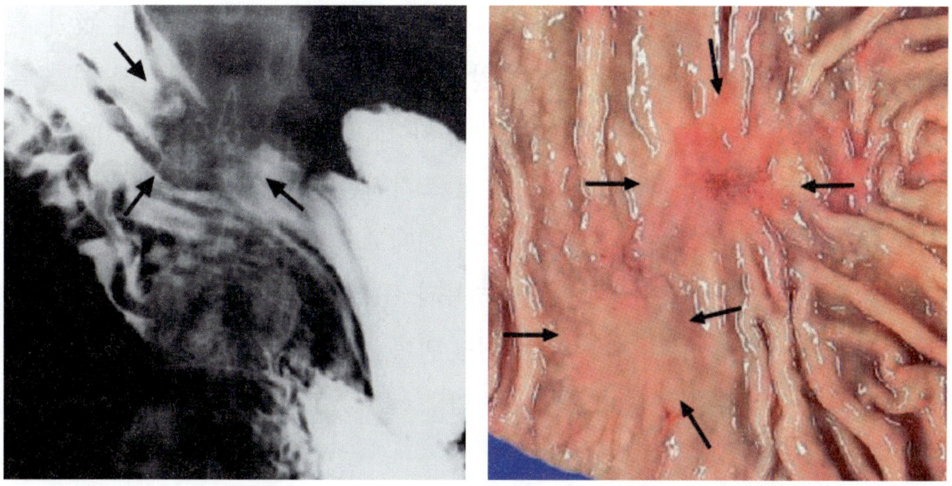

(e) (f)

e는 EGC Ⅱb +Ⅱc type으로 위각부에 선상(linear)으로 바륨이 집적되어 있다(화살표). f는 적출한 위의 일부로 궤양이 관찰된다.

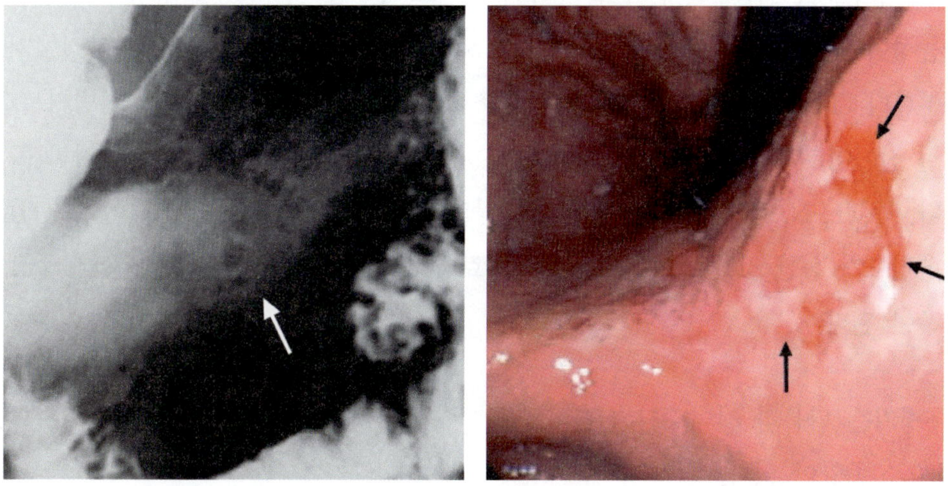

(g) (h)

g는 EGC Ⅱc type으로 위몸통에 경계가 불규칙한 종양(화살표)을 볼 수 있으며, h는 같은 type의 위내시경 영상이다.

그림 2-56. **조기위암**

으로 전이된 암이다.

조기위암은 암의 침윤이 점막과 점막밑층까지만 침윤되어 있는 초기 단계로 전이의 유무와는 관계가 없다. 조기위암은 Ⅰ-type인 융기형, Ⅱ-type인 표면형, Ⅲ-type인 오목형(함요형), Ⅳ-type인 혼합형으로 분류한다. 융기형은 5mm 정도 내강으로 돌출하는 결절상 병변이고 표면형은 표면융기형(Ⅱa), 표면평편형(Ⅱb), 표면오목형(Ⅱc)으로 분류하는데 병변의 범위가 비교적 넓고 점막표면에 낮은 융기, 궤양 등 복합된 소견을 보인다. 오목형은 불규칙한 형태의 궤양과 점막의 소결절을 보이면서 점막근층을 침습하는 궤양성 병변이고 혼합형은 이상의 것이 혼합된 경우이다. 이러한 것들은 주 병변을 앞에, 부 병변을 뒤에 표시한다. 예를 들면 Ⅰ+Ⅱc는 융기형과 표면오목이 혼합된 경우이다. 대개 오목형이 65~70%를 차지하며 그 중에서 Ⅱc형이 50%를 차지한다. 조기위암은 Ⅱc+Ⅲ형이 가장 많다.

위암 초기는 대부분 특이한 증상은 없다. 때때로 상복부 불쾌감, 소화불량, 식욕부진 등이 나타나지만 위염 또는 위궤양 등과 구분되지 않는다. 하지만 진행성이 되면서 구토와 출혈을 보이거나 체중감소, 빈혈, 권태감 등의 전신증상이 나타난다. 또한 복부에서 종양이 촉지되기도 한다.

(5) 진행성 위암(Advanced gastric cancer)

진행성 위암은 점막밑층 이상의 근육층 및 그 이상의 단계로 진행한 위암이다. 이 시기가 되면 암의 진행이 급속히 빨라지고 림프절 전이와 혈행성 원격전이의 가능성이 높아진다. 암의 병기는 T병기, N병기, M병기에 따라 1기에서부터 4기로 구분한다. T병기는 종양의 크기와 주위조직의 침범 정도로 구분하고, N병기는 림프절 전이여부, 개수와 위치에 따라 구분하며, M병기는 원격전이여부에 따라 구분한다. 즉, T, N, M병기의 조합에 따라 암의 병기가 정해진다. 병기가 높으면 암의 진행정도가 심한 것을 말하며, 병기는 치료방법과 완치 확률을 결정하는 데 중요한 기준이 된다.

T병기는 다음과 같이 구분한다.

T0 : 종양이 없다.

T1 : 위 점막층 또는 점막밑층에 국한한 경우.

T2 : 근육층 또는 장막밑층에 국한한 경우.

T3 : 장막층까지 침범하였으나 주위 장기의 침범이 없는 경우.

T4 : 장막층을 지나 주위장기에 침습한 경우.

N병기는 다음과 같이 구분한다.

N0 : 림프절 전이가 없다.

N1 : 림프절 전이가 1~6개.

N2 : 림프절 전이가 7~15개.

N3 : 림프절 전이가 16개 이상인 경우.

M병기는 다음과 같이 구분한다.

M0 : 원격전이가 없다.

M1 : 원격전이가 있다.

진행위암의 침윤도는 보오만(Borrmann)의 육안적 분류로써 4가지 유형으로 나뉜다.

1형은 주위와의 경계가 명료한 덩어리(종괴, mass)를 형성한 용종형(polypoidfungating)이고, 2형은 주위와의 경계가 명료한 움푹 패인 덩어리가 궤양(ulcer)을 형성한 궤양형(ulcerated)이고, 3형은 궤양을 형성한 덩어리의 경계가 불분명하고 주변에 침윤된 침윤궤양형(infiltrative ulcerated)이고, 4형은 궤양을 형성한 덩어리가 광범위(diffuse)로 퍼져 경계를 알 수 없고 불분명하게 주변에 침윤된 침윤형(infiltrative)이다.

표 2-3. 위암의 병기 구분

<table>
<tr><th></th><th>T1</th><th>T2</th><th>T3</th><th>T4</th></tr>
<tr><td>N0</td><td>Ⅰ A</td><td>Ⅰ B</td><td>Ⅱ</td><td>ⅢA</td></tr>
<tr><td>N1</td><td>Ⅰ B</td><td>Ⅱ</td><td>ⅢA</td><td>ⅢB</td></tr>
<tr><td>N2</td><td>Ⅱ</td><td>ⅢA</td><td>ⅢB</td><td rowspan="3">Ⅳ</td></tr>
<tr><td>N3</td><td colspan="3" rowspan="2">Ⅳ</td></tr>
<tr><td>T1</td></tr>
</table>

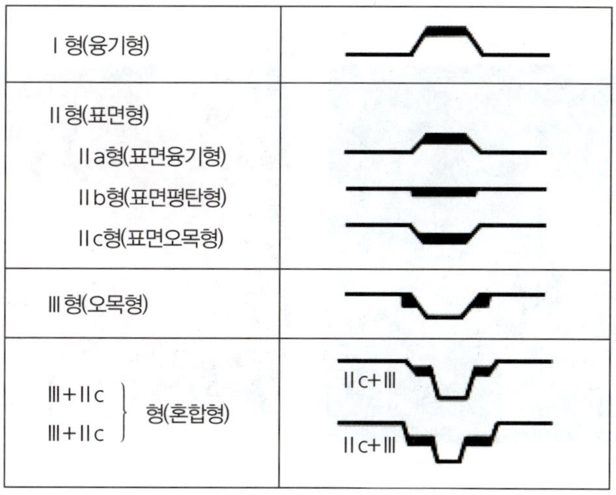

그림 2-57. 조기위암의 분류

이중에서 3형이 가장 많고 1형이 가장 적은 분포를 보이나 한 가지 이상 혼재된 경우가 대부분이다.

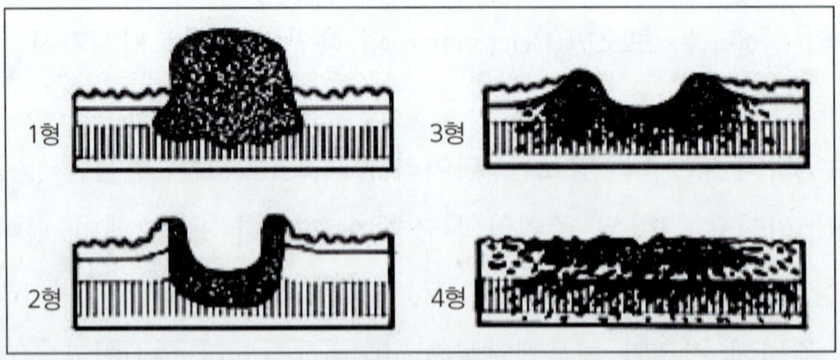

그림 2-58. 위암의 침윤도(Borrmann 분류)

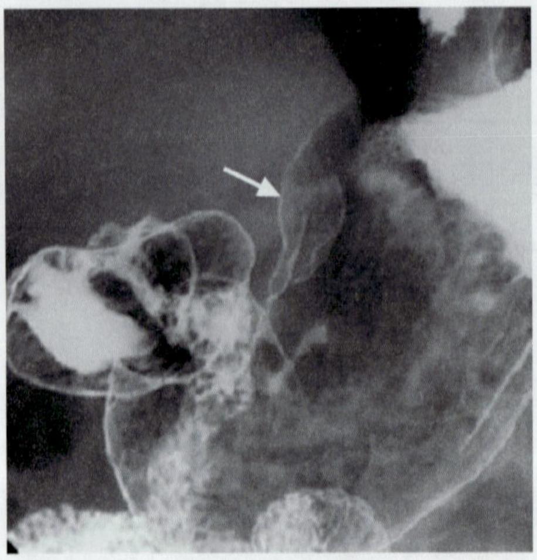

(a)

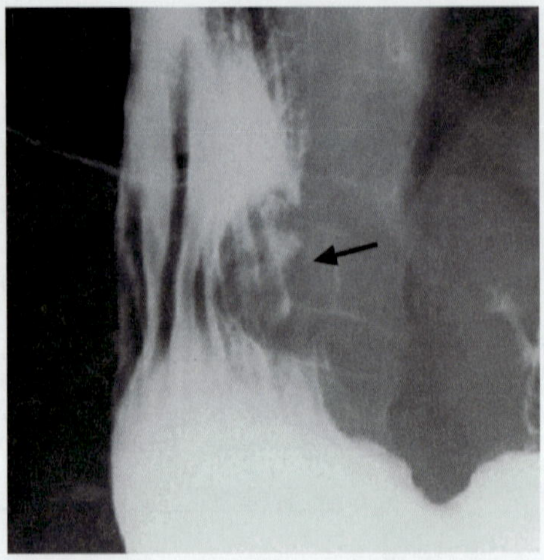

(b)

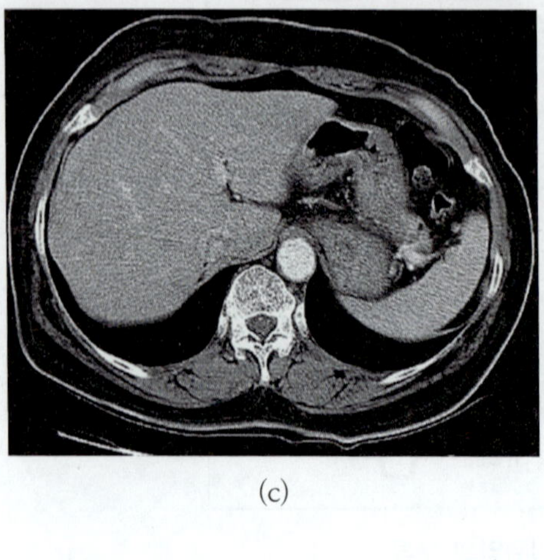

(c)

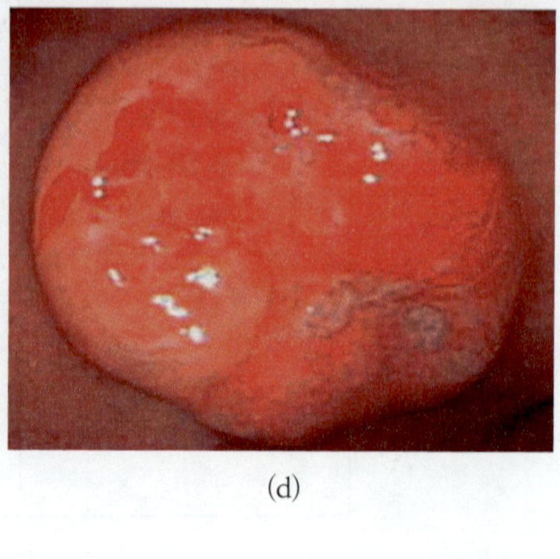

(d)

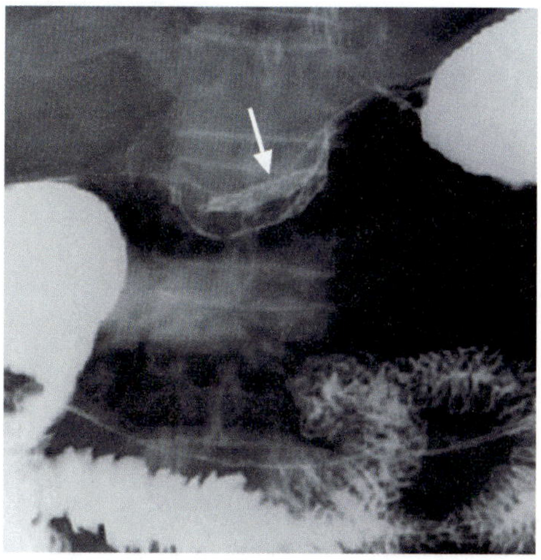

(e)

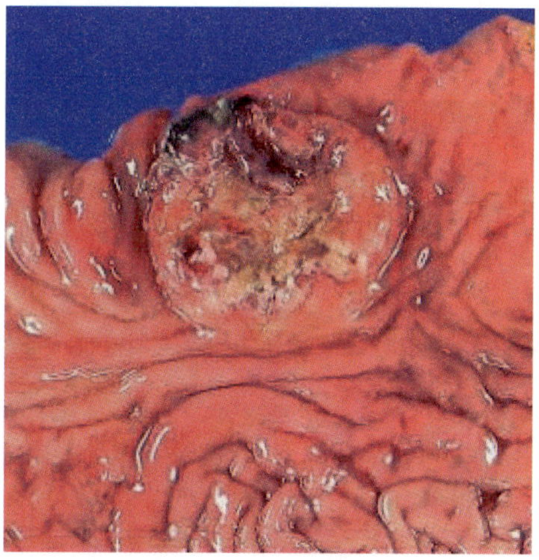

(f)

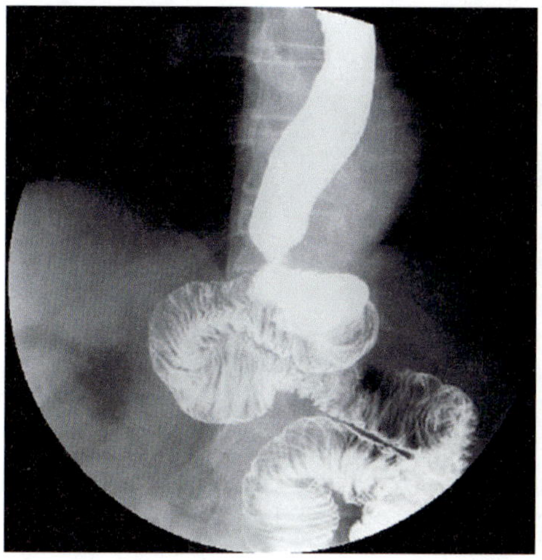

(g)

a, b는 Borrmann type Ⅰ(표면융기형)으로 작은굽이에 충만결손상이 관찰된다(화살표). c와 d는 각각 동일한 type의 CT 영상과 내시경 영상이다.

e는 Borrmann type Ⅱ(표면층)로 작은굽이에 움푹 패인 충만결손의 종양상이 관찰된다(화살표). f는 수술하여 절제한 검체(specimen) 사진이다. 그리고 g는 위장 전체를 절제한 환자의 조영상이다.

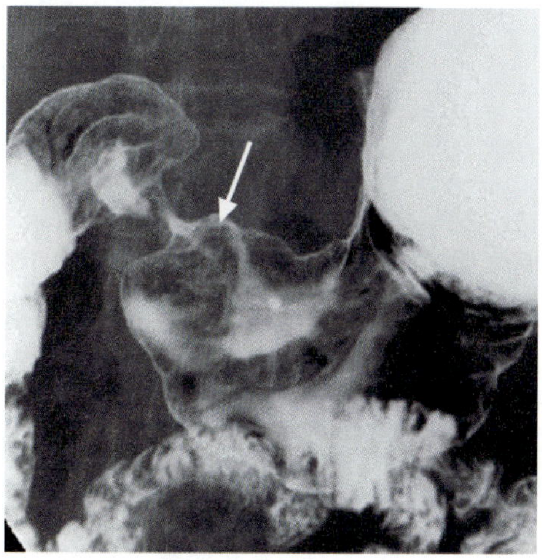

(h)

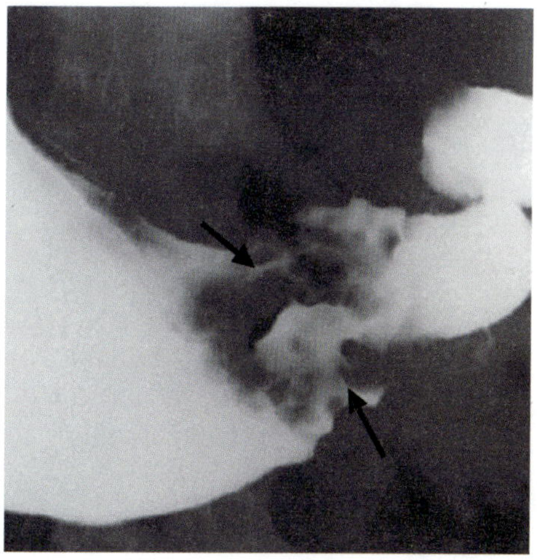

(i)

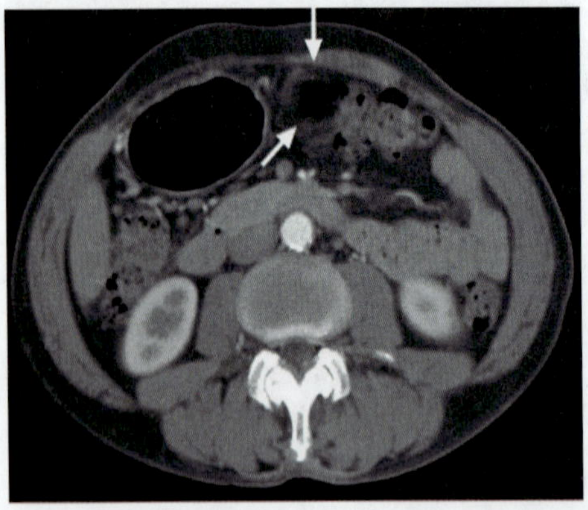

(j)

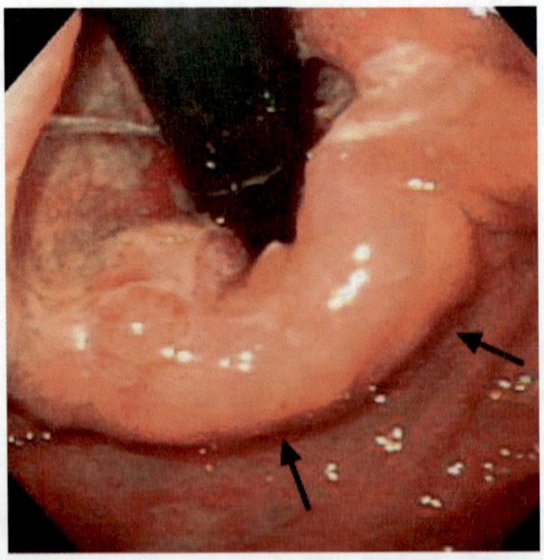

(k)

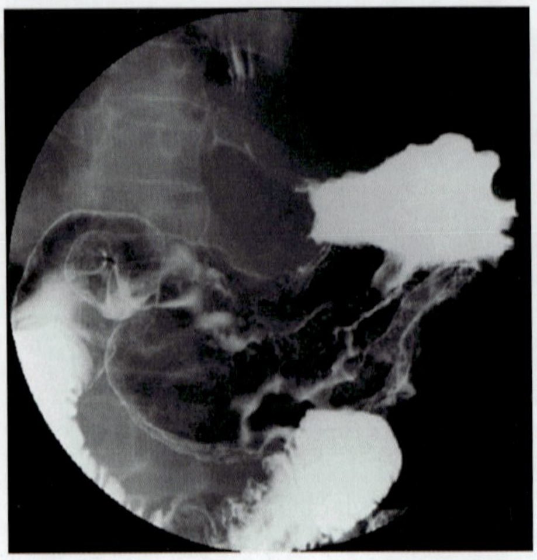

(l)

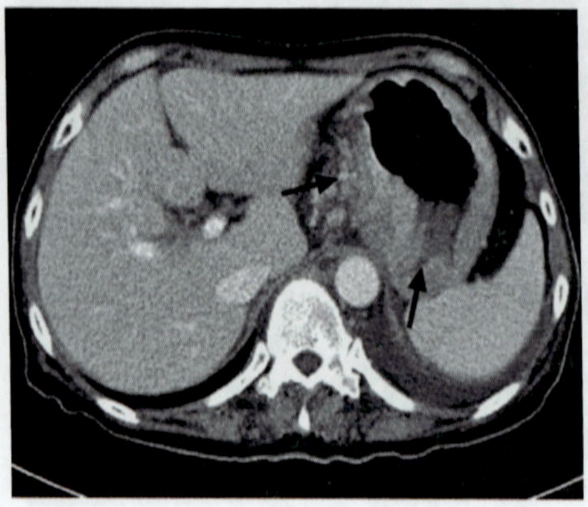

(m)

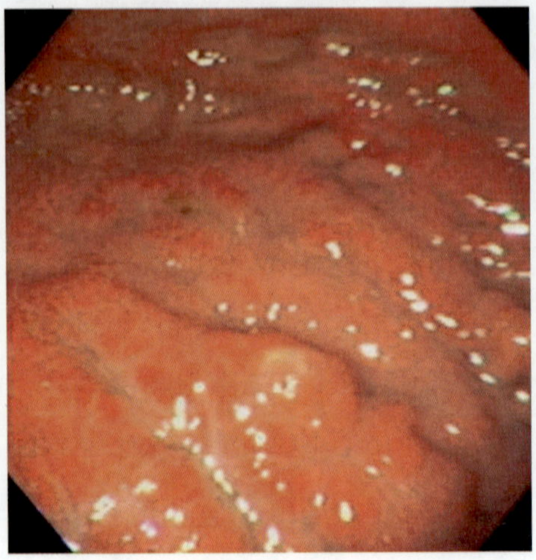

(n)

h와 i는 Borrmann type Ⅲ(오목형)으로 날문부에 궤양을 동반한 오목형 종양이 관찰된다(화살표). j의 CT 영상과 k의 내시경 영상에서 종양(화살표)을 확인할 수 있다.
l는 Borrmann type Ⅳ(혼합형/경화형)은 위장 전체에 융기와 오목형이 혼합된 변형된 형태를 보이며 전체적으로 경화(cirrhosis) 되어 있다. m의 CT 영상과 n의 내시경 영상에서 점막의 비후와 종양의 불규칙한 양상이 관찰된다.

그림 2-59. **진행성위암**

(6) 위암의 절제방법에 따른 수술 분류

암의 침범 정도와 부위에 따라 위 전체를 절제하는 위전절제술(total gastrectomy)과 위의 75~80%를 절제하는 위아전절제술(subtotal gastrectomy)이 있다. 드물게 위의 근위부에 종양이 생긴 경우 근위부 위절제술을 시행하기도 한다. 수술 결과는 위벽의 침윤 깊이에 따른 위암의 진행정도, 주위 림프절의 전이 유무 등에 따라 다르다.

위절제술은 위암이 진행된 속도와 상관없이 위암발생위치를 기준으로 절제하는 수술이다. 첫째, 위전절제술(total gastrectomy)로서 위의 상부에 암이 있고 설상 절제하기 곤란한 위치 혹은 크기가 큰 경우에는 식도의 연결 부위에서 위 전체를 절제하여 식도와 공장을 연결하는 수술이다.

둘째, 위아전절제술(subtotal gastrectomy)로서 위의 중간 이하의 아래에 발생하여 복강경(laparoscope)을 이용하여 절제하기 곤란한 위치나 크기를 가진 경우에 시행하게 되는 수술방법이다. 위 상부의 일부를 남기고 남은 부분의 단면을 십이지장(Billroth Ⅰ)이나 작은창자의 윗부분인 공장부위에 문합하는 것(Billroth Ⅱ)으로 위전절제술에 비해 위의 소화기능이 다소 보존되는 장점이 있다.

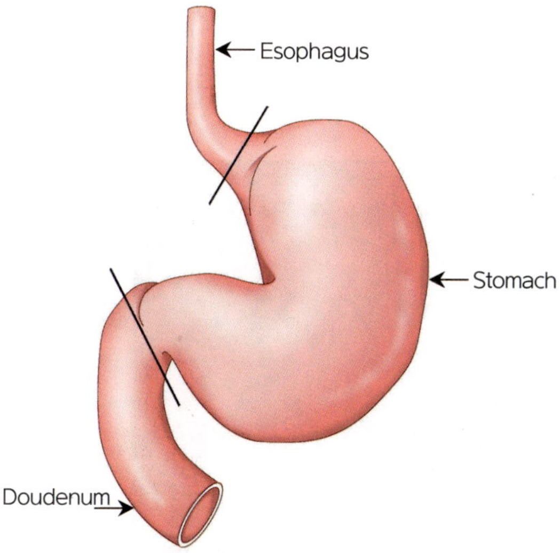

(a)

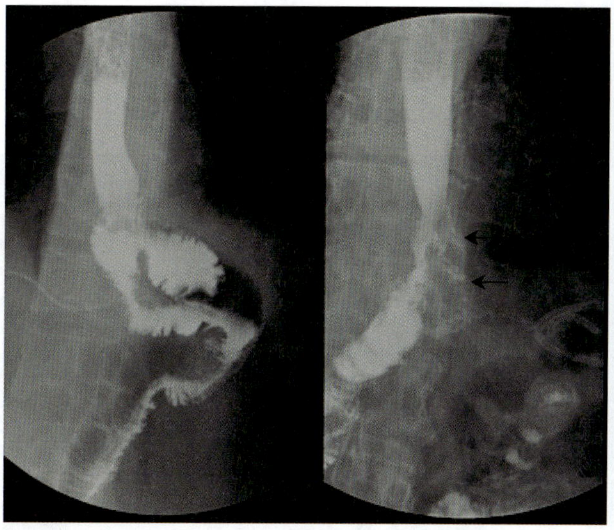

(b)

그림 2-60.

a. 위전절제술(total gastrectomy) 시행 방법의 그림
b. 식도-빈창자문합술(esopago-jejunostomy)을 시행 후 문합부위의 누출(leakage)을 관찰을 위해 소화관용 요오드 수용성 조영제를 투여하여 검사한 영상 (b)의 우측 영상의 화살표는 문합부위에서 누출(leakage)이 되고 있다.

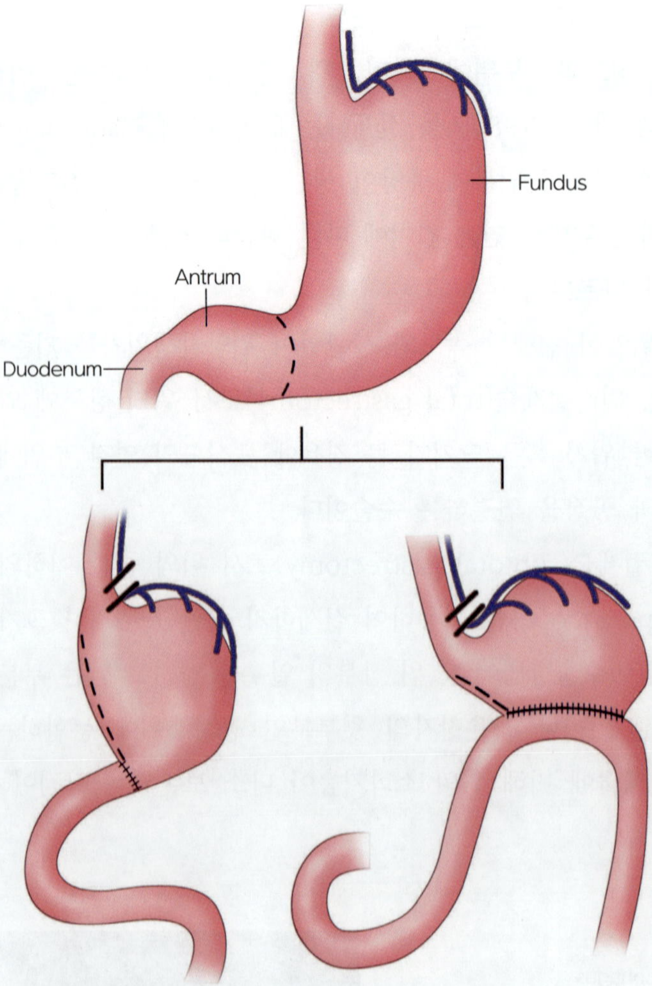

(a) Billroth Ⅰ　　(b) Billroth Ⅱ

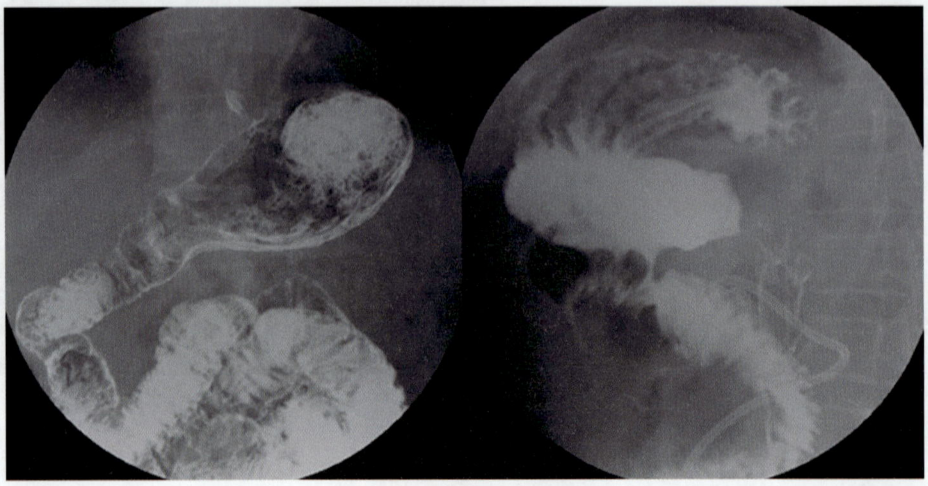

(c) Billroth Ⅰ

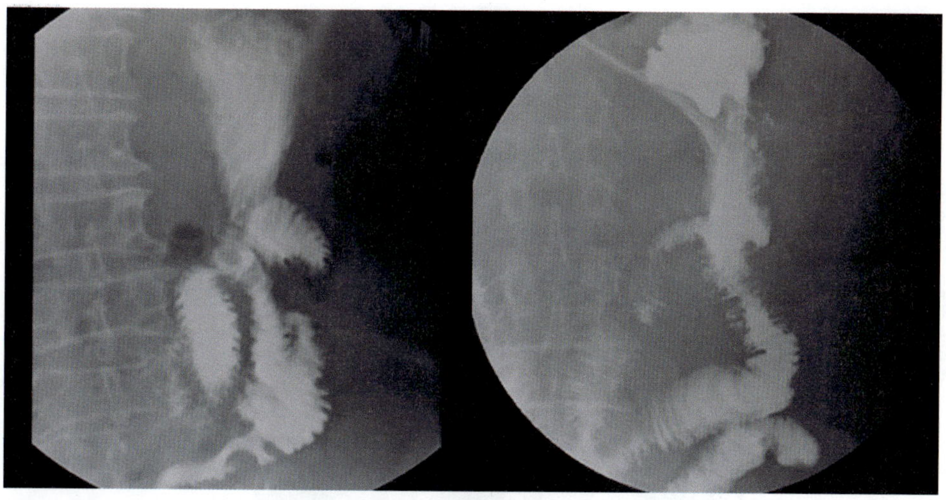

(d) Billroth Ⅱ

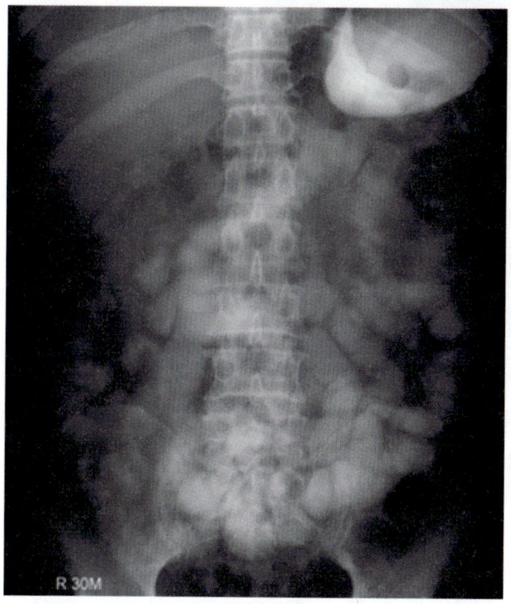

(e) 지연촬영

그림 2-61.
위아전전제술(subtotal gastroectomy)로서 (a)는 위-샘창자 문합술), (b)는 위-빈창자 문합술, (c)는 원위부 위절제술(distal gastrectomy) 또는 위샘창자문합술(gastroduodenostomy)을 시행한 환자의 영상으로 좌측은 수술 6개월 후에 바륨으로 이중조영술을 시행한 영상이고 우측은 소화관용 수용성 조영제를 사용한 영상이다. (d)는 소화관용수용성 조영제를 이용하여 위빈창자문합술(gastrojejunostomy)을 시행한 영상이다. (e)는 위절제술을 시행한 환자의 지연촬영 영상이다.

8) 인공음영(Artifact)

위장조영검사는 움직이는 환자를 대상으로 투시 장치를 이용해 황산바륨과 발포제의 이중 효과로 질병을 찾는 검사법이다. 그러므로 장치의 부적합한 사용이나, 환자의 움직임, 시술자의 미숙련, 조영제의 부적합한 사용 등에 의해 인공음영이 발생할 수 있다. 일반적으로 실시간을 시행하는 투시 중에 대부분은 인공음영인 것을 감지할 수 있으나, 간혹 인공음영을 질병으로 오진하는 경우도 있다. 그러므로 투시 중 촬영 할 때는 가능한 인공음영이 나타나지 않도록 유의하여야 한다. 위장조영검사에서 주로 발생하는 인공음영은 다음과 같다.

(1) 움직임에 의한 경우

위장은 규칙적으로 꿈틀운동을 한다. 이것을 억제하기 위하여 위장조영검사 전에 부교감신경 차단제인 진경제를 사용하기도 하지만, 여전히 움직임을 배제 할 수 없다. 그러므로 정지상을 만들기 위해서는 투시 중 촬영 시점이 중요하다. 환자가 움직이거나 꿈틀운동이 심화될 때 투시 중 촬영을 하면 음영의 흐려짐(blurring)에 의해 불선예한 영상이 나타나게 된다. 그 결과 그림 2-62와 같이 정상인 환자에게 궤양형의 주름이 관찰되기도 한다.

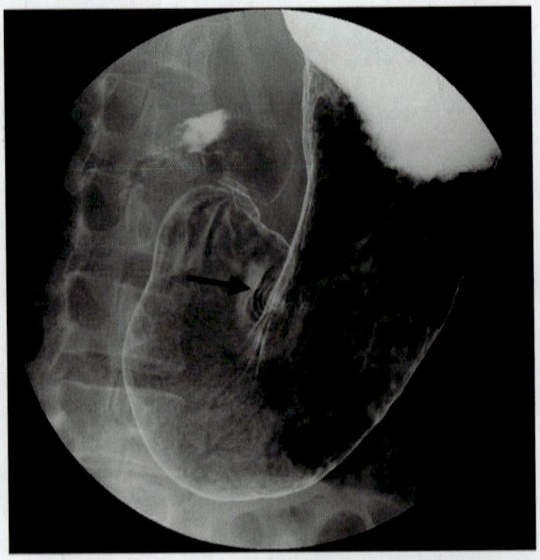

그림 2-62. 연동운동에 의한 artifact

위의 날문방부가 위장의 꿈틀운동에 의해 궤양형의 주름이 보인다(화살표).

(2) 위장 내 기포에 의한 경우

위장 이중조영검사 시 위장을 팽창시키고 이중조영 효과를 잘 나타내기 위해 발포제를 투여한다. 발포제가 공기를 생성하는 과정에서 기포의 일부가 위 내벽에 부착하기도 하는데, 부착된 기포는 마치 용종처럼 크기와 형태가 유사하게 나타나서 오진의 원인이 되기도 하므로 주의하여야 한다(그림 2-63).

(3) 발포제의 불완전한 용해에 의한 경우

위장 이중조영검사에서 발포제를 사용하는 이유는 위장 내에서 공기를 생성하여 위장을 팽창시키고 팽창된 위장에 황산바륨이 얇게 도포되도록 하는 것이다. 그러나 발포제가 완전히 용해되지 않으면, 다량의 기포가 황산바륨과 같이 이동하면서 떠돌아다니게 되며, 이것이 그림 2-64에서 보는 것처럼 불선예한 영상의 원인이

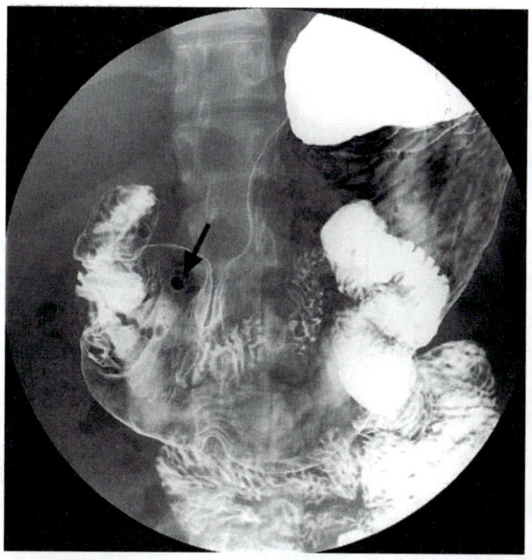

(a)

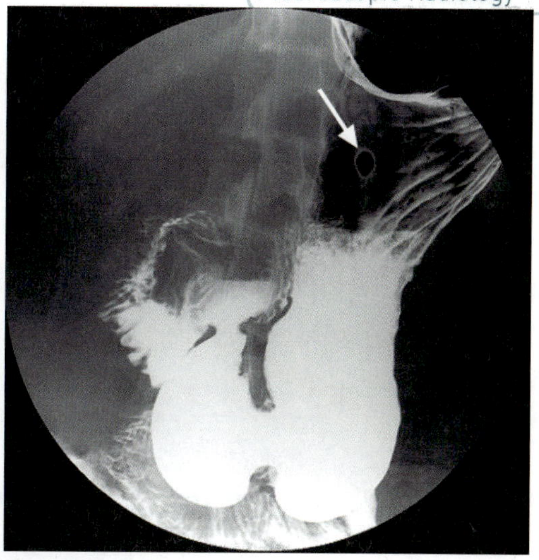

(b)

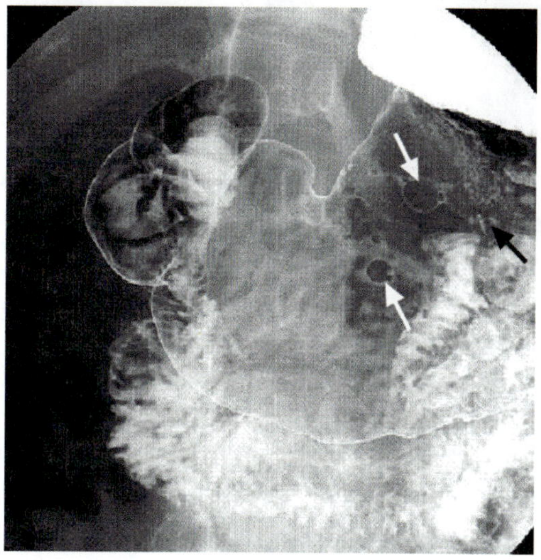

(c)

그림 2-63. 기포에 의한 인공음영(artifact)

a는 antrum에 air bubble이 polyp(화살표)으로 오인되는 영상이며, b는 high body에 rounding 한 huge air bubble(화살표)이 보이고, c는 body에 여러 개의 커다란 기포가 관찰된다.

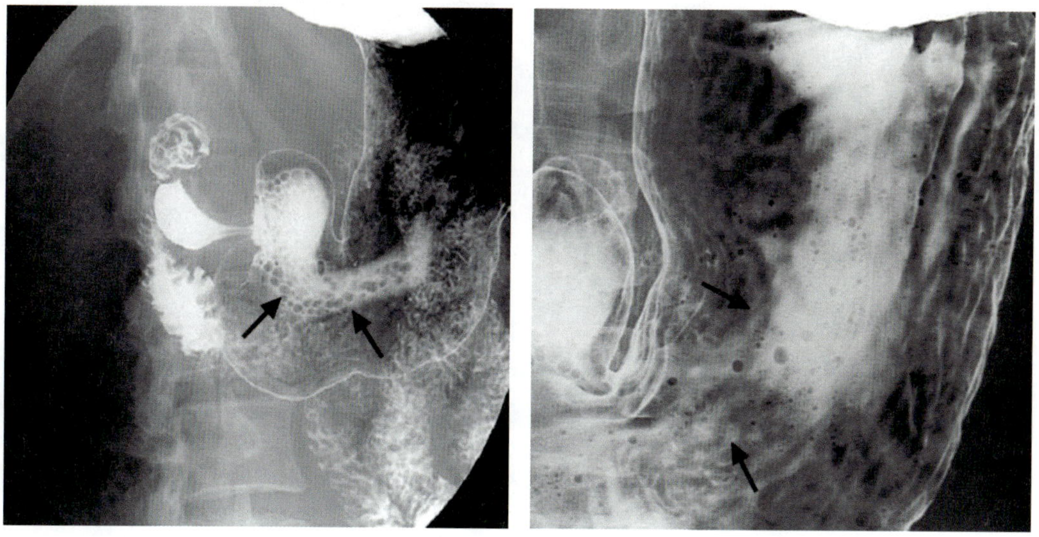

(a) (b)

그림 2-64. 불완전한 발포제의 용해에 의한 인공음영

위장 전체에 용해되지 않은 발포제로 인해 많은 기포(화살표)가 관찰된다.

(4) 발포제의 양이 적은 경우

위장의 형태와 크기는 개인마다 상이하다. 그러므로 조영제의 양은 환자에 따라 적당량을 가감하여 사용해야 최적의 위장 이중조영검사를 할 수 있다. 그리고 발포제의 양은 충분히 사용할 필요가 있다. 발포제의 양이 적으면 위장이 충분하게 팽창하지 않아 일부가 접힌 것처럼 나타나서 마치 궤양에 의한 흉터(반흔, scar)처럼 관찰된다(그림 2-65).

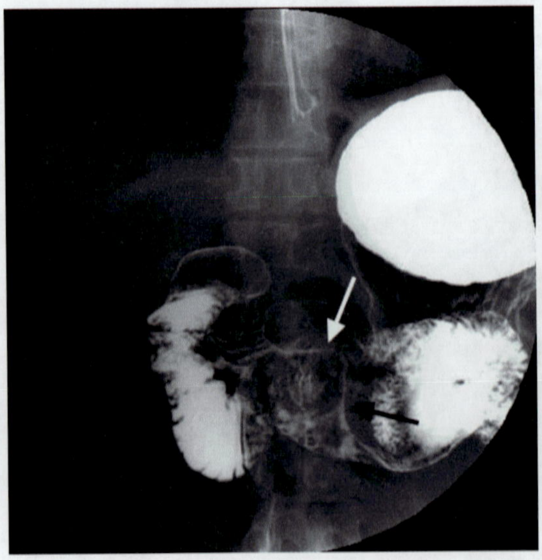

그림 2-65. Kissing artifact

발포가 불충분하여 날문부의 전벽과 후벽이 겹쳐 종양처럼 유사한 형태를 보인다(화살표).

3 저긴장성 십이지장이중조영검사
Hypotonic double contrast duodenography ; HDCD

1) 해부학적 구조

샘창자(십이지장, duodenum)는 전체 길이가 손가락 열두 개 정도의 폭으로 되어 있어 십이지장이라고 한다. 이는 날문구멍(pyloric orifice)에서부터 샘빈창자굽이(십이지장공장굴곡, duodenojejunal flexure)까지이다. 샘창자는 C자형의 고리 형태로써, 정상적인 위치는 열두 번째 갈비뼈(늑골, rib) 정중선과 L_3 상연의 수평부를 잇는 삼각부 내에 위치한다. 샘창자의 입구인 날문구멍은 7~8 mm의 직경을 가진 조임근(괄약근, sphincter)의 형태로 위장에서 소화된 유즙을 조금씩 샘창자로 보내는 역할을 한다. 날문구멍의 조영상은 정면에서는 원형, 측면에서는 관상(tubular)의 형태로 관찰된다. 샘창자의 C자형 고리는 해부학적으로 이자(췌장, pancreas)의 머리(pancreas head)를 싸고 있어 저장성샘창자이중조영술(HDCD)로 샘창자의 형태를 관찰하여 이자머리의 병변을 관찰하기도 한다.

샘창자는 상부(superior portion), 내림부(descending portion), 수평부(transverse portion), 오름부(ascending portion)로 구분한다. 상부는 날문구에서 이어져 L_1 오른쪽에 위치하며 대부분 샘창자팽대(샘창자구, duodenal bulb)로 구성되고 샘창자 고리 중 유일하게 복강 내에 위치한다. 이 부위는 운동 범위가 넓고 이중조영 시 공기에 의한 팽창이 크다. 또한 이등변 삼각형 모양으로 위소구가 없고 궤양이 호발하는 부위다. 따라서 위장조영검사를 할 때 함께 관찰하는 것이 일반적이다.

샘창자의 내림부는 L_4 높이까지 오른쪽을 따라 내려가며 내측에는 바터 팽대부(Vater's ampulla)가 위치한다. 이 부위 또한 병변이 호발하는 부위로써 오름부보다 내림부에서 암의 발생 비율이 높다. 바터 팽대부는 대유두(major papilla)와 소유두(minor papilla)가 있다. 소유두는 대유두의 상방 1~2 cm 지점에 위치한다. 대부분의 사람은 대유두에 온쓸개관(총담관, common bile duct)과 주이자관(chief pancreatic duct)이 개구하고, 소유두에 덧이자관(부췌관, accessory pancreatic duct)이 개구한다.

가로부는 L_3 높이에서 아래대정맥(하대정맥, inferior vena cava)과 배대동맥(복부대동맥, abdominal aorta)의 앞을 좌측으로 이행하는 부분으로 샘창자의 오름

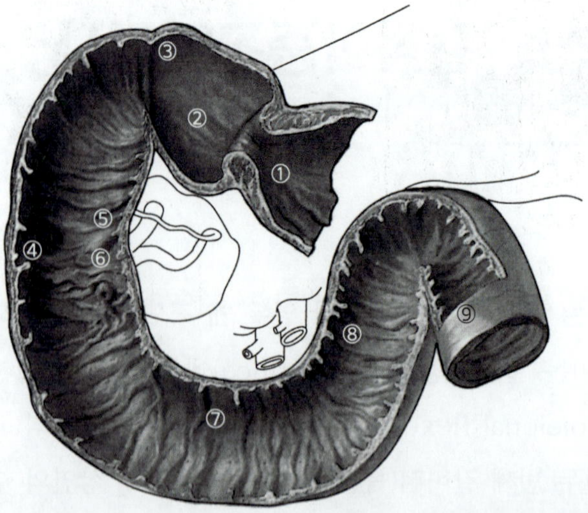

① 날문방(pyloric antrum)
② 샘창자팽대부(duodenal bulb)
③ 샘창자 상부 (superior portion of duodenum)
④ 샘창자 내림부 (descending portion of duodenum)
⑤ 소유두(minor papilla)
⑥ 대유두(major papilla)
⑦ 샘창자 가로부 (horizontal portion of duodenum)
⑧ 샘창자 오름부 (ascending portion of duodenum)
⑨ 빈창자(jejunum)

그림 2-66. 샘창자의 해부학적 구조

위아전절제술부로 이어진다. 오름부는 L_2 높이까지 올라가 빈창자와 이어지면서 샘빈창자굽이(duodenojejunal flexure)를 이룬다. 이곳은 트라이츠 인대(treitz ligament)에 의해 후복벽에 고정되어 있다.

샘창자의 주위에는 여러 가지 구조물들이 있다. 좌측에는 이자, 우상방에는 쓸개, 내림부 외측 후방에는 콩팥(신장, kidney), 가로부에는 대동맥과 위창자간막동맥(상장간막동맥, superior mesenteric artery) 등이 위치한다. 따라서 이들의 이상 여부에 따라 샘창자의 위치와 크기가 달라질 수 있다.

2) 검사 목적

저장성샘창자조영술(hypotonic duodenography)은 샘창자의 형태, 위치의 이상 유무, 궤양(ulcer), 종양(tumor), 살버섯(polyp), 곁주머니(diverticulum) 등과 유두부의 병변을 검색하는 것이 주된 목적이다. 또한 샘창자가 이자두부를 감싸고 있으므로 이자두부의 간접적인 이상 유무를 알 수 있다. 그러나 최근에는 초음파와 전산화단층촬영, 자기공명영상 검사로 이자의 질환을 용이하게 관찰할 수 있어서 이자 질환의 감별을 위해 샘창자검사만을 시행하는 경우는 드물다.

3) 전처치

위장조영검사에 준하여 8시간 이상 금식(NPO)을 시행한다. 흡연이나 껌 등은 타액과 위액의 분비를 촉진하므로 삼가하고 검사 전에 물을 마시면 작은 살버섯과 궤양의 진단에 어려움이 있으므로 제한한다.

4) 조영제

저장성샘창자조영술은 위장조영검사의 연장으로 생각하면 된다. 따라서 조영제의 사용법과 전처치는 위장조영검사에 준한다.

5) 검사 방법

샘창자는 생리적으로 운동성과 수축성이 커서 저장성 상태(hypotonic state)에서 검사를 시행한다. 수축된 샘창자의 C자형 고리를 확장시켜 관찰해야 하므로 황산바륨과 발포제를 사용하여 이중조영검사를 시행한다. 샘창자구멍과 유두부는 병변이 호발하는 부위이므로 이중조영과 충만상태에서 압박대를 이용하여 미세한 병변을 관찰해야만 한다.

저장성 십이지장조영검사의 구체적인 검사 방법은 다음과 같다.

(1) 환자에게 검사의 진행에 대하여 설명하고 긴장을 해소시킨다.

(2) 검사 5~10분 전에 연동운동 억제제를 근육 주사하여 샘창자의 꿈틀운동을 억제함으로써 저 긴장상태로 한다.

(3) 준비한 황산바륨과 발포제를 경구 투여한다.

(4) 환자의 위치를 우전사방향자세(RAO)로 하여 황산바륨을 샘창자로 이동시킨다. 투시 하에 샘창자에 조영제가 충만되는 것을 확인하고 충만 결손 여부를 관찰하면서 순간 검사한다(그림 2-67a). 그리고 환자를 좌·우로 이동시켜 샘창자로 공기가 유입되게 하여 우전사방향의 이중조영상을 관찰하면서 순간 촬영한다(그림 2-67b).

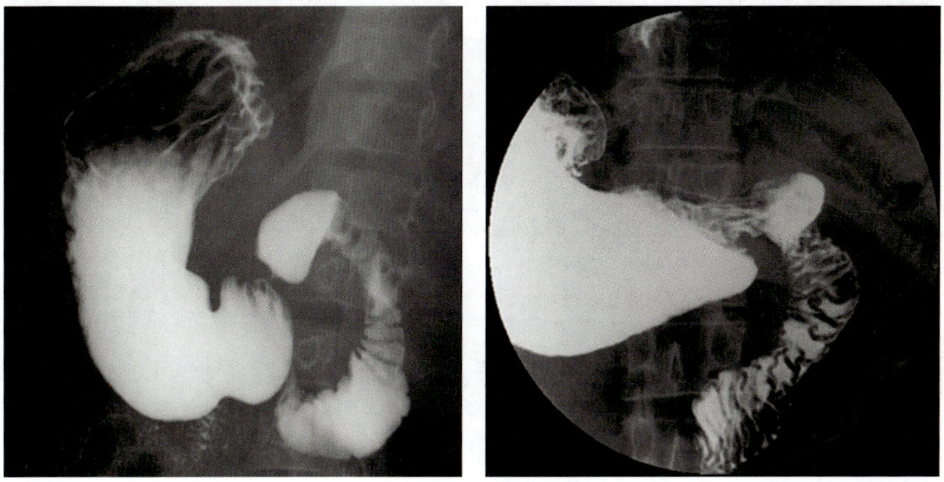

(a) (b)

그림 2-67. 우전사방향(RAO) 영상
충만상(a)과 이중조영상(b)

(5) 환자의 위치를 좌후사방향(LPO) 자세로 하여 샘창자에 공기가 유입되도록 하고 샘창자의 이중조영상을 관찰하면서 샘창자를 중심으로 순간 촬영을 한다(그림 2-68a). 그리고 환자를 좌·우로 자세를 변환하면서 샘창자로 황산바륨을 유입시켜 좌후사방향 충만상을 관찰하면서 순간 촬영한다(그림 2-68b).

(6) 바로누운자세로 하여 전체적인 샘창자의 형태를 관찰하면서 순간 검사한다(그림 2-69).

(7) 환자의 위치를 변경시키면서 병변이 의심되는 부위를 관찰하고, 압박대를 사용하여 점막을 관찰하면서 순간 검사한다(그림 2-70).

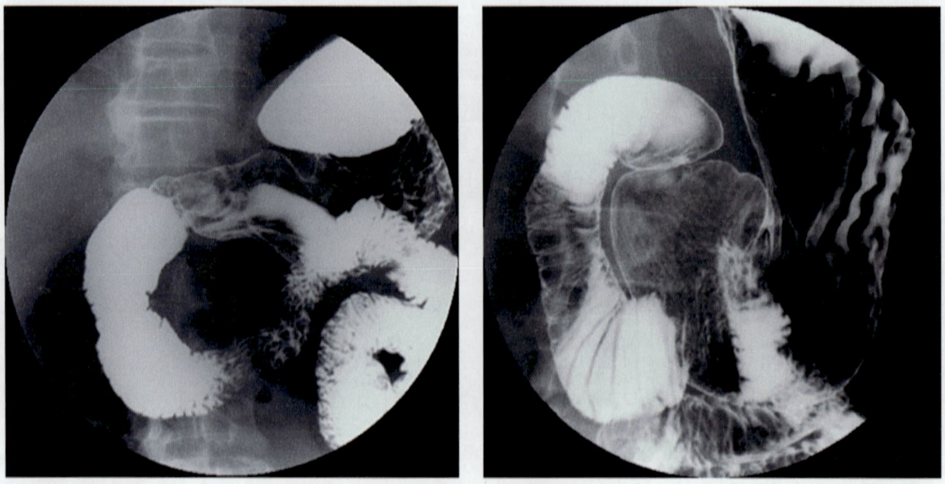

(a) (b)

그림 2-68. 좌후사방향(LPO) 영상

이중조영의 영상으로 a는 충만상이고 b는 바륨이 제거된 영상이다.

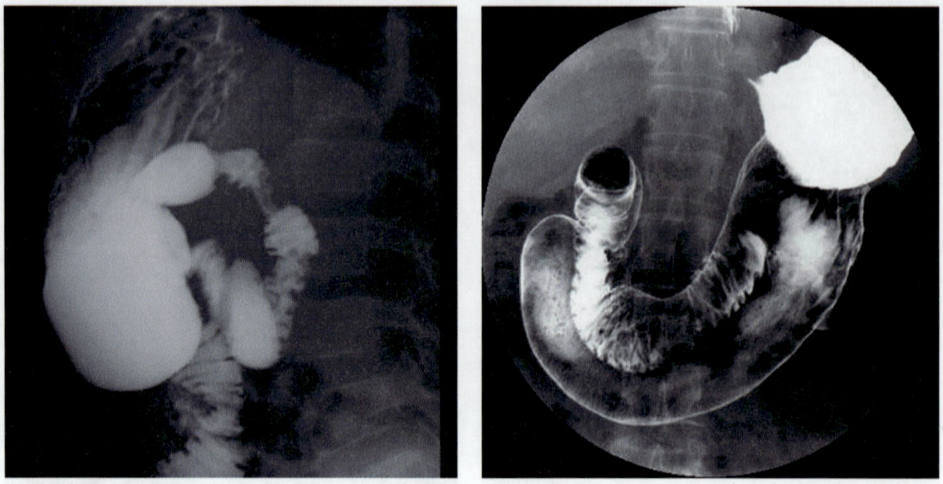

(a) 우측 측면자세(Rt. lateral position) (b) 바로누운자세(supine position)

그림 2-69. 바로누운자세(supine position)

a는 우측 측면자세에서의 영상으로 위와의 겹침을 방지할 수 있다. b는 바로누운자세(supine position)로서 샘창자와 위가 겹쳐져 보인다.

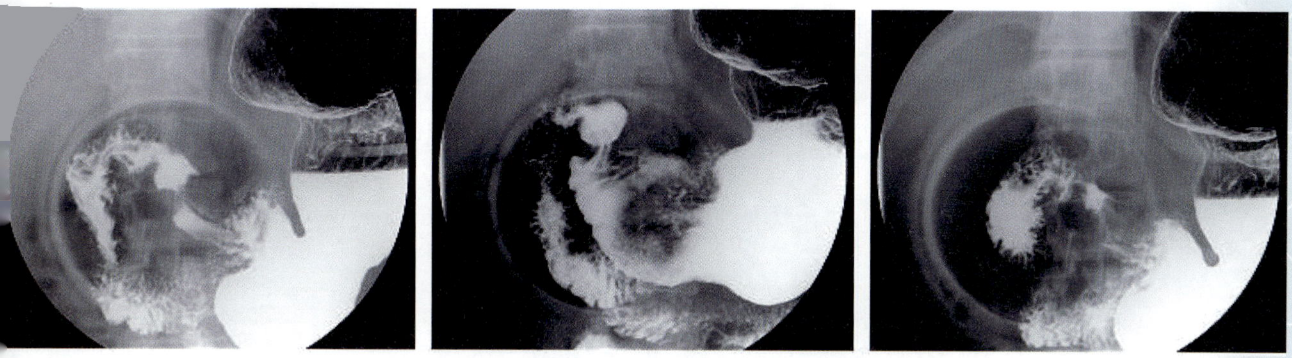

(a) (b) (c)

그림 2-70. 압박상

샘창자의 압박상이다. a는 샘창자의 팽대부를 비롯한 샘창자 전체의 조영상이 관찰된다. b는 샘창자팽대부의 충만상과 내림부의 이중조영상이 관찰된다. c는 샘창자 팽대부의 수축상과 십이지장 2nd, 3rd portion의 점막주름이 관찰된다.

6) 임상증례

샘창자는 주위에 여러 가지 장기들이 분포하기 때문에 이들 장기의 이상에 따라 위치, 크기 및 윤곽의 변화를 초래하기도 하고, 샘창자 자체의 이상에 의해 윤곽이 돌출되거나 결손상을 나타내기도 한다. 샘창자의 오른쪽에 분포하는 간, 우측 콩팥, 쓸개 등의 장기가 확장되면 샘창자가 왼쪽으로 이동하며, 간이 수축하면 샘창자는 오른쪽으로 견인된다. 샘창자의 확장은 선천적으로 거대구부(megalobulbus)를 형성하기도 하지만 십이지장막힘증(imporferate duodenum) 또는 창자막힘증(장폐색증, paralytic ileus)에 의해 확장되고 선천성 기형이나 염증성 질환 또는 종양에 의해 축소된다. 특히 이자염 또는 낭종에 의해 샘창자 고리가 C자 또는 ε자 형태의 콩팥을 보인다.

(1) 샘창자염(Duodenitis)

샘창자염이나 까짐(미란, erosion)은 위의 산도와 관계가 있다. 엑스선상에서 점막주름이 경직되어 압박을 가해도 잘 펴지지 않고 다발성 까짐은 바륨조영상에서 다수의 표적 음영상으로 관찰된다.

(2) 샘창자 궤양(Duodenal ulcer)

샘창자 궤양은 95%가 샘창자 팽대(duodenal bulb)에서 발생하므로 이것의 변형에 대한 관찰이 중요하다. 샘창자 굽이(duodenal flexure)의 변형은 일측성 변형, 양측성 변형 그리고 원형을 알 수 없는 고도의 변형으로 구분한다. 일측성 변형은 작은굽이(lesser curve)측의 변형과 큰굽이(greater curvature)측의 변형으로 구분하고, 양측성 변형은 작은굽이와 큰굽이측에 모두 변형이 되어 움푹 페인 형태로서 일명 kissing ulcer라고 한다. 일반적으로 위샘창자(superior duodenum)에서는 양성궤양이, 유두부와 아래 샘창자에서는 악성궤양이 호발한다. 샘창자 궤양은 위궤양에 비해 호발연령이 낮고 공복이나 야간에 통증이 많이 발생한다.

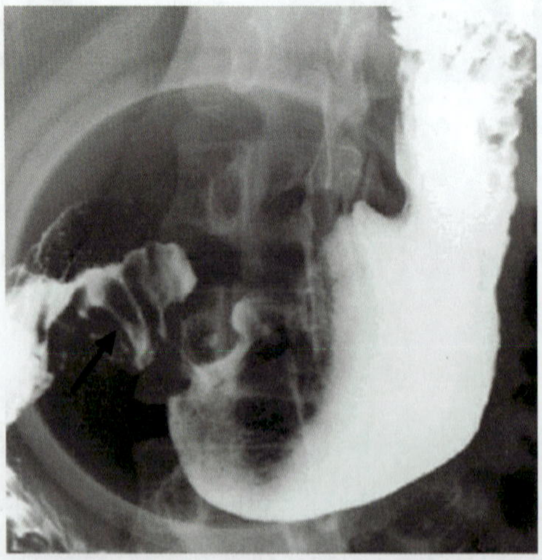

(a)

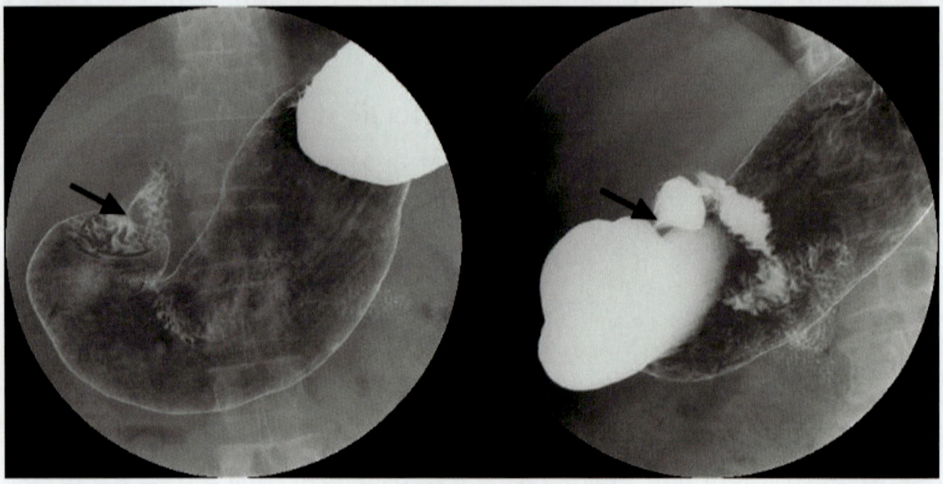

(b)

그림 2-71. 샘창자염(duodenitis)

a는 샘창자 팽대부의 압박상으로 팽대부(bulb)의 점막주름이 두꺼워져 있으며 염증 소견을 보인다(화살표). b는 샘창자가 경직되고 점막주름의 비후와 내강이 좁아진 형태를 보인다(화살표).

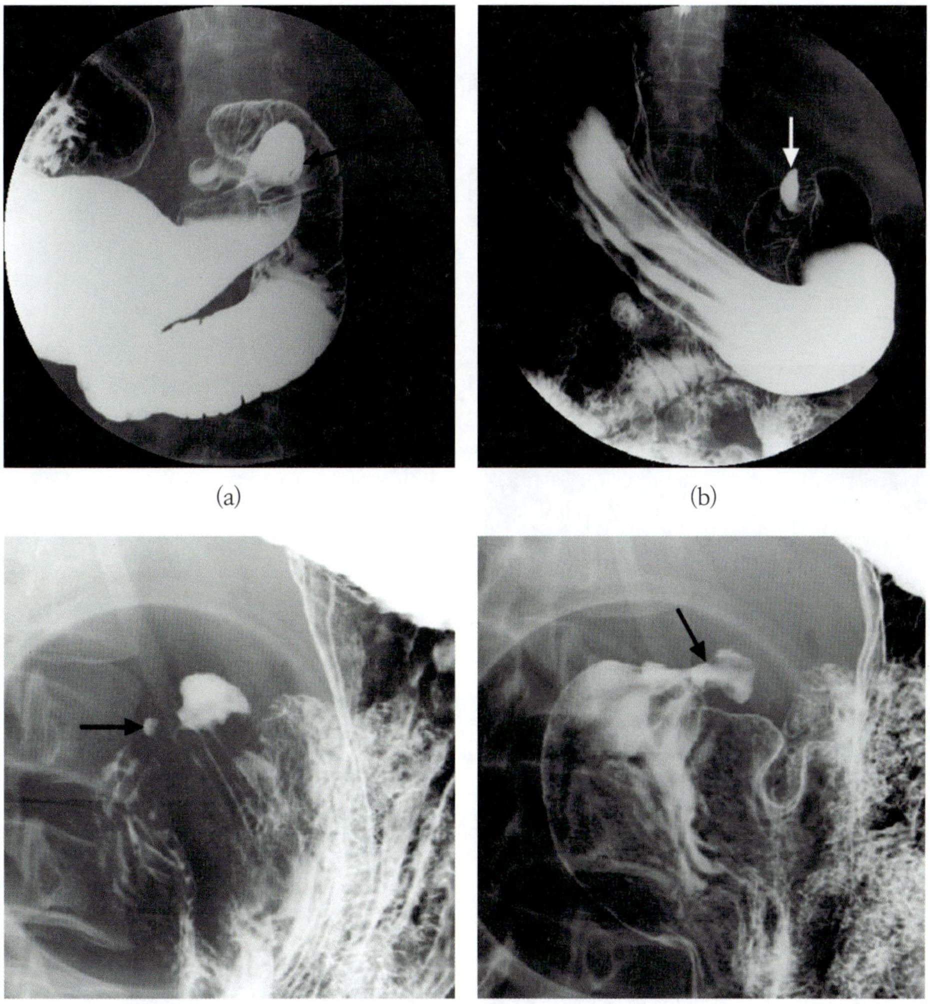

(a) (b) (c) (d)

그림 2-72. **샘창자 궤양(duodenal ulcer)**

a는 샘창자 망울이 잘 이완되지 않고 관내강(lumen)에 융기하는 부분이 있어 활동성 궤양을 동반한 궤양 변형이 있으며(화살표), b는 만성 샘창자궤양(chronic duodenal ulcer)에 의해 샘창자 망울이 변형된 모습을 보인다(화살표). c와 d는 샘창자 망울의 압박상으로 궤양 치료 후 관찰되는 흉터(반흔, duodenal ulcer scar)이다(화살표).

(3) 샘창자 곁주머니(Duodenal diverticulum)

샘창자 윤곽의 이상을 보면 일반적으로 곁주머니와 궤양은 윤곽이 바깥쪽으로 돌출된 형태, 종양은 충만 결손(filling defect) 또는 음영결손의 형태로 관찰된다. 곁주머니는 샘창자 내강이 바깥쪽으로 튀어나온 것을 말하며 위장관의 모든 부분에서 발생할 수 있다. 엑스선 조영상에서 곁주머니가 궤양과 다른 점은 정상구조의 벽을 유지하고 일정한 점막주름을 가지며, 부기(부종, edema)가 없는 목(neck)을 형성하고 있는 것이다.

(4) 샘창자의 협착 및 막힘(Duodenal stricture and obstruction)

소아의 경우 샘창자 협착은 샘창자 유두의 아래에서 가장 많이 발생하고, 증상은 쓸개즙(담즙, bile juice)이 섞인 구토를 동반한다. 단순복부영상에서는 쌍기포징후(double bubble sign)를 보인다. 성인의 경우는 궤양 또는 종양에 의해 샘창자가 좁아지는 경우가 대부분이다.

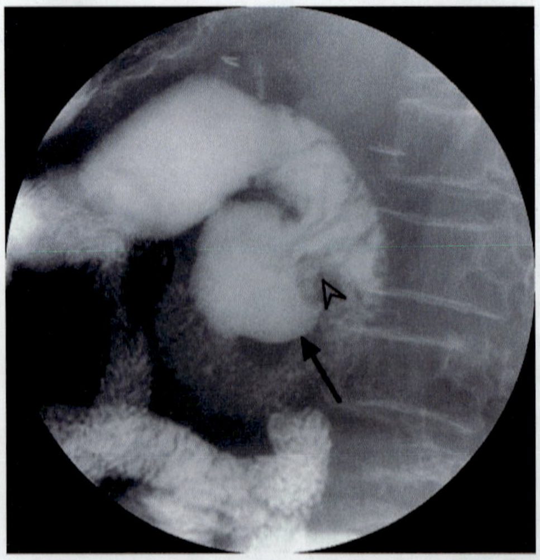

그림 2-73. 샘창자 곁주머니

샘창자 내림부(2nd portion)에 큰 곁주머니(huge diverticulum)가 관찰되며 목(neck)을 형성하고 있다(화살표).

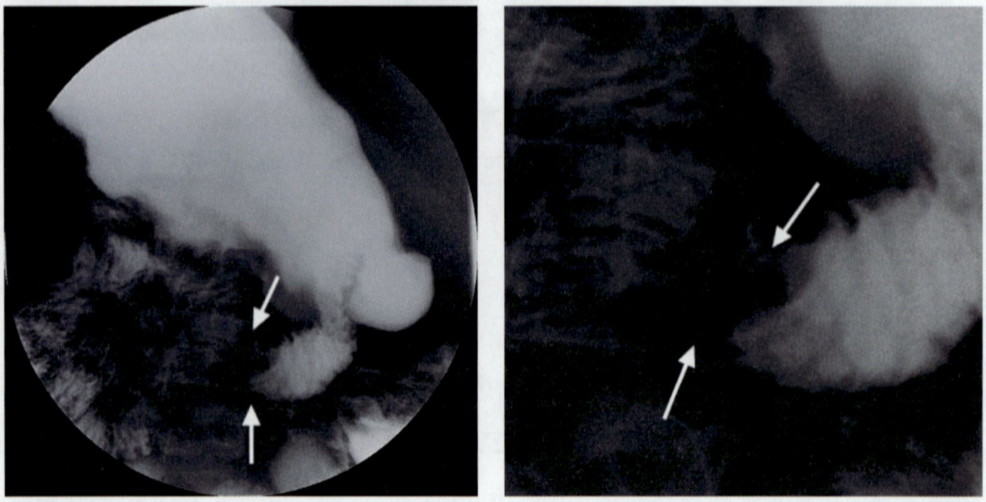

(a)

(b)

그림 2-74. 샘창자 협착

a는 샘창자 가로부(3rd portion)가 협착되어 있다(화살표). b는 a의 협착된 부위를 확대한 영상이다.

(5) 샘창자 종양(Duodenal tumor)

샘창자 종양은 대부분 내림부(2_{nd} portion)에서 발생하며 양성종양인 살버섯은 샘창자 팽대(bulb)에서, 원발성 악성종양은 유두부에서 호발한다. 살버섯은 상피증식으로 인해 샘창자 내강 내로 돌출한 융기성의 질환을 일컫는다. 유두부의 악성종양은 유두부 자체에서 가장 많이 발생하며(65 %) 유두 아래쪽과 유두 위쪽의 순서로 호발한다.

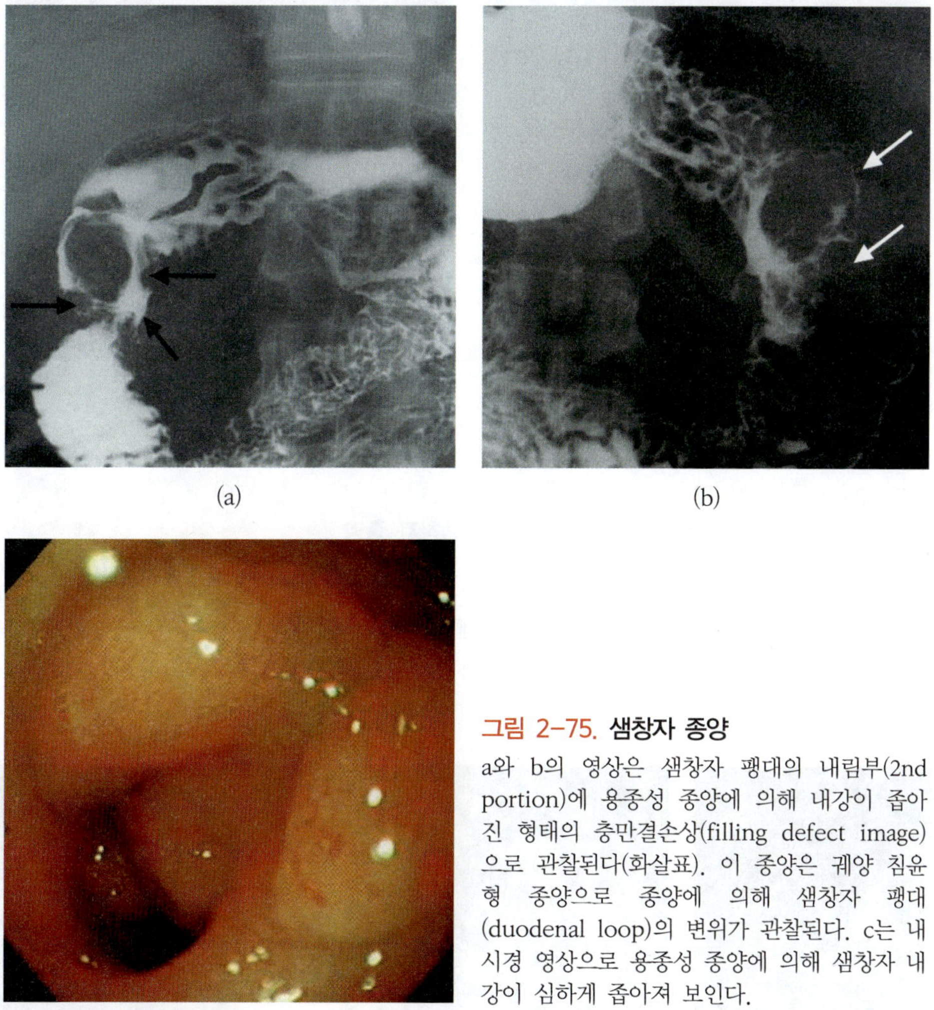

(a) (b) (c)

그림 2-75. **샘창자 종양**

a와 b의 영상은 샘창자 팽대의 내림부(2nd portion)에 용종성 종양에 의해 내강이 좁아진 형태의 충만결손상(filling defect image)으로 관찰된다(화살표). 이 종양은 궤양 침윤형 종양으로 종양에 의해 샘창자 팽대(duodenal loop)의 변위가 관찰된다. c는 내시경 영상으로 용종성 종양에 의해 샘창자 내강이 심하게 좁아져 보인다.

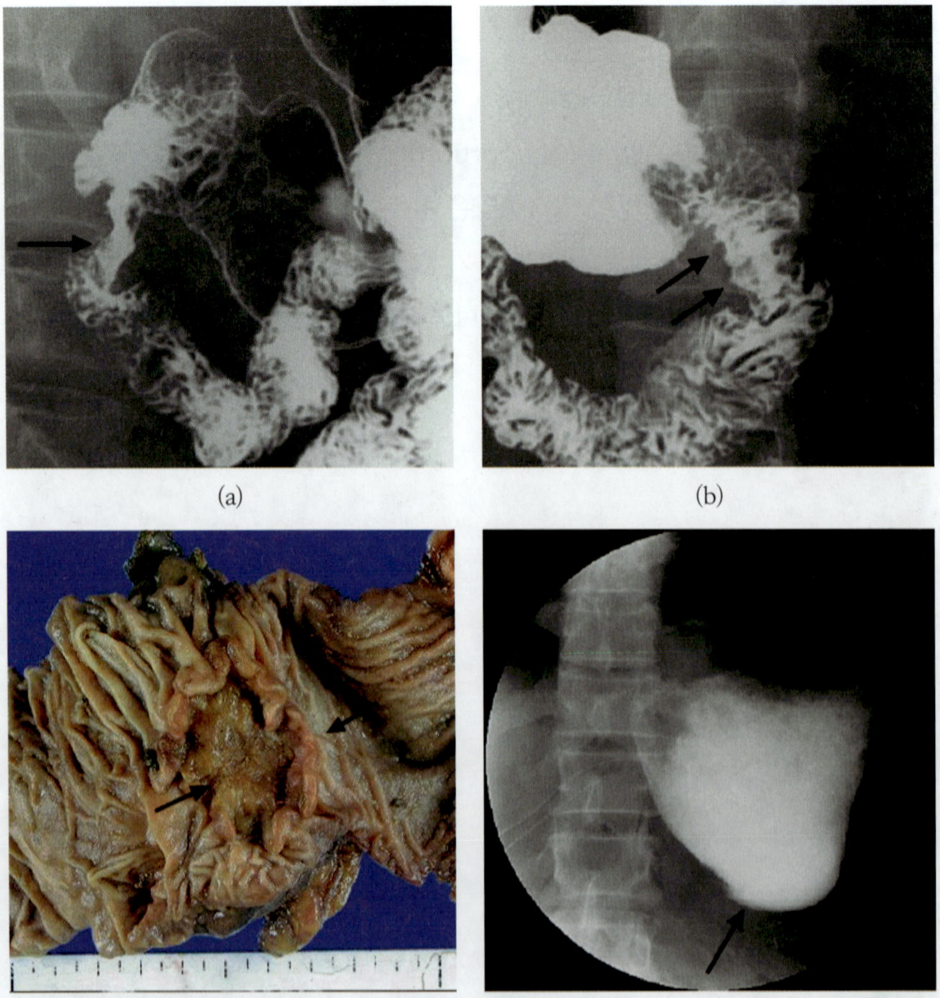

(a) (b) (c) (d)

그림 2-76. 샘창자 종양

a와 b의 영상은 샘창자 내림부(2nd. portion)에 궤양침윤형 종양(ulcerated infiltrative mass)이 보이고(화살표), 점막주름이 두껍고 표면에 거친 결절이 관찰된다. c는 적출한 종양(specimen)의 사진이다. d는 수술 후 소화관용 수용성조영제을 이용하여 조영한 영상으로 샘창자의 막힘(obstruction)으로 조영제가 작은창자로 통과(passage)되지 않는 것이 관찰된다(화살표).

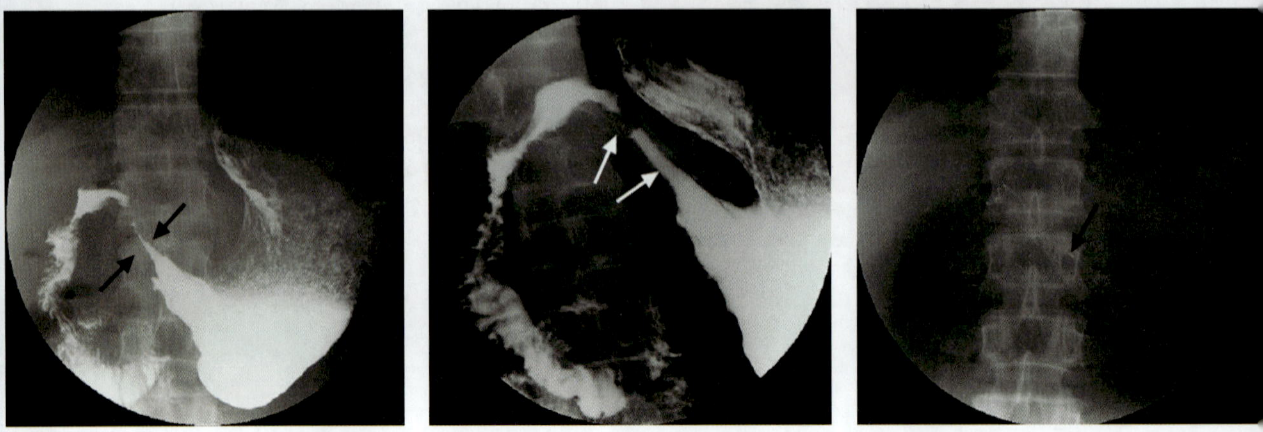

(a) (b) (c)

그림 2-77. 십이지장 종양

a영상에서 날문과 샘창자 팽대(pylorus & duodenal bulb)가 종양에 의해 협착된 것이 관찰된다(화살표), b와 c는 음식물이 통과되도록 stent를 삽입한 영상이다(화살표).

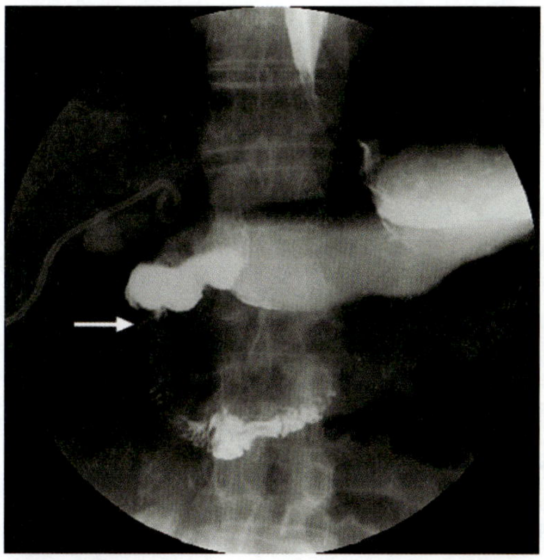

(a)

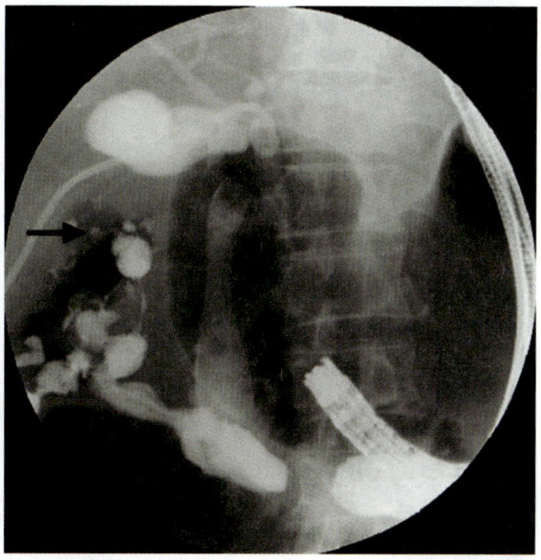

(b)

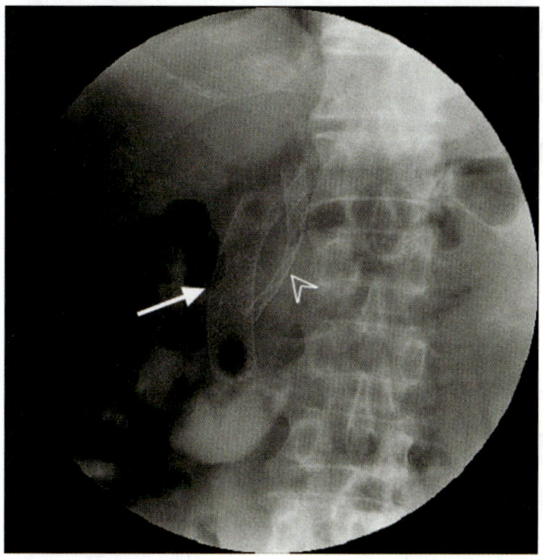

(c)

그림 2-78. 샘창자 종양

a와 b의 영상은 췌장암(pancreatic cancer)이 샘창자로 전이(metastasis)되어 샘창자 내림부의 내강이 좁아져 있는 것이 관찰된다(화살표). c는 샘창자(화살표)와 온쓸개관(화살촉)의 좁아진 부위에 음식물과 답즙 배출이 원활하도록 stent를 삽입한(stent insertion) 영상이다.

4 소장조영검사
Small bowel series

1) 해부학적 구조

위·장관계는 생태학적으로 앞창자(전장, foregut), 중간창자(중장, midgut), 뒤창자(후장, hindgut)로 나뉜다. 앞창자는 구강(oral cavity)에서 샘빈창자굽이(duodenojejunal flexure)까지, 중간창자는 샘빈창자굽이부터 가로잘룩창자(횡행결장, transverse colon) 우측 1/3의 Cannon's point까지, 뒤창자는 Cannon's point에서 곧창자(직장, rectum)까지이다. 그러므로 작은창자는 생태학적으로 중간창자에 해당된다. 중간창자는 태생기 때 회전(태아회전, version)한다. 1단계 회전은 태생 8주에 위창자간막동맥(superior mesenteric artery)을 축으로 시계 반대 방향으로 회전하며, 2단계 회전은 태생 10주에 일어나는데, 중간창자가 180° 회전하여 복강 내로 복귀한다. 2단계 회전에 이상이 있으면 선천적 작은창자 역위증(situs inversus)이 된다. 3단계 회전은 태생 말기 또는 분만 직후에 일어나며 우측상부 4분의 1(RUQ : right upper quadrant)의 오름잘룩창자(ascending colon)와 막창자(맹장, cecum)가 우측하부 4분의 1(RLQ : Right Lower Quadrant)로 내려오면서 오름잘룩창자가 창자간막(장간막, mesenterium)에 고정된다.

작은창자는 날문구에서 돌막창자판막(ileocecal valve)까지 6~7 m의 긴 소화기관으로 샘창자(duodenum), 빈창자(공장, jejunum), 돌창자(회장, ileum)로 구분한다. 샘창자는 위로는 위장과 연결되어 C자 형태를 이루다가 샘빈창자굽이(duodenojejunal flexure)에서 빈창자와 연결된다. 빈창자는 L_2의 좌측에서 샘창자와 연결되고 우측아랫배에서 돌창자로 연결된다. 작은창자는 형태와 분포가 조영상으로 돌창자와 빈창자의 구분이 명확하다. 해부학적으로 보통 좌측 위쪽을 위쪽 작은창자, 우측 중간위쪽을 중간 작은창자, 중앙의 중간아래쪽을 아래 작은창자로 구분한다. 빈창자의 직경은 1.8~2.5 cm로 돌창자의 1.7~2.4 cm 보다 조금 넓다.

작은창자는 꿈틀운동, 분절운동, 융모운동 등에 의해 음식물의 소화와 흡수를 한다. 꿈틀운동은 음식물을 소화하고 흡수하는 동시에 아래쪽으로 이동시키는 운동이다. 2~3 cm씩 위쪽은 수축하고 아래쪽은 이완하여 소화, 흡수를 돕고 음식물을 아래쪽으로 이행시킨다. 분절운동은 상하, 좌우로 흔들어 주는 운동이다. 이 운동은 주로 돌창자에서 담당하며 작은창자를 1 cm 이하의 분절로 수축과 이완을 지속하면서 소화액과 미즙을 혼합시킨다. 그래서 미즙이 장 점막과 충분히 접촉하게 하여 흡수를 돕는다. 한편 융모운동은 미세융모 표면에 미즙과 소화액을 교반하고 혼합시키는 운동으로 소화된 음식물의 흡수를 촉진한다.

장 점막에서 분비되는 장액의 PH는 8.0~8.2의 알칼리성으로 하루 3ℓ 정도 분비한다. 작은창자는 연동운동, 분절운동, 융모운동 등을 하면서 하루에 5~10ℓ의 물을 흡수한다. 이것은 소화액, 음식물의 수분과 물의 섭취에 의한 수분들이다.

작은창자에서 음식물이 통과하는 시간은 연령과 자세(체위, position), 그리고 질환에 따라 차이가 있으나 보통 90~180분 정도이다. 정상적인 경우, 샘창자와 빈창자가 돌창자보다 통과시간이 조금 빠르다. 그리고 우전사방향(RAO) 또는 우측 옆으로 누운자세(Rt. lateral decubitus position)에서 꿈틀운동이 증가하므로 음식물의 통과 시간을 촉진시킬 수 있다.

작은창자의 점막주름은 원형의 줄무늬 형태로 균일하며 정상적인 조영상에서 우모상 주름을 관찰할 수 있다. 이것을 이차주름(secondary folds)이라고 한다. 그러나 작은창자가 확장되면 코일 형태의 주름이 보인다. 이와 같이 비정상적인 작은창자의 확장을 일차주름(primary folds)이라고 하는데, 이때 작은창자 고리간격(inter loopal space)이 확장되어 관찰된다. 정상인의 작은창자 고리 간격은 2~3 mm이다.

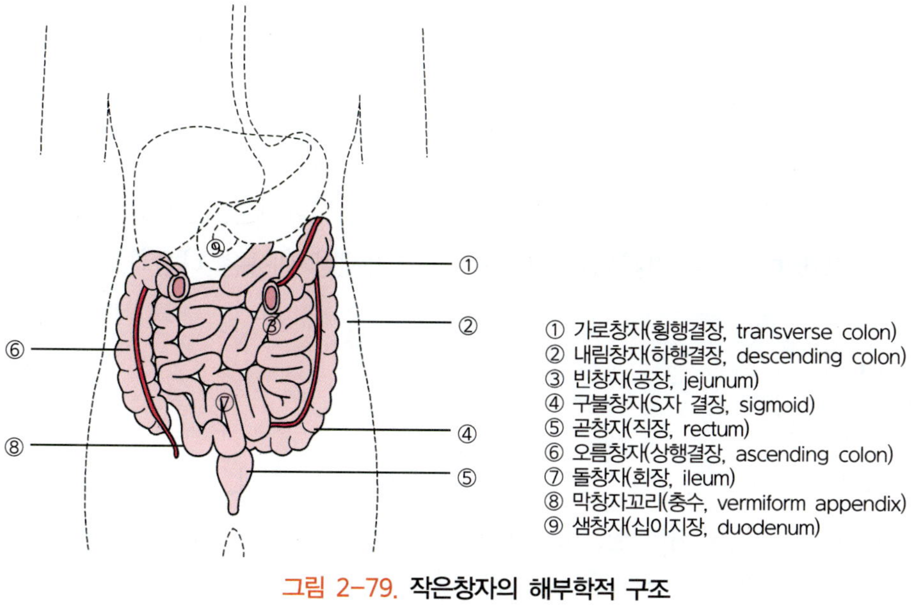

그림 2-79. **작은창자의 해부학적 구조**

2) 조영 방법

작은창자의 방사선적 검사 방법은 단순 복부 엑스선 촬영(simple abdomen radiography)과 조영촬영, CT, MRI 등을 들 수 있다. 단순 복부 엑스선 촬영은 막힘, 천공 또는 급격한 혈액 공급의 차단으로 인해서 조직이 죽는 경색증(infarction) 등이 의심되는 환자에게 초기에 검사를 시행하며, 증상이 급격하게 나타나지 않는 경우 확진을 위한 방법 또는 작은창자 장애 시 경구 또는 삽관(intubation)을 하는 방법으로 황산바륨을 이용하여 소장조영검사를 한다. 또한 CT, MRI, 초음파 등을 이용하여 작은창자와 그 주위 장기와의 관계를 파악하고 작은창자의 출혈과 종양의 감별을 위해 작은창자의 혈관조영검사를 시행하기도 한다. 조영제를 사용하지 않는 단순 복부(simple abdomen) 촬영은 복부 장기들의 해부학적 위치를 잘 알고 있어야 필요한 정보를 쉽게 얻을 수 있으며 기타 방사선적 검사를 효과적으로 시행할 수 있다.

작은창자의 조영검사는 경구법(oral method)과 튜브법(intubation examination)으로 나눌 수 있다. 경구법은 바륨을 복용하여 시행하는 단순 경구법과 위장조영검사 후 소장조영검사법, 변형된 경구소장조영법(modified small bowel follow-through study), Magic tilt method 등이 있으며, 튜브(tube)를 이용하는 방법은 고위관장법(enteroclysis), 경튜브법(Miller-Abbott tube법) 등이 있다. 이들 검사법은 검사의 목적에 따라 단독으로 시행하거나 병행하여 시행하지만, 주로 경구법과 고위관장법을 많이 시행한다. 경튜브법은 작은창자가 폐쇄된 환자에게 선택적으로 시행되며, 위장조영검사 후 소장조영검사는 조영제가 소장관을 통과하는 전체를 평가하기 위하여 시행한다. 역행성검사법은 환자가 고통스럽고 불편할 뿐 아니라 감염의 우려가 있고 영상의 질이 저하되어 임상에서는 전혀 시행하지 않고 있다. 이들 각각의 검사법에 대한 자세한 내용은 다음과 같다.

3) 경구법

(1) 검사 목적

경구법은 주로 작은창자의 기능적 변화, 운동력, 위치 이상, 작은창자 통과 이상 등을 관찰한다. 곁주머니(게실, diverticulum), 살버섯(용종, polyp), 종양, 탈장(hernia) 등을 관찰할 수 있으나 바륨이 작은창자에 집중되어 뭉쳐 보이므로 미세한 병변을 관찰하는 데는 한계가 있다. 그래서 작은창자의 미세한 병변을 관찰할 경우에는 이중조영 고위관장법이 효과적이다. 하지만, 고위관장법은 삽관의 어려움과 방사선 피폭의 과다 노출의 단점이 있다. 최근에는 경구적으로 황산바륨과 장이완 촉진, 증점작용을 하는 carboxymethylcellulose 용액(CMC solution)을 희석해서 사용함으로서 작은창자의 미세한 병변까지 관찰하고 한다.

(2) 전처치

경구법은 환자가 조영제를 복용할 수만 있으면 시행할 수 있는 검사로서 간편하게 보편적으로 가장 많이 시행하는 검사이다. 전처치는 위장조영검사에 준하여 검사 전 8시간 이상 금식한 후 검사를 시행한다. 작은창자에 잔류 음식물이 남아 있으면 점막에 바륨 부착이 되지 않아 영상의 질이 저하되어 살버섯과 같은 작은 병변의 감별이 곤란하다. 따라서 검사 전에 복부 정면상(scout film)을 촬영하여 금식 여부와 복부의 덩어리 음영, 석회화 음영, 촬영 위치 및 촬영 조건 등을 확인한다.

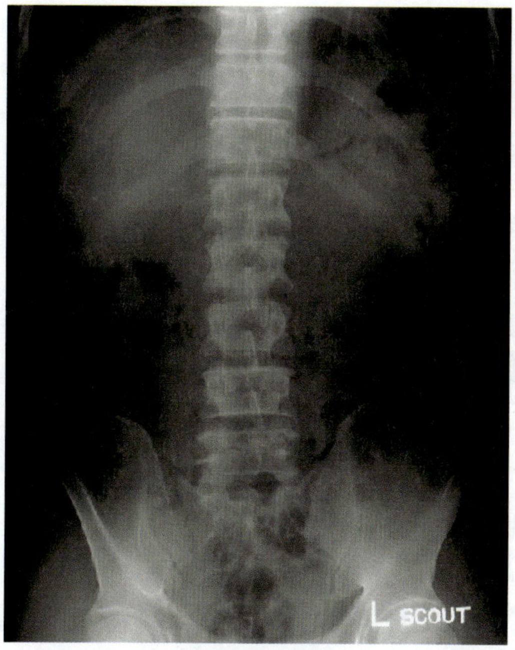

그림 2-80. **단순촬영상(scout view)**

(3) 조영제

황산바륨을 단독으로 사용하는 경구법은 황산바륨 현탁액 22~70%w/v, 300 ml를 경구 투여한다. 과거에는 고농도의 황산바륨 현탁액을 이용하여 단일조영검사를 시행하였는데 최근에는 저농도의 바륨을 이용한다. 작은창자 단순 경구법과 변형된 경구소장조영법의 가장 큰 차이점은 바륨의 농도와 첨가제에 있다. 첨가제는 고위관장법에 사용하는 CMC 용액으로 바륨의 점막부착을 증가시키고 꿈틀운동을 촉진하는 역할하기 때문에 작은창자의 바륨통과시간을 단축시키고 검사의 질을 향상시킬 수 있는 장점이 있다. CMC 용액을 이용하는 방법은 바륨과 함께 섞어 사용하거나 CMC 용액을 용해하여 바륨 복용 후 추가적으로 투여하는 방법이 있다. 전자의 경우 20~40% 정도 저 농도의 바륨을 이용할 경우에 사용하고, 후자의 경우 70% 정도의 바륨과 함께 적용할 경우에 이용한다. CMC 용액은 무독, 무해, 무취하며 수용성인 동시에 증점, 증량성, 안전성, 접착성, 계면활성, 보습 등의 특성을 갖고 있기 때문에 의약품, 화장품, 석유시추용 등 식품용에서 공업용까지 광범위한 용도로 사용된다. CMC 용액은 흡수성이 큰 백색 또는 유백색의 분말로서 물에 용해되어 점성(viscosity)을 나타내는 특징이 있다. 이러한 점성은 작은창자 내의 바륨 부착(coating)를 증가시키고 유지시켜주는 특성이 있기 때문에 바륨현탁액을 이용한 검사에 광범위하게 사용할 수 있다.

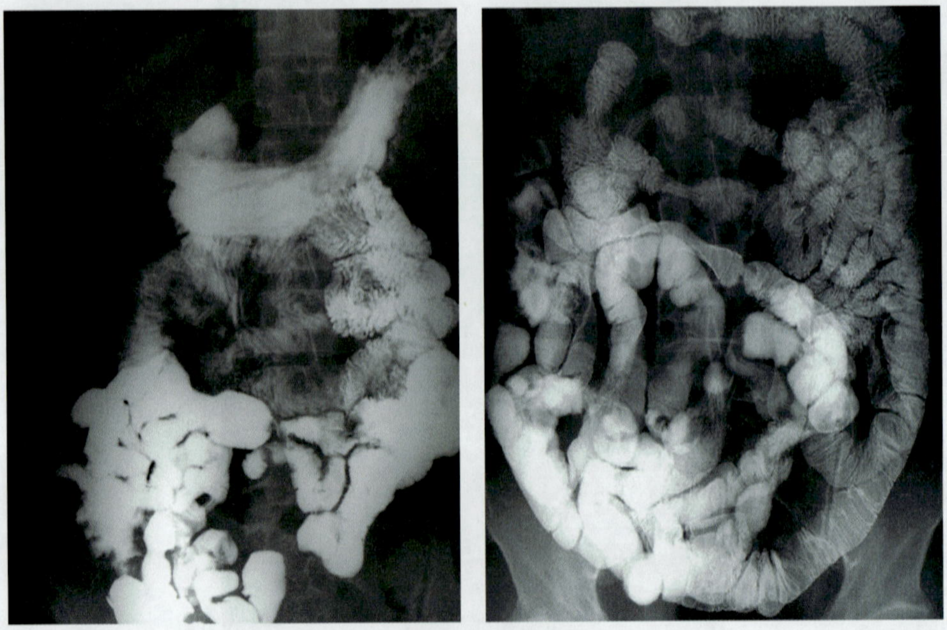

(a) (b)

그림 2-81. 단일조영 경구법과 황산바륨과 CMC 용액을 혼합하여 사용한 경구법 영상

a는 고농도의 바륨만을 이용한 경구 소장조영상이고 b는 CMC+바륨을 이용한 저농도의 소장조영상이다. b의 영상이 전체적으로 작은창자의 투과도가 좋고 이완이 잘 되어 있다.

(4) 검사 방법

검사 전에 환자에게 검사에 대해서 설명한 후 250~300 ml의 황산바륨을 경구 투여한다. 조영제를 경구 투여한 후로부터 30, 60, 90, 120, 180분의 촬영을 기본적으로 시행하여 조영제의 통과상태, 분절상태, 충만상태(filling), 충만결손상태(filling defect) 등을 관찰한다. 이때 촬영방법은 엎드린 상태(prone position)에서 촬영하는데 자연스럽게 체중을 이용하여 작은창자가 압박이 되어 펼쳐보기 위함이고, 바륨이 돌창자판막(회맹부, ileocecal valve)에 도달할 때까지 촬영한다. 만약 위장에 바륨이 없으면 추가로 100~150 ml를 지속적으로 현탁액을 투여하여 작은창자관의 바륨이 끊기지 않도록 해야 한다. 따라서 지속적으로 바륨을 투여하면서 점막 코팅이 저하되어 분절상태나 솜털침전(응집, flocculation) 현상이 나타나지 않도록 한다.

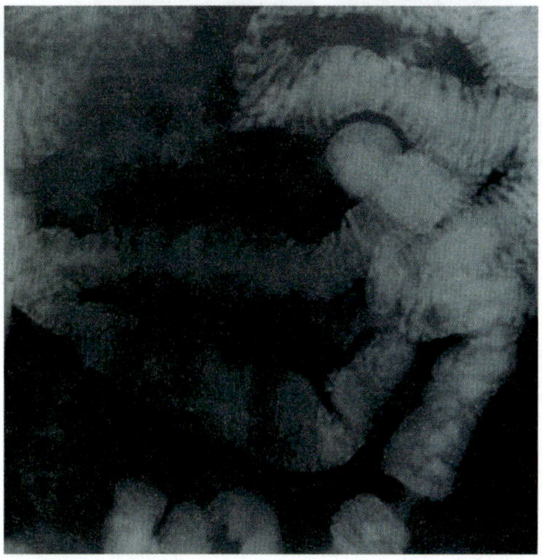

그림 2-82. **작은창자 점막의 바륨 응집 현상**
바륨의 점막 부착이 약해지면서 응집(flocculation) 현상이 발생되는 영상이다.

최초 30분 촬영은 조영제가 아직 작은창자에 도달하지 않을 수 있으므로 위장과 위쪽작은창자를 중심으로 촬영한다. 또한 압박의 효과를 얻기 위해서 엎드린 자세에서 촬영한다. 척추가 필름의 중앙선에 오도록 하고 시간이 경과하면서 작은창자관의 전체가 영상에 나타나도록 촬영한다. 그리고 시간 표시(time mark)와 위치 표시(side mark)를 필름의 아래쪽 모서리에 부착하여 검사시간에 대한 혼란을 방지한다. 소장조영검사의 종료 시기는 조영제가 돌창자판막을 완전히 통과하여 오름잘룩창자(ascending colon)가 관찰되는 시기이다. 따라서 180분 이후에도 조영제가 돌창자판막에 유입되지 않으면 담당 의사와 상의하여 지연촬영 계획을 세워야 한다. 지연시간은 작은창자의 조영제 통과시간에 따라 다르다. 조영제 통과시간이 매우 느리면 촬영 시간을 지연할 필요가 있다. 하지만 검사시간이 지연될수록 영상의 질이 저하되는 단점이 있다. 조영제가 돌창자판막에 통과하면 검사의 종료 시기로 보고 작은창자관의 전체적인 압박촬영을 시행한다. 특히 돌창자판막은 병변이 호발하는 부위이므로 투시장치의 압박대를 이용하여 돌창자판막의 이상 유무를 압박하여 관찰하면서 순간 촬영(spot radiography)을 시행한다. 그리고 검사가

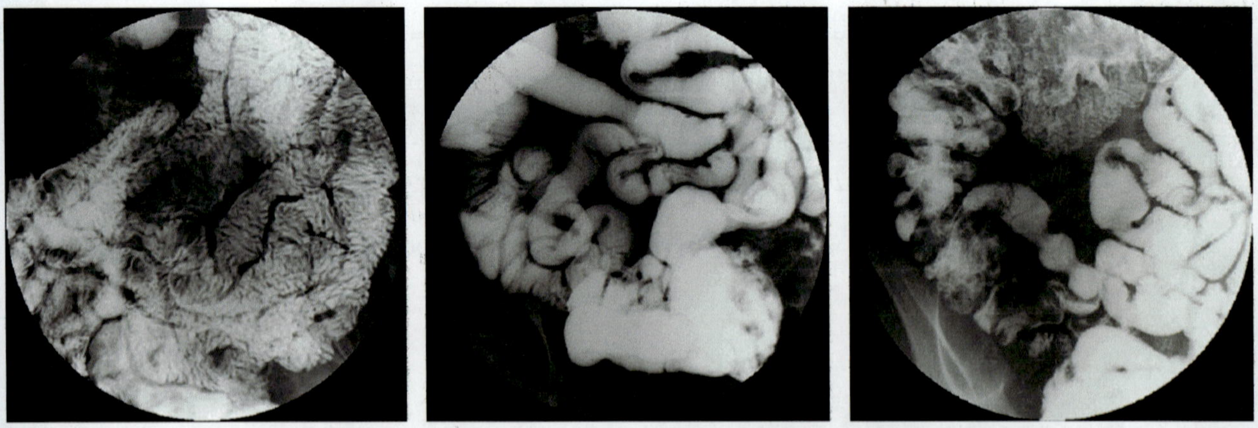

(a) (b) (c)

그림 2-83. 작은창자를 압박한 spot 촬영 영상

a : 빈창자(jejunum), b : 돌창자(ileum), c : 돌창자판막(ileocecal valve)

종료되면 환자에게 바륨으로 인한 변비 예방을 위해서 충분하게 수분을 섭취하게 하고, 변비가 심할 경우 설사약을 복용하도록 설명한다.

소장조영검사의 경구법을 요약하면 다음과 같다.

① 시간이 많이 소요되는 검사이므로 환자에게 검사방법에 대해 자세히 설명한다.

② 환자는 엎드린자세에서 조영 전 복부 촬영을 하여 전처치의 여부와 배의 가스, 석회화된 음영 및 덩어리의 유무를 확인한다.

③ 황산바륨 20~70 %w/v, 200~300 ml를 경구 투여한다.

④ 돌창자판막에 조영제가 도달할 때까지 30, 60, 90, 120, 180분 촬영을 한다. CMC 용액을 사용할 경우에는 20, 40, 60, 90, 120분 촬영을 한다. 30분 촬영은 위장과 위쪽 작은창자가 필름의 중앙에 오도록 한다.

⑤ 180분이 지나도 돌창자판막에 조영제가 도달하지 않으면 담당의사와 상의하여 지연촬영을 한다.

⑥ 조영제가 돌창자판막을 지나 오름창자가 관찰되면 투시 하에 전체적으로 작은창자를 압박하여 장관을 분리하면서 순간 촬영을 시행한다.

⑦ 검사 종료 후 환자에게 충분하게 수분을 섭취하도록 권장한다.

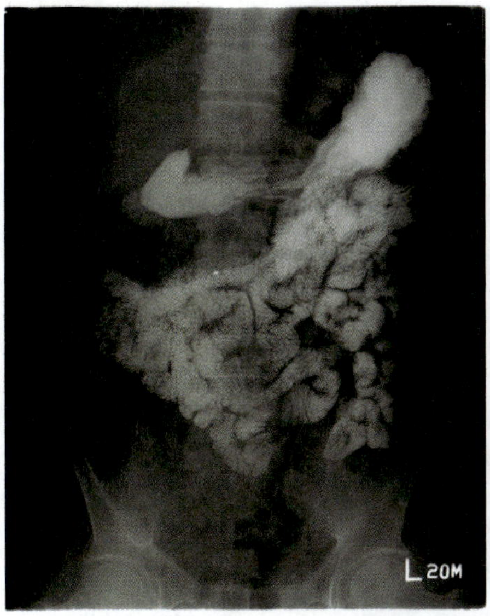

(a) 20분

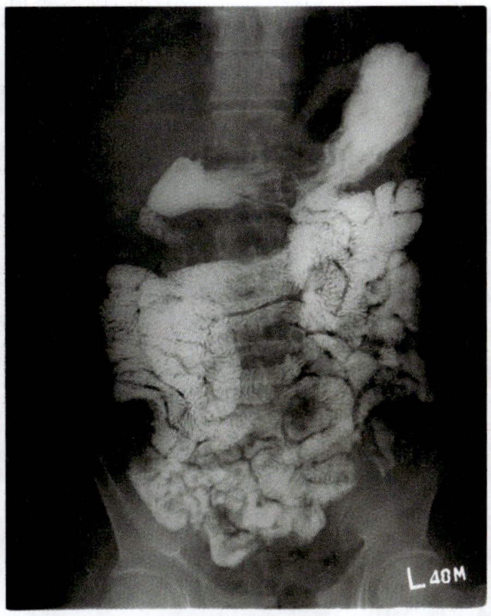

(b) 40분

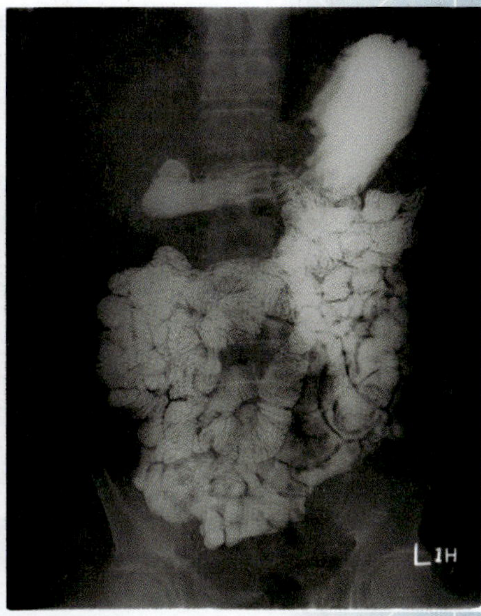

(c) 60분

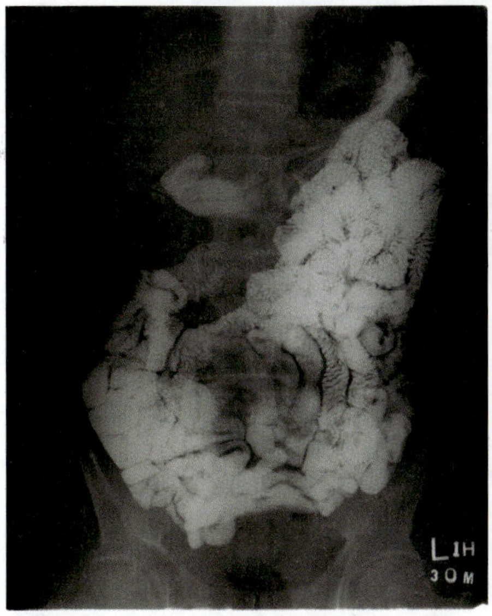

(d) 90분

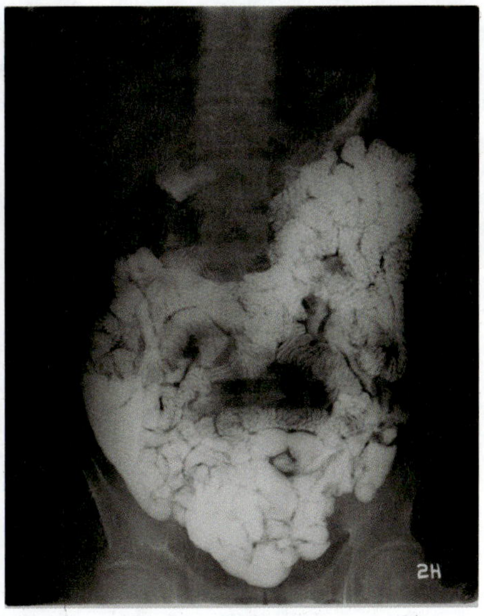

(e) 120분

그림 2-84. 작은창자 경구법의 영상
황산바륨과 CMC solution을 혼합하여 사용한 후의 영상

4) Magic tilt method

경구 소장조영검사 중에 추가적으로 시행할 수 있는 검사로서 다량의 발포제(6~8 g)를 한 번에 투여한 후 공기가 작은창자로 쉽게 빠질 수 있도록 환자를 좌측 측면자세(Lt. lateral position) 또는 엎드린 자세(prone position)를 유지한다. 이때 검사용 테이블을 15도 정도 낮춰주면 공기가 소장으로 유입이 원활해진다. 공

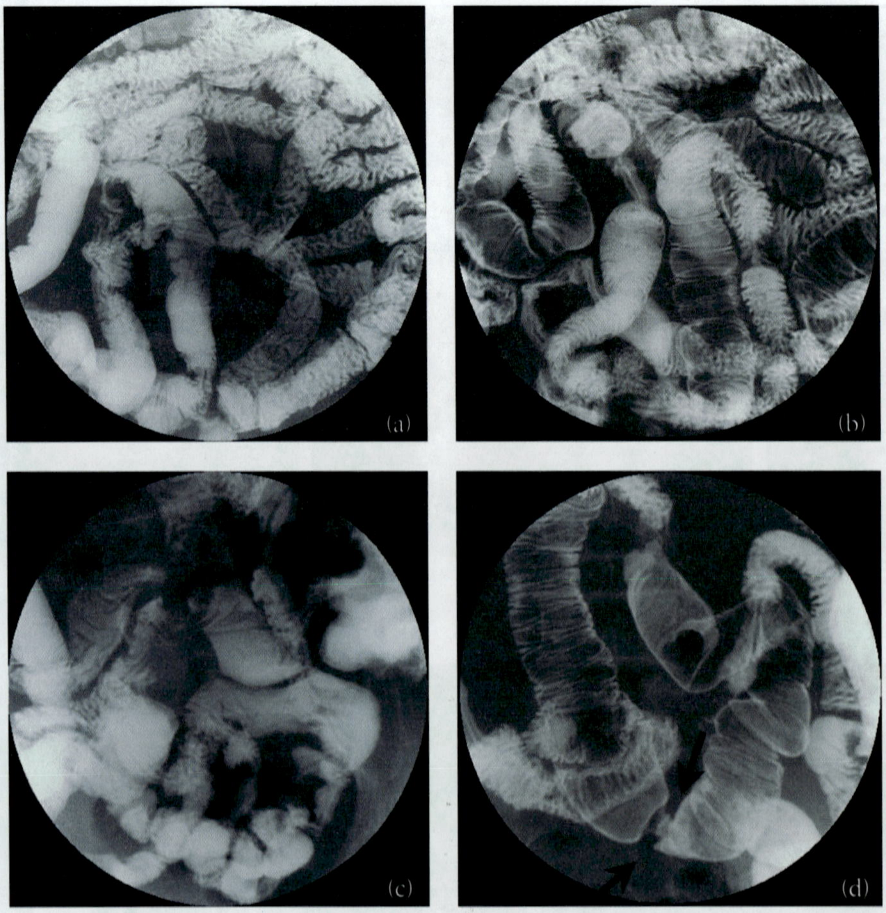

그림 2-85. Magic tilt method 영상

a와 b는 각각 빈창자로서 발포제 투여 전과 후의 영상으로 a에 비해 b의 영상이 이중조영 형태로 빈창자가 잘 이완되어 있다. c와 d는 각각 돌창자로서 발포제 투여 전과 후의 영상으로 c에 비해 d가 잘 이완되어 돌창자의 협착부위가 명확하게 나타나 있다.

기가 어느 정도 작은창자로 통과되면 이완된 작은창자를 투시 하에서 관찰하면서 질환이 의심되는 부위를 순간 촬영한다. 특히 이 검사법은 골반안(골반강, pelvic cavity)의 돌창자에 조영제가 집적되어 관찰하기 어려운 부위를 이중조영으로 관찰할 수 있는 장점이 있다.

5) 고위관장법(enteroclysis)

(1) 검사목적

고위관장법은 1974년 Sellink에 의해 제안되었다. 소장조영검사의 경구법은 주로 형태와 기능적 변화를 관찰하는 것이 목적이나, 고위관장법은 작은창자를 인위적으로 팽창시켜 조영제를 점막에 도포하여 미세한 병변을 관찰하는 검사법이다. 팽창된 작은창자의 벽에 바륨 현탁액이 도포되므로 형태학적으로 비정상의 병변부위를 쉽게 관찰할 수 있는 장점이 있다.

특히 고위관장법은 경구법에서 바륨이 중복되어 관찰하기 어려운 작은창자의 미세한 병변 관찰, 영양 흡수 기능을 상실한 환자, 움직이기 어려운 환자에게 효과적이다. 또한, 작은창자의 염증(inflammation), 감염(infection), 신생물(neo-plasm), 유착(adhesions), 경증의 협착(low grade small bowel obstruction), 작은창자의 창자간막혈관질환(mesenteric vascular disease of the small bowel), 출혈(hemorrhage), 외상(trauma), 위치 이상(aberrant anatomy) 등 작은창자 전체의 거의 모든 이상 유무를 자세히 관찰할 수 있다.

그러나 창자 천공(bowel perforation)이나 심한 작은창자 협착 환자(high grade small bowel obstruction)는 고위관장법 대상에서 제외된다.

(2) 전처치

환자는 검사 8시간 이상 금식을 한다. 작은창자에 잔류 음식물이 있으면 조영효과가 저하되기 때문이다. 그러므로 검사 전 복부 엑스선(abdomen AP)을 촬영하여 전처치 여부를 확인한다.

(3) 조영제 및 기구

황산바륨 현탁액은 40~70% W/V, 300~500 ml를 준비하고, 카르복시메틸셀룰로오즈(CMC : carboxymethylcellulose) 분말 10 g과 정수된 물 2000 ml를 혼합하여 0.5% CMC 용액을 준비한다. 그리고 조영제 주입 전에 Sellink tube 또는 duodenal catheter를 코나 입을 통해서 샘빈창자굽이(십이지장공장곡, duodenojejunal flexure)까지 삽입한다. 이는 주입한 조영제가 식도로 역류하지 않도록 하기 위함이다. Sellink tube(duodenal catheter)는 성인의 경우 12~13 Fr를 사용하고, Sellink tube를 원활하게 창자 내에 삽입하기 위해서 안내 철심(guide wire)을 사용한다. Sellink tube가 샘빈창자굽이에 도달하면 Sellink tube의 balloon에 공기를 주입하고 팽창시키기 위해 20 ml 주사기를 준비한다.

표 2-4. Methylcellulose Solution

상품명	제 조	%w/v
CMC solution	E-Z-EM	1 %w/v
CMC powder	국전약품	1 kg/box
Entrocel	Lafayette pharmaceuticals	1.8 %w/v

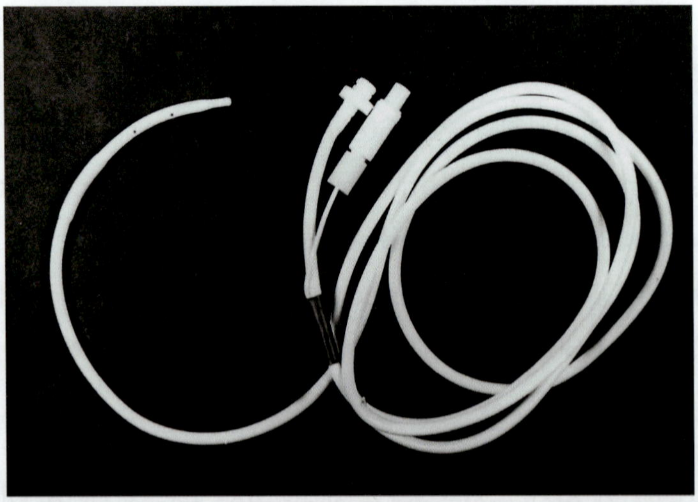

그림 2-86. Sellink tube

(4) 검사 방법

조영제는 셀링크 관(Sellink tube)을 통해 주입한다. 셀링크 관은 코나 입을 통하여 삽입하여 샘창자로 유입되도록 하는데, Sellink tube를 삽입할 때는 인·후두부를 분무 마취하고 2% lidocaine gel을 tube 끝에 묻혀 환자의 고통을 경감하는 것이 권장된다.

Sellink tube는 Bilboa-Dotter catheter의 변형으로 Sellink가 고안한 것이다. Sellink tube 길이는 170 cm 정도의 긴 관으로, 말단부(terminus)에 측면 구멍(side hole)이 있고, 말단부 2~3 cm 위에 풍선(balloon)이 달려있다. 카테터의 머리부는 두 갈래로 나뉘어져 한 곳은 조영제를 주입하고 다른 한 곳은 공기를 주입하여 풍선을 확장할 수 있는 구조로 되어 있다.

Sellink tube를 체내에 삽입할 때는 tube 내에 안내철심을 넣고 코나 입을 통해 경구개를 거쳐 인·후두까지 밀어 넣는다. 인·후두에서 식도로 유입하기 위해서 침을 꿀꺽 삼키게 한다. 이 때 환자는 우측누운자세(Rt. down lateral position)로 하고 테이블은 약간 head up시키는 것이 좋다. 투시를 관찰하면서 위장에 tube가 유입되도록 밀어 넣으면서 바로누운자세로 하고 샘빈창자굽이를 관찰하기 위해서 위장 내 가스가 100 ml 정도가 되도록, 공기를 주입하되 위장에 공기가 많으면 빼고 적으면 더 주입한다. Sellink tube가 위장과 샘창자를 통과하여 샘빈창자굽이(duodenojejunal flexure)에 유입되면 약 15 ml의 공기로 tube 선단의 풍선을 부풀려 샘빈창자굽이에 고정하여 셀링크 관의 끝이 밀려나지 않도록 한다. 풍선을 부풀려 고정하는 이유는 조영제와 CMC 용액이 작은굽이에서 샘창자로 역류하는 것을 방지하고, 부드럽게 빈창자와 돌창자로 유입되도록 하기 위함이다.

반드시 황산바륨 현탁액을 먼저 주입한 후에 CMC 용액을 주입해야 한다. 조영제의 주입은 촬영대로부터 100 cm 높이에서 자연 낙하 방식으로 하거나 주사기를 이용하여 주입한다. 우선 황산바륨을 근위부 빈창자(proximal jejunum)까지 주입하고 CMC 용액을 80~100 ml/min 속도로 주입한다. 이때 주의할 것은 CMC 용액이 황산바륨을 앞지르지 않도록 주의해야 한다.

순간 촬영하기 전에 황산바륨으로 빈창자가 충만되면 주입을 멈추고, CMC 용액을 주입하면서 겹쳐진 작은창자 고리(bowel loop)를 확장하여 미세 병변의 유무

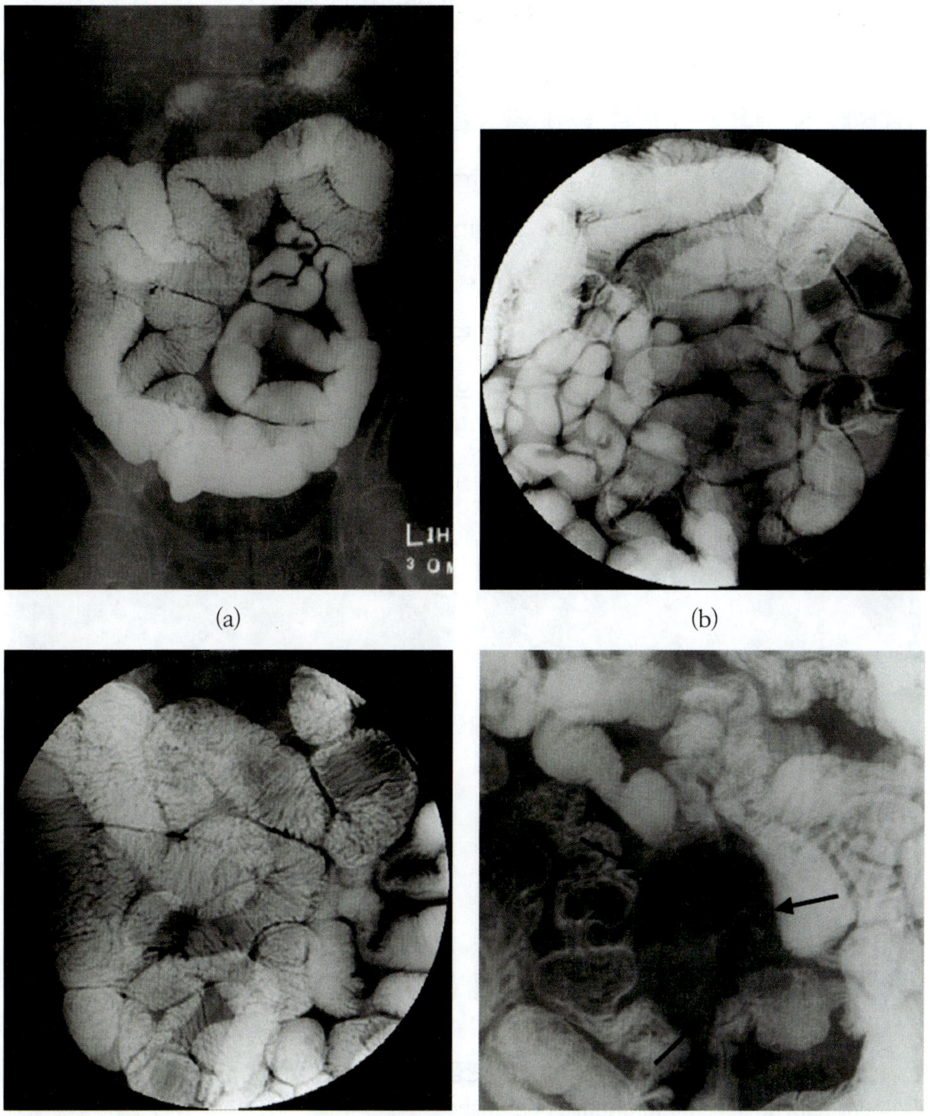

(a) (b) (c) (d)

그림 2-87. **경구법의 다양한 영상**

a는 기본(routine) 촬영상이고 b와 c는 압박하여 spot 촬영한 영상이다. 바륨 기둥(column)을 형성하여 압박 촬영한 b, c 영상에서 겹쳐진 작은창자가 분리되어 미세구조를 관찰할 수 있다. d는 과도한 압박으로 인한 음영 결손상으로 mass로 오인할 수 있다(화살표).

를 확인하면서 필요한 부위를 순간 촬영한다. 이어서 CMC 용액을 지속적으로 주입하면서 바륨현탁액이 돌창자판막(ileocecal valve)에 도달할 때까지 주입한다. 병변이 있는 부위는 압박대(compression paddle)를 사용하여 겹쳐진 작은창자 고리를 분리시켜 관찰하면 보다 선명한 영상을 얻을 수 있다. 그러나 압박을 너무 심하게 하면 작은창자가 분리되어 종양에 의한 충만 결손상으로 나타날 수 있으므로 유의하여야 한다.

모든 과정이 투시 하에 이루어지며 투시 모니터를 관찰하면서 환자의 위치를 바로누운자세(supine position), 엎드린 자세(prone position), 우후사방향자세(RPO), 좌후사방향자세(LPO), 우전사방향자세(RAO), 좌전사방향자세(LAO) 등으로 변환하면서 필요한 부위를 순간 촬영한다. 조영제가 돌창자판막에 도달하면 돌창자판막의 충만상을 확인한 후, 이상 유무를 관찰하면서 순간 촬영한다. 그리고 검사가 끝나면 풍선의 공기를 빼고 Sellink tube를 체외로 제거한다.

투시촬영이 끝나면 기본 촬영(routine radiography)을 한다(그림 2-89). 정면과 엎드린자세로 작은창자 전체가 나오도록 한다. 바로누운자세에서 엑스선관의 각도를 다리방향으로 입사하면 작은창자의 겹침을 방지할 수 있고 작은창자 고리(loops)의 간격이 잘 관찰된다.

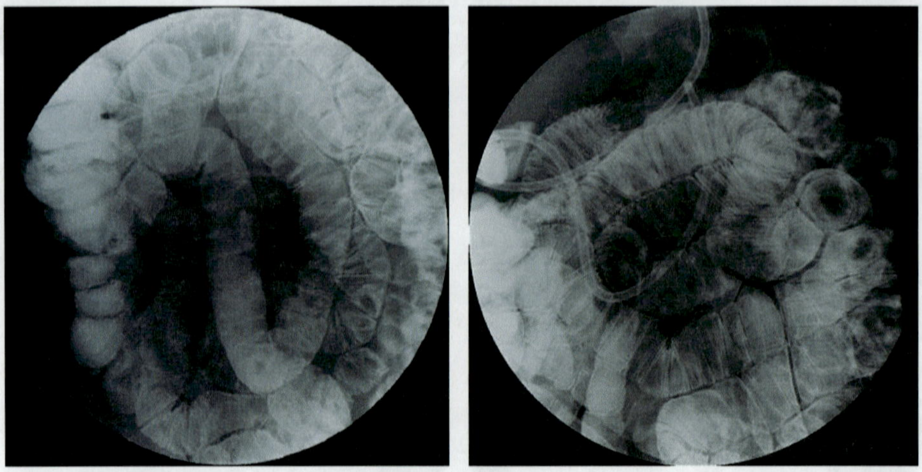

(a) (b)

그림 2-88. 고위관장법의 순간 촬영상

a : Ileum spot image, b : Jejunum spot image. 카테터의 끝이 샘빈창자굽이에 위치해 있다.

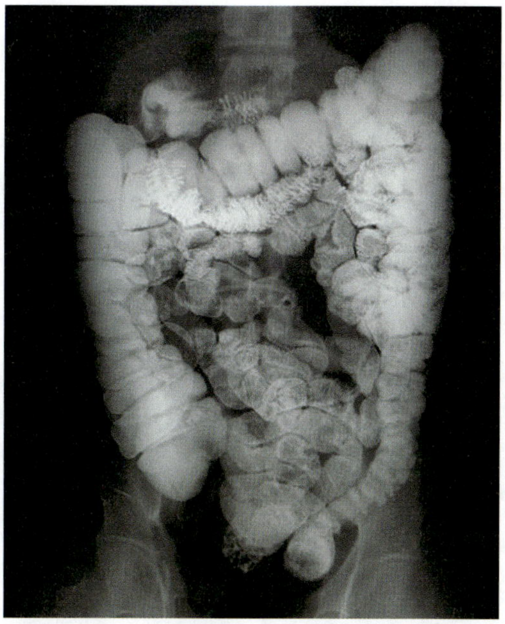

그림 2-89. 고위관장법 routine 촬영 영상

고위관장법의 검사방법을 요약하면 다음과 같다.

① 환자는 12시간 이상 금식한다.

② 황산바륨 현탁액 40~70 %w/v 300~500 ml, 정수된 물과 CMC를 0.5%로 희석한 CMC 용액 2,000 ml를 준비한다.

③ 국소 마취제를 사용하여 인·후두부를 분무 마취한다.

④ Sellink tube를 코와 입으로 삽입하여 샘빈창자굽이까지 조심스럽게 밀어 넣는다.

⑤ 이때 Sellink tube가 잘 들어가지 않으면 안내 철심(guide wire)을 이용한다.

⑥ Sellink tube의 말단을 샘빈창자굽이에 위치시키고 풍선을 확장시켜 tube가 밀려나지 않게 한다.

⑦ 투시 하에 준비한 황산바륨 현탁액과 CMC 용액을 서서히 주입한다. 이때 CMC 용액이 황산바륨을 앞지르지 않게 한다.

⑧ 환자의 위치를 변경시키면서 투시 관찰하면서 의심 부위를 촬영한다.

⑨ 조영제가 돌창자판막을 통과하는 것을 확인한 후 필요한 부위를 촬영한다.

⑩ 작은창자 전체가 나오도록 바로누운자세와 엎드린 자세로 촬영한다.

6) 경튜브법(Intubation examination or M-A tube method)

(1) 검사 목적

경튜브법은 작은창자가 막힌(obstruction) 환자에게 적용하며 막힌 부위의 위치와 범위 확인, 가스 압력에 의한 작은창자의 압력(팽창)을 줄이기 위해 이용하는 검사법 즉 즉 감압(decompression)을 위한 시술이다(그림 2-90). 사용되는

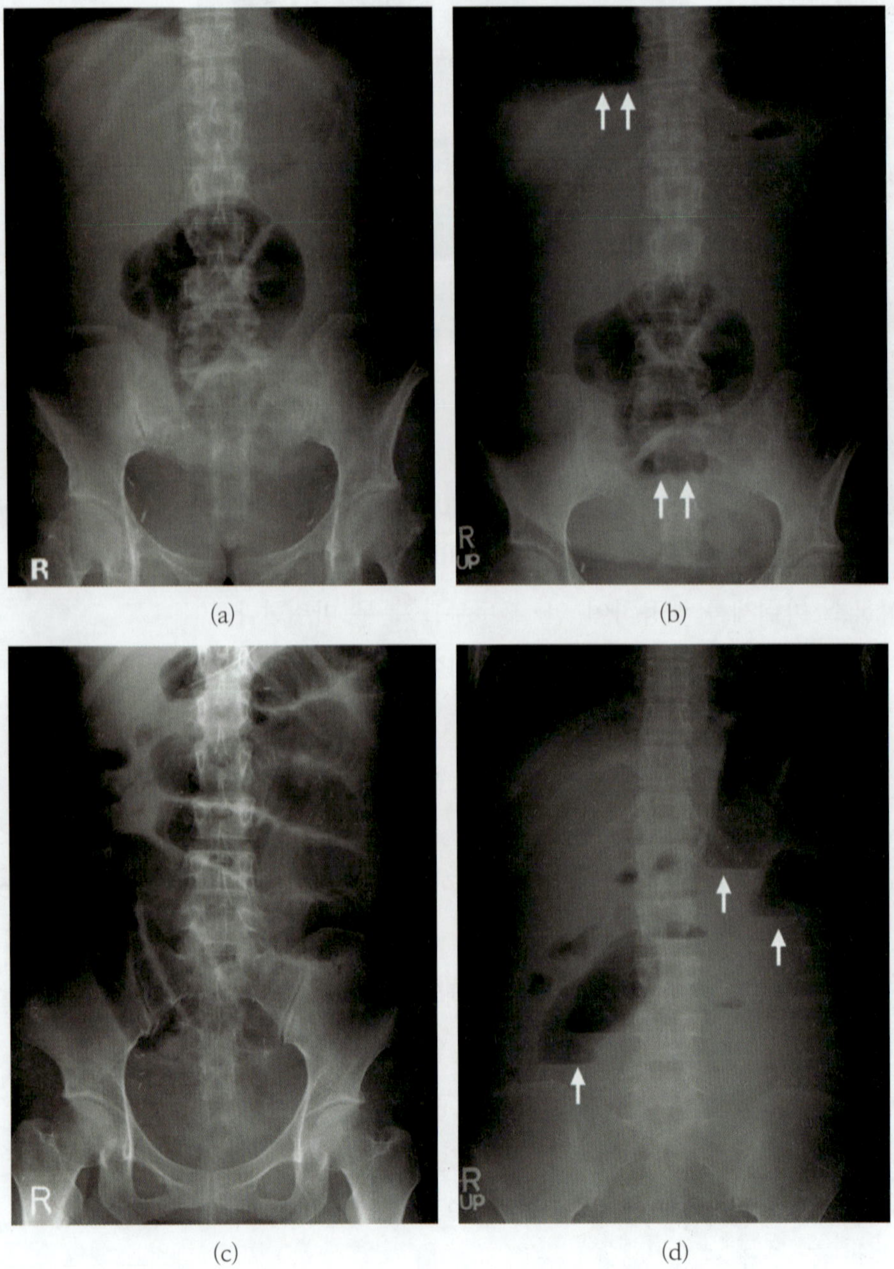

그림 2-90. 작은창자 막힘 환자의 영상

a, b : Mechanical ileus 환자의 supine과 erect, c, d : Paralytic ileus 환자의 supine과 erect

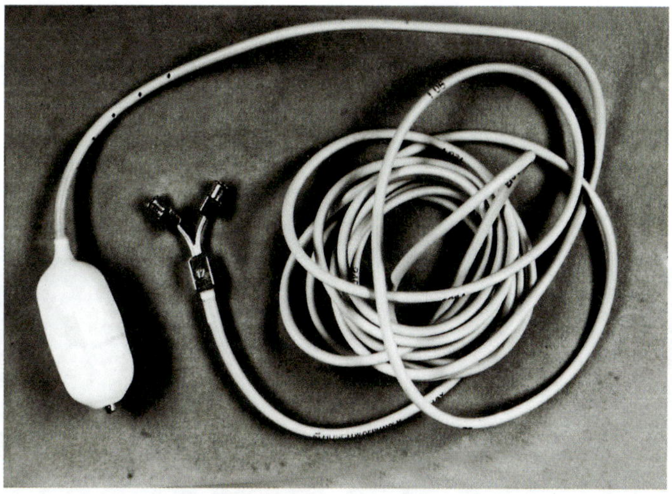

그림 2-91. M-A tube

Miller-Abbott가 1934년에 끝이 풍선으로 된 이중관(double-lumen tube) 형태의 Miller-Abbott tube(M-A tube)를 고안하였고 이것이 보완되어 현재에 이르고 있다(그림 2-91).

(2) 검사 전 준비(전처치, Preparation)

환자는 검사 전 12시간 이상 금식한다. 그리고 검사 전 복부 촬영을 한다. 얼굴뼈 골절을 포함한 코안(비강, nasal cavity) 내 이상이 있는 환자는 시행할 수 없다.

(3) 조영제 및 기구

경튜브법의 대상 환자는 장막힘 환자이므로 조영제는 황산바륨 대신 소화관용 요오드 수용성 조영제(iodine water solution gastrointestinal contrast ; gastrografin)를 희석하여 사용한다. 그리고 이중 강관의 M-A tube와 안내철심(guide wire)을 작은창자 에 삽입하기 위해 진경제 10 mg(2 ml) metoclopramide, 진경제 주입용 syringe & needle, 국소부 소독용 alcohol & benzoin, 국소 마취용 topical anesthetic spray(cetacaine, lidocaine), 2% viscous lidocaine gel, 공기와 조영제 주입용 50 ml catheter tip syringe, gauze & silk tape 등을 준비한다.

(4) 검사 방법

M-A tube는 끝머리부분부터 측면에 구멍(side hole)이 여러 개 있으며, 이것을 통해 조영제를 주입하거나 막힌 부위의 액체나 공기를 흡입할 수 있는 구조로 되어 있다. 그리고 끝머리부의 3~4 cm 위에 수은주머니가 있으며, M-A tube가 샘

창자를 통과했을 때 수은을 넣어 풍선을 팽창시킬 수 있도록 한다. 이렇게 팽창된 수은주머니의 풍선은 장의 꿈틀운동과 중력에 의해 막힌 부위까지 도달하게 된다. 최근에는 변형된 Ileus tube로 수은 대신 물과 유도철사를 사용하기도 한다.

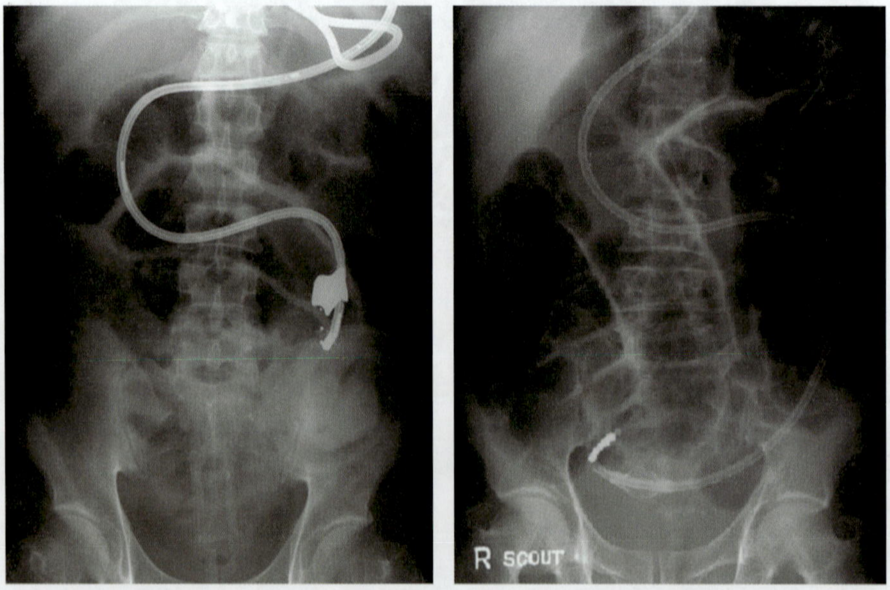

(a) (b)

그림 2-92. M-A tube와 Ileus tube를 삽입한 영상

M-A tube에는 cm 단위로 길이가 표시되어 있어 창자안의 막힘부에 삽입된 깊이를 알 수 있다. 작은창자를 이행하던 M-A tube가 더 이상 진행하지 않으면 막힘부에 도달한 것을 알 수 있기 때문에 막힌 부위의 깊이를 알 수 있다. 막힌 위치를 확인하기 위해 소화관용 수용성 조영제 또는 바륨현탁액이나 공기를 주입하여 막힘부 주위의 병변을 확인한다. 막힌 부위의 가스와 액체를 제거하기도 한다.

막힘부 주변의 관찰은 소화관용 수용성 조영제가 이상적이다. 위에서 설명한 것과 같이 작은창자에 경튜브법을 적용하는 목적은 작은창자 막힘이 의심되는 환자에게 작은창자의 일부를 선택적으로 조영하여 기질적인 변화를 파악하고 장폐색에 의한 가스와 액체를 배액하여 작은창자의 감압(decompression)을 하기 위함이다.

검사 전에 환자는 금식 상태로 하고 관을 코로 삽입하기 위해 경구개와 인후두부를 분무 마취한다. 구강으로 관이 들어오면 꿀꺽 삼키게 하여 식도를 지나 위장으로 진행시키고 위장 내에서 관이 굽어지게 되면 안내 철심을 이용하여 날문구멍을 통과시켜 샘창자로 이행시킨다. 샘창자의 이행이 어려우면 환자를 엎드린 자세(prone position)나 lateral decubitus position 등 다양한 자세로 시도한다.

관이 샘창자에 도달하면 풍선에 중금속인 수은(mercury : Hg)을 주입하여 중력과 꿈틀운동에 의해 M–A tube가 막힌 위치에 도달할 수 있도록 하기 위함이다. 진행 상태를 관찰하기 위해 주기적으로 복부단순촬영을 하여 확인하며, 관의 시작부가 막힘부에 도달하면 조영제를 주입하여 막힘의 형태를 관찰한다. 이 검사는 막힘 부위에 국소적으로 조영제를 주입하기 때문에 창자가 중첩되지 않고 관찰할 수 있는 장점이 있다.

코를 통해 관을 삽입하는 이유는 막힌 부위까지 튜브가 중력을 통해서 자연스럽게 도달하도록 하기 위함이다.

작은창자 경튜브법의 검사과정을 요약하면 다음과 같다.

① 경구개와 인후두 부위를 국소 마취한다.
② 코를 통해 M–A tube를 삽입하여 샘창자까지 도달하게 한다.
③ M–A tube가 샘빈창자굽이에 도달하면 풍선에 수은을 주입한다.
④ 막힘부에 도달할 때까지 주기적으로 배 정면상을 촬영한다.
⑤ 막힘부에 도달하면 소화관용 수용성 조영제나 바륨현탁액을 주입하여 조영상을 관찰하되 가능하면 소화관용 수용성 조영제를 사용하도록 한다.
⑥ 막힘부의 가스와 액체를 제거한다.

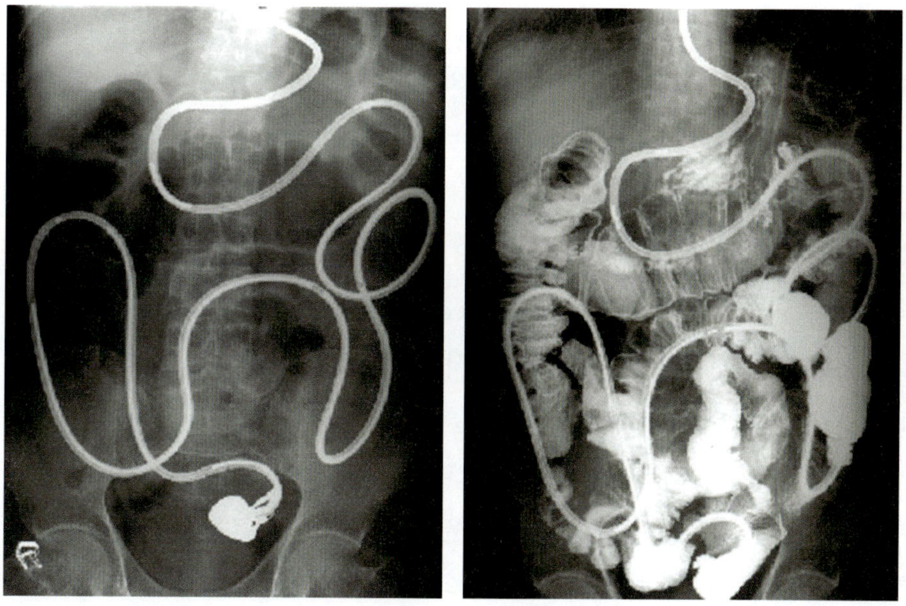

(a) (b)

그림 2–93. M–A tube method의 영상

a 영상은 작은창자의 꿈틀운동에 의해 M–A tube가 돌창자까지 유입된 것을 관찰할 수 있다. b는 경튜브로 조영제를 주입하여 협착부위를 확인할 수 있는 영상이다.

7) 위장조영검사 후 소장 이중조영검사법

UGI 후 이중조영검사법은 위장조영검사 후 저농도의 황산바륨 150~200 ml를 추가로 경구 투여 한 후, 작은창자를 관찰하는 방법으로 소장조영검사의 경구법과 유사하다. UGI 후 추가 투여한 황산바륨이 작은창자로 빠르게 유입되도록 하기 위해 환자에게 우전사방향(RAO) 또는 우측측면자세로 20~30분간 눕게 한다. 이 자세는 꿈틀운동을 증강시켜 황산바륨이 위에서 빠르게 통과하도록 하기 위함이다. 황산바륨이 작은창자에 도달하면 순간 촬영을 시행하고 필요에 따라 작은창자의 이중조영상을 관찰할 수도 있다.

8) 역행성검사법

역행성검사법은 경구로 조영제를 투여할 수 없는 환자에게 주장법을 이용하여 역행성으로 큰창자를 거쳐 작은창자에 조영제를 주입하는 방법이다. 검사 15~30분 전에 연동운동억제제를 근육주사 하여 바륨이 돌창자판막으로 원활히 유입되도록 한다. 황산바륨 현탁액은 15±5 %w/v, 4,500 ml를 준비한다. 준비한 조영제는 촬영대에서 100 cm 높이에 설치하고 주장법으로 항문에 주입한다. 조영제는 큰창자를 지나 작은창자로 유입되므로 돌창자판막을 역류하여 들어간다. 투시하여 관찰하면서 작은창자에 조영제가 충만되면 무의식적인 배출을 방지하기 위해 큰창자에 있는 조영제를 배출(evacuation)시킨 후 작은창자의 이상 유무를 관찰한다. 이 방법은 검사의 효율성이 적어 현재 임상에서 시행하지 않지만, 작은창자의 협착이 심한 환자에 적용되는 검사이다.

9) 기타 작은창자검사

최근에는 캡슐 내시경(capsule endoscopy)과 소장이중내시경(double bolloon enteroscopy)이 개발되어 작은창자 검사에 이용되고 있다. 캡슐 내시경은 가로, 세로가 각각 26, 16 mm 정도로 캡슐형태의 1회용 카메라이다. 8시간 동안 55,000장의 속도로 디지털 촬영 후 레코더에 저장하여 진단용 소프트웨어로 진단한다. 이 검사의 장점은 비 침습적이고 원인 불명의 만성복통과 흡수장애, 위장관 출혈 등을 진단할 수 있는 장점이 있다. 그러나 장막힘이나 협착이 의심되는 환자나 심박동기 제세동기를 가지고 있는 환자, 작은창자에 많은 곁주머니가 있는 환자, 당뇨 등으로 위장관의 운동이 현저하게 저하되어 있는 환자, 내시경이 항문이나 구강으로 진입이 어려운 환자는 이용할 수 없고 무엇보다도 많은 시간과 비용이 소요되는 단점이 있다. 소장 내시경의 경우 구강이나 항문을 통해 내시경의 접근이 어려운 점을 해결하였고 방사선학적 진단법에 더하여 병변의 육안적인 확인과 조직검사를 시행하여 진단율을 증진할 수 있다. 하지만 검사 소요시간이 길고 침습적인 단점이 있다.

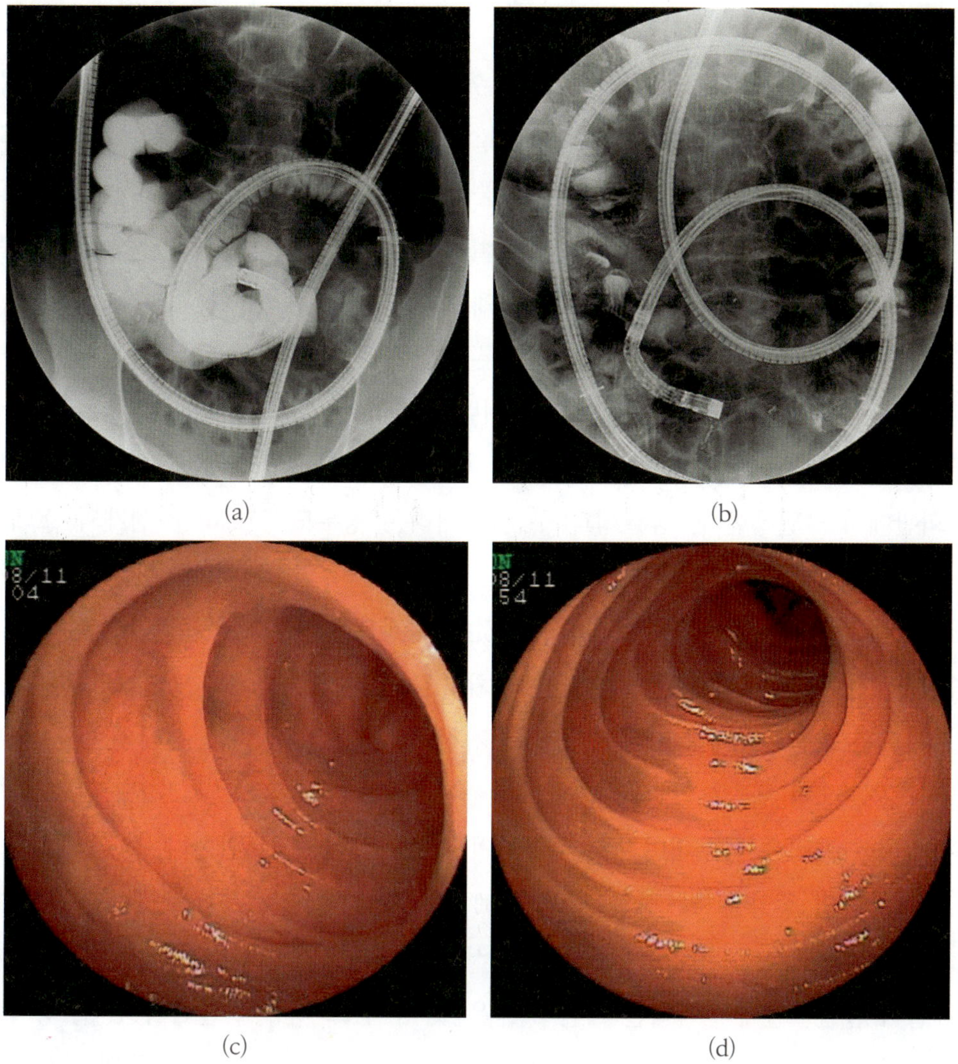

그림 2-94. 작은창자의 내시경 영상

a와 b는 투시장치를 이용해 작은창자 내시경의 통과 위치와 조영제를 주입하여 병변의 위치 및 형태를 관찰한 것이다. c와 d는 내시경을 통해 관찰되는 작은창자관의 점막주름 영상이다.

10) 임상증례

소장조영검사는 작은창자의 기능 이상, 위치 이상 및 형태의 이상을 비롯하여 염증(inflammation), 감염(infection), 신생물(neoplasm), 유착(adhesions), 경증의 협착(low grade small bowel obstruction), 작은창자의 장간막 질환

(mesenteric vascular disease of the small bowel), 출혈(hemorrhage) 등을 관찰할 수 있다. 경구법은 작은창자의 조영제 통과시간을 파악함으로써 통과시간 촉진과 통과시간 지연을 검사한다. 일반적으로 갑상선 기능항진, 뇌하수체 종양, 작은창자의 염증 및 종양은 작은창자의 조영제의 통과시간을 촉진시키며 갑상선 기능저하, 마비성 창자막힘증(ileus), 폐쇄성 황달 등은 조영제의 통과시간을 지연시킨다.

작은창자의 위치 이상은 선천적 또는 후천적인 원인에 의한다. 선천적인 원인은 앞에서 설명한 바와 같이 중간창자(midgut)의 회전 이상으로 말미암아 빈창자와 돌창자의 위치가 바뀌는 작은창자 역위증(situs inversus)이 있다. 후천적인 원인은 복부 장기의 종양 또는 종대(enlargement), 그리고 유착성 복막염에 의해 작은창자가 밀리거나 견인되어 원래의 위치에서 이탈하는 경우이다.

작은창자의 대표적 염증성 질환인 크론씨병(Crohn's disease)은 돌창자 끝머리부와 작은창자에 궤양을 형성하여 천공이나 협착을 잘 일으킨다. 이 질병은 국한성 쓸개관염이라고도 하는데 주로 돌창자에서 발생하였으나 근래에는 큰창자 및 다른 소화관에서도 발생한다. 장결핵과 구분이 어려운 경우도 있으며 소염제와 스테로이드 제제로 장기간 치료하여야 하고 합병증에 유의하여야 한다. 또한 샛길(fistula)이 생겨 주위장기로 연결되는 것이 특징으로 정확한 원인을 알 수 없다. 증상으로는 경련성 복부통, 발열, 설사, 체중감소, 혈변 및 복부 팽만감 등을 호소한다. X선 소견으로는 협착부 주위에서 거칠고 두꺼워진 점막과 선상의 궤양을 관찰할 수 있으며 협착부의 작은창자고리 경직, 점막주름의 소실, 그리고 줄 모양의 끈(string sign)을 나타내며 돌창자판막의 팽대와 샛길을 동반한다.

작은창자의 종양은 위·장관 종양의 5%로 큰창자에 비해 그 발생빈도가 적다. 그 이유는 큰창자에 비해 음식물의 통과시간이 빠르고 점막 재생이 빠르며 큰창자와 같이 발암물질에 접촉하는 시간이 짧은 것 등이 그 이유로 알려져 있다. 양성종양으로는 선종(adenoma), 평활근종(leiomyoma), 지방종(lipoma) 등의 발생빈도가 높고 그 외에 과오종(hamartoma), 섬유종(fibroma), 혈관종(hemangioma) 등이 있다.

선종은 샘창자 팽대부 주위, 평활근종은 빈창자, 지방종은 돌창자에서 가장 많이 발생하며 과오종은 샘창자굽이를 포함한 샘창자 인접부에서 빈발한다. 악성종양은 선암(adenocarcinoma), carcinoid 종양, 육종(sarcoma) 등이 빈발한다. 선암은 작은창자의 악성종양 중 50%를 차지하는 데 그 중 40%가 샘창자 내림부의 바터 팽대부(vater's ampulla)에서 발생한다. Carcinoid 종양은 작은창자의 악성종양

중 두 번째로 많이 발생하는 질환이다. 주로 돌창자에 생기고 육종은 주로 평활근 육종으로써 10% 정도가 샘창자에서 발생한다. 종양의 엑스선 소견은 다양하나 주로 점막이 파괴되고 궤양을 형성하거나 작은창자 안쪽이 협착되어 충만결손상을 나타내며 이상오목 형태로 관찰된다.

(1) 작은창자관의 협착(Small bowel stricture)

반복되는 염증성 질환에 의해 작은창자의 벽이 섬유화가 진행되어 창자가 좁아지는 형태를 작은창자 협착이라고 한다. 협착이 진행되면 막힘(폐쇄)이 된다.

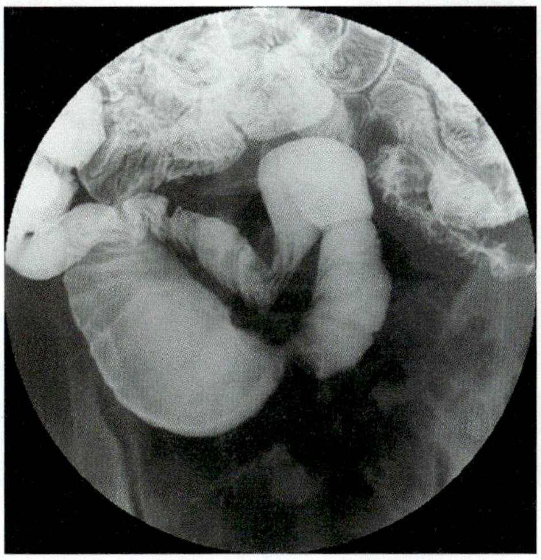

(a)

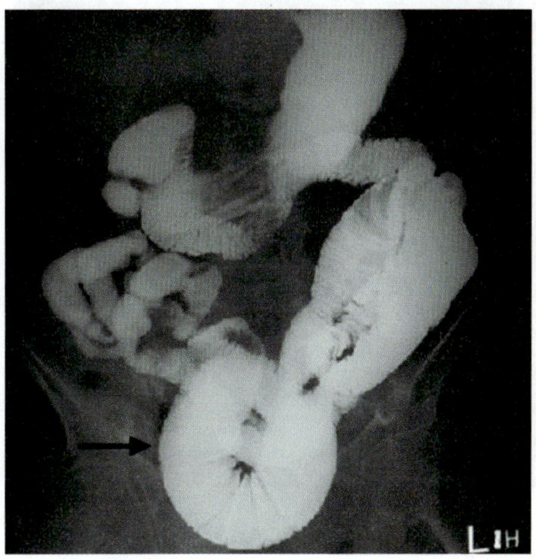

(b)

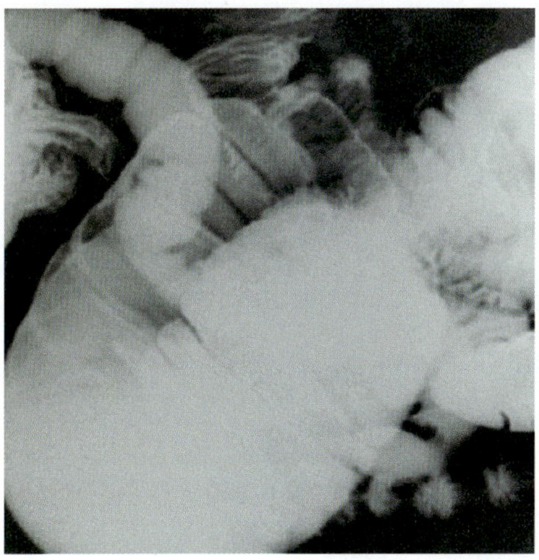

(c)

그림 2-95. 작은창자 협착

a는 돌창자 아래부에 협착(화살표)이 있어 작은창자관이 이완되어 있는 것이 관찰되고, b는 돌창자부의 작은창자관이 양성 협착으로 이완되어 있어(화살표), spot 촬영으로 협착부를 압박하여 확대해서 관찰한 영상이다(c).

(2) 작은창자 막힘(Small bowel obstruction)

막힘은 개통된 창자가 후천적 이상으로 막히는 것이고, 폐쇄(atresia)는 통상 태어나면서부터 막힌 것이다. 작은창자 막힘은 염증성질환이 지속적으로 진행되어 큰창자 벽의 섬유화가 심해지고 창자관이 좁아져 협착을 초래하며, 지속되면 결국 막히게 된다.

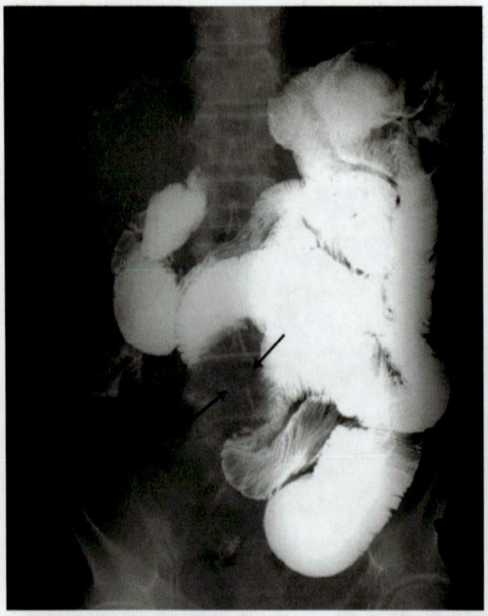

(a)

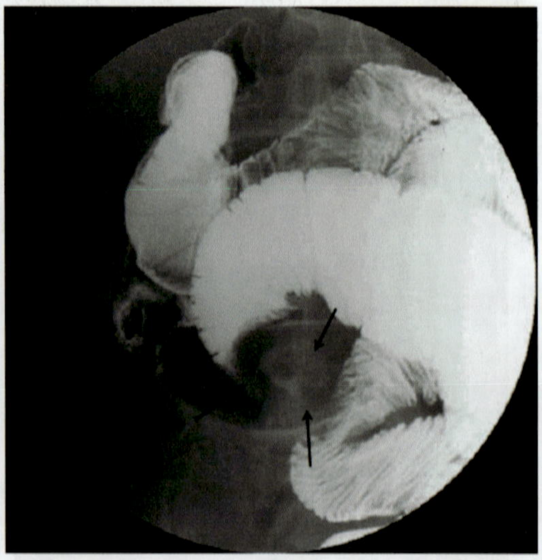

(b)

그림 2-96. 작은창자 막힘증

a는 빈창자에 막힘이 관찰되며(화살표), b는 막힌 부위를 압박하여 촬영한 영상이다(화살표).

(3) 크론병(Crohn's disease)

발병 원인이 불확실하며 증상은 복통과 설사, 발열, 체중 감소, 저단백증 등이다. 엑스선 조영상은 작은창자 결핵과 유사하며, 초기에 점막의 아프타성 궤양이 보이고, 중기에 창자의 벽이 경직되며 병변이 진행하면서 작은창자 벽에 가시모양의 궤양으로 발전한다. 후기에는 궤양 결절 반흔(nodular scar)이 나타나고 돌창자가 협착이 되거나 심하면 샛길(fistula)이 발생한다(그림 2-97).

(4) 메켈 곁주머니(Meckel's diverticulum)

메켈 곁주머니는 선천성 곁주머니로 돌창자 끝부분의 1 m 이내에 발생한다. 이것은 곁주머니가 자주 막혀 조영검사로 진단이 어려운 경우도 있어 고위관장법이 권장된다. 후천성 곁주머니는 인접부의 빈창자에 주로 생기며, 원형의 돌출 윤곽이 조영 충만상으로 관찰되므로 진단이 용이하다(그림 2-98).

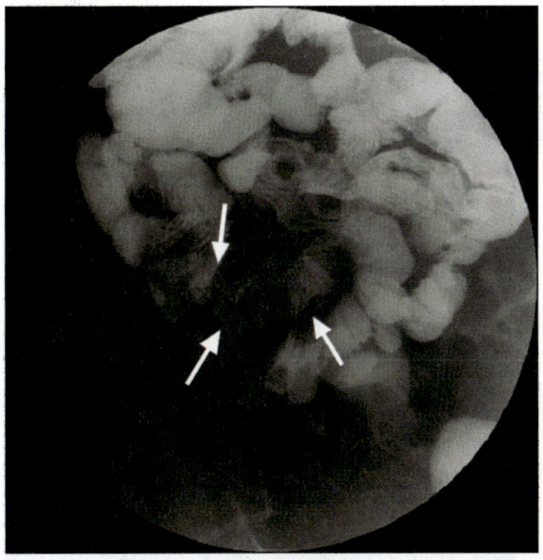
(a)

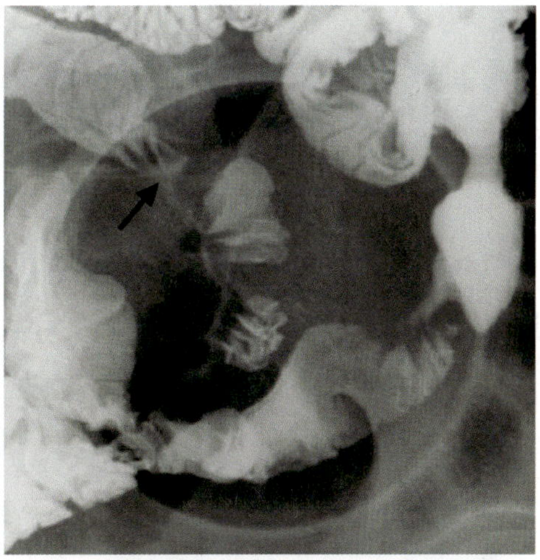
(b)

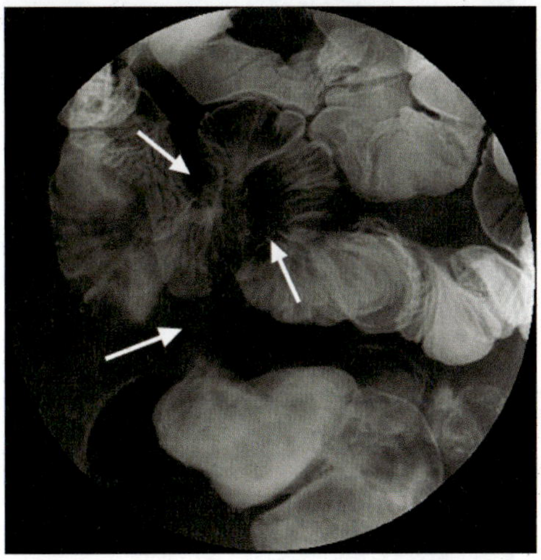
(c)

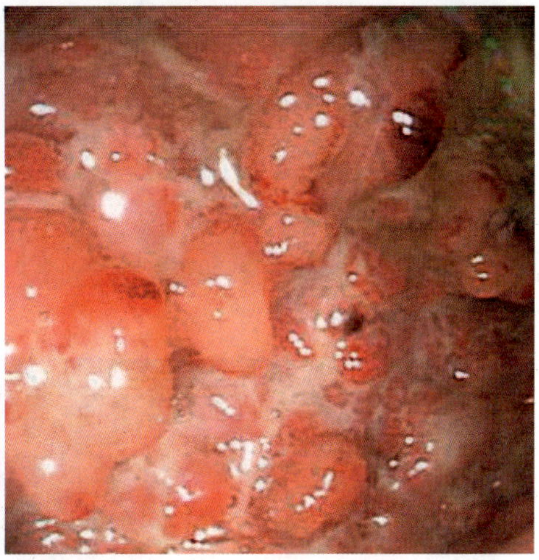
(d)

그림 2-97. 크론씨병(Crohn's disease)

a, b, c 작은창자 조영상의 화살표 한 부위에 선형의 궤양이 형성되어 점막주름이 소실되고 집중되어 있다, d는 내시경 사진으로 돌창자판막과 돌창자에 발생한 Crohn's disease로서 조약돌 모양의 선형 궤양이 관찰된다.

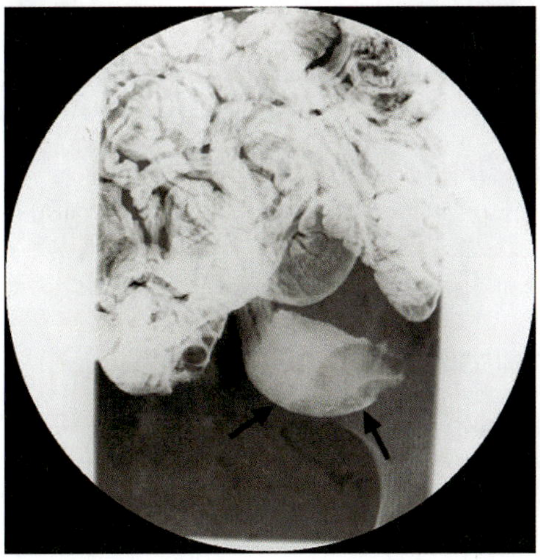
(a)

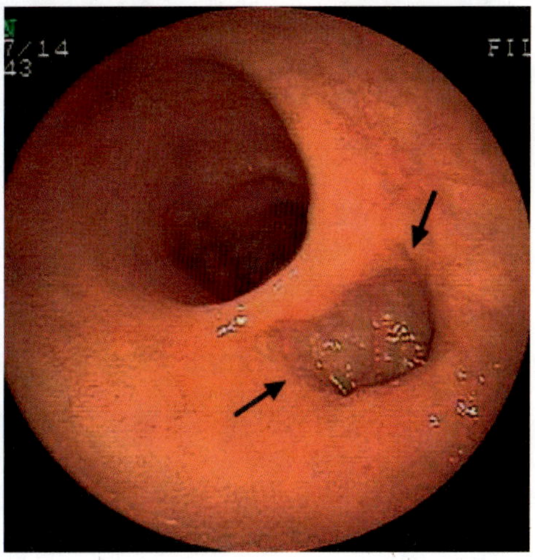
(b)

그림 2-98. 멕켈 곁주머니(Meckel's diverticulum)

돌창자의 원위(distal)부에 발병한 Meckel's diverticulum의 영상으로 a는 투시상이고, b는 작은창자 내시경을 이용하여 관찰한 영상이다.

(5) 작은창자 살버섯(Small bowel polyps)

작은창자 살버섯은 점막이 작은창자 안으로 돌출된 형태로 조영제에 의해 윤곽이 뚜렷하게 흰 테두리로 보이고, 융모성 살버섯은 그물(reticular) 모양으로 보인다. 종양성 살버섯은 악성 변성이 많으므로 조기 발견과 제거가 중요하다.

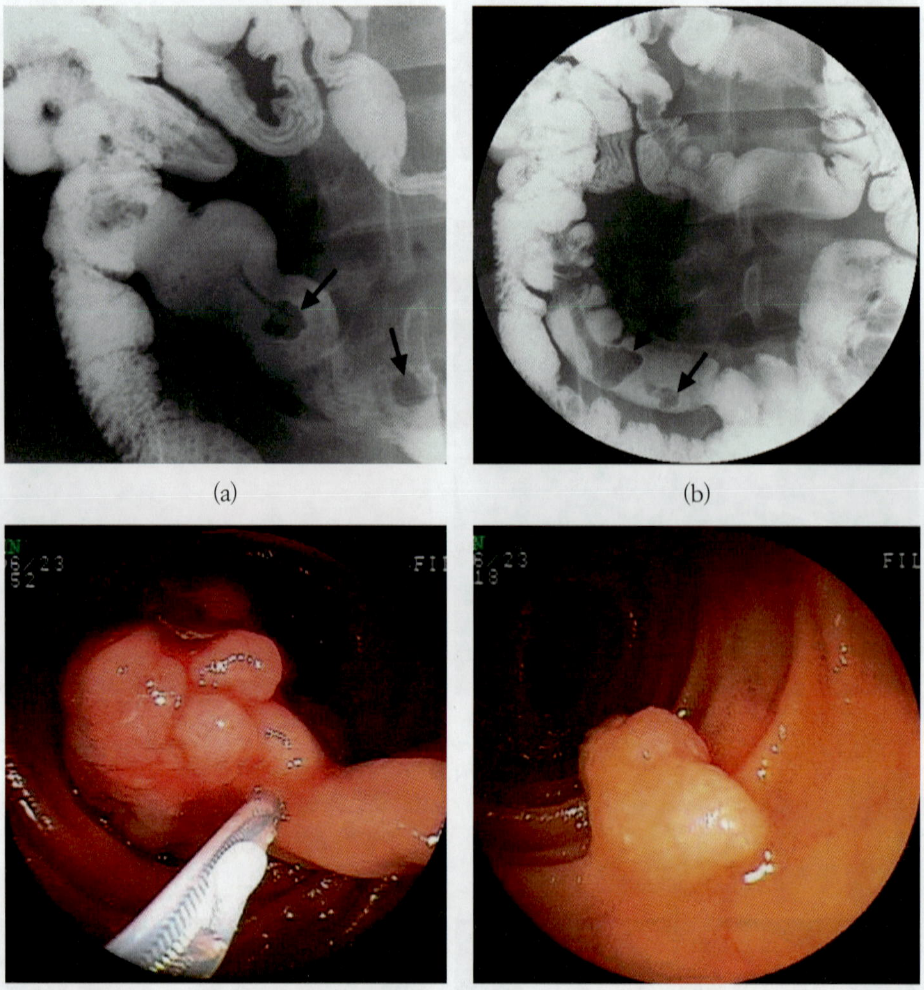

(a) (b) (c) (d)

그림 2-99. 작은창자 살버섯(polyp)
a, b는 경구법이고 돌창자 압박으로 살버섯이 관찰된다(화살표). c, d는 작은창자 내시경 사진이다.

(6) 작은창자 결핵(Small bowel tuberculosis)

작은창자를 침습하는 결핵의 80% 이상은 돌창자판막이다. 돌창자판막은 Peyer's patch라는 림프절이 많아 결핵균이 잘 증식한다. 영상학적으로 급성기에는 림프여포의 부기와 장벽의 세포 침습에 의한 결절과 미란 및 궤양에 의한 형태가 변하는 바륨 집합이 관찰되며, 만성기는 염증에 의한 연축과 섬유화로 협착된다

(그림 2-100).

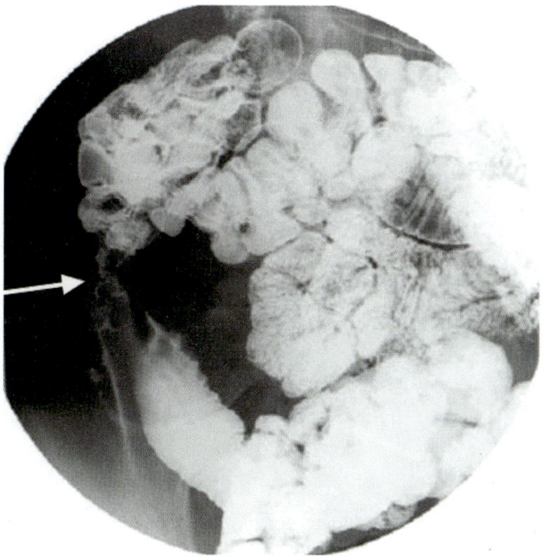

그림 2-100. **돌창자판막의 결핵(화살표)**

(7) 작은창자 궤양(Small bowel ulcer)

작은창자의 결핵, 크론씨병, 베쩨트병 등의 원인으로 염증과 궤양을 동반하여 조영상에서 결절과 장벽의 불규칙한 형태 변화로 관찰된다.

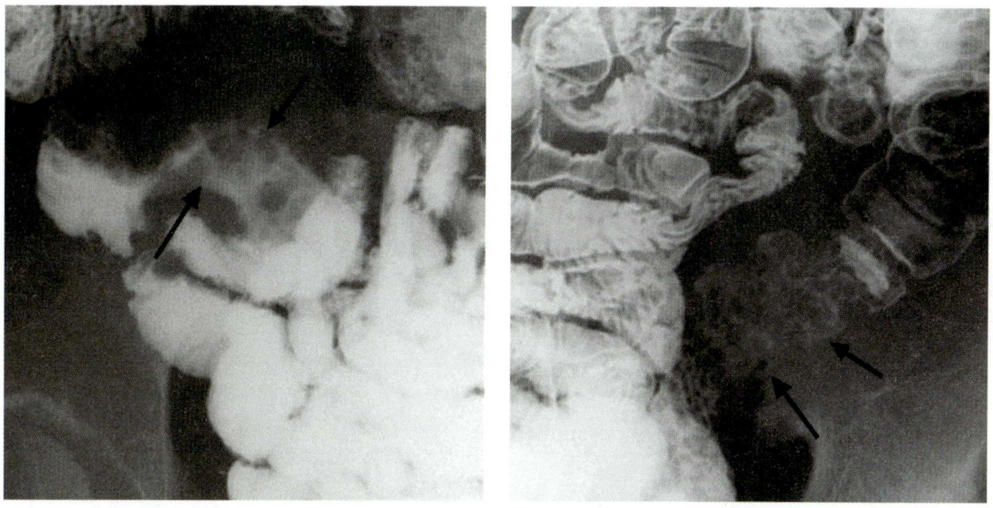

그림 2-101. **작은창자 궤양**
돌창자판막에 아프타성 궤양(Aphthous ulcer)이 불규칙한 형태로 관찰된다(화살표).

(8) 베쩨트병(Behcet's disease)

베쩨트병은 비특이적 괴사성 혈관염으로 구강 점막의 궤양, 음부 궤양 및 안구염의 증상을 보인다. 조영상은 관통성 소화 궤양의 바륨 돌출상으로 궤양이 깊고 크다. 따라서 때로는 천공을 일으키기도 한다.

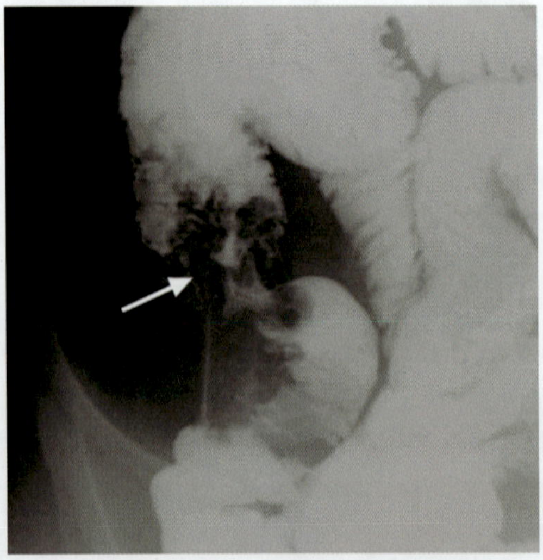

그림 2-102. Behcet's disease
돌창자판막에 불규칙한 모양의 깊은 궤양이 특징적으로 관찰된다(화살표).

5 대장조영검사
Colon study

1) 해부학적 구조

큰창자(large intestine)는 굵은 관강(lumen tube) 형태로 막창자(cecum), 잘록창자(결장, colon), 곧창자(rectum)로 구분하고, 길이는 1.5 m, 직경은 7.5 cm 정도이다. 막창자(맹장, cecum)는 작은창자와 큰창자가 연결되는 돌막창자판막(회맹판막, ileocecal valve) 아래 부분으로 아래쪽에는 막창자꼬리(appendix)가 연결되어 있다.

큰창자의 대부분은 잘록창자가 차지한다. 잘록창자는 오름잘록창자(상행결장, ascending colon), 가로잘록창자(횡행결장, transverse colon), 내림잘록창자(하행결장, descending colon)의 세 부분으로 구분한다. 오름잘록창자는 막창자에서 시작해서 복강의 오른쪽 복막 뒤로 올라가 간(liver)의 아래에서 왼쪽으로 굽어지는 부분까지이며 이 굽어진 곳을 오른창자굽이(hepatic flexure)라고 한다. 오른창자굽이는 오름잘록창자와 가로잘록창자가 굽어져 굴곡을 형성하는 곳으로 T_{11}과 L_1 높이에 위치한다.

가로잘록창자는 오른창자굽이와 왼창자굽이(splenic flexure) 사이에 있으며 창자간막에 느슨하게 고정되어 있다. 왼창자굽이는 지라(비장, spleen)의 아래에서 가로잘록창자와 내림잘록창자가 만나 굽어져 굽이를 형성하는 곳으로 T_{10}과 T_{11} 높이에 위치한다. 내림잘록창자는 왼창자굽이에서 시작하여 복강 왼쪽을 내려가 구불잘록창자로 이어진다.

구불잘록창자는 엉덩뼈오목(장골와, iliac fossa)에서 시작하여 S자형으로 굽어지면서 골반안(pelvic cavity)으로 들어가 엉치뼈(천골, sacrum) 앞을 따라 내려가면서 곧창자(직장, rectum)로 이어지는 부분이다. 이 부위는 창자간막에 느슨하게 고정되어 있어서 창자꼬임(장염전, volvulus)을 일으키기 쉽다.

곧창자는 두 번째 엉치뼈 높이에서 시작하여 엉치뼈 끝머리의 중심을 따라 내려가다 꼬리뼈(coccyx) 끝에서 후방으로 이어지면서 항문과 연결된다. 곧창자는 위곧창자판막(superior rectal valve), 중곧창자판막(middle rectal valve), 아래곧창자판막(inferior rectal valve)이 있다. 이는 곧창자의 조영 충만 확장상에서 잘 관찰되며, 곧창자염이나 암종에 의해 소실되는 소견을 보인다. 또한 조영 배출상에서 수축된 곧창자는 정상 주름인 Morgagni 기둥으로 관찰된다.

큰창자는 외측 종주근(longitudinal muscle)이 모여 세 개의 결장띠(taenia coli)를 이루면서 큰창자 특유의 결장팽대(haustra colia)를 형성한다. 즉, 결장간막띠(mesocolic tenia), 그물막띠(omental tenia), 자유띠(free tenia)의 수축과 이완으로 타원형의 팽기가 형성된다. 이것은 큰창자의 이상 질환에 의해 변형되거나 소실되므로 질병을 평가하는 데 중요한 요소가 된다. 또한 위장 이중조영검사에서 위소구를 관찰할 수 있듯이 대장 이중조영검사에서 작은 원형 또는 타원형의 점막 무늬를 관찰할 수 있는데 이것을 무명고랑(innominate grooves)이라고 한다. 대장염과 궤양 등에 의해 변형되거나 소실된다.

큰창자에는 Busi's point, Hersch's point, Cannon's point, Payer-Straus's point, Balli's point, Moultier's point, Rossi's point 등 일곱 군데의 생리적 협

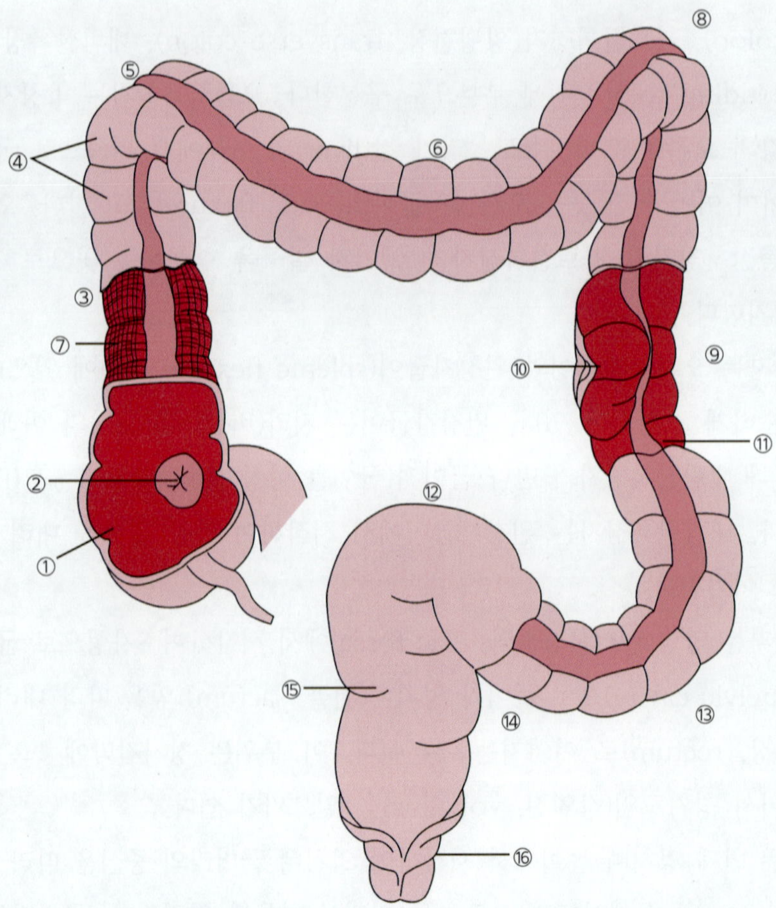

① 막창자(cecum)
② 돌창자판막(ileocecal valve)
③ 오름창자(ascending colon)
④ 결장팽기(haustra)
⑤ 오른창자굽이(hepatic flexure)
⑥ 가로잘록창자(transverse colon)
⑦ 그물막띠(omental tenia)
⑧ 왼창자굽이(splenic flexure)
⑨ 내림잘록창자(descending colon)
⑩ 창자사이막띠(mesocolic tenia)
⑪ 자유띠(free tenia)
⑫ 직장S자결장경계부(rectosigmoid junction)
⑬ 구불잘록창자(sigmoid colon)
⑭ 곧창자(rectum)
⑮ 중간곧창자판막(middle rectal valve)
⑯ 바깥항문조임근(external anal sphincter muscle)

그림 2-103. 큰창자의 해부학적 구조

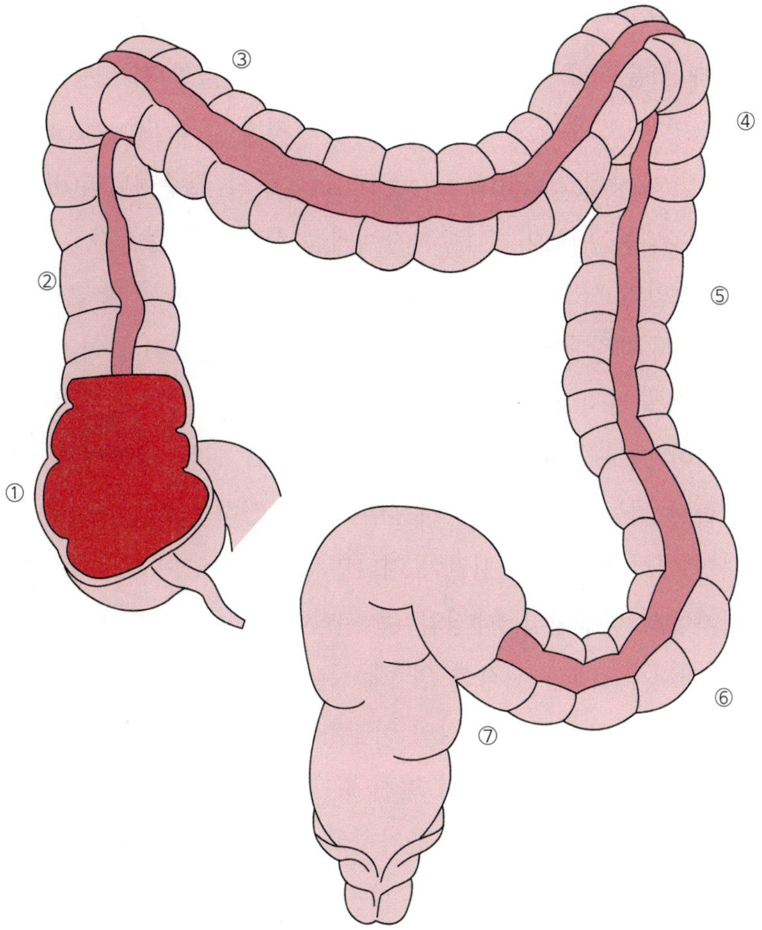

① Busi's point ② Hirsch's point ③ Cannon's point ④ Payer-Straus's point ⑤ Ball's point
⑥ Moultier's point ⑦ Rossi's point

그림 2-104. **큰창자의 생리적 협착부위**

착부위(physiological constriction)가 있다. 선암에 의한 협착과 감별이 요구되며, 특히 Cannon's point는 다른 곳보다 협착이 심하고 질병이 호발한다(그림 2-104).

2) 검사 목적

대장조영검사의 적응증은 설사나 변비, 변이 가늘 때, 배의 불쾌감이나 복통, 복부의 멍울이 만져질 때, 혈변이나 체중이 감소할 때 시행한다. 조영검사는 큰창자의 전체적인 형태 변화와 변이, 막힘이나 협착을 관찰할 수 있다. 단일조영 또는 이중조영검사로 충만 결손상이나 돌출상을 관찰하여 살버섯, 곁주머니, 궤양성 대장염(ulcerative colitis), 조기 대장암(early colon cancer) 등을 쉽게 감별할 수 있다.

단일조영검사는 큰창자의 막힘이나 창자비틀림(torsion and volvuls), 잘록창자의 전체적인 형태나 윤곽의 돌출 및 음영결손 상태를 관찰한다. 이중조영검사는 염증, 살버섯, 대장암을 조기에 발견할 수 있다. 하지만 복막염(peritonitis)이나 천공, 급성 막창자염(맹장염, cecitis or typhlitis), 급성 곁주머니염(divertiwlitis), 급성대장막힘, 샛길, 등 위험이 있는 환자에게는 시행하지 않는다.

2013년 한국 성인의 사망 원인 중 암으로 사망하는 비율이 약 23.8%로 1위를 차지하고 있다. 특히 대장암은 최근에 위암 다음으로 발생률이 높아져 우리나라 암 사망 원인의 4번째를 차지할 정도로 흔한 암이 되었다. 그 원인은 확실히 밝혀지지 않았지만 식생활이 서구화되면서 지방 섭취의 증가로 인한 비만이 대장암 발생의 위험인자에 노출될 가능성을 높였기 때문이라고 추정하는 의견이 지배적이다. 대장암은 양성 선종에서 시작해서 시간이 지나면서 악성종양이 되는데, 주로 곧창자와 구불잘록창자에서 발생한다. 대장암 중 선암이 악성 종양의 95%를 차지한다. 큰창자의 점막 상피세포에서 시작한 암 세포는 근육층과 장막층의 림프조직까지 확산되고 림프절로 침습한다. 모든 암이 마찬가지지만 대장암은 조기 발견과 치료는 중요하다. 현재까지 대장암의 조기 발견에 대장조영검사는 가장 중요한 검사법이다. 최근에 대장내시경검사 건수가 증가하고 있지만 전체적인 큰창자를 관찰하는 데는 한계가 있다. 복부(abdomen) CT는 대장암의 병기를 결정하고 치료 계획을 세우기 위해서 시행한다. 수술 전 CT는 인접 장기로의 전이, 원격 전이, 국소 림프절의 비대 등을 관찰하기 위해 시행한다. 그 외에 초음파검사(US) 또는 MRI를 이용하기도 한다.

3) 조영제

대장조영검사는 1901년 Williams가 공기를 이용하여 큰창자 점막을 관찰한 것이 시초이다. 그 후 Schule은 공기 대신에 아질산염 현탁액(bismuth)을 이용하여 검사하였다는 보고가 있으나 아질산염의 독성이 문제가 되었다.

황산바륨을 이용한 대장조영검사는 1910년 Bachem과 Guenter 등에 의해 고안되었다. 이어 1923년에 Fischer에 의해 황산바륨과 공기를 주입하는 대장이중조영검사(double contrast barium enema : DCBE)가 처음 시행되었다. 이중조영검사가 일반화된 것은 1960년대로 스웨덴의 Malmo와 Welin에 의해서이다.

1990년대 들어 큰창자의 질환은 대장조영검사법 외에 CT, MRI, USG, 혈관조영검사(angiography) 등 다양한 검사법에 의해 이루어지면서 미세한 점막 표면과 전체적인 해부학적 구조를 관찰할 수 있게 되었다. 혈관조영검사는 큰창자의 미세혈관을 선택적 조영하여 큰창자의 작은 종양까지 감별할 수 있고, CT와 MRI 검사도 조영제를 사용하여 큰창자의 미세병변을 감별하게 되었다. 그러나 대장 이중조영 검사는 큰창자의 내측과 외측의 자세한 구조를 나타낼 수 있는 장점이 있다.

대장조영검사에 사용하는 조영제는 음성조영제인 공기와 양성조영제인 황산바륨 현탁액(barium sulfate)과 소화관용 수용성 조영제가 있다. 황산바륨은 유동성이 좋고, 얇고 균일하게 도포(coating)되고 응집과 침전되지 않아야 한다. 또한 거품이 최소화되도록 하여야 한다. 공기 주입 시 약간의 공기 방울(air bubble)이 생성되기도 하나 즉시 제거되어야 한다. 공기 방울은 그 표면을 감싸고 있는 막이 점성을 가지고 있을 경우 오랫동안 남아 있기도 한다. 점액성 당단백질(mucinous glycoproteins)과 같은 콜로이드(colloids)들은 표면에 높은 점성을 갖기 때문에 지속적으로 공기방울이 만들어진다. 이러한 현상을 방지하기 위해 바륨현탁액을 제조할 때 점액제거제 또는 소포제와 같은 약품을 첨가하기도 한다. 대장조영검사 시 공기 방울은 살버섯(polyp)으로 오인할 수 있기 때문에 주의해서 관찰해야 한다.

소화관용 수용성 조영제는 샛길, 천공의 위험이 있거나 황산바륨을 사용을 금기하는 환자를 검사할 때 이용한다. 소화관용 수용성 조영제는 고삼투압성(high osmolality) 조영제로서 수분을 소화관 내로 빨아들인다. 따라서 소화관내에서 조영제가 물과 희석되어 영상의 질이 떨어지는 단점이 있지만, 소화관 수술 후 문합부위(anastomosis site)의 누출여부의 진단에 우수하다. 이것은 위장관의 천공이나 샛길이 의심되는 경우 황산바륨의 경우 바륨이 복막내로 누출될 경우 복막염(peritonitis)을 일으킬 수 있지만, 소화관용 수용 조영제의 경우 복막으로 누출이 되더라도 흡수되어 배출이 되어 부작용을 줄일 수 있다, 그러나 폐로 흡인(aspiration)이 되면 고삼투압성으로 인해 폐세포(pneumonocyte)에 독성 자극을 일으켜 폐부종(pulmonary edema)을 유발할 수 있고 소아나 노약자의 경우에는 전해질의 장애를 유발할 수 있기 때문에 주의해서 사용해야 한다.

황산바륨에 비해 대조도가 낮고, 적은 양의 주입으로도 설사를 유발할 수 있으므로 과다한 복용은 하지 않아야 한다. 샛길이 작을 경우에는 관찰하기 어려우므로 요오드 혼합 수용성 조영제와 물의 희석 비율을 1 : 1~2로 하는 것이 좋다. 곧창자 또는 구불잘록창자의 샛길을 관찰하기 위해서는 환자를 측면누운자세(lateral decubitus position)로 하여 서서히 조영제를 주입하면서 투시 하에 관찰한다. 샛길이 관찰되면 즉시 순간 촬영하고 자세를 변화시키면서 다양하게 검사부위를 묘사한다. 또한 시간이 지연되면 다른 장기에 조영제가 흘러 들어가 샛길 부위와 겹쳐 잘 관찰되지 않을 수 있기 때문에 신속하게 촬영한다.

4) 전처치

대장조영검사의 성패 여부는 전처치에 있다고 해도 과언이 아닐 만큼 매우 중요한 부분을 차지한다. 그럼에도 불구하고 아직 이에 대한 표준화가 이루어지지 않아 각 병원마다 다양한 방법으로 행해지고 있다.

1960년대 초에 Brown은 장 내에 음식 찌꺼기를 제거하기 위하여 다이어트, 과수화작용(over hydration), 삼투압에 의한 배변(정화, purgation) 및 접촉성 완하제(설사약, laxative) 등을 복합적으로 사용하여 세척에 의한 방법이 아닌 경구 복용법을 발전시켰다. 이는 큰창자의 분변을 없애기 위해서 음식물 섭취를 중단시키고 환자에게 다량의 물을 섭취하게 하여 몸을 적절히 수화(hydration)시킨 후에 삼투성 완하제를 이용해 장을 충혈(hyperemia)하는 것이다. 이러한 과정을 거친 후에 접촉성 완하제를 투여하여 큰창자의 수축작용을 촉진시켜 장내의 찌꺼기를 깨끗이 제거하게 한다. 이 과정은 환자에게 많은 고통을 주지 않고 효과적으로 큰창자의 분변을 제거할 수 있는 방법으로 지금까지 이르고 있다.

현재 임상에서 시행하는 대부분의 전처치는 식사의 제한과 충분한 수분 섭취, 그리고 배변 등의 복합작용으로 이루어지고 있으며, 경우에 따라서는 관장을 병행하여 실시하고 있다. 현재 대부분 사용하고 있는 완하제는 불균질한 혼합물로 장내의 전해질과 꿈틀운동을 증가시켜 창자안의 운동을 촉진시키고, 배설물과 수분 배출을 증가시킬 목적으로 쓰인다. 창자 안쪽에 가능한 찌꺼기가 없이 깨끗해야 양호한 영상을 얻을 수 있으므로 맑은 물이 항문으로 나올 정도로 충분히 관장하는 것이 좋다.

과거에 많이 사용한 피마자유(castor oil)은 비용이 저렴하고 비교적 효과가 우수한 장점이 있지만 복용하기 어려운 단점이 있다. 피마자유는 작은창자에서 분해되어 리시놀레산(ricinoleic acid)으로 변화되어 수분의 재흡수를 제한하며 장의 수축작용을 촉진시키는 직접적인 작용을 이용한 것이었다.

구연산 마그네슘은 식염 형태의 완하제로 황산마그네슘보다 복용하기가 용이하다. 마그네슘, 황산 및 구연산기는 장내에서 흡수가 잘 되지 않아 액체의 삼투 정체현상이 일어나므로 장의 꿈틀운동을 촉진한다. 이러한 설사제는 소아에게 많은 양을 투여하지 않도록 주의해야 한다. 한편 폴리에틸렌 글리콜(polyethylene glycol based)의 전해질 용액은 균형 잡힌 설사제로 대장염의 경우에도 사용할 수 있는 효과적인 제제이다. 이 제제는 창자에 빠르게 도달하고 창자가 매끈한 상태로 되기 때문에 대장내시경(colonoscopy)에 효과적이다.

1975년 Miller는 큰창자를 세척수로 관장하는 방법을 제안하였다. 이것은 1.5 L

의 따뜻한 물을 환자로부터 1 m의 높이에서 수압을 이용해 자연낙하 방식으로 서서히 항문을 통해 주입하는 방법이다. 환자는 좌측누운자세(Lt. lateral decubitus position)로 누웠다가 엎드리고 다시 우측누운자세로 누우면 막창자에 세척수가 도달되게 한다. 그리고 큰창자 전체에 세척수가 차게 되면 화장실로 가서 완전히 배출하도록 한다. 이 방법은 완하제를 사용하지 못하는 환자, 또는 완하제를 이용하였지만 완전히 세척이 되지 않은 환자에게 가끔 사용된다.

당뇨병인 경우는 특별한 주의가 요구되며, 전처치가 달라질 수 있다. 즉, 수분 섭취가 용이하도록 당뇨 환자용 저칼로리 음식을 준비하고 금식 시간을 단축하기 위하여 가능한 아침 일찍 검사 일정을 잡도록 한다. 또한 여성 환자의 경우 완하제로 인한 설사는 경구용 피임약의 흡수를 방해할 수 있으므로 경구 피임약을 계속 복용할 경우에는 이 기간 동안 다른 형태의 피임법을 사용하도록 권유하여야 한다.

다음은 대장조영검사를 시행하기 위한 전처치의 한 예이다.

검사 전 식사방법

이 검사는 큰창자를 통하여 조영제를 주입한 후 큰창자의 여러 질환을 관찰하는 것입니다. 따라서 정확한 진단을 위하여 아래 사항을 이행하여 주십시오.

표 2-5. 대장조영검사 주의사항

<table>
<tr><td colspan="2">검사 2일 전</td><td>아침
점심
저녁</td><td>식사는 찌꺼기가 적고 소화가 잘되는 음식을 드시고
물을 3컵 이상(600 ml) 드십시오.</td></tr>
<tr><td colspan="2" rowspan="5">검사 하루 전</td><td>오전</td><td>아침과 점심은 흰죽(미음)을 간장이나 소금으로 드십시오.</td></tr>
<tr><td>오후 1시</td><td>지금부터 검사가 끝날 때까지 절대 금식 하십시오.
(평소에 드시는 약은 제외)</td></tr>
<tr><td>오후 2시</td><td>지금부터 오후 7시까지 1시간 간격으로 물을 200 ml 이상 드십시오.</td></tr>
<tr><td>오후 8시</td><td>차게 한 물약(마크롤) 250 ml를 전부 복용하십시오.</td></tr>
<tr><td>오후 10시</td><td>물 두 컵(400 ml) 이상과 알약(둘코락스) 2정을 함께 드십시오.</td></tr>
<tr><td rowspan="2">검사 당일</td><td>외래</td><td>오전 7시</td><td>아침식사는 하지 마시고 물을 한 컵 반(300 ml) 드십시오.</td></tr>
<tr><td>입원</td><td>오전 6시</td><td>아침식사는 하지 마시고 물을 한 컵 반(300 ml) 드십시오.
800 ml(성인 기준) 정도의 관장을 하십시오.</td></tr>
</table>

(1) 물이나 보리차, 음료수는 드시고 우유나 유제품류는 드시지 마십시오(창자를 깨끗하게 비우기 위해서 물을 가능한 많이 드십시오).

(2) 찌꺼기가 있는 음식이나 고형 음식은 드시지 마십시오(채소류, 육류 등).

(3) 검사 5일 전부터 씨앗이 있는 과일(포도, 수박, 참외 등)은 드시지 마십시오.

(4) 물약(마크롤)은 냉장고나 찬 곳에 보관하십시오.
(5) 검사 당일 아침에 물과 같은 변이 계속 나오는 것은 정상입니다. 가능한 배설을 많이 하십시오.
(6) 평소에 드시는 약은 복용하십시오(심장, 당뇨, 신경계 질환 등의 약).
(7) 검사 후에는 반드시 2~3일간 물을 많이 드시고 변비가 심할 경우에는 변비약을 복용하십시오.

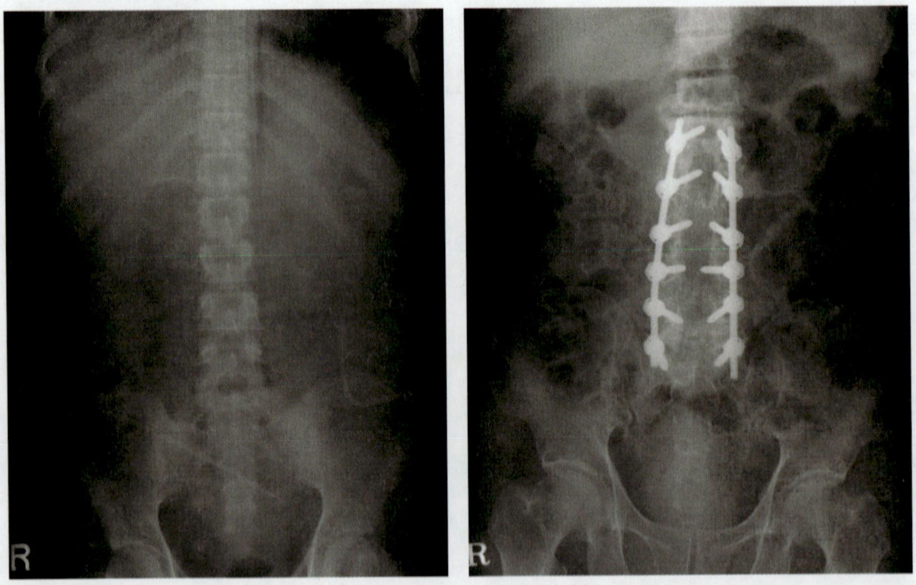

(a) (b)

그림 2-105. 대장조영검사 scout 촬영

a는 전처치가 잘된 경우로 공기와 분변의 음영이 보이지 않는다. b는 전처치가 불량한 경우로 큰창자와 작은창자 전체에 분변과 가스가 많이 남아 있다.

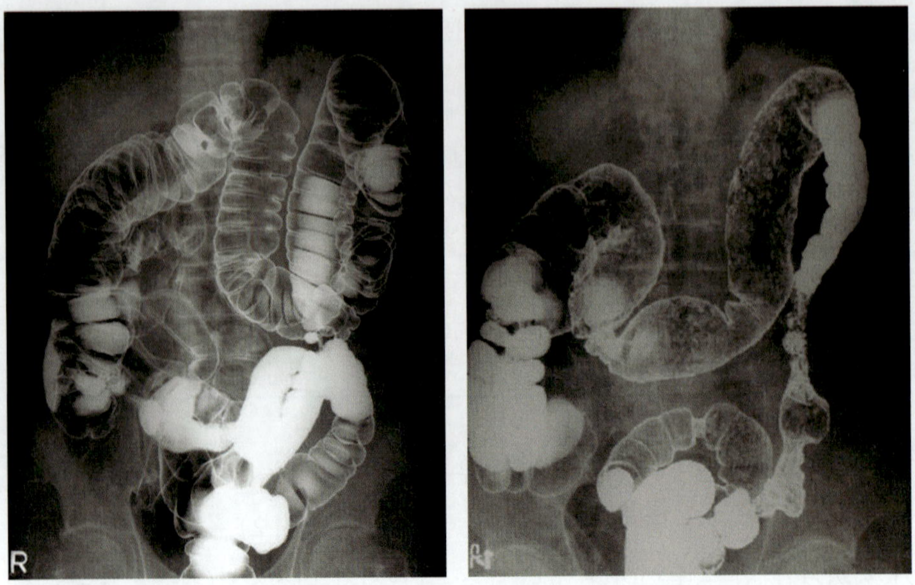

(a) (b)

그림 2-106. 대장이중조영검사

a는 전처치가 잘 되어 있어 바륨이 큰창자 전체에 잘 도포되어 있으나, b는 큰창자 전체에 분변이 많이 남아 전처치가 불량한 영상이다.

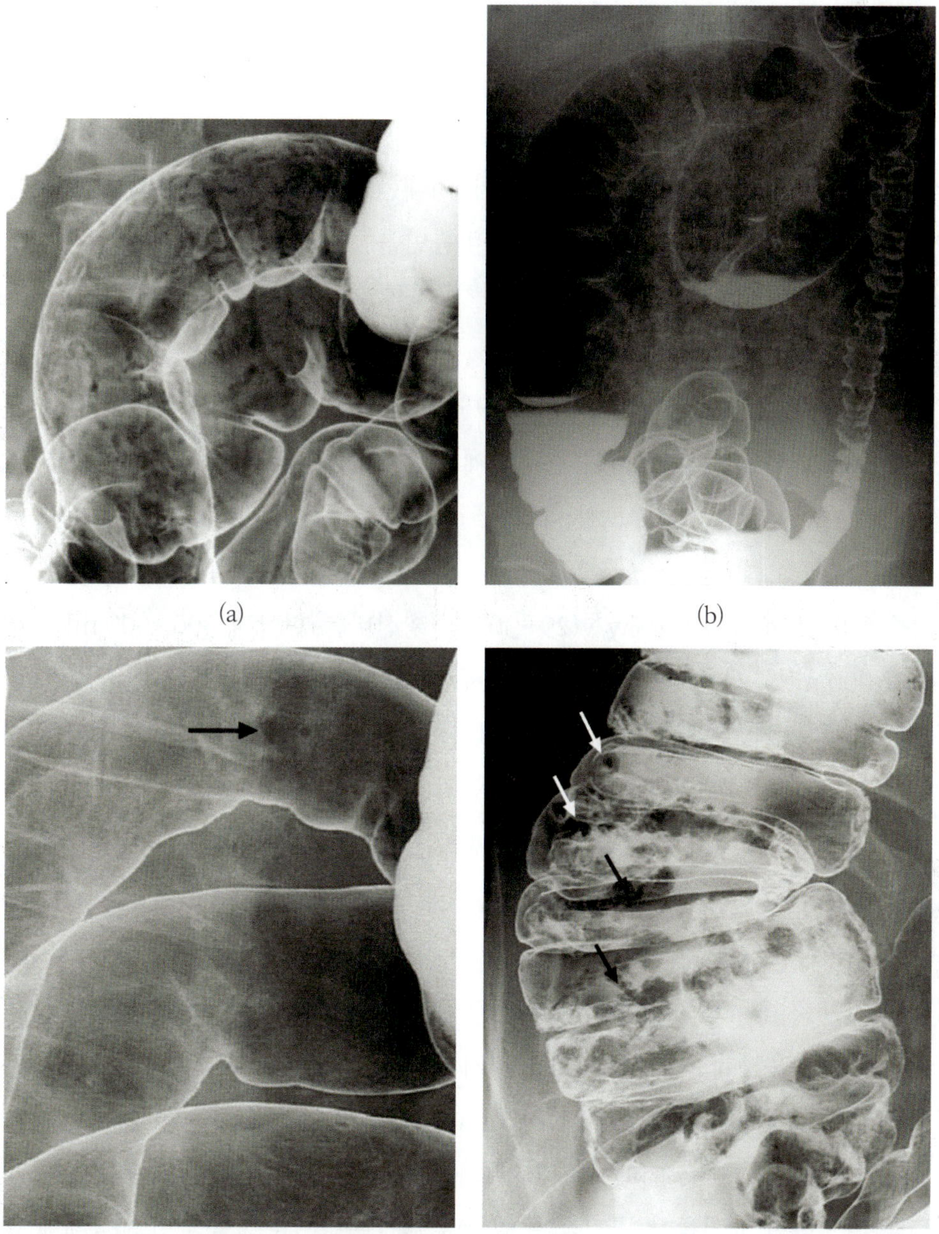

(a) (b) (c) (d)

그림 2-107. 전처치 불량의 영상

a는 전처치 불량으로 sigmoid colon에 대변이 많이 남아 있다. b는 오름잘록창자와 가로잘록창자에 전처치용 하제가 남아있어 바륨의 점막코팅이 불량하다. c는 공기방울(화살표)을 살버섯으로 오인할 수 있는 영상이다. d는 전처치 불량으로 대변 찌꺼기가 많이 남아 있는 경우로 이것이 큰창자 벽에 붙어 떨어지지 않을 경우 질환으로 오인할 수 있다(화살표).

5) 대장조영방법

큰창자의 조영방법에는 바륨관장법(주장법, barium enema method)과 경구법(oral method)이 있다. 바륨관장법은 항문을 통해 역행적으로 황산바륨과 공기를 주입하는 것이고, 경구법은 바륨관장법을 시행할 수 없는 환자에게 경구로 조영제를 투여하는 것이다. 경구법은 소화관용 수용성 조영제를 사용한다. 그러나 경구로 조영제를 주입하면 상부위장관을 거쳐 큰창자로 조영제가 유입되기 때문에 검사시간이 오래 걸리고 영상의 대조도가 낮아 미세한 병변의 관찰이 어려우므로 거의 시행하지 않는다. 바륨관장법은 황산바륨만을 주입하는 단일조영검사(single contrast colon study)와 황산바륨과 공기를 주입하는 이중조영검사(double contrast colon study)로 구분한다.

단일조영검사는 보통 30~50 %w/v(29~30°)의 저농도, 저점도의 황산바륨 현탁액 1,000~2,000 ml를 사용하여 큰창자에 조영제를 충만시켜 큰창자와 주변 장기와의 관계, 충만 결손 상태, 모서리(경계, margin) 돌출 상태, 협착 및 막힘의 유무를 검사한다.

이중조영검사는 70~80 %w/v(29~30°)의 황산바륨 현탁액 300~600 ml와 공기 800~1,000 ml를 사용하여 큰창자의 미세점막을 관찰하는 방법이다. 큰창자에 조영제를 너무 많이 주입하면 내강을 관찰하기 어렵고 작은창자로 역류하여 검사에 방해가 되므로 적당량의 황산바륨을 주입하는 것이 중요하다.

보통 왼창자굽이에서 가로잘록창자로 바륨이 통과되면서 바륨양이 충분히 주입되면 바륨의 주입을 멈추고 공기를 천천히 주입한다. 바륨이 내림잘록창자를 통과하고 공기가 가로잘록창자로 통과되기 시작하면 엎드리거나 우측누운자세로 한다. 이때 공기는 지속적으로 주입하되 공기가 바륨을 선행하지 않도록 주의한다. 다시 환자를 바로누운자세로 하고 촬영대를 거상하면서 바륨이 오름잘록창자와 막창자로 통과되도록 하고 막창자나 막창자꼬리(appendix)에 조영제가 충만되면 촬영대를 다시 수평으로 한다. 이때 환자와 대화를 통해 큰창자의 팽창으로 인한 통증의 정도를 확인하면서 부족한 공기를 주입한다. 공기주입 후 바륨의 도포상태에 따라 조영제가 골고루 도포되지 않는 환자는 2~3바퀴 구르게(rolling) 하면 점막도포가 원활하게 이루어진다.

정상적으로 이중조영된 영상은 줄 모양(linear striations) 또는 그물막 형태의 점막구조가 관찰된다. 또한 오른창자굽이, 왼창자굽이, 구불잘록창자 등은 겹쳐 있으므로 좌후사방향(LPO) 또는 우후사방향(RPO)으로 하여 굽이(flexure) 부위를 펼쳐서 관찰하는 것이 필수적이다.

대장조영검사를 원활하게 시행하려면 여러 가지 기구들이 필요하다. 희석된 황산바륨 현탁액을 담는 용기(barium can)와 조영제를 체내로 주입하기 위해 항문에 삽입하는 enema tip이나 rectal catheter 또는 foley catheter, 조영제의 흐름을 조절하거나 정지시키는 clamp, 공기를 주입하는 공기 펌프 외에 1회용 장갑과 공기주입용 주사기 등이다. 근래에는 조영제를 주입하고 배설시키는 조영제 자동 주입 및 배설장치가 고안되어 정확한 량과 정확한 압력으로 조영제를 주입하고 배설시키면서 대장이중조영검사를 시행할 수 있게 되었다(그림 2-108).

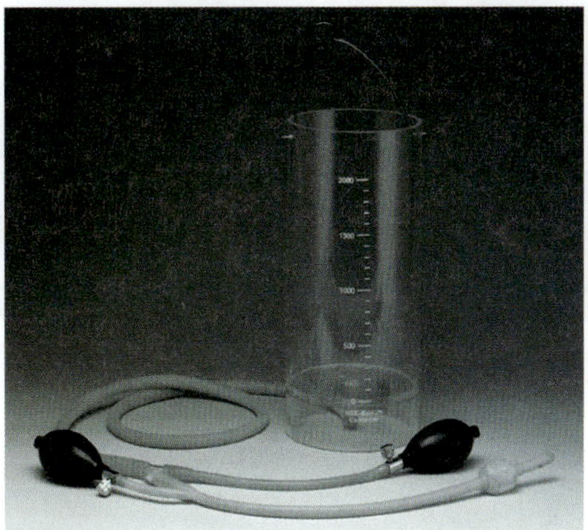

(a)

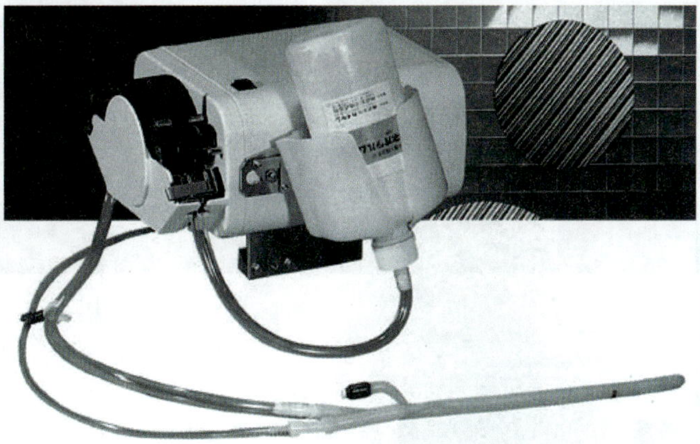

(b)

그림 2-108. **대장조영용 바륨주입 기구**

a : 바륨통(barium can)과 enema tip, b : 조영제 자동주입·배설장치

6) 대장조영검사법

(1) 단일조영검사(Single contrast barium enema : SCBE)

단일조영검사는 황산바륨만을 사용해 큰창자의 병변 유무를 관찰하는 검사이다.

단일조영검사는 큰창자 주변 장기와의 관계, 충만결손 상태, 변연(margin)의 돌출, 장막힘(장폐색, obstruction)이나 좁아짐(협착, stricture), 샛길(누공, fistula), 장축염(volvulus)의 진단 등 전체적으로 결장의 형태를 관찰하기 위해서 적용하는 검사법이다. 특히, 장막힘이나 좁아짐, 천공, 샛길, 창자겹침증, 급성게실염 등이 의심될 경우에는 바륨의 압력 조절이 필요한 환자를 검사할 경우에 적용한다. 또한 허혈성 대장염이 의심되는 경우 이중조영검사를 시행하면 엄지자국(thumb printing) 소견이 소실될 수 있는데 이러한 경우에도 적용한다.

단일조영검사가 대장의 일반적인 검사법은 아니지만, 고령의 환자나 전처치가 어렵거나 불량한 환자의 경우 대장의 전체적인 해부학적인 형태를 관찰하기 위해서 선택적으로 시행하는 검사이다. 또한 질환의 발생률이 적은 소아환자의 경우에도 내강의 점막보다는 대장의 전체적인 형태를 관찰하기 위해서 단일조영검사를

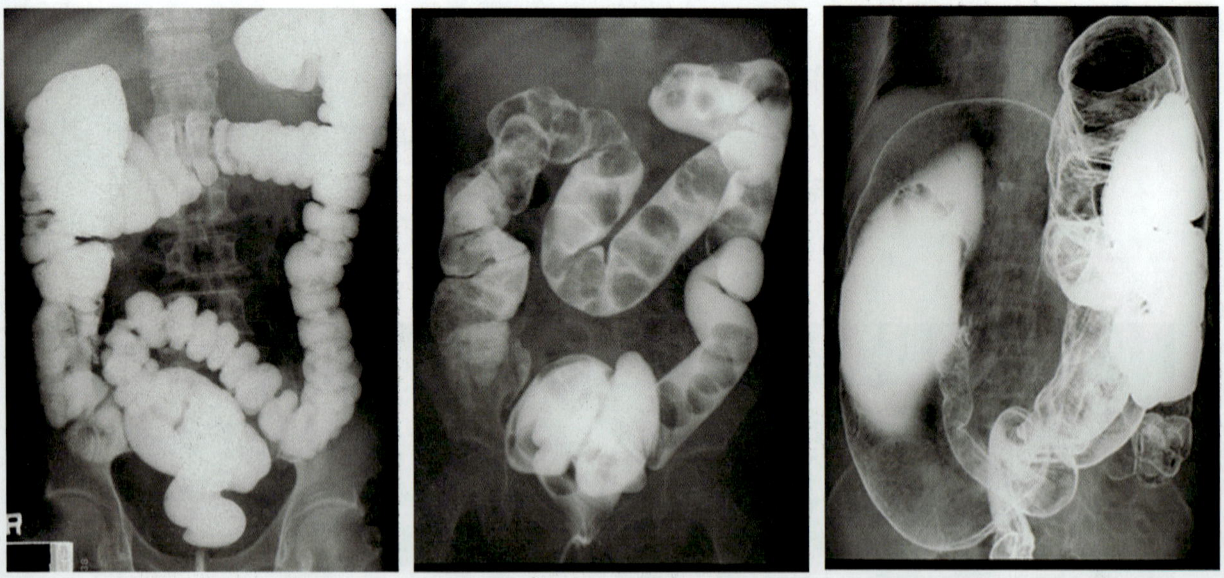

(a) (b) (c)

그림 2-109. 큰창자 단일조영검사의 정면 영상

(a) 큰창자 내에 바륨이 충만되어 있는 상태로써 큰창자의 전체적인 형태와 변연(margin)이 관찰된다. (b) 변비로 인해서 전처치가 어려운 환자로서 저농도의 바륨현탁액을 이용한 단일조영검사 영상으로 큰창자 내에 대변(fecal material)이 가득차 있다. (c) 창자꼬임(장염전, volvulus) 환자의 바륨 주입 후 영상으로 대장의 일부가 기형적으로 늘어나 있다.

시행한다(그림 2-109).

단일조영검사의 조영제는 황산바륨 현탁액이나 소화관용 수용성 조영제를 이용하는데 황산바륨을 적용할 경우에는 20~50%의 저농도 바륨현탁액 1,000~2,000 ml를 사용한다.

대장조영검사는 최근 수면내시경의 등장으로 시행 건수가 줄어들기는 했지만 조기암 검진을 위한 1차적인 검사이고 대장내시경 검사를 할 수 없는 환자나 전처치가 불량한 환자의 경우에 매우 유용한 검사이다. 또한, 곧창자암(rectal cancer)으로 저위전방 절제술(low anterior resection)을 시행한 환자의 경우 소화관용 수용성 조영제를 사용하여 문합부위의 누출여부를 확인하기 위한 방법으로 대장조영검사는 필수적인 검사이다(그림 2-110, 2-111).

장천공이 의심되는 경우에는 소화관용 수용성 조영제로 검사해야 하지만 조영제의 유출이 보이지 않으면 더 정확하게 관찰하기 위해서 저농도의 바륨현탁액을 주입하여 추가적으로 검사를 할 수 있다.

기타 소화관용 수용성 조영제가 꿈틀운동을 촉진시키는 점을 이용하여 무력창자막힘증(adynamic ileus)이 있는 환자에게 치료목적으로 사용되기도 한다.

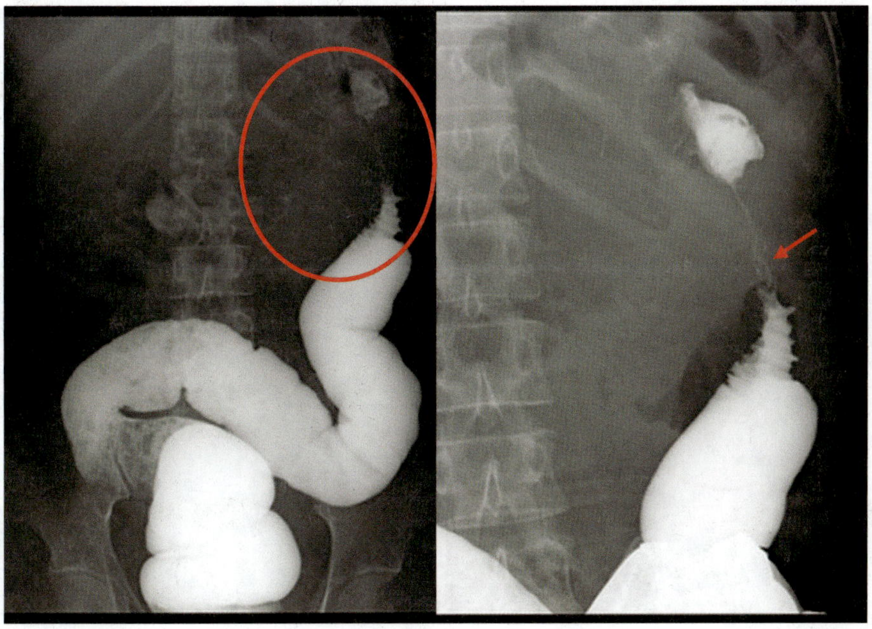

그림 2-110. 내림잘록창자 막힘증(descending colon obstruction)
소화관용 수용성 조영제로 단일조영술을 시행하여 내림잘록창자 막힘증이 관찰된다.

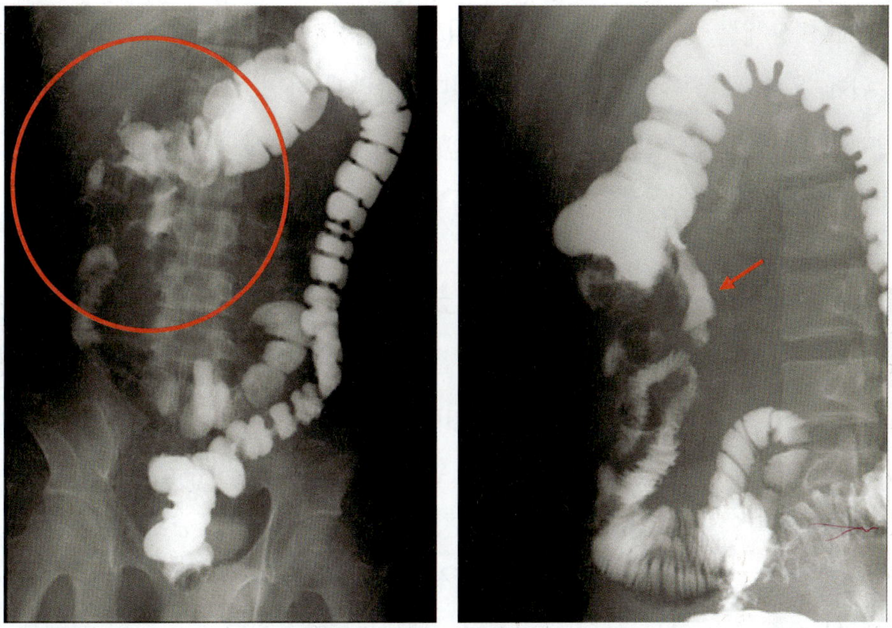

(a) (b)

그림 2-111. 소화관용 수용성 조영제를 이용한 단일조영술
우측결장 절제 후 소화관용 수용성 조영제를 사용하여 문합부위의 누출여부를 검사한 영상이다. b는 a영상의 원안을 확대한 것으로 문합부위의 누출이 관찰되고 있다.

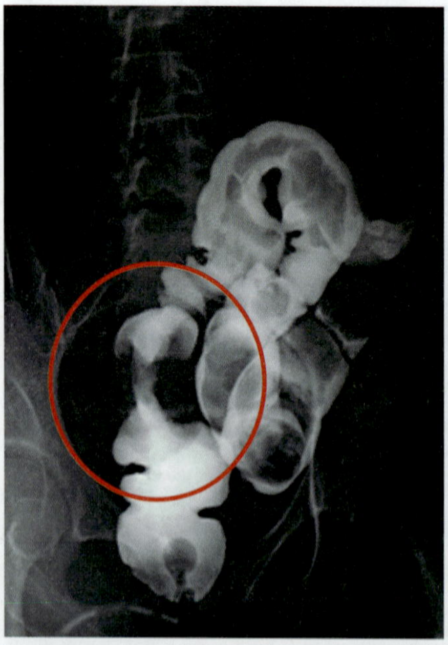

(a)

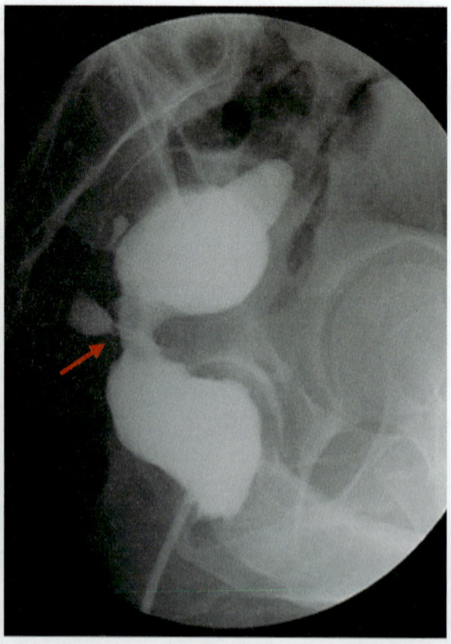

(b)

그림 2-112. 저위전방절제술을 시행한 환자의 단일조영술

a는 rectosigmoid cancer가 관찰되고 있다. b는 a환자의 저위전방절제술을 시행한 후 문합부위의 누출여부를 검사한 영상으로 문합부위에서 누출(화살표)이 관찰된다.

검사방법은 우선 환자를 Sim's position을 취하게 한다. 이 자세는 좌측으로 누운자세에서 상체를 35~40° 앞으로 숙이고 무릎을 구부려 배쪽으로 당기고 좌측 무릎 위에 우측 무릎을 포개 놓은 자세이다. 이렇게 하면 아래배의 힘이 빠지고 배의 압력이 낮아져 항문이 이완되어 Enema tip을 항문에 부드럽게 삽입할 수 있다. Enema tip에 윤활제를 바르고 삽입 시 환자에게 아~ 소리를 내게 하여 항문을 이완시키면 된다.

조영제 주입전에 바륨통(barium can)과 enema tip을 연결하는 관(tube)에 공기가 없이 바륨만 채워지도록 주의해야 한다. 만약 관에 공기가 들어가 있으면 큰창자로 바륨 주입이 잘 되지 않기 때문이다. 바륨통의 높이를 조절하여 압력에 의해 곧창자를 통해 잘록창자와 막창자로 황산바륨 현탁액이 유입되도록 한다.

황산바륨 현탁액이 주입되면 구불잘록창자, 내림잘록창자, 가로잘록창자, 오름잘록창자, 그리고 막창자 부위의 조영 충만상을 투시 하에 추적 관찰한다. 굴곡이 되어 관찰이 용이하지 않는 부위는 자세를 바꾸거나 압박대로 압박하여 관찰하고 필요하면 순간 촬영한다. 순간 촬영은 큰창자의 벽면이 비정상적이거나 충만이 결손된 부분을 중심으로 다양하게 촬영한다.

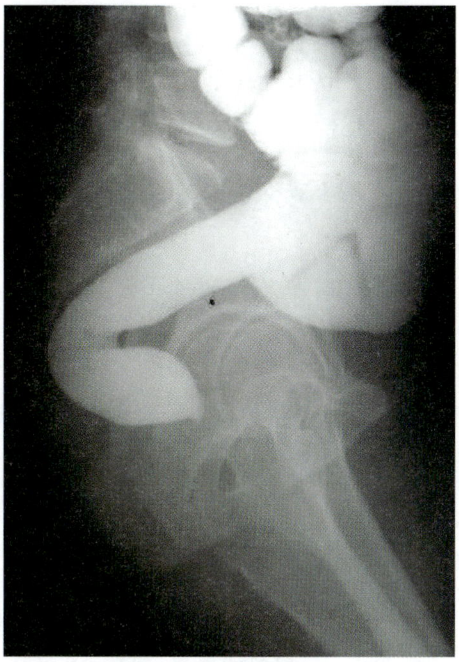

그림 2-113. 단일조영검사의 좌측면상(Lt. lateral position)

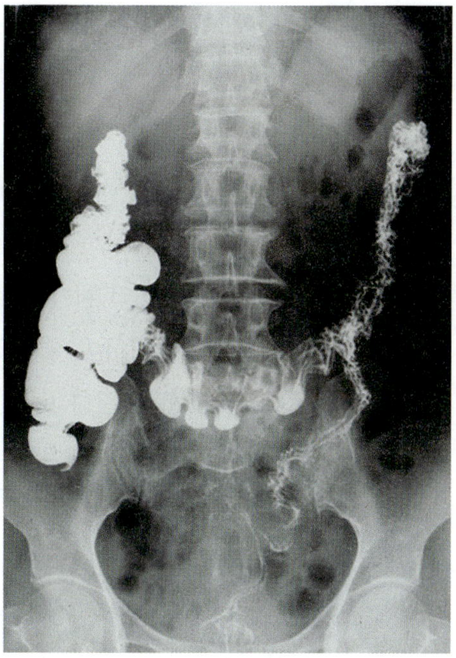

그림 2-114. 배출 후 정면상(AP position)

투시 하에 시행한 순간 촬영은 부분적인 영상이므로 투시 검사가 끝나면 대장 전체가 포함되도록 촬영한다. 바로누운자세의 정면상은 큰창자의 전체적인 영상을 관찰하며 중심선속(central ray)은 엉덩뼈능선 중심선에서 2.5 cm 아래로 하여 윈창자굽이와 곧창자가 모두 포함되도록 촬영한다(그림 2-109, a). 이 과정이 끝나고 환자를 화장실로 보내 충분히 배설시킨 후, 필요에 따라서 바륨의 배설 상태와 점막 주름의 형태를 관찰하기 위해 배출 정면상을 촬영하기도 한다.

큰창자의 측면상은 오름잘록창자와 내림잘록창자가 겹쳐지므로 진단적 가치가 없으나 곧창자의 측면상은 곧창자와 구불잘록곧창자(sigmoid colon) 이음부의 이상 유무를 판별하는 중요한 촬영이다(그림 2-113). 대장조영검사의 배출상(evacuation image)은 황산바륨의 충만으로 인해 관찰되지 않는 병변을 관찰할 수 있다. 즉, 충만된 황산바륨이 배설되는 정도와 충만상에서 관찰할 수 없는 점막 주름을 관찰함으로써 다양한 질환의 미세병변 판별에 도움을 준다(그림 2-114).

단일조영검사 방법을 요약하면 다음과 같다.

① 복부 정면상을 촬영한다.

② 환자를 좌측누운자세로 Sim's position을 취한 후 enema tip을 항문에 삽입한다. 이 때 바륨통의 높이는 촬영대에서 1 m 내외를 유지해야 하며, barium can과 enema tip 사이의 관(tube) 내의 공기를 완전히 제거한다.

③ Enema tip에 젤리를 바르고 천천히 항문에 삽입한다.

④ 환자를 바로 눕히고 투시상을 관찰하면서 황산바륨을 주입한다.

⑤ 곧창자, 구불잘록창자, 내림잘록창자, 왼창자굽이, 가로잘록창자, 오른창자굽이, 오름잘록창자, 막창자 등으로 조영제가 주입되는 것을 추적관찰하며 이상유무를 관찰하고 필요시 순간 촬영한다.

⑥ 투시가 끝나면 큰창자 전체가 관찰되도록 바로누운자세로 정면상을 촬영한다.

⑦ 환자를 화장실로 안내하여 충분히 배설시킨다.

⑧ 필요에 따라서 배설이 끝나면 바로 누운 정면 배출상이나 기타, 양측 누운자세의 배출상을 큰창자 전체가 포함되도록 기본 촬영한다.

(2) 이중조영검사(Double contrast barium enema : DCBE)

큰창자 이중조영검사는 충분하게 바륨을 주입하여 큰창자 전체에 바륨이 도포되도록 하고 공기를 적절하게 주입하여 큰창자 전체가 잘 이완되도록 하는 것이 중요하다. 그리고 겹쳐진 큰창자를 선명한 이중조영상으로 펼쳐보기 위해 환자의 자세변화(position change)와 Trendelenburg position(head down), 그리고 Woler position(head up)을 이용하여 병변을 정확하게 관찰해야 한다.

환자에게 검사 5~10분 전에 연동운동억제제를 근육주사(IM) 또는 정맥주사(IV)하는데 이는 큰창자의 점막 주름 무늬의 수축작용을 억제하고, 잘록창자 팽대의 수축으로 인해 잘록창자 내부로 황산바륨이 잘 주입되지 않거나 일시적으로 배출되는 현상을 억제할 수 있다.

항문에 enema tip을 삽입 하는 데는 좌측누운자세의 Sim's position으로 한다. 장력이 약한 환자나 노인은 폴리 풍선 카테터(Foley balloon catheter)를 사용하여 변실금을 방지하기도 한다. 이 때 풍선의 팽창은 곧창자 내벽에 닿을 정도만 하고(20~30 ml) 지나치게 과도한 량의 공기를 주입하지 않아야 한다. 변실금을 방지하기 위한 또 다른 방법은 Trendelenburg position으로 하여 곧창자가 팽창되지 않고 황산바륨이 자연스럽게 구불잘록창자로 흘러들어가도록 하는 것이다. 이렇게 하면 항문으로 배설되는 것을 방지할 수 있다. 한편 치질(hemorrhoids) 환자는 enema tip을 삽입하는 데 주의하여야 한다. 이때는 수술용 장갑을 낀 손가락에 젤리를 바르고 항문관을 찾은 후 조심스럽게 enema tip을 삽입하여야 한다.

바륨 통(barium can)의 높이는 촬영대에서 1 m가 적당하다. 지나치게 높으면 곧창자를 과도하게 팽창시키며 중력에 의해 조영제가 큰창자를 빠르게 통과하게 된다. 보통 곧창자와 구불잘록창자가 견딜 수 있는 압력은 약 169 mmHg이고 막창자는 약 81 mmHg이므로 과도한 압력은 이 부위에 천공을 일으킬 수 있다. 가변적이기는 하지만 주장법에 의한 검사로 인해서 큰창자 천공이 일어날 수 있는 확률은 1 : 20,000으로 보고되고 있으며 폴리 풍선 카테터를 사용하면 그 위험이 더 증가하는 것으로 되어 있다. 따라서 폴리 풍선 카테터는 천공의 주요 원인이 될 수 있으므로 변실금이 우려될 때는 조심스럽게 사용하여야 하고, 과도한 팽창은 곧창자를 파열시킬 수 있기 때문에 지나친 확장은 삼가 해야 한다. 특히 곧창자염이나 궤양, 방사선 치료 중인 환자나 문합이 되어 기능이 저하된 부위에 풍선을 사용해서는 안 된다.

황산바륨을 주입할 때는 항문으로 배설되지 않도록 환자에게 충분한 설명으로 주의시켜야 한다. 검사 중에 황산바륨이 배설되면 영상에 바륨이 중복되어 나타나기 때문에 정확한 진단을 하기 어렵다. 황산바륨이 곧창자와 구불잘록창자로 유입되면 구불잘록창자에 황산바륨이 과다하게 모여 집합상을 보이는데, 이를 해소하기 위해 환자를 좌측으로 누운자세에서 천천히 공기를 주입하여 바륨을 밀어내 준다. 다시 엎드린 자세로 한 후 다시 바로누운자세로 하면 황산바륨과 공기가 잘 도포된 구불잘록창자의 이중조영상을 관찰할 수 있다(그림 2-115).

펼쳐진 구불잘록창자의 관찰을 위해 환자를 우전사방향(RAO)으로 하여 촬영하며, 곧창자 또는 직장구불결장(곧창자구불창자, rectosigmoid junction)의 경계는 좌측 측면촬영(Lt. lateral)을 하면 효과적이다(그림 2-116).

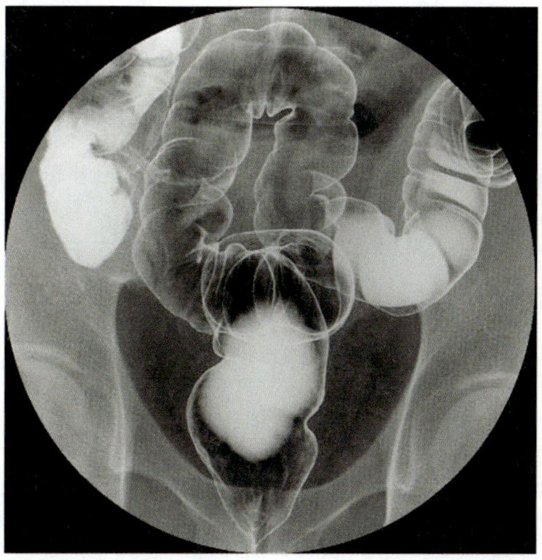
(a)

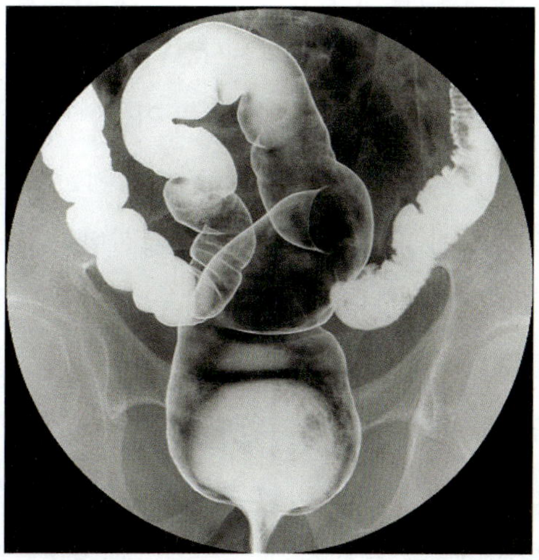
(b)

그림 2-115. 곧창자의 Supine(a) & Prone(b) position 이중조영상

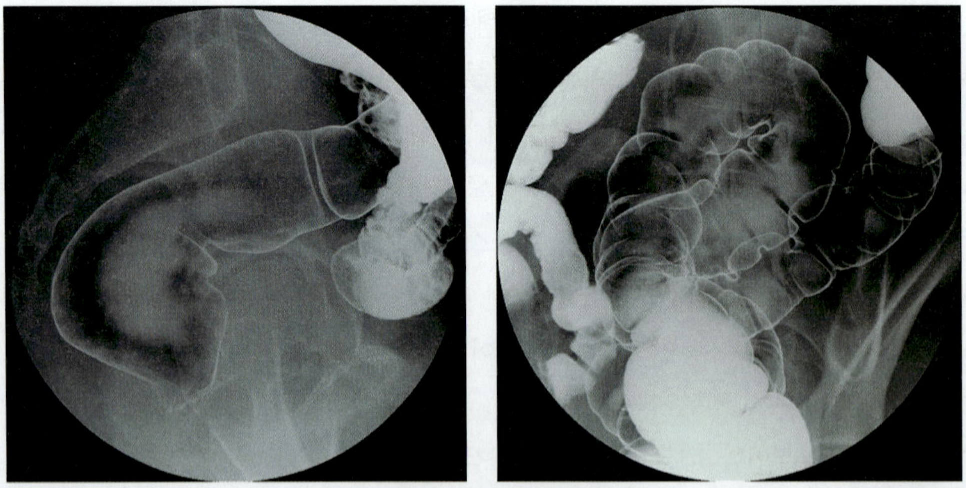

(a) (b)

그림 2-116. 곧창자의 측면상(a)과 구불잘록창자(b)의 이중조영상

구불잘록창자를 통과한 황산바륨은 내림잘록창자로 이행한다. 황산바륨이 잘록창자 내에서 잘 이동되지 않으면 환자를 좌측누운자세로 눕히고 공기를 주입한 뒤 엎드린 자세로 변환시킨다. 공기를 주입할 때는 조영제를 앞지르지 않도록 환자의 자세를 변화시키면서 시행하는 것이 좋다. 공기가 조영제를 앞지르면 큰창자 점막에 황산바륨이 도포되지 않고 조영제가 주입되지 않게 되어 검사를 실패하게 된다.

왼창자굽이(splenic flexure)와 오른창자굽이(hepatic flexure)는 굴곡이 심하다. 환자의 머리 쪽을 약간 낮추어 내림잘록창자의 황산바륨이 왼창자굽이에 도달하도록 하고 공기를 주입한다. 왼창자굽이를 관찰하면서 공기를 주입하며 환자를 바로 누운자세에서 우측으로 회전시킨다. 그리고 촬영대의 머리 쪽을 약간 거상하면(head up) 황산바륨은 가로잘록창자로 이동한다. 가로잘록창자에서 황산바륨의 이동은 꿈틀운동에 의해 이루어져 오른창자굽이 부위로 이행한다. 오른창자굽이는 전후방향으로 위치하기 때문에 그 주위로 황산바륨을 보내기 위해서는 엎드린 자세에서는 황산바륨이 윗 방향으로 올라가지 않으면 안 된다. 따라서 환자를 우측누운자세로 하여 오른창자굽이 부위에 황산바륨을 흘려보내고, 공기를 주입하면서 황산바륨이 오른창자굽이로 이동할 수 있도록 유도하여야 한다. 이 때 촬영대를 Trendelenburg position 10°로 하면 황산바륨이 가로잘록창자로 역류하는 것을 방지할 수 있다. 황산바륨은 큰창자가 굴곡된 부분에서 멈춰 있으나 공기를 주입하면 공기의 흐름에 의해 황산바륨이 이동하여 결국 공기와 황산바륨이 점막에 도포된다.

오른창자굽이를 순간 촬영하고 환자를 엎드린 자세로 하여 오름잘록창자로 황산바륨을 이동시키고 이어서 막창자에 도달하게 한다. 구불잘록창자에 공기가 채워지면 황산바륨 현탁액이 장벽의 내부를 타고 흐르게 되지만 환자의 위치를 변환하지 않으면 골고루 도포되지 않는다. 막창자의 균일한 도포를 위해서는 시계방향으로 환자를 회전시켜야 한다. 즉, 엎드린 자세에서 우측으로 돌아서 바로누운자세로 한다. 막창자의 이중조영상을 원활히 하기 위해서는 먼저, 환자를 누운자세로 하고 황산바륨을 가로잘록창자로 치우치게 한 다음 바로 누운 상태에서 관찰하여야 한다. 환자를 우측누운자세라면 황산바륨이 막창자의 내벽과 돌창자판막(ileocecal valve) 사이에 고이기 때문에 좌측누운자세로 하여 황산바륨을 이동시킨다.

큰창자의 이중조영검사가 어려운 점은 구불잘록창자가 굴곡되어 있기 때문인데 대부분 엎드린 자세로 하여 촬영대를 머리 방향으로 약간 내리면(head down) 쉽게 유입된다. 또한 압박은 매우 유용하게 이용되는 방법으로 주로, 굴곡 된 부위를 관찰하거나, 구불잘록창자의 곁주머니 및 막창자 내의 병변을 관찰하는데 이용된다. 하지만 좌우측의 왼창자굽이와 오른창자굽이부 압박시 갈비뼈의 골절에 유의해야 한다.

투시 하에 관찰이 끝나면 큰창자 전체를 포함시켜 바로 누운 자세(supine), 선 자세(erect)를 기본 촬영한다. 선 자세에서는 양쪽 굴곡(flexure)를 반드시 포함하고, 바로누운자세는 곧창자가 충분히 포함되도록 중심선속은 엉덩뼈능선(장골능선, iliac crest) 중심선에서 위쪽으로 2.5 cm되는 지점으로 한다(그림 2-117). 또한 필요시 양측사방향(both oblique) 촬영과 배변 후 촬영(post evacuation)을 시행

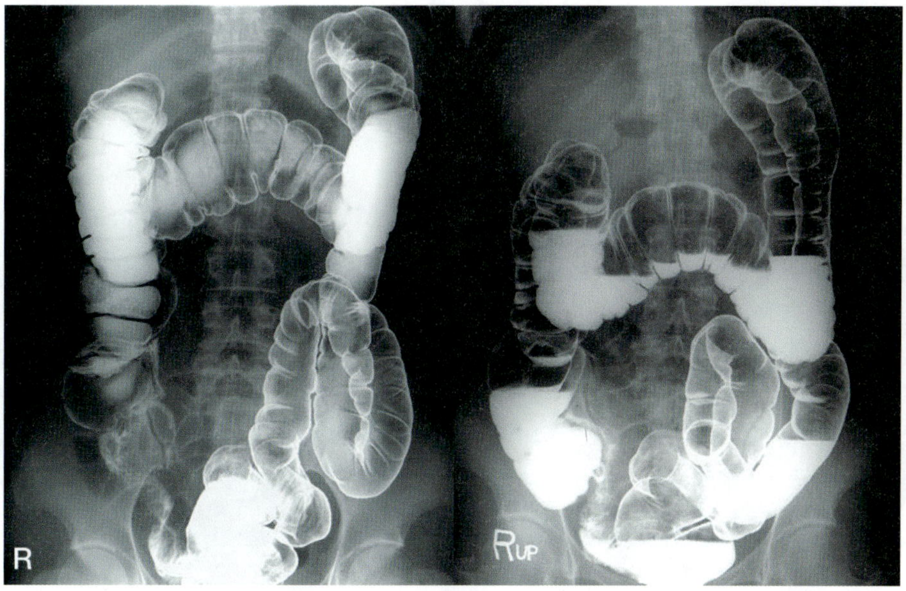

(a) (b)

그림 2-117. (a) Supine position과 (b) Erect position
a는 바륨이 큰창자 전체에 분포되어 있다. b는 액체와 공기층이 관찰된다.

하기도 한다.

왼창자굽이와 오른창자굽이의 촬영은 겹쳐진 굴곡을 펼쳐서 관찰하기 위해서 우후사방향(RPO)과 좌후사방향(LPO)으로 촬영한다. 우후사방향자세는 바로 누운 자세에서 좌측을 30~45° 거상하여 촬영하는데 좌전사방향(LAO)과 더불어 왼창자굽이를 잘 관찰할 수 있다. 좌후사방향은 바로누운 자세에서 우측을 30~45° 거상하여 촬영하는데 우전사방향(RAO)과 더불어 오른창자굽이를 잘 관찰할 수 있다. 두 자세의 검사 모두 spot 촬영을 통해서 관찰한다.

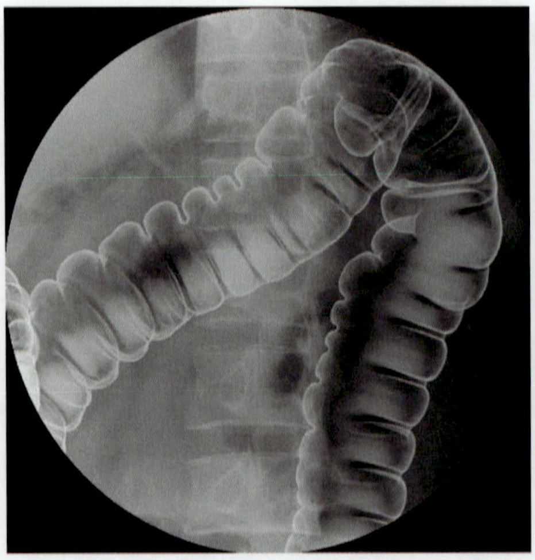

(a)

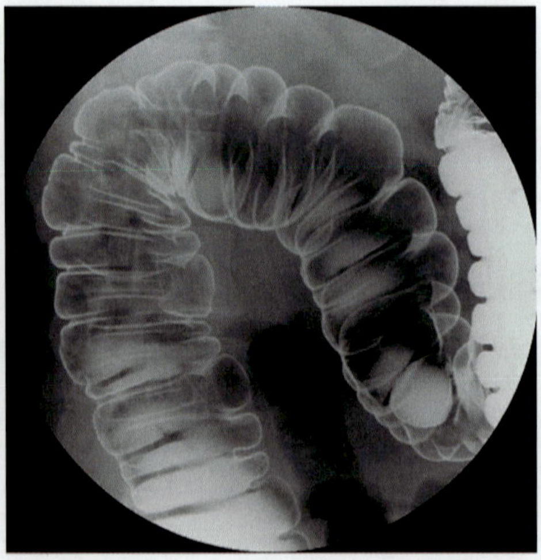

(b)

그림 2-118. **왼창자굽이의 RPO position(a)와 LAO position(b) 영상**

a는 왼창자굽이를 펼쳐보기 위해 supine position에서 좌측을 거상하고, b는 prone position에서 우측을 거상하였다. 겹쳐진 왼창자굽이가 펼쳐 보인다.

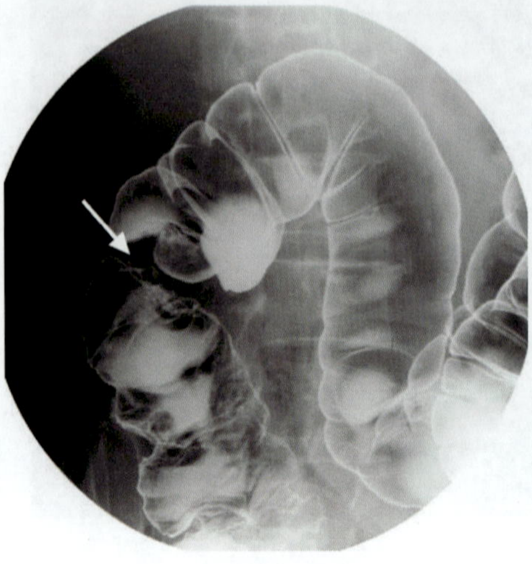

(a)

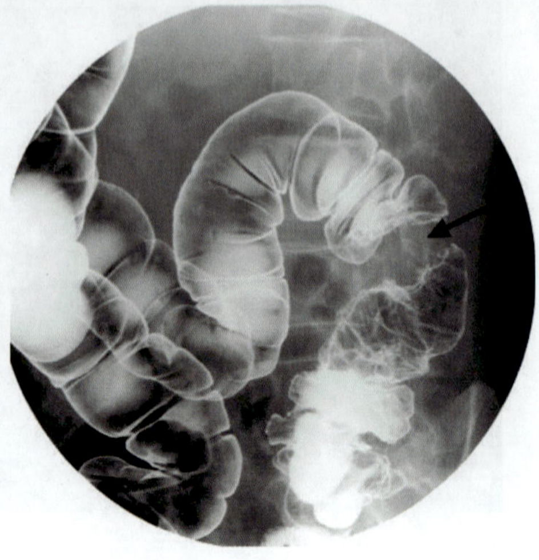

(b)

그림 2-119. **오른창자굽이의 LPO(a)와 RAO(b) 영상**

a는 오른창자굽이를 관찰하기 위해서 supine position에서 우측을 거상하여 촬영한 영상이고, b는 prone position에서 좌측을 거상(b)하였다. 악성 종양에 의해 오른창자굽이부가 좁아져 있다(화살표).

측면으로 누운자세(lateral decubitus)는 환자가 옆으로 누운자세로서 좌우측 옆으로 누운자세를 촬영한다. 측면으로 누운자세를 취하면 오름잘록창자와 내림잘록창자, 그리고 곧창자에 황산바륨과 공기의 층((fluid air level)이 분리되어 나타난다. 오른쪽 옆으로 누운 자세(Rt. lateral decubitus position)는 중심선을 엉덩뼈능선 중심선 상단에 위치시키고 엑스선을 수평으로 입사한다. 이 자세는 무거운 황산바륨이 오름잘록창자의 외측과 내림잘록창자의 안쪽에 분포되고 공기는 오름잘록창자의 안쪽과 내림잘록창자의 바깥쪽에 분포되어 관찰된다. 즉, 오름잘록창자의 안쪽부와 내림잘록창자의 바깥쪽의 이중조영상을 관찰함으로써 그 부분의 미세병변을 판별할 수 있다. 반대로 왼쪽옆으로 누운자세(Lt. lateral decubitus position)는 오름잘록창자의 바깥쪽과 내림잘록창자의 안쪽에 대한 이중조영상을 관찰할 수 있다(그림 2-120).

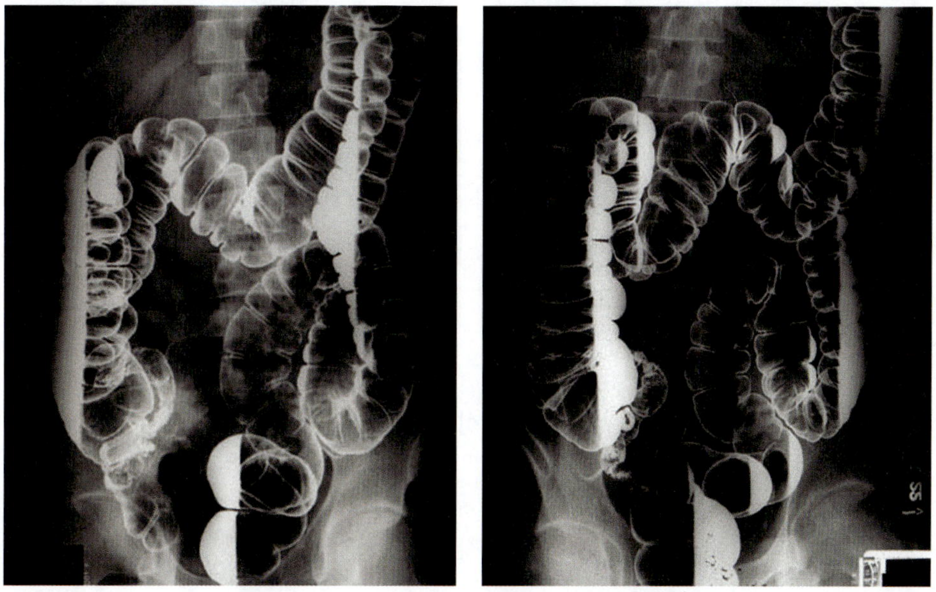

(a) (b)

그림 2-120. a. Rt. lateral decubitus position. b, Lt. lateral decubitus position

곧창자는 팽창에 아주 민감하고 병변이 호발하는 부위이다. 곧창자의 측면상을 관찰하기 위해 환자는 왼쪽 옆으로 누운자세에서 곧창자의 중심을 향해 엑스선을 수직으로 입사한다. 또한 누운 상태에서는 곧창자에 바륨이 고여 내강이 잘 보이지 않으므로 엎드린 자세에서 좌우사방향으로 자세를 변환하여 곧창자를 관찰하거나 엎드린 자세에서 엑스선을 발쪽(caudad)으로 약 20~30°로 촬영(modified chassard-lapine method)하면 겹쳐진 곧창자를 펼쳐서 관찰할 수 있다(그림 2-121).

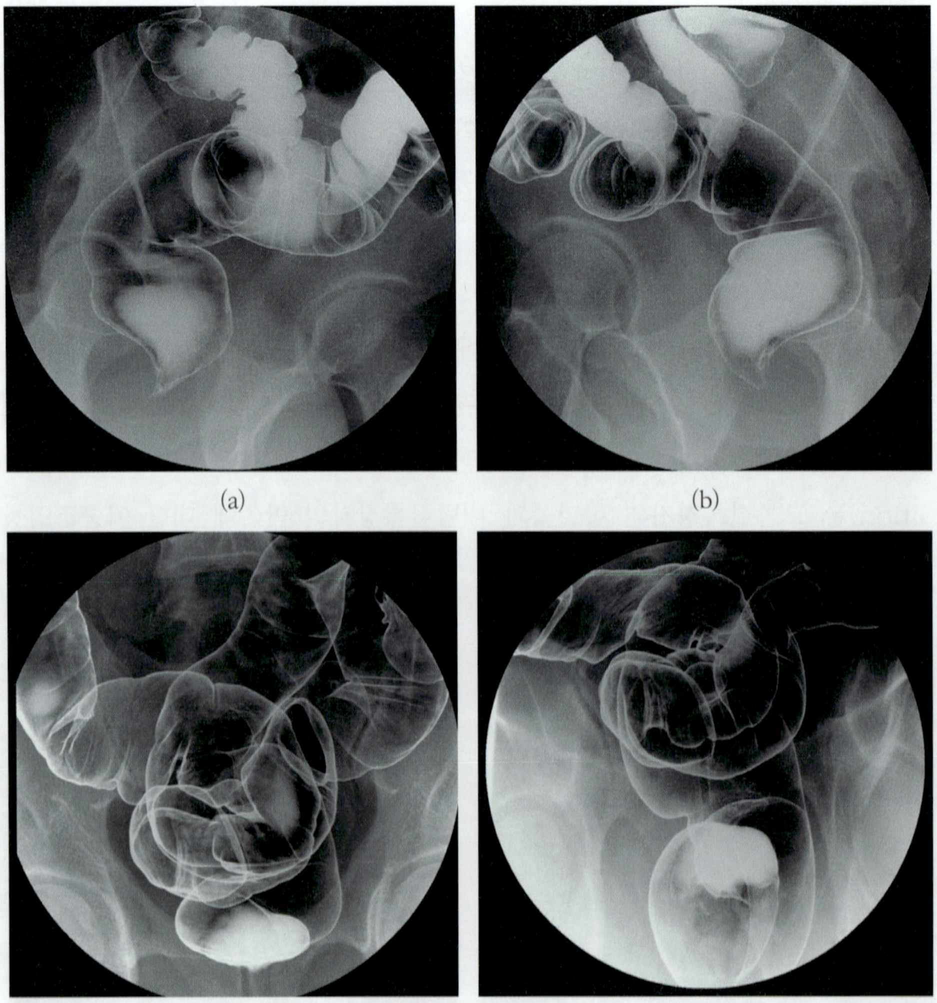

(a) (b) (c) (d)

그림 2-121. 엎드린 자세에서 곧창자의 영상

a. LAO position, b. RAO position c. prone position d. angle view(caudal 20~30°)

이상과 같은 촬영이 끝나면 환자를 화장실로 안내하여 충분히 배설시키게 한 후 바로 눕거나 선 자세에서 복부 엑스선 정면 배출상(post evacuation)을 촬영한다. 배출상은 집합된 황산바륨에 가려 관찰되지 않은 미세 병변을 관찰할 수 있으며 우모상의 점막주름이 섬세하게 나타난다. 또한 배출의 정도를 파악할 수 있다(그림 2-122).

큰창자 이중조영의 검사방법을 요약하면 다음과 같다.

① 환자는 바로 누운 자세에서 단순복부(simple abdomen) 촬영으로 전처치가 잘 되었는지 확인한다.

② 좌측으로 누운자세, 즉 Sim's position으로 하여 enema tip을 항문에 삽입한다.

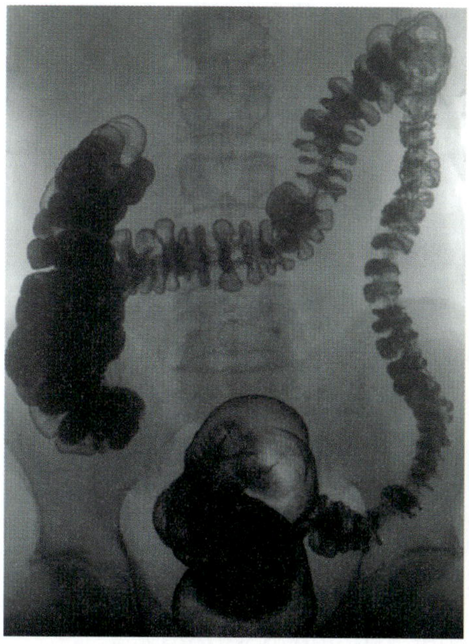

(a)

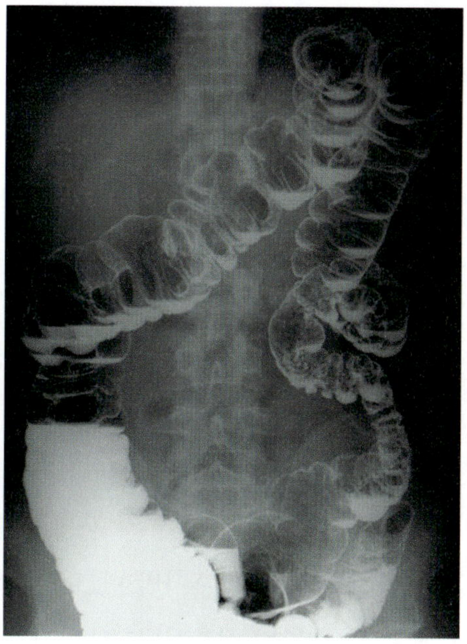

(b)

그림 2-122. 큰창자 이중조영의 배출영상(a : supine position b : erect position)

③ Enema tip을 삽입 후 엎드린 자세로 하여 곧창자를 관찰한다.

④ 곧창자, 구불잘록창자, 내림잘록창자, 왼창자굽이, 가로잘록창자, 오른창자굽이, 오름잘록창자, 막창자 순서로 조영제를 주입하면서 지속적으로 공기 주입 및 환자의 자세를 적절히 변환시킨다.

- 좌측면 또는 엎드린 자세에서 머리 쪽을 table을 낮춰서 왼창자굽이까지 황산바륨을 충만시킨다.
- 공기를 주입하여 가로잘록창자로 황산바륨이 유입되도록 한다.
- 환자를 오른쪽으로 회전시켜 황산바륨이 오른창자굽이로 유입되도록 한다.
- 정면 자세로 천천히 변환하면서 테이블 머리 쪽을 거상한 후 LPO position을 하면 황산바륨이 막창자와 곧창자로 이행한다.

⑤ 주의할 점은 공기를 주입시 황산바륨을 진행시킬 때 공기가 황산바륨을 앞지르지 않도록 해야 한다. 공기가 먼저 주입될 경우 바륨 주입이 어렵고 점막의 코팅(coating)이 불량하게 된다.

⑥ 황산바륨의 양은 300~500nl, 공기의 양은 800~1,000 ml를 사용하여 병변이 의심되는 부위를 순간 촬영한다.

⑦ 투시가 끝나면 배 정면상, 선 자세 정면상, 옆으로 누운자세로 기본 촬영한다.

⑧ 화장실로 이동하여 배변을 한 후, 필요에 따라 배출상을 촬영한다.

큰창자 이중조영검사의 관찰 대상 부위와 환자의 자세(Pt. position)를 요약하면 다음과 같다.

① 큰창자 전체의 이중조영 : 바로누운자세 정면상(supine AP)

② 곧창자 : 바로 누운 자세 정면상(supine), 엎드린 자세 정면상(prone), 왼쪽 옆으로누운상(Lt. lateral), 엎드린 자세의 좌전사방향과 우전사방향, caudal 20~30° view.

③ 구불잘록창자 : 우후사방향(RPO), 좌후사방향(LPO)

④ 내림잘록창자 : 우후사방향(RPO)

⑤ 왼창자굽이 : 우후사방향(RPO), 좌전사방향(LAO)

⑥ 가로잘록창자 : 바로 누운 자세 정면상(supine)

⑦ 오른창자굽이 : 좌후사방향(LPO), 우전사방향(RAO)

⑧ 오름잘록창자 : 좌후사방향(LPO)와 정면상(supine position)

대장조영검사 후 황산바륨이 큰창자에서 완전히 배출되는 데는 4~5일이 소요되는데 이 기간 동안 황산바륨에 대한 부작용은 변비를 일으킬 수 있다. 따라서 2~3일 동안 많은 물을 섭취하도록 권장하고, 변비가 심한 환자는 하제를 복용하도록 한다. 특히, 황산바륨은 천공 또는 샛길 환자에 사용하면 누출성 복막염을 초래하므로 이러한 환자에게는 소화관용 요오드 수용성 조영제를 사용하여야 한다.

(3) 결장 수술 후 환자의 검사(Colostomy)

인공항문(artificial anus)은 대변을 지속적으로 또는 충분히 배출하기 위하여 필요에 따라 인공적으로 복부표면에 장을 노출시켜 만든 배출구로서 스토마(stoma)라고도 한다. 항문을 대신하여 변을 배출하며 장루 이하 부위의 항문쪽 하부장관으로 장 내용물이 통과하는 것을 방지하고, 하부의 장관이 막혀서 장이 늘어난 경우에 팽창을 감압하는 역할을 한다.

이러한 인공항문을 만드는 수술법을 결장창냄술(잘록창자창냄술, colostomy)이라고 한다. 결장암(結腸癌)이나 직장암(直腸癌) 등으로 근치수술이 불가능하거나 직장암의 근치수술을 위해서 직장·항문 등을 절제했을 경우에 만들어지며, 보통 좌하복부의 복벽을 절개하여 구불결장(S상 결장)의 하부를 꺼내서 복벽과 봉합하여 고정시키고, 꺼낸 장관을 절개하여 내강을 벌려서 새로운 항문을 만들어 주는 수술법이다.

장루(stoma)는 복원 여부에 따라서 영구적 장루와 일시적 장루, 설치 위치에 따라 결장루(colostomy)와 회장루(ileostomy), 형태에 따라 말단장루(end stoma)와 루프형장루(loop stoma)가 있다. 말단장루(end stoma)는 보편적인 형태의 장루로써 대부분 항문을 완전히 봉합하는 영구적 장루에 많이 적용되는 형태다. 환영루(loop stoma)는 회장직장연결술(ileorectostomy) 상행 및 횡행결장루, S상결장루에 주로 적용되는 형태로 복벽에 구멍을 낸 후, 그 구멍을 통해서 회장(돌창자) 혹은 횡행결장을 걸어 올린 다음 절반 정도만을 절개하여 복벽에 고정하는 수술이다.

① 말단장루(End stoma) 환자의 colon study

대장암으로 복막절개술(peritoneotomy)을 한 후에 직장을 복원할 수 없는 환자를 대상으로 작은 크기의 병변을 찾기 위해서 이중조영술을 시행하고 전처치는 일반환자에 준하여 시행한다. 바륨 주입 전 장루(인공항문)를 통해서 장관 내부에 catheter를 부드럽게 깊이 넣은 후 투시하에 약간의 조영제를 넣어 catheter의 위치를 확인한 후에 balloon을 시행한다. Balloon시 공기의 양은 과다하지 않게 환자가 팽만감을 느낄 수 있을 만큼만 주입한다. 과다한 balloon은 장루 부위가 파열될 수 있기 때문에 주의하여야 하고, 환자의 검사목적에 따라서 바륨이나 수용성 조영제를 사용한다.

② 루프형장루(Loop stoma) 환자의 colon study

곧창자를 일부 절제한 후 구불잘록창자와 연결(문합)한 후 문합이 잘 되도록 인공항문을 만든 설치한 환자의 장루를 복원하기 위한 장루제거(colostomy takedown) 검사로서 일정기간이 경과한 후 원래의 항문을 복원(reversal)하기 위해서 수용성 조영제를 주입하여 문합부위의 누출(leakage) 여부 및 누공 여부를 관찰하기 위해서 시행하는 검사이다. 전처치는 시행하지 않는다. 주의할 점은 곧창자를 장시간 사용하지 않아 매우 약해져 있기 때문에 조영제 주입을 위해 관 삽입 시 balloon에 의해서 파열될 수 있기 때문에 가능한 작은 구경의 넬라톤 관(nelaton tube)을 사용하고, 투시를 통해 관찰하면서 소량으로 balloon하여 조영제를 주입해야 한다. 측면누운자세에서 환자의 자세를 변화시키면서 조영제를 주입하여 곧창자 문합부위의 누출여부를 관찰한다.

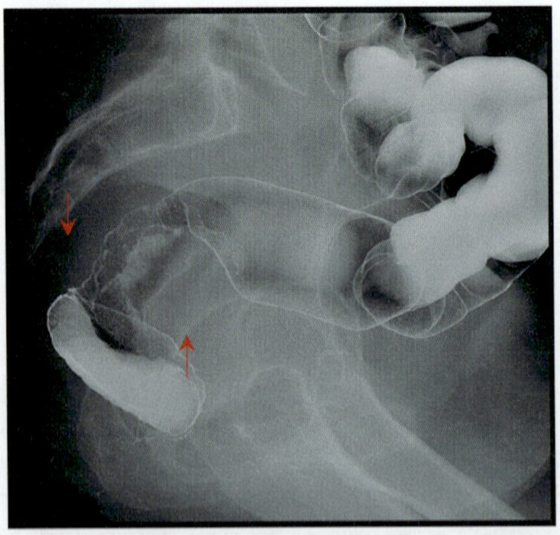

(a)

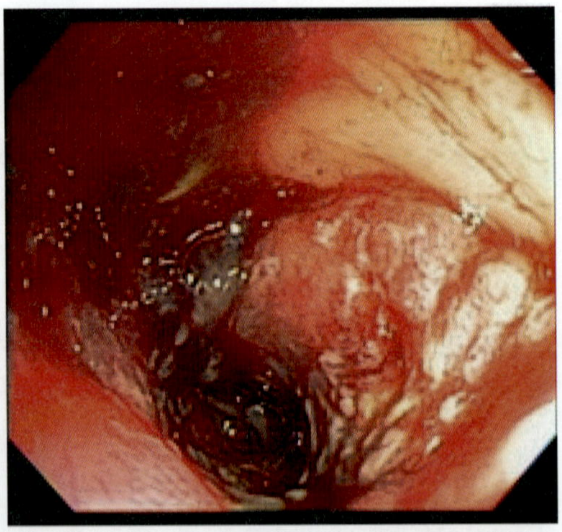

(b)

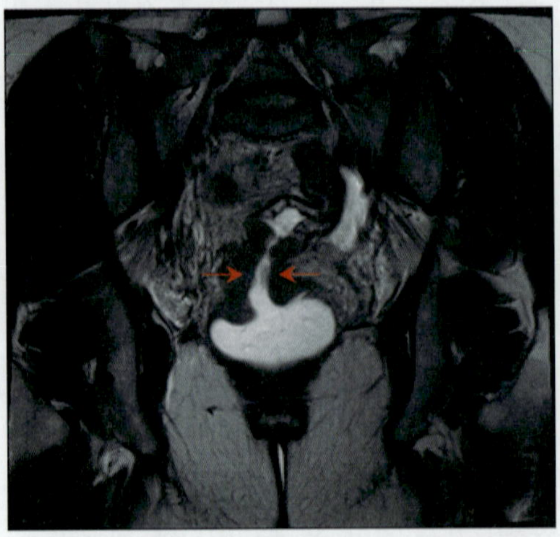

(c)

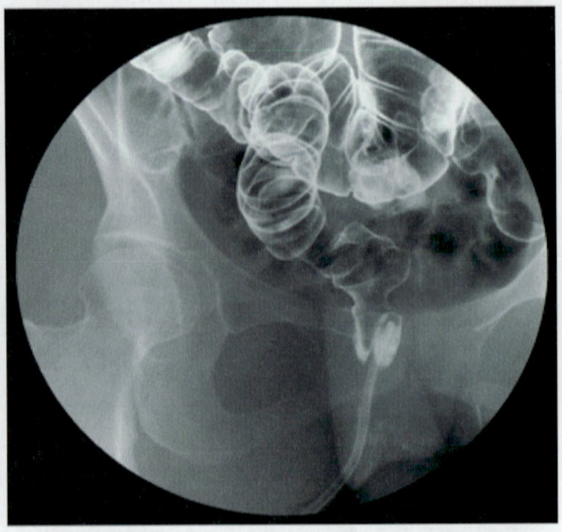

(d)

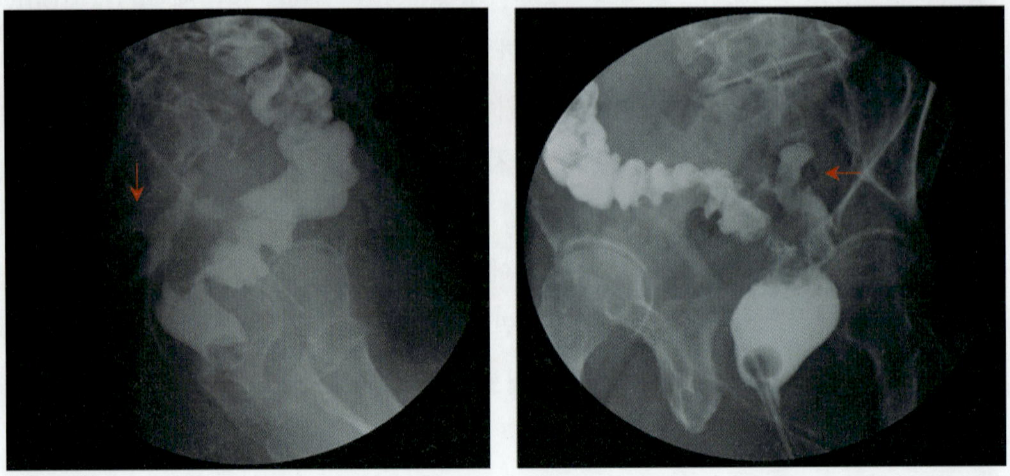

(e)

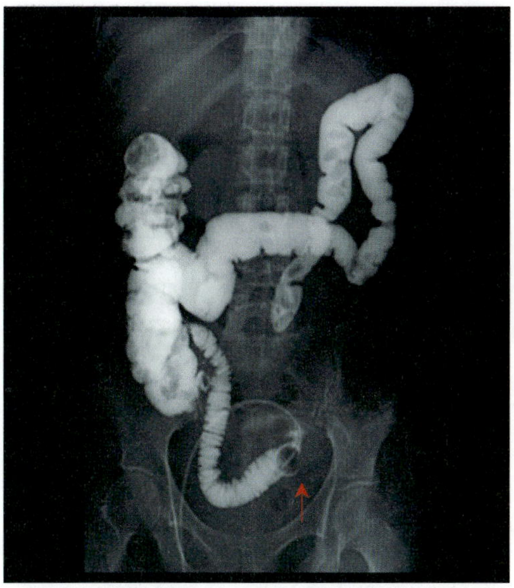

(f)

그림 2-123.
a. Colon study(rectal cancer)
b. Colonoscopy
c. Coronal MRI image of rectal cancer
d. 곧창자 복원 수술 후 정상적으로 바륨을 이용한 colon study 영상
e. Colostomy takedown을 시행하기 전에 소화관용 수용성 조영제를 이용하여 문합부를 관찰한 영상으로 조영제가 누출되고 있다(화살표).
f. Ileostomy(화살표)를 시행한 환자의 colon study 영상

7) 임상증례

모든 방사선 검사가 그렇듯이 대장조영검사 또한 방사선학 진단과 병리학적 변화의 상호관계가 병명을 결정하고 그 질환의 진행을 추이하는데 필수적이다. 즉, 충만돌출상, 충만결손상, 점막의 변화, 구경의 변화, 경계의 불분명, 협착, 막힘(폐쇄) 등의 형태를 관찰하고 병기를 결정한다. 보통 악성 종양에 의한 협착은 침습 길이가 짧고 점막이 파괴된 형태를 보이면서 경계가 거칠고 비대칭적인 소견을 보인다. 초기 점막의 변화로는 부기를 이뤄 주름 점막의 비후를 형성하고 진행되면서 고름집(농양, abscess)이 형성되어 장관 쪽으로 터져서 거칠고 불규칙한 점막형태를 보인다. 이것을 표재성 까짐(superficial erosion)이라고 한다. 바륨조영상 까짐은 원형, 타원형의 무리를 이루고 원형의 중심부에 바륨 집합과 그 주위의 방사 투과성으로 달무리(테, halo) 징후를 보인다. 큰창자의 염증성 질환으로는 표재성 점막 질환을 일으키는 궤양성 대장염(ulcerative colitis)과 점막 또는 점막밑층(submucosal layer)에 부기를 일으키는 허혈성 대장염(ischemic colitis)이 있으며, 심한 궤양을 형성하는 크론병(Crohn's disease) 등이 있다.

(1) 궤양성 대장염(Ulcerative colitis)

궤양성 대장염은 질병이 진행되면 미란과 궤양을 형성하고 과립상이 거칠게 나타나 주름 점막이 소실되고 내경이 변화되어 정상 부위와 명확히 구분된다.

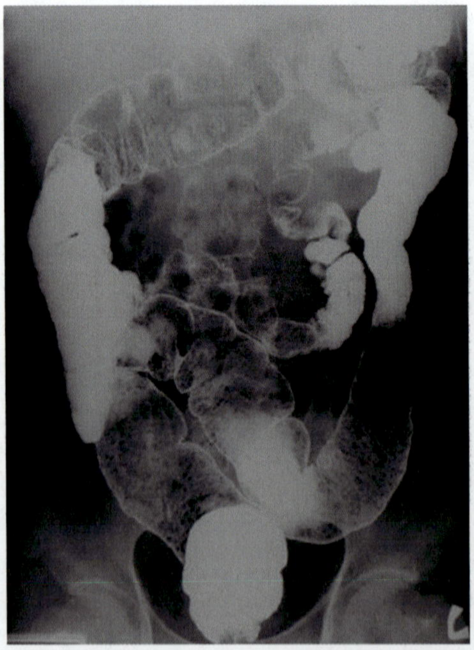

(a)

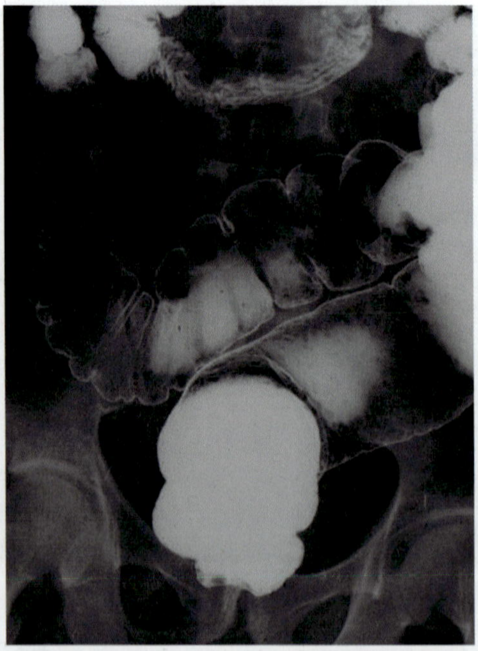

(b)

그림 2-124. 궤양성 대장염

a는 큰창자 전체에 궤양에 의한 점막 소실로 팽기의 형태 변화가 심하고, b는 오름잘록창자와 구불잘록창자에 궤양의 흔적과 내경의 변화를 보인다.

(2) 허혈성 대장염 (Ischemic colitis)

허혈성 대장염은 동맥경화증을 동반한 노인에 주로 발생한다. 말초 혈관에 혈액 공급이 원활하지 못하여 점막, 점막밑층 및 장벽에 괴사가 진행되므로 이곳을 따라 엄지손가락으로 눌러 놓은 것과 같은 특이한 모지 압흔상(thumb printing)을 관찰할 수 있다. 그리고 장벽괴사를 초래하면 장벽 내 가스 또는 문맥(portal vein) 내 가스가 관찰되기도 한다.

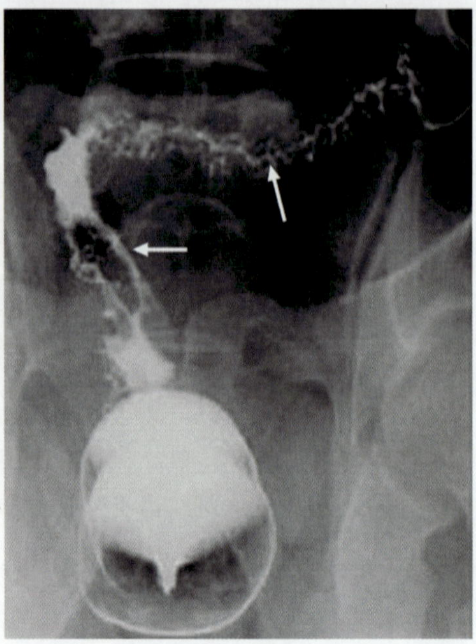

그림 2-125. 허혈성 대장염

구불잘록창자와 곧창자의 내경이 경련(spasm)에 의해 길게 협착되어 있다(화살표).

(3) 크론병(Crohn's disease)

크론병은 초기에 표재성 미란에 의해 황소 눈(bull's eye) 형태로 보이는 아프타성 궤양(aphthous ulcer)이 관찰된다. 궤양이 진행되면서 장벽 전체를 침범하고 칼라 단추 형태의 깊고 심한 궤양을 이루며, 이로 인해 창자샛길(장루, rectal fistula)을 형성하기도 한다. 방사선학적 특징 소견은 불연속적 침습이 연속적 비대칭적으로 이어지고 긴 협착과 샛길이 항문 주위에 침범한다(그림 2-126).

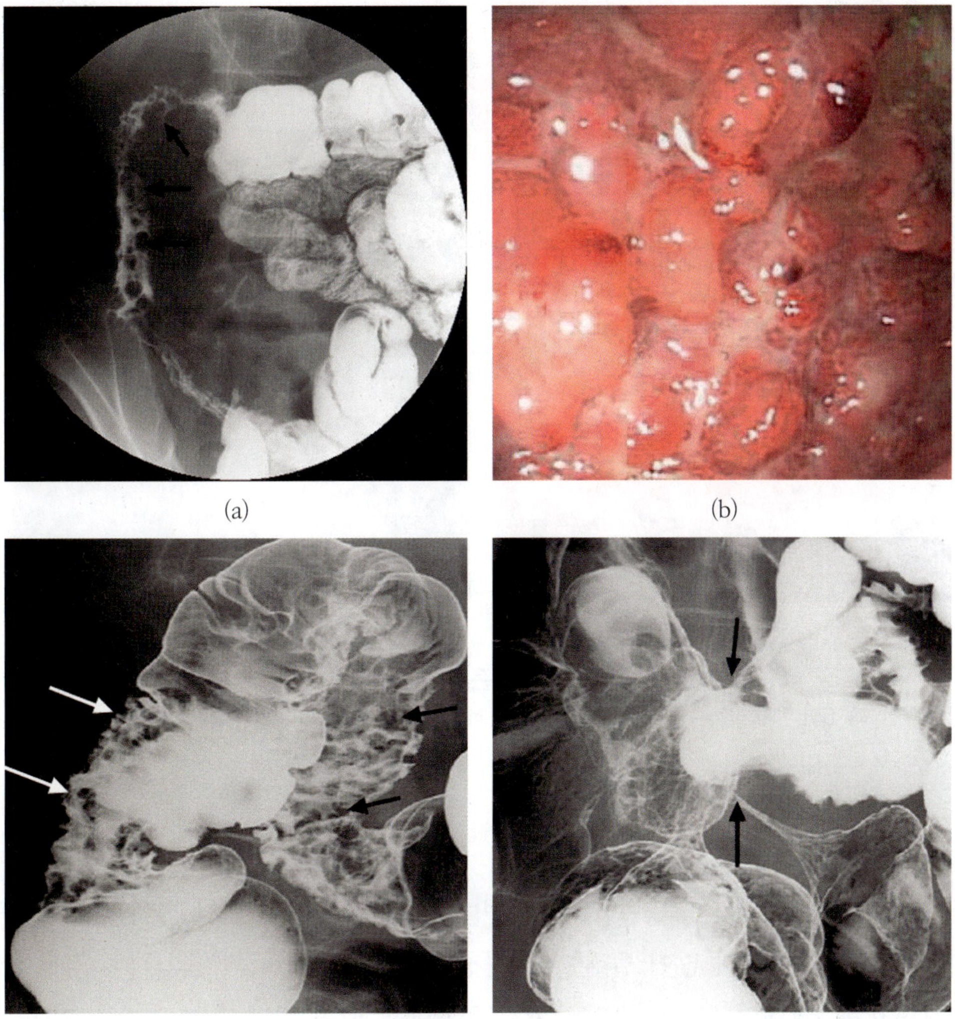

(a) (b) (c) (d)

그림 2-126. 크론병(Crohn's disease)

a는 심한 궤양과 큰창자 점막이 조약돌 모양으로 딱딱하게 굳어져 있는 것이 관찰된다(화살표). b는 궤양 부위를 내시경으로 관찰한 사진이다. c는 오름잘록창자부터 가로잘록창자까지 점막이 불규칙하게 두꺼워져 있고, 심한 궤양이 관찰된다(화살표). d는 크론병으로 작은창자와 큰창자의 내부에 샛길이 형성되어 있다(화살표).

(4) 큰창자 곁주머니(Colonic diverticulum)

큰창자 곁주머니는 큰창자의 점막과 점막밑층이 근육층의 약한 부분으로 낭상 돌출하여 장막 쪽으로 이탈되면서 근육층의 비대를 초래하는 질환이다. 나이가 증가함에 따라 발생 빈도가 높으며 서양인에게서 많이 발생하나 근래에는 우리나라에서도 증가 추세에 있는 질환이다. 우리나라의 경우, 주로 오름잘록창자에서 발생되고 0.5~1.0 cm 크기의 것이 다발성으로 있으며 천공에 의한 합병증으로 곁주머니염(diverticulitis)을 일으키기도 한다. 곁주머니염은 큰창자 곁주머니 환자의 20~30%에서 발생된다(그림 2-127).

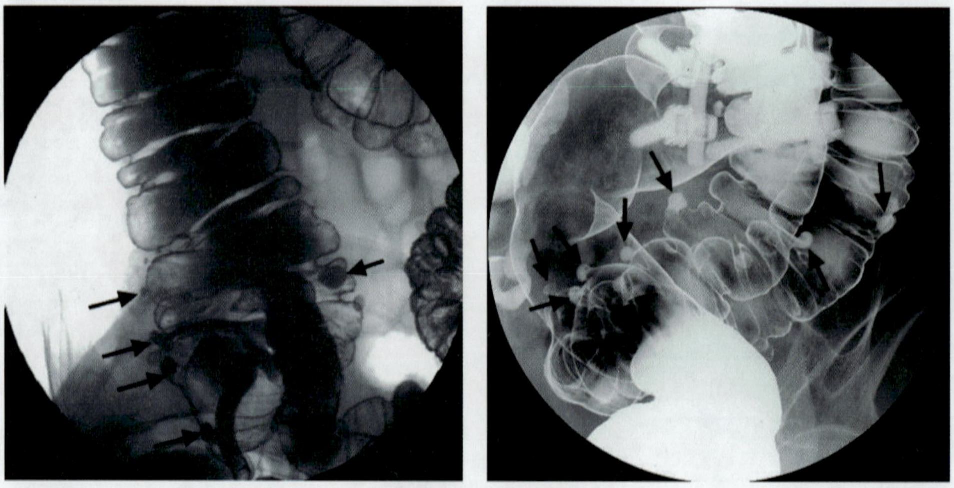

(a) (b)

그림 2-127. 큰창자 곁주머니

a의 막창자와 b의 구불잘록창자에 조그만 풍선이 매달려 있는 모습의 곁주머니가 관찰된다(화살표).

(5) 큰창자 살버섯(Polyps)

살버섯은 양성 종양으로 점액의 과분비로 인해 강내로 돌출된 덩어리를 말하며 나이가 증가함에 따라 많이 발생한다. 큰창자 이중조영검사 환자의 10% 정도에서 관찰되고 주로 내림잘록창자와 구불잘록창자에서 많이 발견된다. 조기 발견이 중요하며 2 cm 이상의 융모성 종양은 악성일 가능성이 50%이다. 따라서 1.0 cm 이상의 것은 반드시 제거해 주어야 한다. 악성 살버섯은 성장이 빠르고 살버섯의 목(neck)이 짧고 굵으며 또한 살버섯 표면이 불규칙하고 분엽화(lobulation) 된 경우가 많다(그림 2-128).

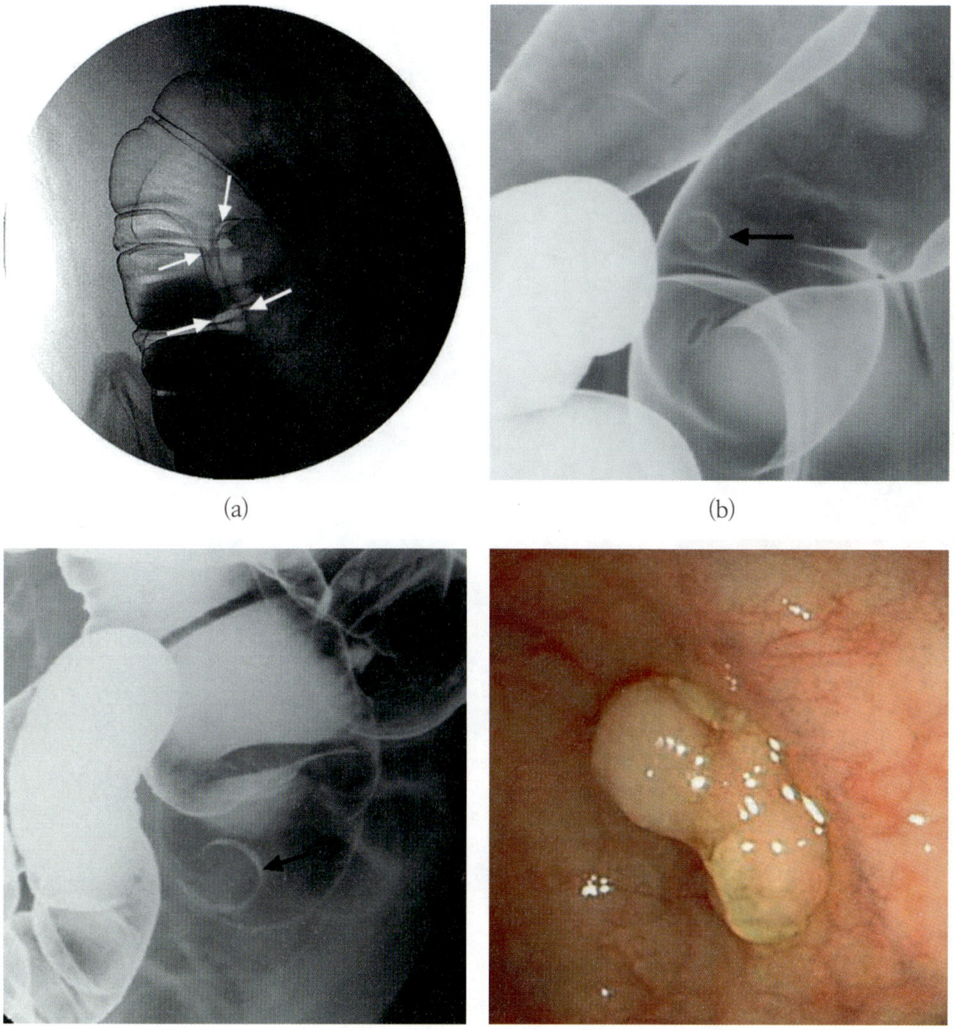

(a) (b) (c) (d)

그림 2-128. 큰창자 살버섯

a는 목(neck)이 긴 유경성(stalk)의 폴립이다(화살표). b는 목이 없는 무경성(sessile) 폴립이다(화살표). c는 샘종(adenomatous) polyp이다(화살표). d는 무경성 폴립의 내시경 사진이다.

(6) 대장암(Colon cancer)

대장암의 진단 방법은 대장이중조영검사를 기본으로 하여 대장경검사와 CT, MRI, 초음파 검사 등이 있으나 검사 종목별로 장·단점이 있기 때문에 침윤 정도나 전이 여부에 따라 선별적으로 보완하여 진단의 정확성을 높여야 한다. 대장암은 형태적으로는 융기형과 표면형, 함몰형이 있으며 증상으로는 출혈과 복통, 배변의 습관과 큰창자의 직경이 변하고 장막힘이 나타나기도 한다. 곧창자와 구불잘록창자에서 다발하며 선종(adenoma)이 악성으로 변성하여 선암종(adenocarcinoma)으로 발전한다. 조기 대장암이란 "암 세포의 침윤이 큰창자 점막 또는 점막밑층에 국한되고 림프절 전이와는 관계가 없는 것"이라고 정의한다. 진행성 대장암은 고리형

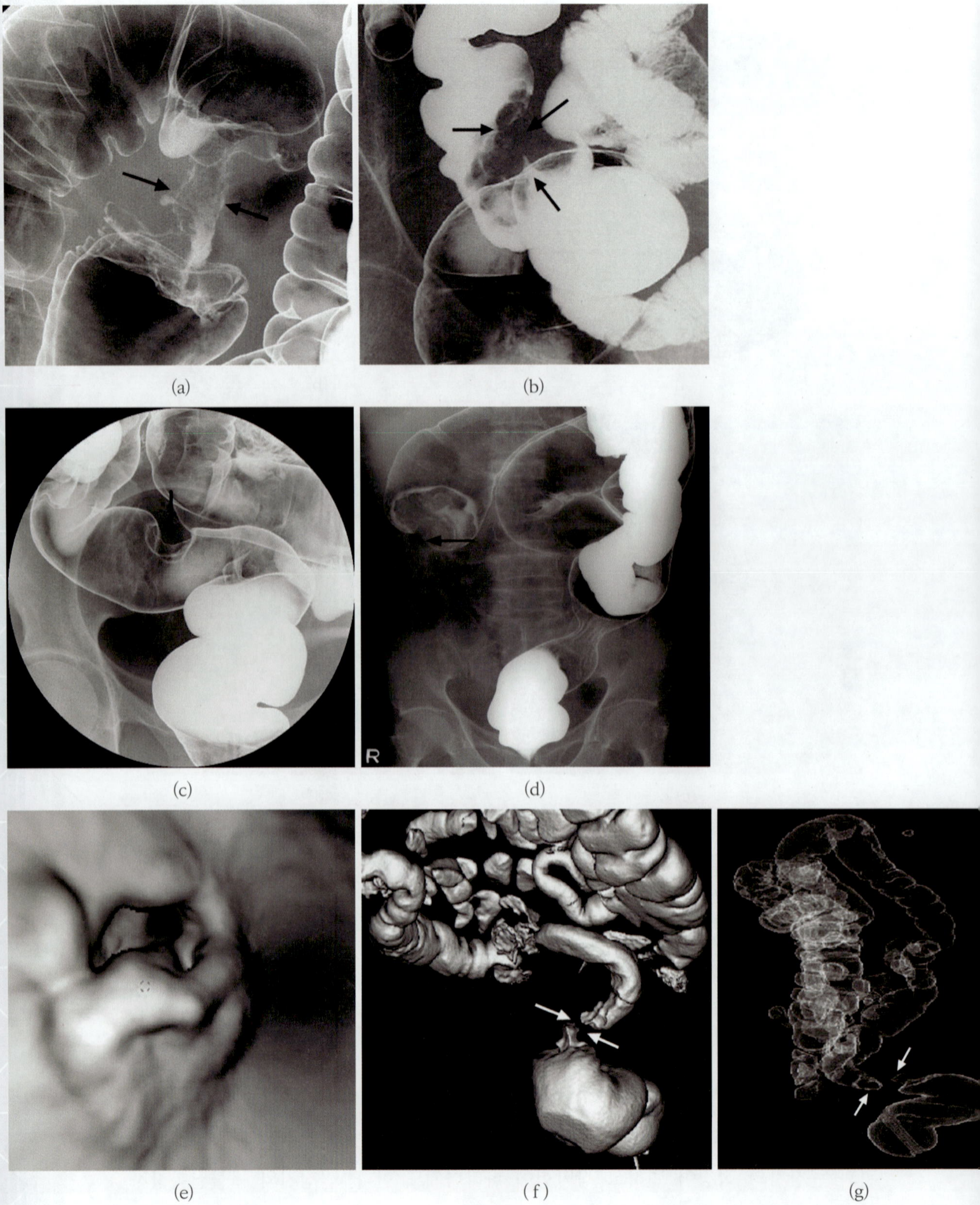

그림 2-129. 대장암

a는 내강이 협착된 apple core sign의 악성종양이다. b는 궤양을 동반한 융기성 종괴(ulcerofungating mass)가 관찰된다. c는 구불
창자에 깊게 패인 듯한 융기성 대장암이 관찰된다. d는 hepatic flexure가 mass에 의해 폐쇄되어 오름잘록창자로 바륨이 유입되지 않
있다. e. f. g는 CT colonography 영상이다. 공기를 주입하여 virtual endoscopy의 3D 영상으로 내강의 병변 위치를 관찰할 수 있

선암(윤상형, annular carcinoma)과 용종형 선암(polypoid carcinoma)이 가장 많다. 고리형 선암은 침윤과 경직을 보이고 내강의 협착으로 먹다 남은 사과속(apple core)의 형태를 보인다. 용종형 선암은 살버섯의 크기가 커져 장관 내로 돌출되고 불규칙한 궤양을 동반한다. 오름잘록창자와 막창자에서 많이 발생하며 장겹침(장중첩)의 원인이 되기도 한다(그림 2-129).

(7) 큰창자 결핵(Colonic tuberculosis)

큰창자 결핵은 결핵에 오염된 우유나 혈행성 감염으로 발생하나 원발성(primary)은 드물고 대부분 2차성(secondary) 결핵이다. 큰창자의 결핵은 결핵성 대장염이라고도 하며, 초기에는 염증에 의해 연축(spasm)이 일어나고 시간이 지나면 섬유화 되어 협착이 발생한다.

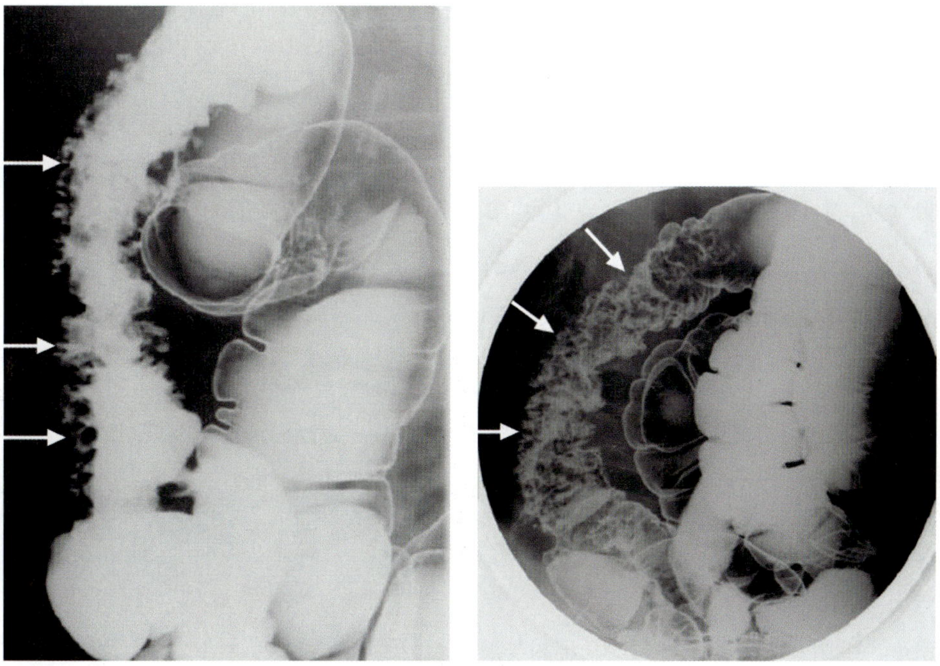

(a) (b)

그림 2-130. 큰창자 결핵

a, b 영상은 결핵에 의해 오름잘록창자와 일부 가로잘록창자에 다발성 궤양이 있고 결장팽대(haustra)가 소실되어 있다(화살표).

6 대장통과시간검사

Colonic transit time study : CTTS

성인을 기준으로 배변의 습관을 조사한 연구에 의하면 환자들이 느끼는 변비라 함은 변이 딱딱하거나, 변의는 느끼지만 배변이 잘 되지 않는 경우, 완전하게 배변이 이루어지 않거나 배변의 횟수가 적은 경우, 화장실에 머무르는 시간이 길어질 경우, 배변 시 과도한 힘이 필요할 경우, 하배에 불쾌감이 동반하는 경우 등 매우 다양하게 보고되고 있다. 생리학적으로 볼 때 변비란 과민성대장증후군에 의한 경우와 큰창자의 운동기능이 저하된 장무력증에 의한 경우, 그리고 배변에 문제가 있는 골반출구 증후군인 경우, 잘못된 생활 습관 등에 의해서 발생한다. 의학적으로 볼 때 변비라 함은 배변 횟수가 1주일에 2회 미만인 경우이다. 또한 만성 변비는 배변 횟수가 1주일에 2회 이하, 배변의 무게가 30~35 g 이하, 전체 배변 횟수 중 25% 이상이 배변 중에 과도한 힘이 필요하고, 25% 이상이 딱딱하면서 굵은 변이 나오고, 25% 이상이 잔변감이 드는 경우 등이 있는데 이들 다섯 가지 항목 중에서 두 가지 이상이 3개월 이상 지속되는 것을 변비라고 한다. 변비는 보통 이완성 변비, 경련성 변비, 직장형 변비로 구분하는데, 이완성 변비는 항문의 운동 기능의 저하가 원인이 되어 주로 노인에게 발생하고, 큰창자의 운동이 불규칙하여 발생하는 경련성 변비, 곧창자에서 대변의 배출이 어려운 경우를 직장형 변비라고 한다.

만성변비를 진단하는 방법은 기질적인 병변을 진단하는 것으로서 대장조영검사나 대장내시경검사를 통해 진단하고, 큰창자의 운동 속도와 배변의 이상 유무의 경우 대장통과시간검사(CTTS)나 배변조영검사(defecography)를 시행한다. 그 밖에 항문·곧창자 내압검사(anorectal manometry)나 근전도검사(electromyography) 등을 통해 진단한다. 대장통과시간검사는 큰창자가 정상적인 운동을 하고 있는지의 여부를 방사선비투과성 물질을 복용하여 큰창자 통과시간을 측정하여 검사하는 방법으로 큰창자의 운동기능을 평가하는 가장 기본적인 검사법이다. Alvarez Freedlander에 의해 1924년 처음으로 비 흡수성 물질을 사용하여 창자의 통과시간을 측정한 바 있으며, Hinton 등은 1969년 방사선 비투과성 표지자(radiopaque markers)를 이용하여 장관의 통과 시간을 측정하였다. Metcalf 등은 1987년 방사선 노출을 최소화하는 대장 분절 통과시간검사를 고안하여 측정하였다. Prona 등은 1999년 PH에 민감하여 말단 돌창자에서 유리되는 methacrylate를 이용한 신티그라피 측정법을 개발하여 변비와 설사 환자에 적용하였다.

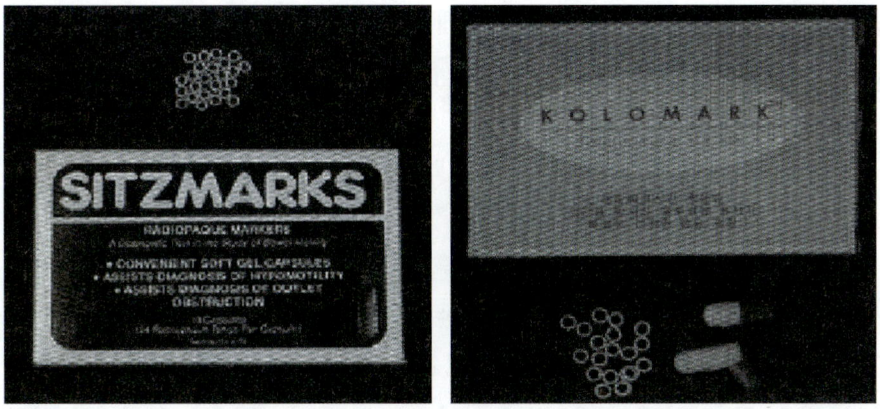

그림 2-131. 방사선 비투과성 표지자
젤라틴 캡슐 한 정은 고리(ring)가 20개 또는 24개로 구성되어 있다.

만성변비는 병리적 또는 생리학적인 기전에 따라서 큰창자통과시간이 지연되어 나타나는 경우를 대장통과 지연형 변비라 하고, 배변기능이 저하되어 골반에서 지연되어 통과가 어려운 경우는 골반출구 폐쇄형 변비라고 한다. 또한 큰창자통과시간의 지연과 배변기능의 저하가 동시에 나타나는 경우, 또는 큰창자통과시간이나 배변기능이 모두 정상으로 나타나는 과민성대장증후군으로 나누는데 각각의 분류에 따라서 치료 방법에 차이를 두기도 한다.

방사선 비 투과성 물질을 사용하는 표지자 측정법은 20개 또는 24개의 표지자가 들어 있는 캡슐을 복용한 후 표지자가 큰창자 내에서 이동(통과)하는 상태를 관찰하는 방법이다. 보통의 경우 5일 이내에 80%가 배출되고 7일 내에 모두 배출된다.

큰창자통과시간의 측정이 필요한 이유는 배변 습관에 대한 환자의 생각이 종종 정확하지 않아 문진을 통한 환자의 생각과 배변 횟수가 큰창자통과시간과 차이가 있을 수 있기 때문이다. 따라서 대장통과시간검사는 큰창자의 기능적인 이상에 대한 객관적인 정보를 얻고, 향후 합리적인 검사와 치료계획을 세울 수 있다.

1) 검사 목적

큰창자의 운동기능을 평가하는 기본적인 검사로 만성 특발성 변비, 만성 기능성 설사, 과민성 장증후군 등을 목적으로 시행한다.

2) 전처치

검사 중에는 하제를 복용하거나 관장 및 좌약은 절대 금지한다. 또한 진정제, 진통제, 항콜린제, 기타 위장관 운동에 영향을 줄 수 있는 약제 등은 복용을 중지해야 한다. 그리고 큰창자 내에 오랫동안 배출하지 못한 대변이 많이 남아 있는 환자는 정확한 검사를 위해서 큰창자를 비우고 약 2주 후에 대장통과시간검사를 시행해야 한다.

3) 검사 방법

(1) 단일 표지자 검사법(Single markers study)

환자는 검사 당일 오전에 20개 또는 24개의 방사선 비투과 표지자가 들어 있는 캡슐 한 정을 물과 함께 복용한다. 그리고 5일 후 가로막과 두덩결합(치골결합, pubic symphysis)을 포함하여 복부단순촬영(simple abdomen supine)을 촬영한다. 촬영 후 엑스선 영상에서 큰창자 전체에 비투과 표지자의 20%인 4~5개 미만 남으면 정상, 20% 이상은 변비증으로 판정하며, 정상의 상한선은 평균 +2 표준편차 20% 미만이다. 이 방법은 검사방법이 간단하고 환자 피폭은 적지만 정량적으로 큰창자의 통과시간을 측정하는 데는 무리가 있다고 하겠다. 특히 큰창자의 각 분절을 통과하는 시간을 측정하는 것이 불가능한 단점이 있다. 또한 이러한 검사는 검사를 시행하는 각 병원마다 약간의 차이가 있다.

Arhan 등은 24개의 고리로 구성된 한 개의 방사선 비 투과성 표지자를 복용한 후 24시간 간격으로 촬영하면서 표지자가 모두 배출될 때까지 복부 엑스선 촬영을 시행하는 방법을 고안하였다. 이 측정 방법은 방사선 비 투과성 표지자를 한 번에 복용하여 큰창자의 각 분절의 통과시간 및 큰창자 전체의 통과시간을 정량적으로 측정이 가능한 장점이 있지만, 변비가 심한 환자의 경우 검사 소요시간이 10일 이상 되는 단점이 있다. 최근에는 다수의 표지자를 사용하는 방법을 이용하고 있는 추세이다.

(2) 다수 표지자 검사법(Multi-markers study)

다수 표자자 검사법은 20개 또는 24개의 방사선 비 투과성 표지자가 들어있는 캡슐(capsule) 1정을 매일 아침 지정된 시간에 3일간 연속적으로 복용하도록 한다. 그리고 마지막 표지자 복용 후 24시간 되는 4일째에 배엑스선 정면을 촬영한다.

표지자는 배단순촬영 영상에서 좌우측 잘록창자, 곧창자와 구불잘록창자의 3부분으로 구획하여 표시한다. 구획방법은 척추의 가시돌기(극돌기, spinous process)를 중심으로 수직으로 5번째 허리뼈(요추, lumbar, L_5)까지 선을 긋고, L5의 가시돌기에서 우측 골반출구(pelvic outlet)를 연결하여 우측큰창자구역(right colonic segment)을 설정하고, 다시 5번째 허리뼈에서 좌측으로 앞위엉덩이뼈돌기(전상장골극, ASIS)까지 선을 이은 좌측 상부를 좌측큰창자구역(left colonic segment), 좌측 하부를 곧창자구불창자 구역(rectosigmoid segment)으로 설정한다.

다수 표지자 검사법은 큰창자 분절에 대한 통과시간의 측정이 가능하고 단일 표지자 검사법 보다 민감도가 우수하다, 또한 변비의 유형에 따라 분류하여 치료방법과 계획의 설정 및 예후 판단에 유리한 장점이 있다. 반면에 캡슐을 여러 차례 나누어 복용한 후 촬영해야 하는 단점이 있다.

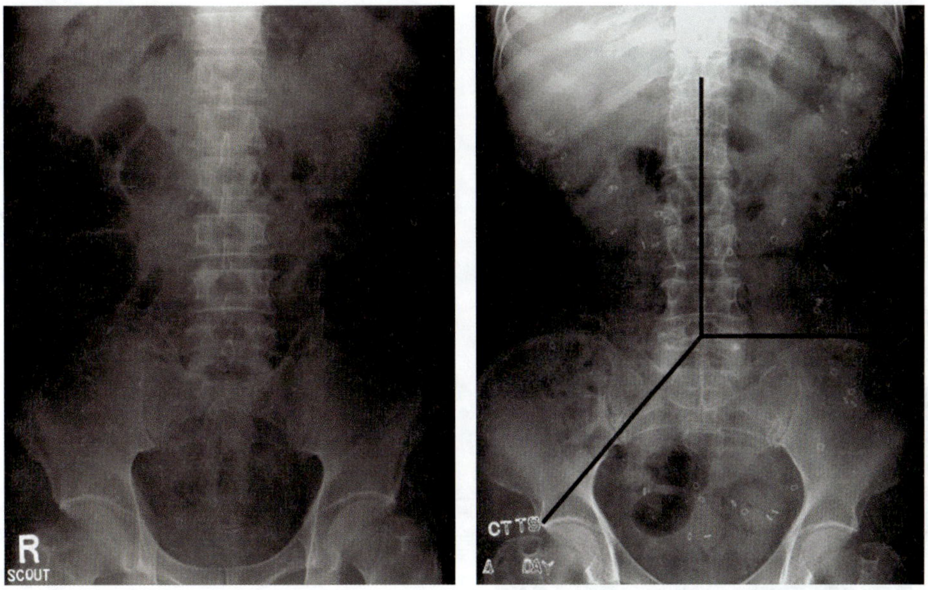

(a) (b)

그림 2-132. 방사선 비투과성 표지자를 복용한 후 촬영한 영상과 구획 구분 방법
큰창자 분절의 구획 방법을 나타낸 것으로 b 영상에서 척추의 가시돌기를 연결한 선과 제5허리뼈부에서 우측 골반출구와 좌측 앞위엉덩뼈돌기를 이은 가상의 선을 기준으로 한다.

큰창자 평균통과시간의 계산은 큰창자 전체나 큰창자의 각 분절에 남아 있는 방사선 비투과성 표지자의 수를 확인하여 1.2(24개인 경우는 1.0)를 곱하여 계산한다. 측정하여 계산하는 방법은 다음과 같다.

다음은 방사선 비 투과성 표지자 24개를 사용하여 큰창자통과시간을 산출한 예이다.

표 2-6. 큰창자의 분절통과시간과 통과시간 측정

	Number of markers present			
	Rt. colon	Lt. colon	rectosigmoid	total colon
4 day	13	14	12	39
7 day	0	0	1	1
total	13	14	13	40

Rt. colonic transit time = 1.0 × 13 = 13 hrs
Lt. colonic transit time = 1.0 × 14 = 14 hrs
Rectosigmoid transit time = 1.0 × 13 = 13 hrs
Total colon transit time = 1.0 × 40 = 40 hrs

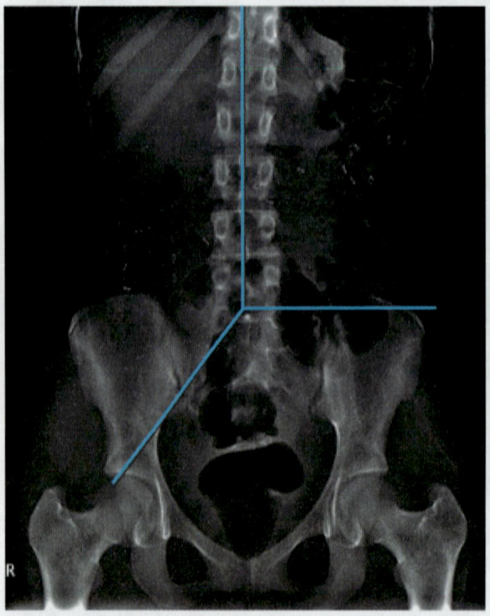

그림 2-133. 정상 통과시간형 변비의 영상
큰창자에 전체적으로 방사선 비투과성 표지자가 한 곳에 정체되어 있지 않고 전체적으로 고르게 분포되어 있다.

위와 같은 방법으로 계산하고 세 가지의 유형으로 변비 환자를 분류하여 큰창자통과시간을 측정한다. 큰창자 전체에 걸쳐 통과시간이 지연되는 경우를 서행성 변비(slow transit constipation) 또는 대장무력증(colonic inertia)이라 하고, 곧창자와 구불창자에서 통과시간이 지연되는 것을 출구폐쇄형 변비(outlet obstruction), 정상 범위일 경우 정상 통과시간형 변비(normal transit constipation)라고 한다.

일부에서는 세분하여 우측 큰창자의 지연을 대장무력증, 좌측 큰창자의 지연을 뒤창자(후장) 기능장애(hindgut dysfunction), 곧창자 및 구불잘록창자의 지연을 골반출구폐쇄(Pelvic outlet obstruction), 큰창자의 전체의 통과시간 지연을 서행성변비라고 한다.

대장통과시간은 여러 가지 요인에 의해 영향을 받는다. 일반적으로 성인의 경우 소아에 비해서 큰창자의 통과시간이 다소 느린 편이고, 여성의 경우 남성에 비해서 통과시간이 느린데, 월경 주기와 대장통과시간은 무관하고 비만 환자의 경우 큰창자통과시간은 정상인보다 지연되는 경향이 있다. 반면에 수분이나 섬유소가 많은 음식, 차가운 음식을 섭취할 경우에 대장통과시간은 단축된다.

3) 신티그라피 측정법(Scintigraphic measurement study)

일정량의 방사선 동위원소를 부착시킨 amberlite resin pellet을 methacrylate로 이루어진 젤라틴 캡슐에 넣고 정해진 시간에 복용하도록 한 후 일정한 시간에 감마카메라로 전방과 후방에서 촬영하여 얻어진 영상을 통해 방사선 동위원소의 양을 측정한다. 신티그라피 영상을 시간에 따른 방사선 동위원소의 감쇄를 보정하여 큰창자의 각 분절에서 나타난 양을 기하학적 평균으로 산출한다. 관심영역(region of interest, ROI)과 큰창자의 구획 구분은 병원마다 약간의 차이가 있어 오름잘록창자, 가로잘록창자, 내림잘록창자, 곧창자 및 구불잘록창자, 대변(stool) 등 다섯 구획으로 나누거나 오른창자굽이와 왼창자굽이를 세분하여 일곱 구획으로 나누기도 한다.

큰창자의 각 분절에서 방사선 동위원소의 배출시간을 이용하여 큰창자통과시간을 측정하고, 방사선 동위원소량을 종합한 기하학적 중심(geometric center, GC)을 이용하여 대장통과시간을 산출한다. 낮은 기하학적 중심은 방사선 동위원소가 막창자쪽에 가깝게 남아 있는 것을 의미하고, 높은 기하학적 중심은 동위원소가 곧창자로 이동하였거나 대변으로 배출된 것을 의미한다.

그러나 큰창자통과시간의 측정은 병원마다 사용하는 재료나 방법에 차이가 있고, 이러한 차이점을 고려한 정상치가 완전하게 정립되어 있지 않은 문제점이 있다.

4) 임상 증례

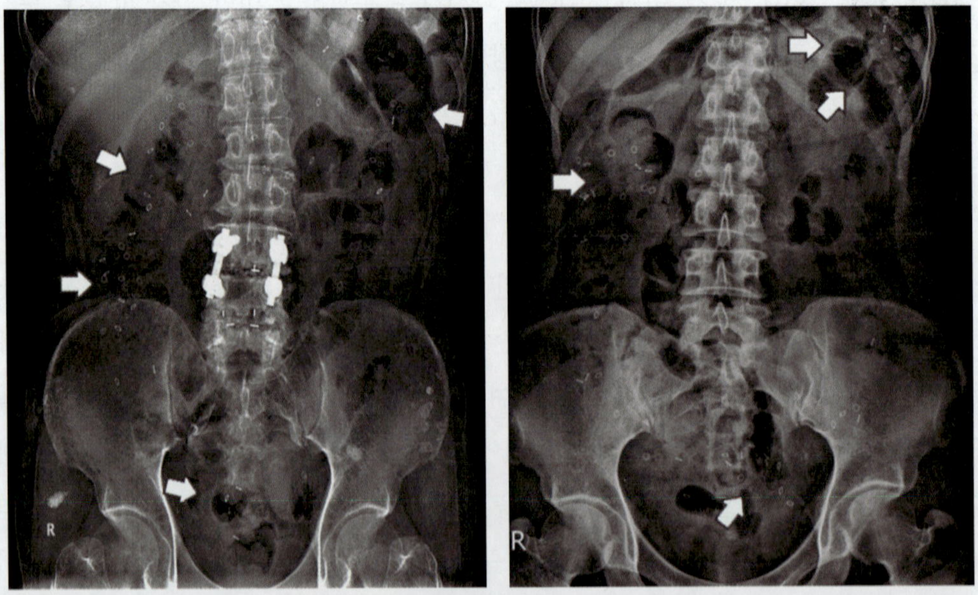

그림 2-134. 대장무력증(Colonic inertia)

오름잘록창자와 내림잘록창자에 걸쳐 통과시간이 지연되어 있는 경우이며 서행성변비(slow transit constipation)다.

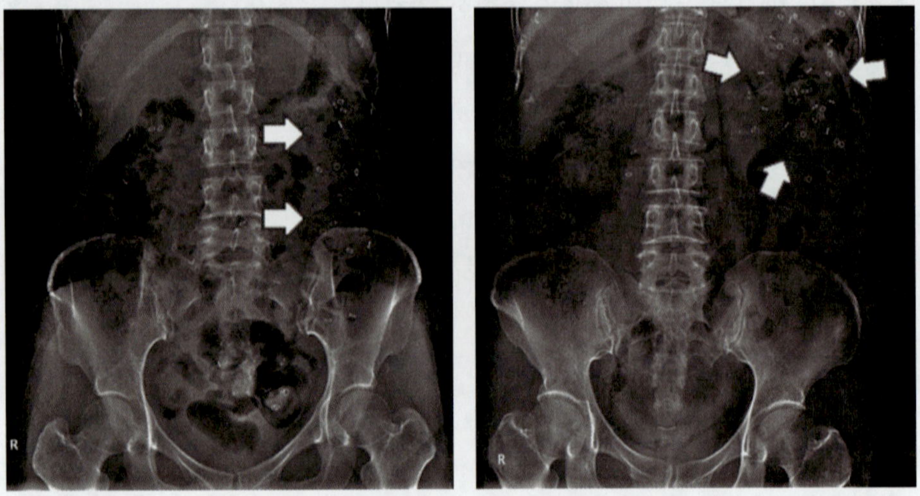

그림 2-135. 뒤창자기능장애(Hindgut dysfunction)

좌측 큰창자에 방사선 비투과성 표지자가 많이 남아있는 경우로 뒤창자 기능장애형 변비다.

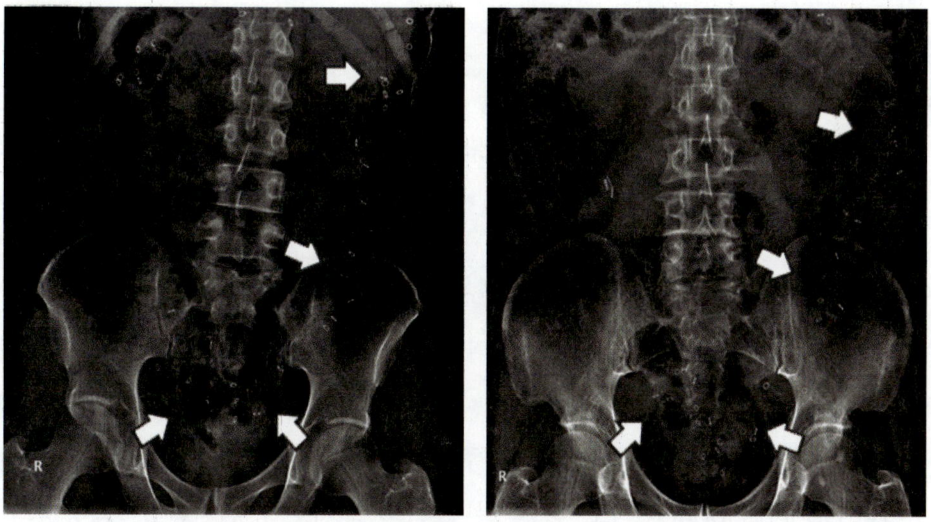

그림 2-136. **골반출구폐쇄(Pelvic outlet obstruction)**

곧창자 및 구불잘록창자에서 통과시간이 지연되는 골반출구폐쇄형 변비다.

7 배변조영검사
Defecography

1) 해부학적 구조

곧창자는 큰창자의 최하부로 구불잘록창자 끝에서부터 항문까지이다. 길이는 20 cm 정도이며 앞뒤로 약간 구부러져 있다. 소아인 경우는 성인보다 곧다. 곧창자의 전방에는 남성의 경우 전립선과 방광이, 여성의 경우는 자궁과 방광이 위치한다. 곧창자 위쪽과 자궁 사이는 곧창자자궁주머니(retrouterine pouch) 또는 더글러스주머니(Douglas pouch)라고 하는 복막 안의 최저부가 위치한다. 곧창자의 하부, 즉 항문의 바로 윗부분을 곧창자 항문부라 하고 그 위에 곧창자 팽대부가 있다. 그리고 곧창자와 엉치뼈 사이에는 결합조직이 있고 혈관, 림프관, 엉치뼈신경얼기(천골신경총, sacral plexus) 등이 분포한다.

항문관(anal canal)은 소화관의 최종 끝부분으로 외배엽(ectoderm)에서 유래하기 때문에 곧창자와는 구별된다. 길이는 3~4 cm이며 직경은 곧창자보다 약간 좁다. 항문관은 위(superior)의 항문관과 아래(inferior)의 수축성 근육이 있으며 그 뒤에 항문이 있다. 수축성 근육은 배설을 조절하는 외부 및 내부의 조임근이 있다. 항문관은 근육성 골반가로막(pelvic diaphragm)을 통과하는 중간부위에서 곧창자와 연결된다. 상부의 점막에는 여러 개의 수직 주름이 있고, 이것을 곧창자기둥(rectal column)이라고 하는데, 조영 배출상에서 잘 관찰된다. 곧창자기둥에 분포하는 혈관은 쉽게 팽창하고 파열되기도 하는데, 이런 경우 보통 치질이라고 부르며, 통증과 출혈이 있고 항문구 바깥으로 혈관이 돌출하기도 한다. 곧창자기둥의 아래는 항문판막이라고 하는 동일한 중심축의 작은 고리 형태를 한 점막주름에 연결되어 있다. 이 기둥은 조영 충만상에서 잘 관찰된다. 항문과 항문관 아래는 대변의 통과를 조절하는 2개의 근육성의 좁은 관으로 이루어져 있다. 내부 조

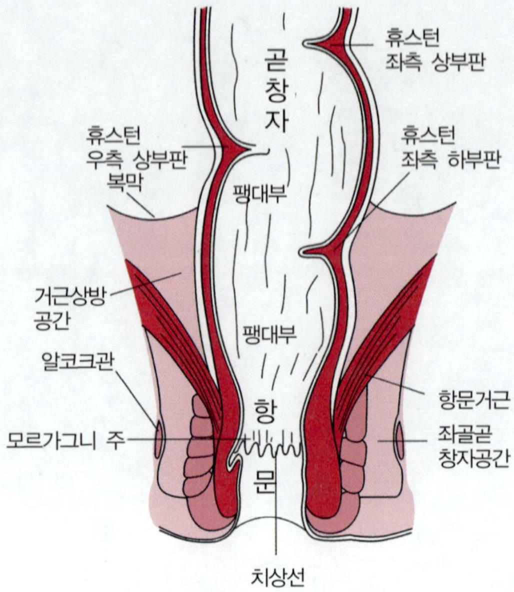

그림 2-137. 항문 곧창자관의 해부학적 구조

임근은 항문관의 내부 표면의 일부로서 환상의 근육 조직층으로 이루어져 있으며 불수의적 근육층이다. 외부 조임근은 항문관과 항문의 외부벽을 둘러싸는 수의적 근육층이다. 곧창자에서 감지되는 신경반응으로 외부 조임근은 수축하는 반면, 내부 조임근은 이완하게 되어, 분변이 곧창자에서 항문관 쪽으로 이동하게 된다. 그런 다음 곧 외부 조임근도 이완되고 대변이 배출된다. 배변이란 섭취한 음식물의 찌꺼기를 창자를 통해 배출하는 과정으로 정신적, 기능적, 기질적인 요소에 의해 지배를 받는다. 배변의 과정은 구불잘록창자가 팽만하고 곧창자가 대변으로 채워지면 곧창자 내 압력 감수체가 골반신경(pelvic nerve)을 자극하고 이것이 배변중추에 의해 대뇌 겉질(피질, cortex)에 전달된다. 그러면 대뇌의 반사 작용에 의해 구불창자와 곧창자에 100~200 mmHg의 배압이 발생하여 변의를 느끼고, 이어서 내외 항문 근임근(sphincter)과 두덩뼈(pubis) 곧창자근이 이완되며 힘을 주면 골반이 하강되면서 배변을 하게 된다.

2) 검사 목적

배변조영검사(defecography)는 배변 과정을 관찰하는 검사로 1953년 Snellman에 의해 처음 소개되었다. 이 검사는 변실금, 만성 변비(chronic constipation), 하복부 통증(low abdominal pain), 곧창자 점막 또는 곧창자 벽이 항문으로부터 빠지는 증상인 곧창자탈출증(prolapsus), 곧창자겹침증(rectal intussusception) 등의 원인을 찾는 데에 있다. 특히 큰창자 운동성 질환의 기능적인 장애 원인을 진단하는 검사의 한 방법이다. 또한 출구폐쇄형 변비환자에 대한 적응이 뛰어난 것으로 알려져 있으며 두덩뼈곧창자근(치골직장근) 이완부전, 곧창자탈출증(rectocele), 구불잘록창자탈출증(sigmodcele) 등을 진단할 수 있다.

변실금(incontinence)은 배변에 관계하는 항문 조임근의 조절기능 이상으로 본인의 의사와 관계없이 대변이 수시로 나오는 질환이다. 노인들은 항문 조임근의 수축력 저하로 변실금을 호소하는 경우가 많다. 변실금의 원인은 외상, 곧창자탈출증, 중추신경 손상, 설사약의 남용 등으로 일어나며, 경도인 경우는 약물치료나 항문조임근을 강화하는 운동으로 치료가 가능하나 중등도인 경우는 수술적인 치료를 해야 한다. 또한 곧창자탈출증, 당뇨 등의 원인 질환에 의해 2차적으로 변실금을 호소하는 환자에게는 원인 질환을 먼저 치료하는 것이 중요하다.

변비(constipation)는 대변량, 변의 굳기, 배출력, 배변 횟수에 관계하며 배변 후 불쾌감이 남아 있고 관장이나 변비약을 이용하지 않으면 변을 볼 수 없는 경우에 해당하나, 의학적으로는 1주에 2회 이하의 배변 회수와 1회 배변량이 30 g 미만인 경우를 의미한다. 그 원인은 배출력의 약화, 큰창자의 운동 저하, 식이 습관, 잘못된 배변 습관, 기능적 통과 장애, 스트레스 등으로 다양하지만 원인 질환의 유무에 따라 기능성과 기질성 변비로 구분한다. 기능성 변비는 원인 질환 없이 일어난다. 보통 운동부족, 스트레스, 섬유성 음식 섭취의 부족, 불규칙한 식사 등이 원인이다. 그리고 기질적 변비는 당뇨, 갑상샘 기능저하, 요독증 등과 같은 내분비 장애에 의한 경우, 척추 손상, 뇌종양, 자율신경계의 이상과 같은 신경조직의 장애가 원인인 경우, 큰창자의 종양이나 궤양, 선천적인 이상에 의한 경우, 또는 수술 및 복수로 인해 근육기능이 약화된 것이 원인이 되어 2차적으로 변비를 유발하는 경우 등이다. 이와 함께 배변장애에 관계하는 인자로는 항문곧창자각(anorectal angle)의 변화, 항문관의 압력이 높은 경우, 항문관의 운동성 이상, 곧창자의 배변 능력과 운동성, 항문과 곧창자의 감각 반사 기전의 이상 등이 관계한다.

3) 금기증

2주 이내에 항문곧창자 수술을 한 경우, 큰창자천공, 수술 접합부 누출, 임신 중 등에는 배변조영검사를 시행하지 않는다. 그리고 변비에 대한 큰창자의 기질적 질환이 배제되지 않았을 때 먼저 기질적 질환이 있는지를 검사해야 한다.

4) 전처치 및 검사 기구

검사 당일 한 끼 정도의 식사는 금식(예 : 오후 검사일 경우 점심은 금식)하고 검사 1~2시간 전에 좌약을 삽입해 관장하여 대변을 충분하게 볼 수 있도록 한다. 검사 준비물은 고점도의 조영제, 좌변 의자, 코킹 건(caulking gun), 젤리, 1회용 장갑 등이 필요하다.

5) 조영제

배변조영검사에 사용하는 가장 좋은 조영제는 변(stool)과 같은 성상을 가진 고밀도 황산바륨(very high density barium sulfate mixture)이다. 따라서 대변과 동일한 형태의 굳기로 만들기 위해 황산바륨 250 g, 전분가루 100 mg, 그리고 물 100 mℓ를 혼합하여 잘 섞은 다음, 반 고형성 물질로 만든다. 문제는 항상 일정한 점도로 만들어 표준성을 유지하는 것이 중요하다. 조영제는 반 고형성이므로 곧창자에 주입할 때는 코킹 건을 이용하되 enema tip은 항문에 상처를 입히지 않도록 부드러운 것으로 사용한다(그림 2-138). 이 기구는 실리콘 주입기와 비슷한 것으로 이것을 사용해도 무방하다.

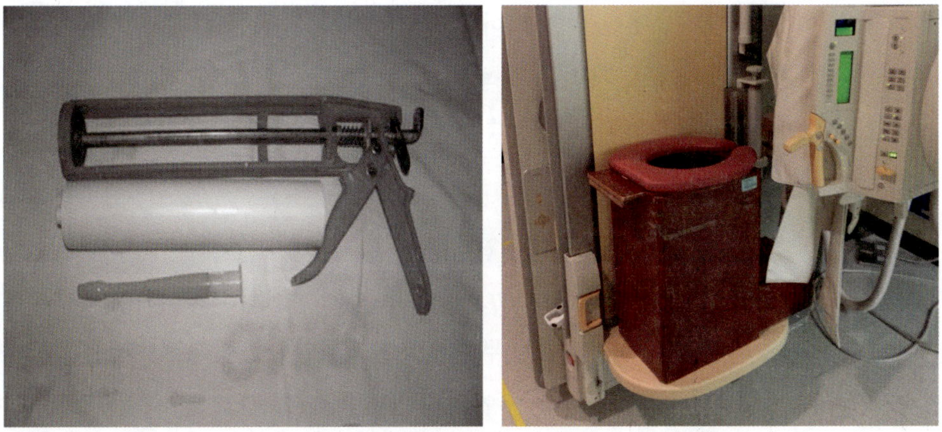

그림 2-138. 배변조영술을 위한 검사 기구 및 좌변기

5) 검사 방법

항문괄약근 장애 환자의 검사방법으로는 배변조영검사 외에 항문관 내의 압력을 측정하여 조임근을 평가하는 항문괄약근 기능검사, 만성 변비와 대장 무력증의 관계를 평가하기 위한 대장통과시간 측정법, 초음파를 이용한 경직장 또는 경항문 초음파검사, 조임근의 파열 유무와 치골괄약근의 이완 부전 여부를 평가하는 조임근 근전도검사 등이 있으나, 본 장에서는 조영제를 이용하여 괄약근의 기능적, 구조적 이상을 판별하는 배변조영검사의 방법에 관하여 설명하기로 한다.

배변조영검사는 배변의 과정을 투시 하에 관찰하면서 순간 촬영을 하는 배변직장조영검사(evacuation proctography)와 배변의 전 과정을 투시녹화 하는 녹화배변조영검사(video defecography), 그리고 35 mm 영화필름에 배변과정을 연속촬영 하는 시네배변조영검사(cine defecography)로 구분할 수 있으며, 최근에는 투시 동영상을 캡쳐(capture) 하여 PACS로 영상을 전송하는 방법이 활용되고 있다. 그러나 이들 검사 방법들은 검사 상의 절차는 유사하며, 촬영과 기록 방법에서 다소 차이가 있을 뿐이다. 따라서 일반적으로 배변의 상태를 투시 하에 관찰하면서 필요한 영상을 순간 촬영하는 배변직장조영검사를 배변조영검사로 총칭하고 있다.

배변조영검사 시 괄약근에 조영제를 주입할 때, 환자는 좌측누운자세(Lt, lateral decubitus)로 하고, 준비한 반고형성 조영제 250~300 ㎖를 변의가 느껴질 때까지 주입하되 rectosigmoid junction까지만 주입한다. 납으로 된 자(ruler)를 배변조영술 시 같이 촬영하여 확대비율을 구하여 교정한다.

조영제 주입이 끝나면 촬영대를 세우고 좌변의자에 환자를 측면으로 앉게 한다. 좌변의자는 상품화 된 것이 있으나 플라스틱이나 목재 좌변의자에 물주머니를 올려놓고 사용해도 무난하다. 한편, 검사 중에는 환자의 수치심을 유발하지 않도록 세심하게 배려해야 한다. 배변을 용이하게 하기 위해 촬영실 조명을 약간 어둡게 조절하거나 환자를 가리개로 가리는 등의 분위기 조성이 원활한 검사를 위해 필요하다. 그리고 환자에게 검사의 과정을 충분하게 설명하고 협조를 구하는 것이 바람직하다.

촬영은 투시 상태에서 scout, 안정 상태(resting), 압착 상태(squeezing), 힘준 상태(straining), 배변 상태(defecation), 배변 후 상태(post defecation)를 관찰하면서 순간 촬영한다. 안정상태는 무의식적인 편안한 상태로 항문곧창자각(anorectal angle : ARA)이 85~140°, 압착상태는 항문을 오므려 배변을 방지하는 상태로 ARA는 75~85°, 힘준상태는 대변은 나오지 않으면서 아랫배에 힘을 주는 상태로 ARA는 140~180°를 각각 정상범위로 본다. 하지만 사용한 조영제의 경도, 대상군의 연령 또는 성별, 항문곧창자각 측정방법(중심 직장각 또는 후방 직장각)에 따라 차이가 있다. 배변상태는 아랫배에 힘을 주고 조영제를 배출시키는 상태를 말한다. 배변조영검사는 위와 같이 촬영한 영상에서 항문곧창자각, 골반아래안(골반하강), 항문관의 길이 등을 계측하여 항문곧창자의 운동성 질환의 지표로 삼는다.

골반아래안(골반하강)은 항문관축과 곧창자축의 교차점에서 꼬리뼈끝부와 두덩뼈(추골, pubis)의 후상면을 연결하는 선까지의 거리이며, 전방위 돌출은 힘준상태로 하여 항문관축에서 곧창자전벽의 최대 돌출부까지의 거리로 측정한다. 그러나 배변조영검사의 측정 방법들은 여러 가지 문제점을 내포하고 있다. 우선 재현성의 문제가 있으며 기준선의 설정이 매우 다양하게 보고 되고 있고 기준 값의 설정이 어렵다는 것이다. 골반아래안 기전의 경우에 있어서도 여러 가지 관계가 복합적으로 연관되어 있기 때문에 한마디로 설명하기에 어려운 한계가 있다. 항문관의 길이를 재는 방법도 항문연에서 항문곧창자축의 교차점까지 재는 방법과 곧창자 끝부

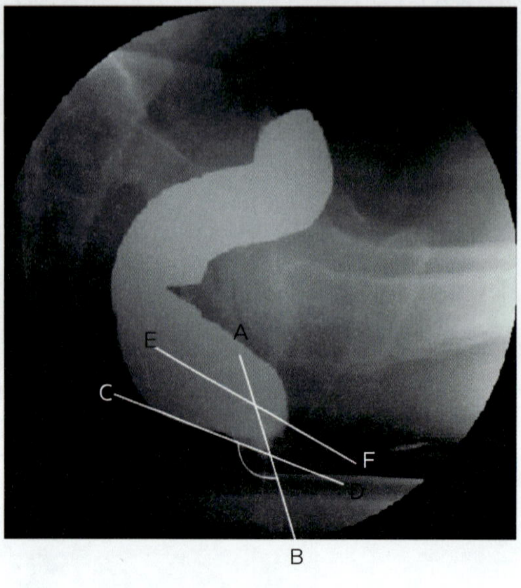

그림 2-139. 항문곧창자각(항문직장각)

ARA는 posterior anorectal angle의 AB와 CD의 경계로 이어지는 선이고, AB와 EF는 중심곧창자각이며, CD는 pubic symphysis 최전방부에서 coccyx의 상단까지의 연결선상으로 골반저부의 두덩꼬리선(치골미골선, pubo-coccygeal line)을 나타내고 있다.

의 이행부까지 재는 방법이 있으나 실제 항문곧창자내압 측정에 의한 항문관의 기능적 길이와는 많은 차이를 보이고 있다. 곧창자전벽의 전방위 돌출정도는 주로 항문관축에서 최대 돌출부까지의 수직거리를 이용하는 데, 이 기준은 4 cm가 임상적 의의를 갖는다.

1984년 Mahieu 등은 배변 시 다음과 같은 다섯 가지 기본적인 정상소견을 보고하였다.

(1) 항문곧창자각의 증가
(2) 두덩뼈곧창자근에 의한 눌림의 소실
(3) 항문이 활짝 열리고
(4) 곧창자내용물의 배출
(5) 골반저의 good resistance로 항문 곧창자 경계가 휴식 시보다 2~3 cm 이상 내려가지 않는다.

Mahieu 등은 위에 열거된 것을 벗어나는 소견들은 잠정적인 비정상으로 판단하였다. 하지만 그 이후 많은 연구자들에 의해 정상인에 있어서 항문곧창자각과 샅부위(회음부, perineum)의 움직임 등의 측정치가 넓은 변동을 보임이 밝혀졌다. 그러므로 측정값 그 자체로는 큰 의의가 없고, 배변 시 이들 측정치의 변화와 역동적인 곧창자 형태의 변화 및 다른 생리기능 소견과 함께 다루어 파악하는 것이 중요하다. 따라서 배변조영검사의 소견만으로 배변 장애의 원인을 진단하고 치료하는 것은 쉽지 않으며, 배변의 병인론을 다른 생리 기능검사 소견과 함께 다루어야 한다.

배변조영검사 과정을 요약하면 다음과 같다.

(1) 촬영대를 수직으로 세우고 좌변의자(commode)를 설치한다.
(2) 조영제를 준비하고 투시장치는 촬영 준비 상태로 놓는다.
(3) 환자복으로 갈아입힌다.
(4) ARA를 중심으로 scout 촬영한다.
(5) 환자는 좌측 측면누운자세(lateral recumbent position)로 하여 반고형성 조영제를 주입한다.
(6) 좌변의자에 환자를 측방향으로 앉게 하고 안정상태, 힘준상태, 압착상태를 촬영한다.
(7) 투시 하에서 배설상태를 관찰하면서 순간 촬영하거나, 비디오를 이용해 동적인 배설과정을 기록한다.

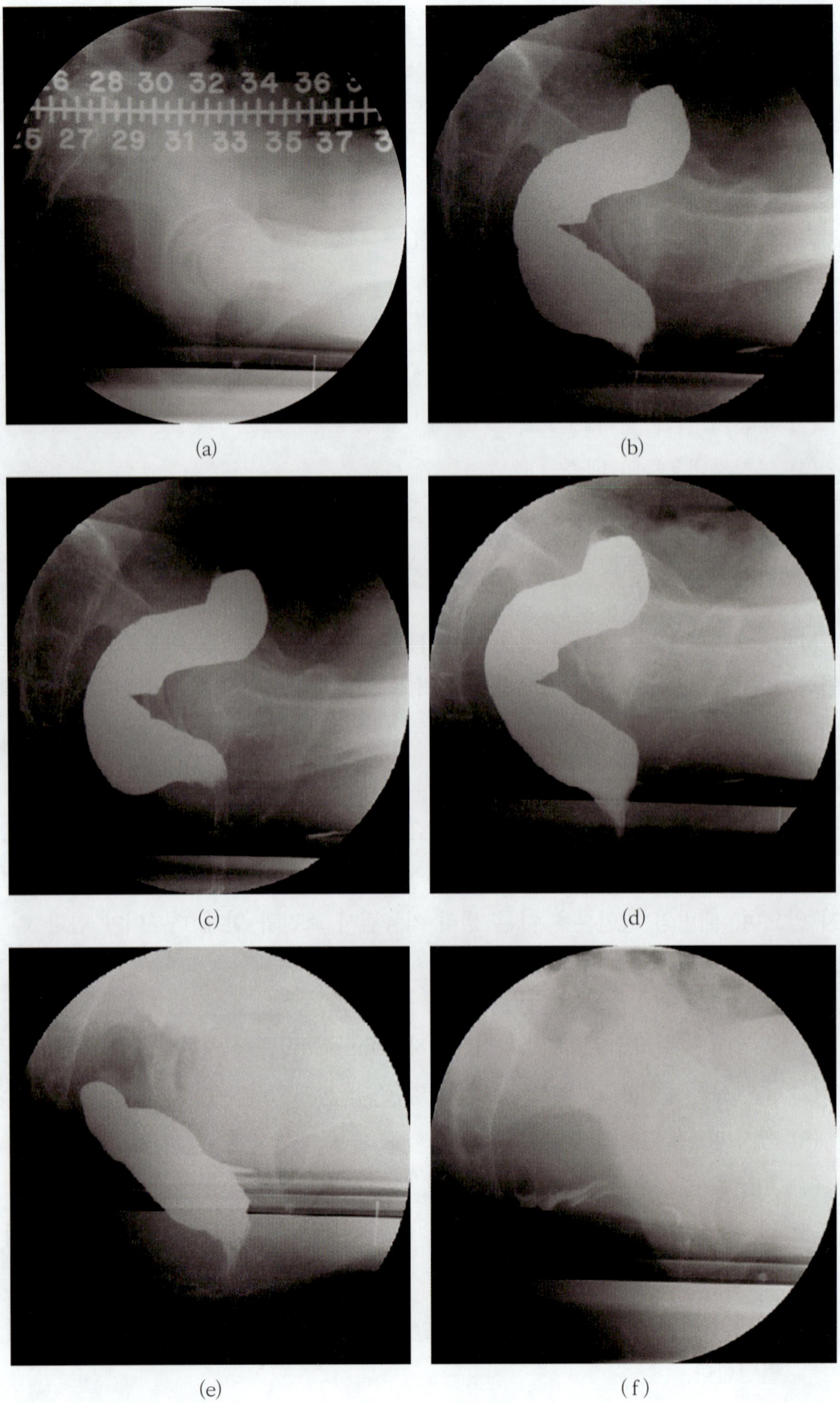

그림 2-140. 배변조영상

a : Scout image, b : Rest image, c : Squeezing image, d : Straining image, e : Defecation image, f : Post defecation image

(8) 검사가 끝나면 조영제를 배변하도록 한다.

(9) 배변 후 다시 좌변의자에 앉혀 배변 후 촬영을 한다.

6) 임상증례

(1) 곧창자 탈출(Rectocele)

배변 시 곧창자와 질 격벽(rectovaginal septum)의 부분적인 약화에 의해 곧창자 벽이 튀어나오는 현상이다. 정상 여성인 경우 배변 시에도 곧창자의 앞쪽벽이 질 쪽으로 약간 튀어 나오기도 하지만 대개 2 cm을 넘지 않는다. 곧창자탈출증은 출산경험이 많은 노령의 여성에 흔하며 항문곧창자폐쇄 증상과 곧창자 겹침증을 동반하기도 한다. 직장과 질 뒷벽을 지지하는 근육의 결합조직이 약화되어 직장이 질에 인접할 정도로 처진다. 여성들의 경우 변실금의 형태를 감별하기 위해서 질(vagina)에 표시(marking)를 하는데, 거즈(gauze)에 바륨을 묻혀 콘돔에 싸서 질에 삽입하여 검사한다. 직장허니아(hernia)라고도 하고, 탈장(enterocele), 방광탈(cystocele)이 관찰되는 경우도 있다.

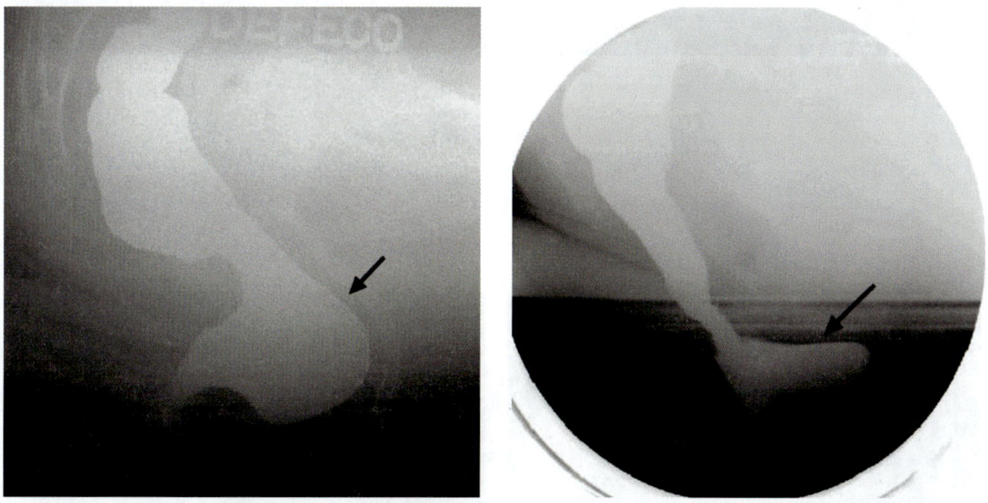

(a) (b)

그림 2-141. 곧창자 탈출

배변(defecation) 시 질(vagina)쪽으로 바륨 주머니 형태의 직장탈출증(화살표)이 정상 이상으로 밀려 나는 것이 관찰된다.

(2) 곧창자 탈출증(Rectal prolapsus)

직장의 점막이 항문을 통해 밀고 나오는 증상이다. 임상적으로 곧창자탈출이 확실한 경우에는 배변조영검사가 거의 필요 없다. 작거나 일시적인 곧창자탈출증의 경우 배변조영검사에서도 진단이 힘든 경우가 있다. 곧창자 탈출증은 곧창자가 항문으로 빠져 나와 겹치게 되는데 장미 꽃잎 모양으로 빠져나오는 치핵과는 달리 동심원상의 주름 모양으로 길게 빠져 나온다. 곧창자 탈출증이 충분히 큰 경우는 튀어나오는 곧창자 점막과 곧창자 벽이 조영제가 묻은 여러 개의 동심원으로 보이며, 대개는 항문관이 비정상적으로 넓게 열려져 보인다. 과거에 변비증상이 있고 배변시 과도하게 힘을 주는 노인들에게 흔히 나타난다. 수술이 최선의 치료법이며 배변조영검사는 수술 후 재발유무를 확인하는데 도움이 된다.

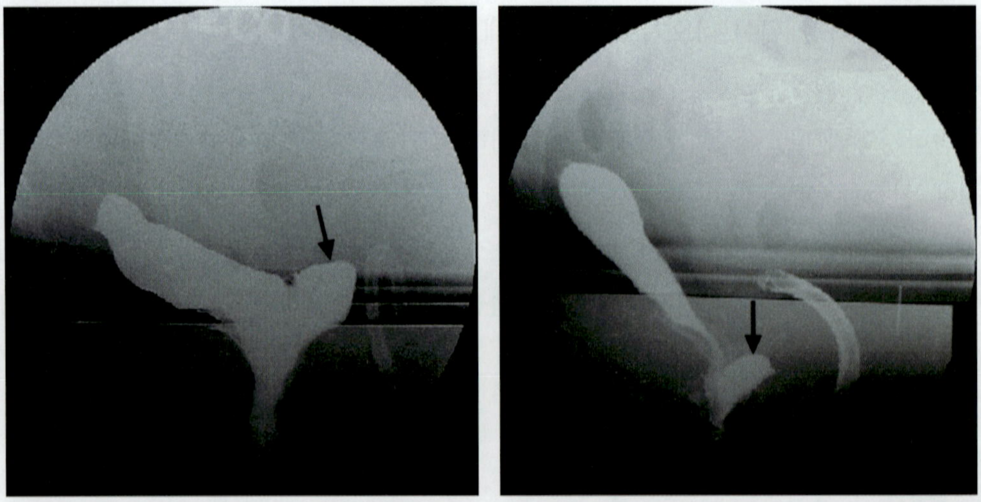

(a) (b)

그림 2-142. **곧창자 탈출증**

앞쪽벽 곧창자(anterior rectal)의 점막(mucosa)이 항문(화살표 한 부위)으로 이탈한 것이 관찰된다.

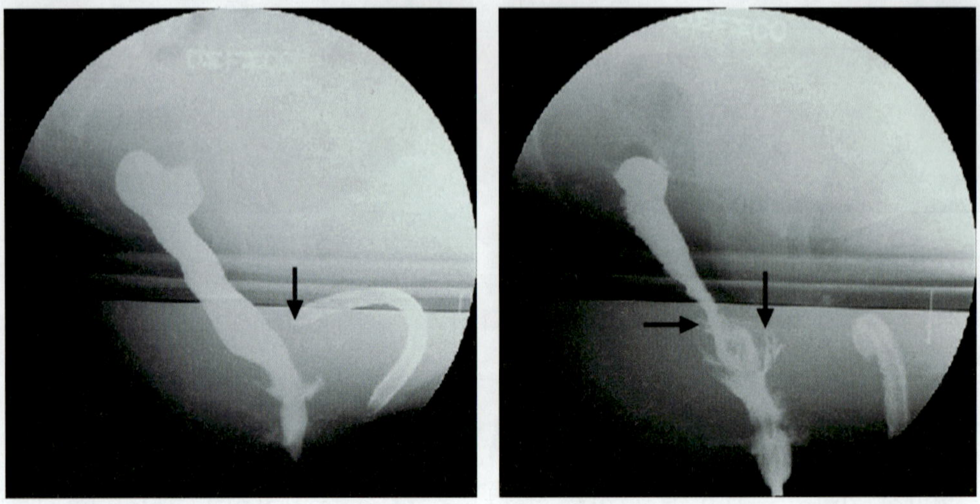

(a) (b)

그림 2-143. **곧창자 겹침증**

배변 상태의 영상으로 화살표 한 부위에 겹침증이 관찰된다.

(3) 곧창자 겹침증(Rectal intussusception)

곧창자 벽의 함입으로 배변 시 깔대기 또는 환상형으로 보여 지며, 대부분이 항문관 위쪽의 6 cm 부위, 즉 곧창자의 주름 부위에서 기시한다. 넓이 3 mm 이내의 주름은 정상적인 소견으로 간주하며, 위치에 따라 앞쪽, 뒤쪽, 원주형으로 분류하기도 한다. 곧창자의 전벽 또는 후벽이 모두 접혀 들어갈 수 있으나 대개는 앞쪽벽이 겹치게 된다. 주증상은 불완전한 배변감이지만 배변장애 증상 없는 정상인에서 존재하는 것으로 되어있다.

(4) 항문연축증(Anismus, 경련성 골반저 증후군 ; Spastic pelvic floor syndrome)

정상에서는 배변 시 두덩뼈곧창자근이 이완하고 항문곧창자각이 증가하는데 비해 이 증후군에서는 오히려 수축되어 배변조영검사 시 항문곧창자각이 배변 시에 안정 시 보다 변화가 없거나 오히려 감소하게 되며, 항문관도 대개 열리지 않는다. 이 증후군은 곧창자의 기능성 폐쇄를 의미하며, 치료법은 바이오피드백이 효과적이다.

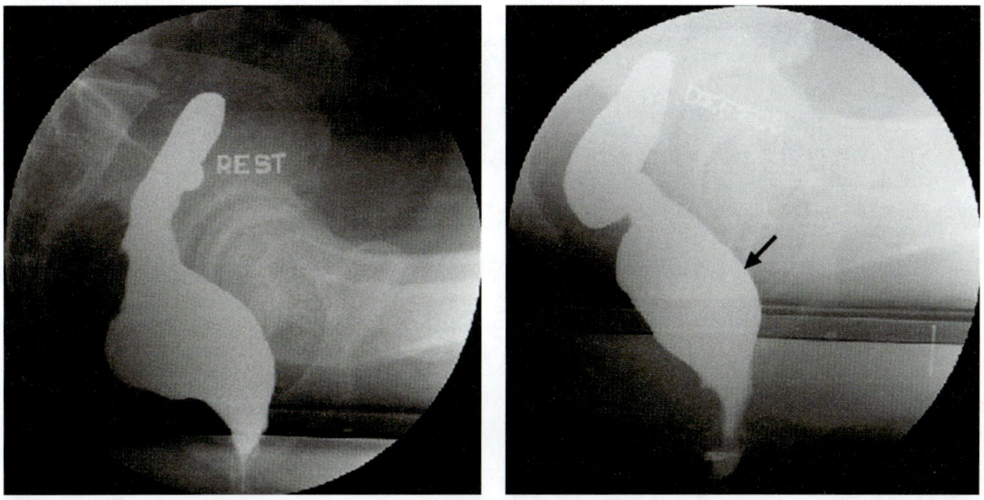

(a) (b)

그림 2-144. **항문연축증**

배변 시(b) 항문곧창자각이 안정 상태(a)보다 변화가 없고 항문관은 열렸지만 배출이 잘 안 되는 것을 알 수 있다.

(5) 회음하수 증후군(Descending perineum syndrome)

정상에서는 대부분 골반저 근육의 저항으로 배변 시에도 항문곧창자 경계부위가 안정 시에 비해 3 cm 이상 내려가지 않으나, 골반저 근육의 약화가 있는 경우에는 보다 많이 내려가게 된다. 이러한 경우를 회음하수 증후군이라 하며, 곧창자항문 경계부가 두덩뼈아래의 3.5 cm 이상 내려가는 것으로 진단한다.

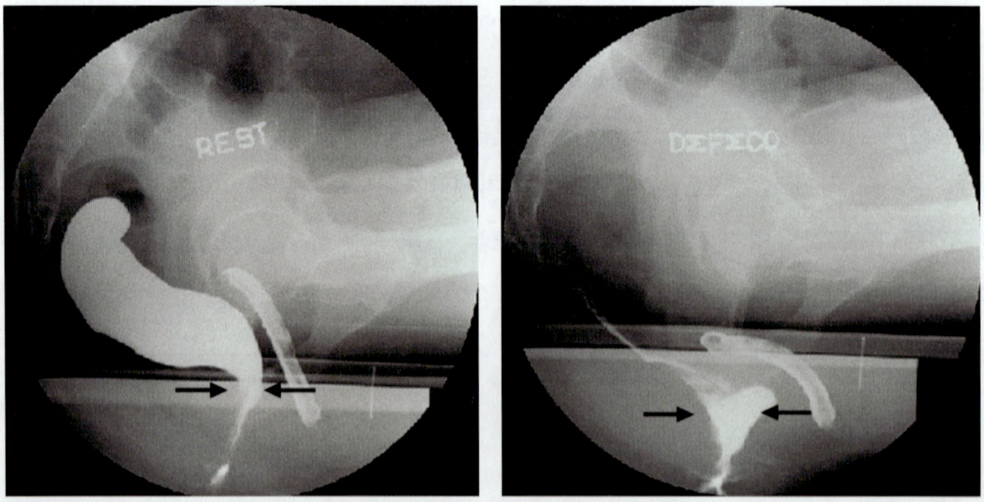

(a) (b)

그림 2-145. 회음하수 증후군

골반저 근육의 저항으로 배변 시(b) 항문곧창자 경계부위가 안정 상태(a)에 비해 많이 내려가 있는 것이 관찰된다.

(6) 변실금(Incontinence)

변실금은 변을 보려는 의지가 없는데도 항문을 통하여 변이 새어나오는 경우를 말한다. 대개의 경우 수술, 감염, 방사선치료 및 악성종양으로 항문의 내조임근이 손상을 받아 발생하는데 출산과 같은 반복되는 상처에도 발생할 수가 있다. 치료는 증상이 경미할 경우는 식이조절과 변비를 유발하는 약제를 사용하면 호전된다. 외상으로 인한 경우는 수술로써 손상된 항문조임근을 복원시키면 대부분 좋은 결과를 기대할 수 있다. 그러나 신경계 이상인 경우, 식이조절과 함께 생체 되먹임 훈련을 우선적으로 실시하지만 치료 효과는 외상성으로 인한 것보다 훨씬 떨어진다.

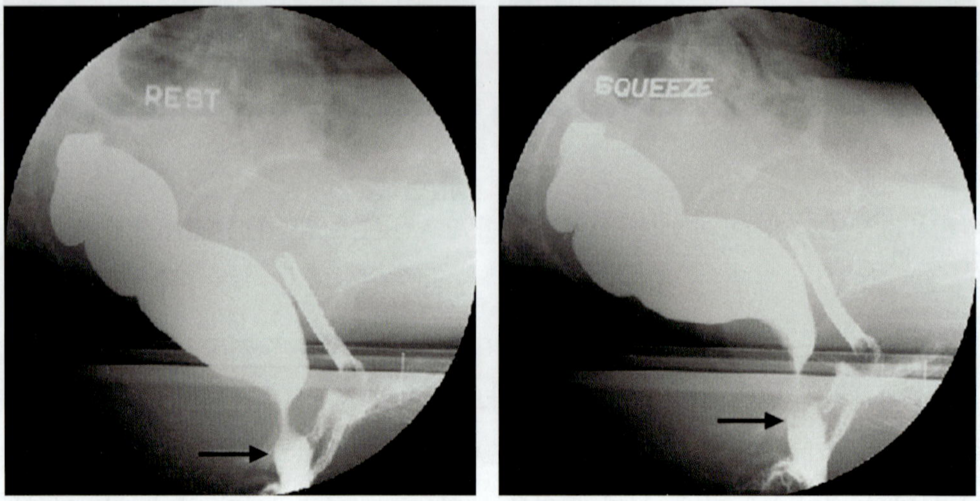

(a) (b)

그림 2-146. 변실금

a는 안정 상태이고 b는 압착 상태의 영상이다. 조영제 주입 시부터 변을 참지 못하고 흘러나오고 있는 모습을 관찰할 수 있다(화살표).

(7) 선천성 거대큰창자증(Congenital megacolon : Hirschsprung's disease)

거대큰창자증의 진단은 크기와 기능을 함께 평가해야 한다. 진단기준은 곧창자 배출이 비정상이며 허리엉치뼈 이음부(lumbosacral junction)에서 두덩뼈가지(pubic ramus)의 위쪽 연결선상이나 골반가장자리(pelvic brim)에서 계측한 곧창자의 전후 직경이 6.5 cm일 때이다. 거대곧창자증 환자는 대개 단단하고 커다란 대변을 본다(그림 2-147).

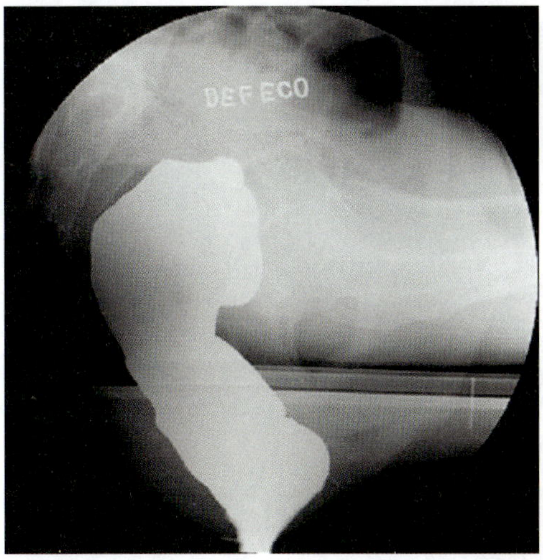

(a)

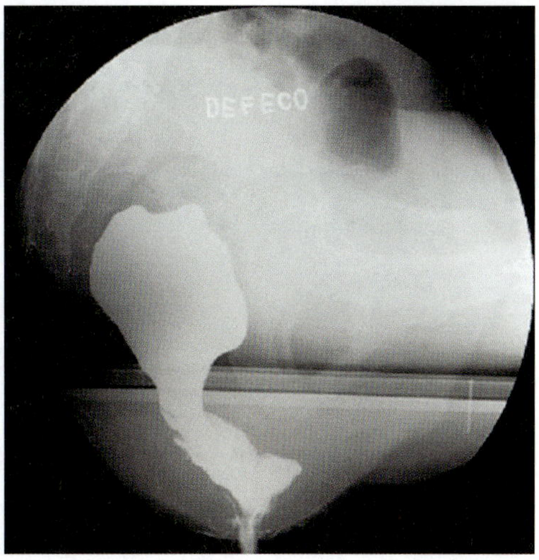

(b)

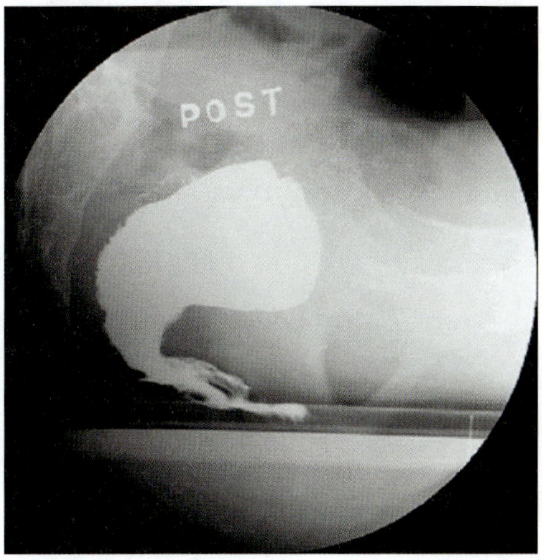

(c)

그림 2-147. 선천성 거대큰창자증
a, b의 배변 시와 c의 배변 후 촬영에서도 완전하게 변을 보지 못하고 곧창자가 크고 많은 양의 바륨이 남아 있다.

(8) 탈장(Enterocele)

탈장은 대부분 여성에게 생기며 배변 시 곧창자에 압박감을 호소하는 경우가 많다. 배변이 진행되면 곧창자의 변이 배출되고 작은창자가 골반안(rectovaginal cavity, Douglas pouch)으로 내려오게 되어 질과 곧창자 사이의 거리가 멀어지게 된다. 이러한 환자들은 탈장에 의해 곧창자가 눌려져 계속적인 배변감을 느끼게 된다. 배변 시 질과 곧창자 사이의 거리가 2 cm 이상 멀어지는 경우에 의심할 수 있다. 탈장의 확진을 위해서는 황산바륨을 마시게 하여 작은창자를 조영시킨 후 배변조영검사를 시행하여야 한다. 배변조영검사 시행 1~2시간 전에 소장조영검사에 사용하는 정도의 황산바륨 수용액 200~300 ml를 투여하고, 여자의 경우에는 바륨을 적신 거즈를 질내(intra vagina)에 삽입한 후 배변조영술을 시행한다. 작은창자 탈출증은 곧창자 내에 바륨이 차 있으면 작은창자의 하강을 차단할 수 있기 때문에 곧창자 내에 바륨을 배출시킨 후 환자로 하여금 다시 배변 동작을 취하도록 하여 비디오를 보면서 순간 촬영한다(그림 2-148).

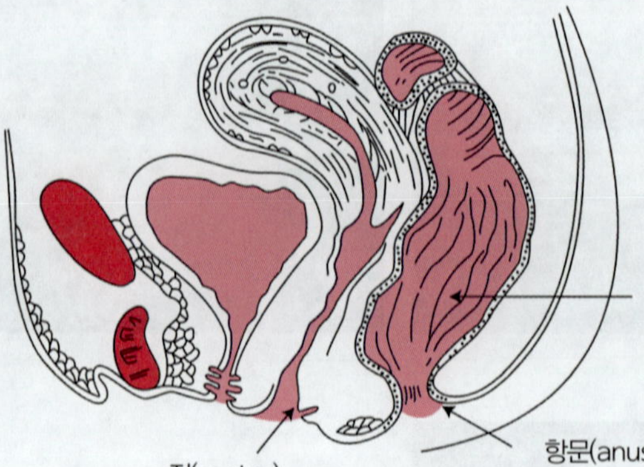

그림 2-148. **직장탈출증**

8 정복술
Reduction

1) 해부학적 구조

창자 겹침증(intussusception)은 창자의 일부가 선행된 창자 부위에 밀려들어가 겹친 것을 말하며, 이로 인해 창자 막힘증(intestinal obstruction)을 유발하는 외과적 질환이다. 대부분 원인을 알 수 없는 특발성으로 작은창자 또는 큰창자의 모든 부위에서 발생하는데, 작은창자와 큰창자의 연결 부위인 돌창자, 가로잘록창자의 Cannon's point 등에서 자주 발생한다. 계절적으로는 창자염이 호발하는 봄과 여름에 주로 발생하고 상기도염이 호발하는 겨울철에도 발생빈도가 높다.

창자 겹침증의 형태는 돌창자에서 막창자 부위로 말려 들어가는 형태(ileocecal intussusception)가 95%로 가장 많고 돌창자에서 돌창자로 말려 들어간 형태, 구불창자에서 구불창자로 말려 들어간 형태의 것들이 있다. 주로 건강하고 우량한 아이에게서 발생하며 배통증과 구토 현상을 보이면서 몹시 울고 보챈다. 시간이 지나면 배가 팽만되고 압통이 심해지면서 점액성 혈변을 보며 복부에 덩어리가 형성되어 만져진다. 계속 방치하면 발열과 탈수, 그리고 심하면 쇼크현상으로 이어지기도 한다. 창자 겹침증은 초기에 발견하는 것이 무엇보다 중요하다. 시간이 지나면 정복술로 창자 겹침증을 해소할 수 없는 경우가 많다.

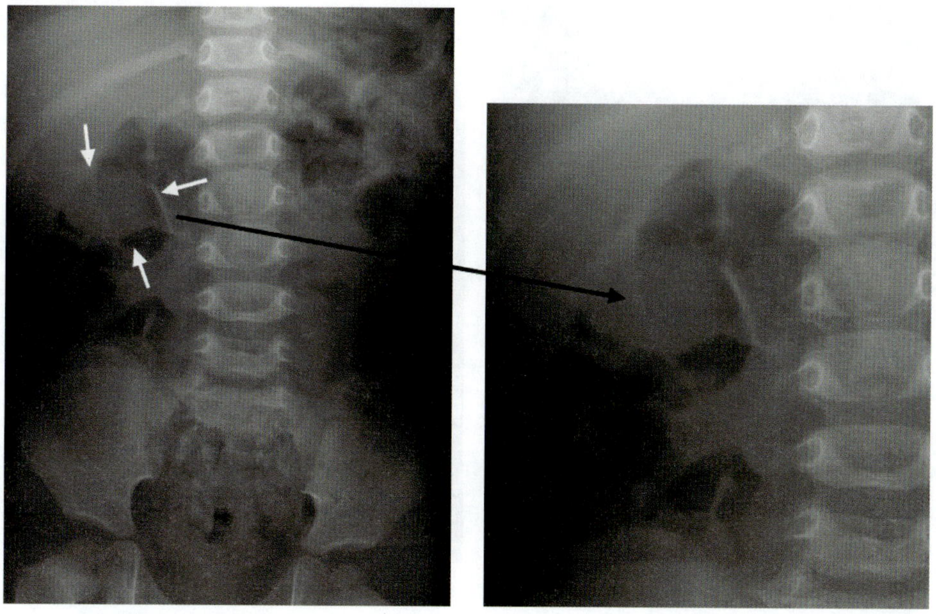

(a) (b)

그림 2-149. **창자 겹침증의 형태**

a는 scout영상으로 오른창자굽이에 창자 겹침증에 의한 장내 가스가 분포되어 있다. b는 창자 겹침증 부위를 확대한 영상이다.

2) 검사 목적

정복술이란 창자 겹침증의 원인을 파악하고 겹친 위치와 범위를 관찰하기 위하여 황산바륨 현탁액 또는 공기의 압력을 이용하여 겹침을 해소시키는 검사 및 시술이다. 대상 환자는 창자 겹침증(intussusception)이 의심되는 환자이며, 이 질환은 생후 3~6개월 사이에 많이 발생하고, 주로 2살 미만에서 80% 정도가 발생하는 소아성 질환이다. 남아에게서 3 : 2 정도로 호발한다.

창자 겹침증이란 상부의 창자가 하부의 창자로 말려 들어가 부기를 형성하면서 창자 막힘을 일으키는 질환이다. 소아기의 후천적 창자 막힘증은 가장 일반적이고 대부분 그 원인을 알 수 없다. 전체의 95% 정도가 특발성이며 나머지는 Meckel 곁주머니, 용종성 림프종, 출혈로 인한 혈종에 의한 국소 해부학적인 것이 원인으로 알려져 있다. 창자 겹침증을 확인하기 위해서는 바로누운 복부 정면(abdomen supine)과 선자세 복부 정면(abdomen erect)을 촬영하여 복부 안의 가스 분포와 액체상을 관찰한다. 최근에는 초음파로 겹침 부위를 진단하기도 한다(그림 2-150).

3) 전처치

환자는 가능한 금식을 하는 것이 좋으나 내원한 환자의 상태가 이미 시간을 경과한 경우가 많으므로 금식보다 조속히 시술을 하는 것이 우선이다.

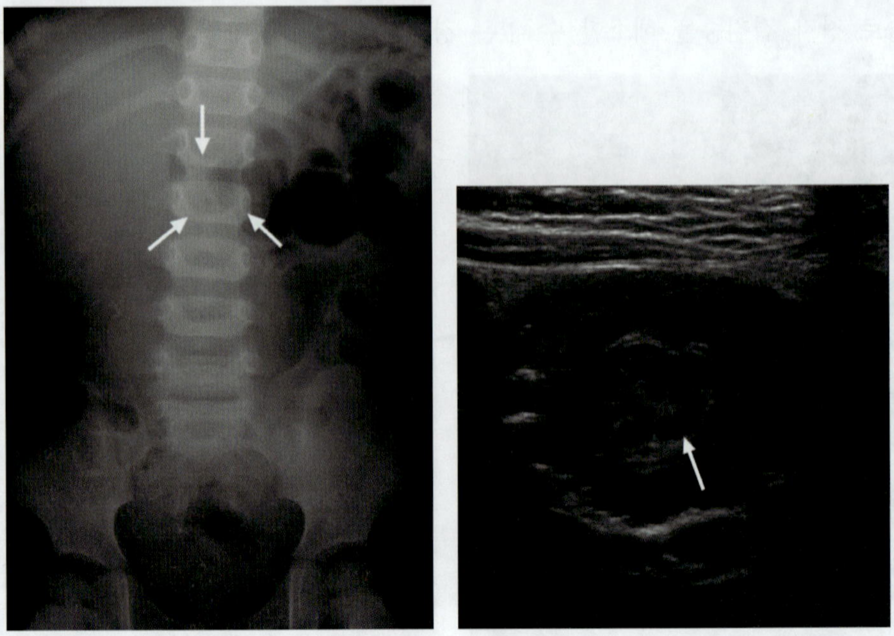

(a) (b)

그림 2-150. 창자 겹침증의 영상

a는 단순복부영상으로 가로잘록창자의 화살표 한 부위에 창자 겹침증이 관찰된다. 가스의 진행이 없으며 큰창자의 형태가 소실된 것을 관찰할 수 있다. b는 초음파 영상으로 창자 겹침증으로 인한 부기로 겹친 창자의 일부가 동그랗게 고 음영으로 나타나 있다(화살표).

4) 조영제 및 기구

조영제는 15 %w/v의 황산바륨 수용액 500 ml를 준비한다. 미세한 병변을 진단하는 것이 아니고 막힌 부위의 관찰과 창자 겹침증을 푸는 것이 목적이므로 고 농도 황산바륨을 사용할 필요는 없다. 또한 천공이 우려되거나 장천공 또는 장파열이 의심스러운 환자는 요오드 혼합 수용성 조영제(gastrografin)를 생리식염수와 1 : 1로 희석하여 사용한다. 그 외의 준비물은 50 cc enema syringe, enema tip 또는 foley catheter, 수술용 장갑, 젤리, 공기펌프(공기정복술시 사용), 압력계 등이 필요하다.

5) 검사 방법

정복술은 비수술적으로 창자 겹침증을 해소하는 방법이기 때문에 수술과 관련한 부담이 없는 장점이 있다. 그러나 소아의 창자 겹침증은 일반적인 창자 겹침증보다 더 응급을 요하며 사망과 이환율은 발병 기간과 매우 밀접한 관계에 있으므로 가능한 빠른 시간 내에 시술이 시행되어야 한다. 장시간 지체되었거나 배막 자극 증상의 중독증이 있을 경우는 시행할 수 없다.

창자 겹침증의 치료 방법은 비수술적인 방법과 수술적인 방법이 있다. 비수술적 방법은 정복술과 초음파를 보면서 풀어주는 도수정복술이 있으며, 이 방법들이 용이하지 않을 때 수술적 방법을 이용한다. 정복술은 양성 조영제인 황산바륨 수용액을 이용하는 황산바륨정복술(barium reduction)과 음성 조영제인 공기를 이용하는 공기정복술(air reduction)로 구분한다. 이 두 가지 정복술의 시행 방법은 거의 유사하나 각각의 장·단점이 있으므로 시술자의 편의와 환자의 상태에 따라 선택하여 시행할 수 있다. 최근에는 거의 공기정복술을 이용하는 추세이다.

바륨정복술은 황산바륨 수용액을 이용해 자연 낙하방식으로 압력을 줌으로써(hydraulic pressure) 중복(duplication)된 창자를 푸는 방법이다. 겹침 부위는 시간이 경과함에 따라 부기가 심해져 과도한 압력에 의해 천공될 가능성이 있으므로 황산바륨 통(barium can)의 높이는 촬영대로부터 1 m 이상이 되지 않도록 하고 3.3.3법을 준수하여 시행한다. 즉, 3세 이하의 어린이에게 1회에 3분 이상 실시하지 않으며 반복하여 3회 이상 무리해서 시행하지 말아야 한다. 바륨정복술은 공기정복술에 비해 천공되었을 때 황산바륨이 복강 내에서 흡수되지 않기 때문에 복막염의 원인이 되는 단점이 있다. 그러나 창자 겹침에 의한 창자안의 가스와 황산바륨의 대조도가 확실하므로 시술 중에 추적 관찰이 용이하고 자연낙하 방식의 압력이 일정하게 유지된다는 장점이 있다. 천공의 우려가 있는 경우는 황산바륨 수용액

대신 요오드 혼합 수용성 조영제(gastrografin)를 사용한다. 요오드 혼합 수용성 조영제를 이용한 정복술의 시술 방법은 황산바륨 현탁액을 사용하는 경우와 동일하다.

공기정복술은 공기 펌프로 창자 겹침 부위에 압력을 전달하여 겹침증을 해소하는 방법으로써 바륨정복술에 비해 시술 준비가 간단하고 압력을 자유롭게 조절할 수 있어 정복이 용이하며, 천공되어도 복막염의 우려가 없다는 장점이 있다. 그러나 시술 시 겹친 부위의 장내 가스와 주입되는 공기와의 추적 관찰이 쉽지 않다는 어려움이 있다. 바륨정복술과 공기정복술의 장·단점은 표 2-7과 같다.

표 2-7. 바륨정복술과 공기정복술의 장·단점 비교

	바륨정복술	공기정복술
장점	교정과정의 관찰이 용이하다. 자연낙하방식으로 주입한다.	천공의 부작용이 적다. 시술 준비가 간단하고 정복율이 우수하다.
단점	천공에 의한 부작용 가능성이 크다.	초보자의 경우, 관찰부위의 추적이 곤란하다.

정복술의 성패는 항문에 삽입한 enema tip의 고정 여부에 달려 있다고 해도 과언이 아니다. Enema tip이 빠지면 압력이 저하되고 일시에 황산바륨 또는 공기의 유입이 원활하지 못하므로 그 만큼 교정의 확률이 줄어들게 된다. 따라서 enema tip이 빠지지 않도록 환자의 엉덩이를 꽉 잡고 항문부를 압착시켜야 한다. 공기정복술은 비교적 간단하므로 여기서는 바륨정복술을 중심으로 살펴보기로 한다.

(1) 바로 누운 자세의 복부 정면상과 선 자세 복부 정면상을 촬영하여 정복술 시행 여부를 결정한다. 또는 초음파검사를 시행하여 확인한다.

(2) 50 ml syringe에 15~20 % w/v의 황산바륨을 2~3개 준비하고, 젤리, 1회용 장갑, clamp 등을 준비한다. 큰 소아환자의 경우에는 colon study에 준하여 준비하면 된다.

(3) 환자를 Sim's position으로 하여 항문에 enema tip 또는 Foley catheter를 삽입하고 빠지지 않게 한 후 바로 눕힌다.

(4) 인위적으로 희석된 황산바륨 현탁액을 주입한다.

(5) 공기정복술인 경우는 공기를 주입한다. 공기압력(장내 압력)은 80~120 mmHg 이하로 유지하고 겹침이 해소되지 않으면 5분 후 재차 시행한다.

(6) 투시 하에서 황산바륨이 곧창자, 구불잘록창자, 내림잘록창자, 왼창자굽이,

가로잘록창자, 오른창자굽이, 오름잘록창자, 막창자로 진행하는 과정을 생각하면서 겹침이 의심되는 부위를 관찰하고 1회 순간 촬영한다. 이 과정이 3분 이상 초과되지 않도록 한다.

(7) 코일 형태의 겹침 부위(invagination head)가 관찰되면 겹침이 해소되도록 그 부위를 압박할 수 있으나 과도한 압박은 삼가야 하며, 조금 기다려도 풀리지 않으면 황산바륨을 배설시킨다.
(8) 이러한 방법을 3회 동안 반복 시행한다.
(9) 큰창자인 경우 창자 겹침증이 풀리면 돌창자부까지 조영제가 유입되는 것을 확인하고 돌창자부를 순간 촬영한다.
(10) 3회를 시행한 후에도 창자 겹침이 풀리지 않으면 무리하여 시행하지 말고 수술적인 방법을 고려한다.
(11) 겹침이 완전히 풀리면 환자를 화장실로 안내하여 배설하게 한 후 선자세의 복부 정면상을 기본 촬영한다.
(12) 재발 여부를 확인하기 위해 8~12시간 사이에 선자세의 복부 정면 지연상(delayed image)을 촬영하고 확인한다.

창자 겹침증을 시술하지 않거나 시간이 오래 지체되면 창자 천공 또는 창자 괴사와 같은 합병증을 유발할 수 있다. 그러므로 창자 겹침증이 의심되면 가능한 24시간 내에 시술하는 것이 중요하다. 시술 중에는 환자의 상태를 유심히 살펴야 하며 코일 형태로 엉키었던 창자 겹침증이 풀리면 그 동안의 고통이 해소되므로 아이의 울음소리가 멈추게 된다. 시술 후 재발률은 연령에 따라 다르나 5% 정도로 보고되어 있으며 재발 시 2세 이내에서는 재차 정복술을 시행할 수 있으나 2세 이상에서는 단순한 창자 겹침증이 아닐 수 있으므로 국소 해부학적 원인을 확인하는 것이 바람직하다.

6) 임상 증례

(1) 정복술(reduction) 영상

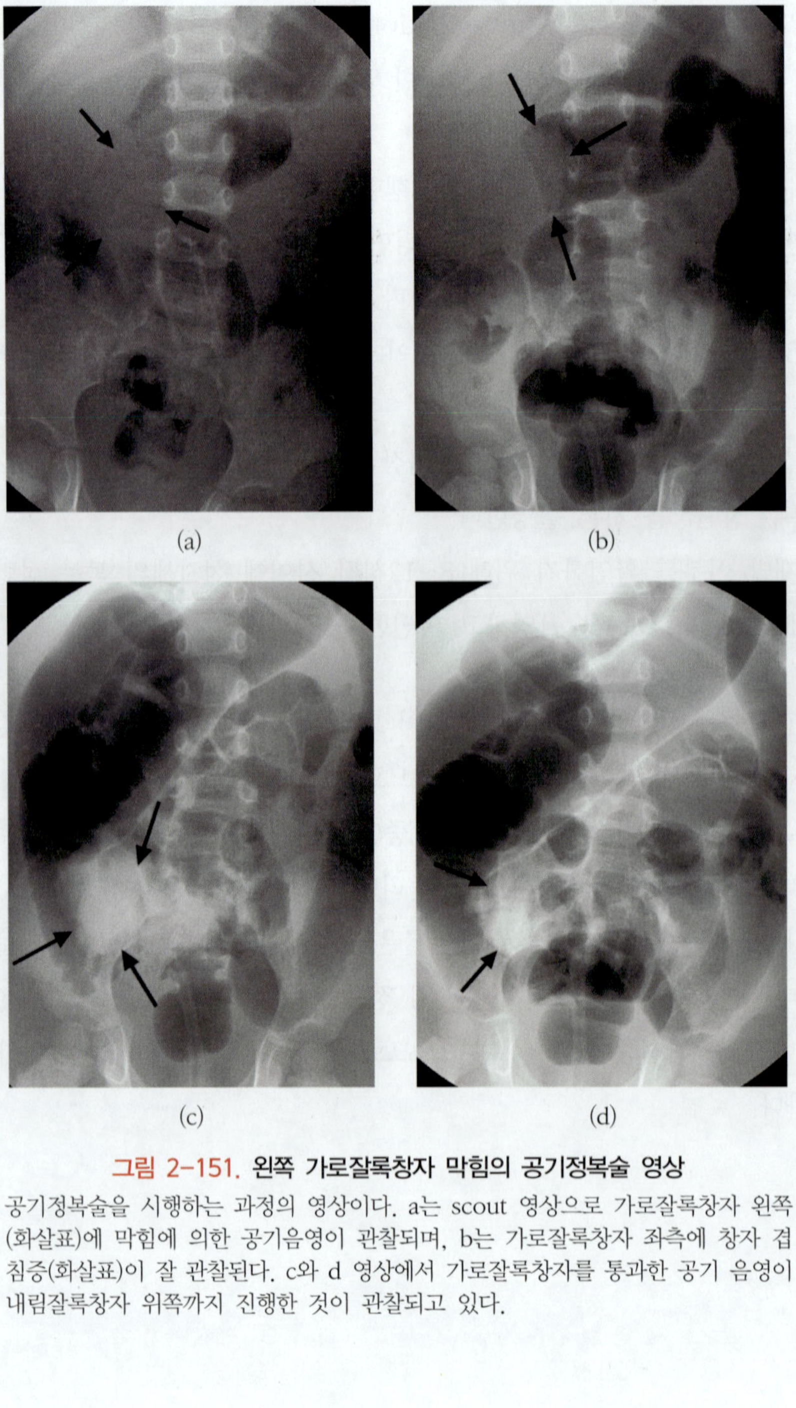

(a) (b) (c) (d)

그림 2-151. 왼쪽 가로잘록창자 막힘의 공기정복술 영상

공기정복술을 시행하는 과정의 영상이다. a는 scout 영상으로 가로잘록창자 왼쪽(화살표)에 막힘에 의한 공기음영이 관찰되며, b는 가로잘록창자 좌측에 창자 겹침증(화살표)이 잘 관찰된다. c와 d 영상에서 가로잘록창자를 통과한 공기 음영이 내림잘록창자 위쪽까지 진행한 것이 관찰되고 있다.

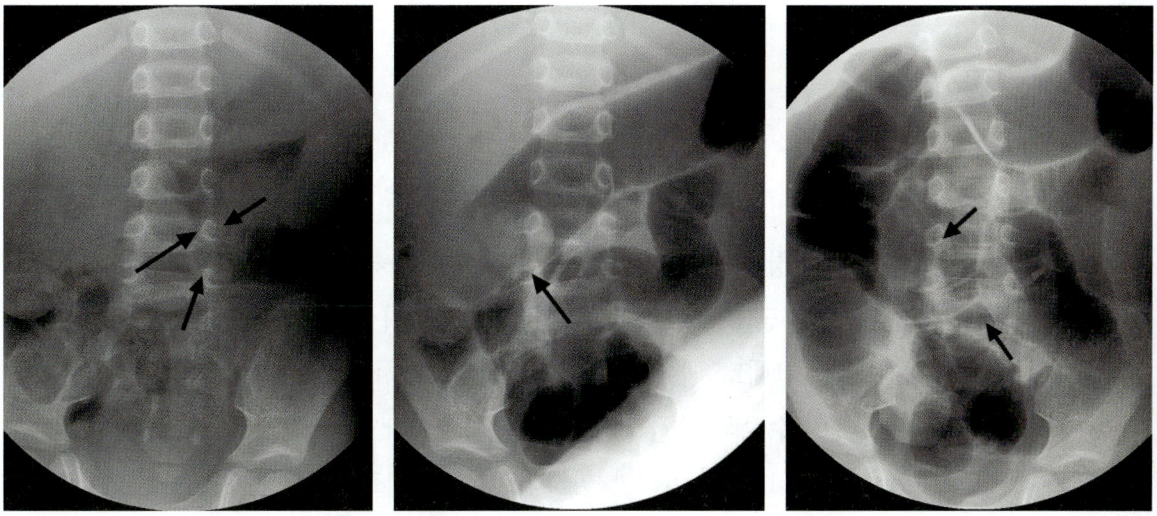

(a) (b) (c)

그림 2-152. 내림잘록창자 막힘의 공기정복술 영상

a는 scout 영상으로 내림잘록창자 부위(화살표)에 음영결손상의 반음영이 관찰된다. b는 공기를 주입하여 함입된 큰창자가 가로잘록창자까지 풀리는 과정이며, c는 돌창자 부위를 통과하여 작은창자로 공기가 유입된 것이 관찰되어 정복술이 성공했음을 보여준다.

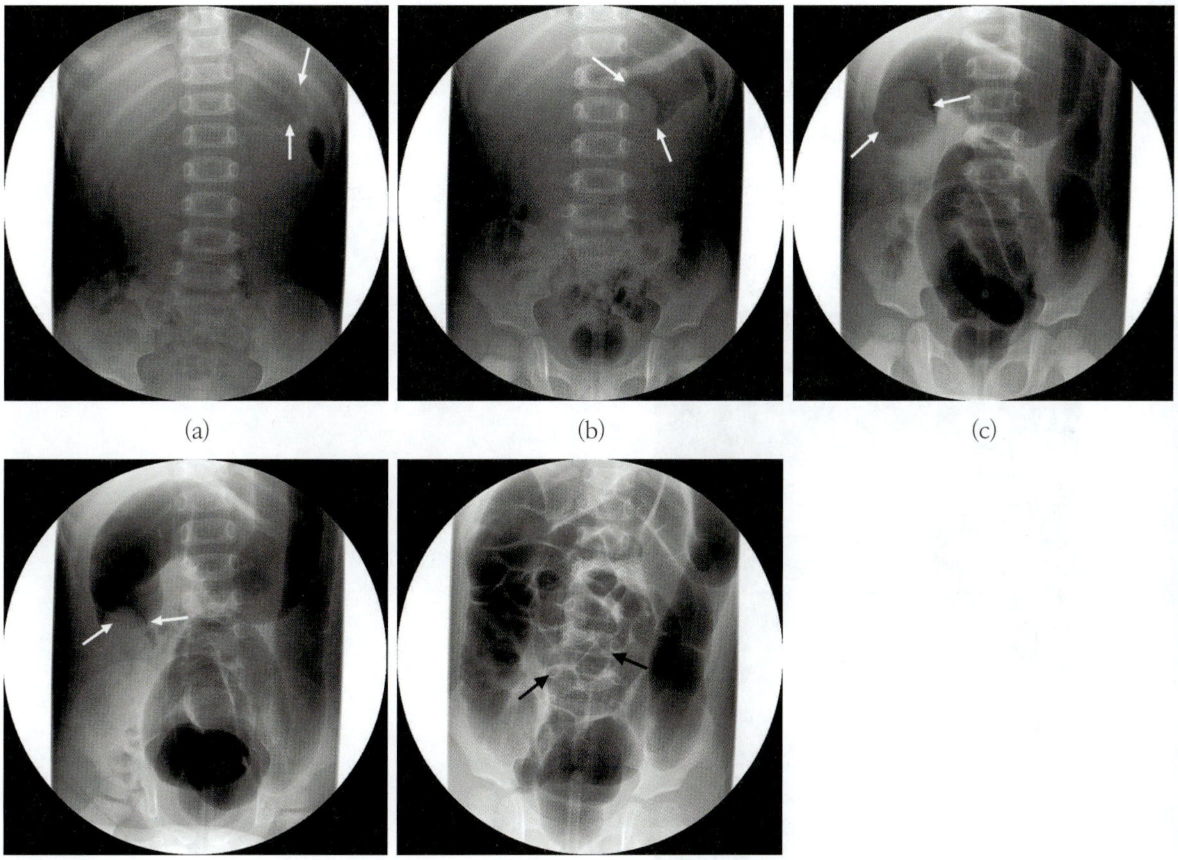

(a) (b) (c)

(d) (e)

그림 2-153. 가로잘록창자 막힘의 공기정복술 영상

공기정복술을 시행하는 과정의 영상으로, a는 scout 촬영으로 화살표 한 부위에 창자 막힘증이 관찰되며, b와 c는 공기를 주입하여 겹친 큰창자를 풀고 있는 과정으로 가로잘록창자와 내림잘록창자에 공기의 유입이 관찰된다(화살표). d와 e는 돌창자 부위에서 작은창자로 공기가 유입된 것을 관찰할 수 있다.

9 Wangensteen Rice view

흔히 볼 수 있는 큰창자의 선천성 질환은 폐쇄(atresia), 큰창자증후군(mega colon), 미세큰창자증후군(microcolon), 창자의 회전이상(situs inversus) 등이다. 선천적 폐쇄는 말 그대로 태어날 때부터 항문이 막혀 대변을 배설할 수 있는 개구부가 없는 상태로 수술적인 치료를 요하는 환자이다.

Wangensteen Rice view는 이러한 환자의 수술적 지표를 나타내기 위해 고안된 촬영법이다. 우선 촬영 전에 환자(신생아)의 곧창자 내 가스가 항문 쪽으로 올라가게 하기 위해 거꾸로 1분간 세운다. 곧창자의 끝쪽에 가스가 치환되면 항문 부위에 조영제 또는 대조도를 형성할 수 있는 물질로 표시하여 곧창자의 치환된 가스와 항문의 위치를 확인하도록 한다. 이 검사의 목적은 항문과 막힌부의 위치, 길이, 범위 등을 평가하기 위함이다.

세부적인 검사방법은 다음과 같다.

1) 항문 위치에 금속조각 또는 조영제로 표시한다.

2) 환자를 거꾸로 1분 정도 들어 곧창자 내 가스를 항문부로 치환시킨다.

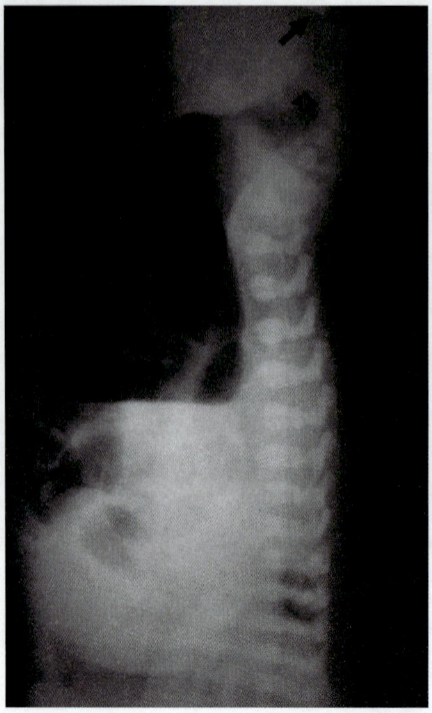

그림 2-154. Wangensteen Rice view

거꾸로 한 측면(reverse erect lateral) 영상으로 곧 끝부위에 창자안의 가스가 보이고(화살촉), 그 위에 조영제로 표시한 항문 부위(화살표)가 관찰된다.

3) 위로는 곧창자의 가스, 아래로는 창자 안에 가스가 포함되도록 거꾸로 세워서 배 정면상(reverse erect abdomen AP projection)을 촬영한다.
4) 곧창자의 가스와 창자 안의 가스가 포함되도록 거꾸로 세워서 배 좌측 측면상(reverse erect abdomen Lt. lateral)을 촬영한다.
5) 곧창자 내의 가스와 항문부의 금속조각과의 거리 및 형태가 잘 나타났는지를 확인한다.

3 간·쓸개관계

Hepatobiliary tract

1. 경구담낭조영검사(Oral cholecystography)
2. 경정맥성담도조영검사(Intravenous cholangiography : IVC)
3. 점적주입담도조영검사(Drip infusion cholangiography : DIC)
4. 경피경간담도조영검사(Percutaneous transhepatic cholangiography)
5. 내시경적역행성담도·췌관조영검사(Endoscopic retrograde cholangiopancreatography : ERCP)
6. 수술중담도조영검사(Operative cholangiography)
7. 수술후담도조영검사(Post operative cholangiography, T-tube cholangiography)
8. T-담관조영검사(Tube cholangiography, Tubogrphy)
9. 내시경적유두괄약근절개술(Endoscopic sphincterotomy)
10. 결석제거술(Biliary stone removal)
11. 담즙배액술(Biliary drainage)
12. 간·쓸개관계질환(Abnormality)

:: 개 요

1. Anatomy

간·쓸개관계(감·담도관계, hepatobiliary tract)는 간에서 생성된 쓸개즙(bile juice)의 저장 및 배출경로(운반 통로)를 총칭하는 것으로, 간(liver), 쓸개(gall bladder : GB), 쓸개관(cystic duct), 간내쓸개관(intrahepatic duct), 온간관(common hepatic duct : CHD), 온쓸개관(common bile duct : CBD)으로 구성된다. 간은 복강의 우상부에 위치하며 간세포줄(hepatic cell cord)과 동양혈관(sinusoid)이 주체인 최대의 solid organ이다. 간낫인대(falciform ligament)에 의해 왼엽(좌엽)과 오른엽(우엽)이 분리되고, 다시 네모엽(quadrate lobe)과 꼬리엽(caudate lobe)으로 구분되는데 임상적으로 중요한 구분은 주로 문맥(portal vein)의 주행에 의해 세분되는 간구역(segment of liver)이다.

간의 다각세포(polygonal cell)는 하루 600~900 ml 정도의 쓸개즙을 분비하여 좌우 간관과 간외쓸개관을 통해 쓸개로 보내진다.

쓸개관은 간내쓸개관(intrahepatic duct)과 간외쓸개관(extrahepatic duct)으로 나누어지는데, 쓸개모세관(bile canaliculus)에서 소엽사이쓸개관(interlobular bile duct)까지를 간내쓸개관이라 하고, 좌우 간관에서 샘창자 유두부까지를 간외쓸개관이라 한다. 쓸개는 쓸개즙을 저장하고 5~10배로 농축하는 길이 7~10 cm, 용량 100 ml 정도의 장기이며, 사람마다 그 형태가 매우 다양하다. 일반적으로 타원형이 80~90%로 가장 많고 굴곡쓸개(folded GB)가 10~20%, 자유모쓸개(phrygian GB)가 2~3%이다. 쓸개가 수축되면 쓸개즙이 배출되며, 그 과정에는 작은창자 점막에서 분비되어 쓸개운동 촉진작용에 관여하는 호르몬인 콜레시스토키닌(cholecystokinin : CCK)이 있다. 쓸개관(cystic duct)은 쓸개에서 온쓸개관을 잇는 관이며, 길이는 3~4 cm 정도이고 내부는 나선형의 관구조로 되어 있어 쓸개즙의 역류를 방지하는 역할을 하며, Spiral valve 또는 Heister valve라고 일컫는다.

간의 다각세포(polygonal cell)에서 분비된 쓸개즙은 간소엽(hepatic lobule)과 간엽(hepatic lobe)에서 좌우 간관(RHD, LHD)을 거쳐 간문부(portal hepatis)에 합쳐져 온간관(CHD)을 형성한다. 온간관은 다시 쓸개관(cystic duct)과 합쳐져 3관 합류부(communicating of three ducts)를 이뤄서 온쓸개관(CBD)으로 이행한다.

온쓸개관은 길이 7~8 cm, 직경 0.5~0.7 cm 정도(조영제 주입 영상에서 8mm 이상이면 확장된 온쓸개관 진단)되는 쓸개관의 말단부로서 Vater 팽대부의 큰유두(major papilla)로 이행한다.

2. 검사법

간·쓸개관계에 대한 방사선학적 검사는 혈류로부터 조영제를 제거하는 능력과 쓸개즙을 분비하는 능력 등 간 기능에 대한 검사와 쓸개관의 개관 상태, 그리고 쓸개즙 농축과 수축 기능을 알아보는 검사 등으로 구분한다. 이를 통하여 쓸개관 결석, 쓸개관 암, 협착, 쓸개결석, 쓸개 기능 이상 등에 대한 진단을 시행한다.

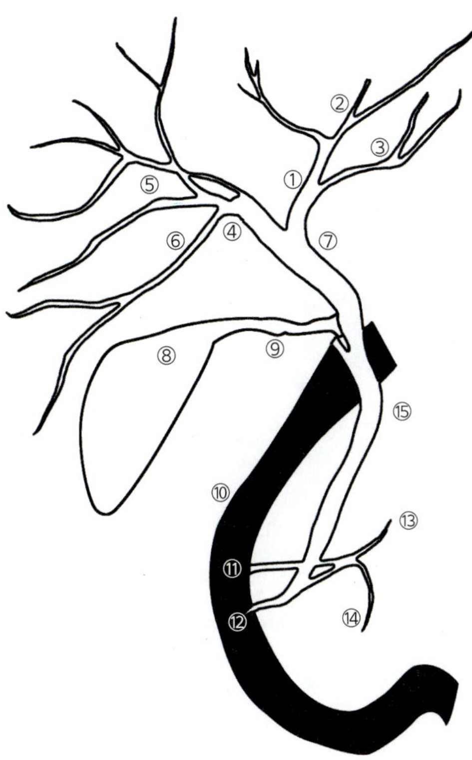

그림 3-1. **간·쓸개관계 모식도(해부학적 구조 및 명칭)**

간·쓸개관계 질환의 방사선학적 검사법에는 단순복부촬영과 조영제를 주입하면서 투시하에 시행하는 조영검사가 있으며, 이 외에도 초음파검사(ultrasonography), 전산화단층촬영(CT), 자기공명영상학(MR cholangiography), 혈관조영술(angiography), 조직생검(biopsy) 등이 있다. 또한 동위원소를 이용한 핵의학검사(nuclear medicine)가 있다. 최근에는 내시경을 이용한 쓸개관 및 이자관질환의 진단과 중재적 시술(interventional endoscopy of biliary and pancreatic disease)이 임상적으로 매우 중요한 역할을 하고 있다.

간·쓸개관계 조영검사는 투시조영검사 중에서 가장 빠르게 변화하면서 괄목할 만한 발전이 이루어지고 있는 분야로서 진단을 목적으로 시행하는 담도조영검사(cholangiography)와 진단과 치료를 병행하는 중재적시술(interventional treatment)로 대별할 수 있다.

1) 담도조영검사(Cholangiography)

담도조영검사(Cholangiography)는 쓸개 및 쓸개관내에 조영제를 주입하여 쓸개(gall bladder), 쓸개관(cystic duct), 간내·외쓸개관(intra-extrahepatic duct)의 이상 유무 및 기능을 진단하는 검사법이다. 조영제는 경구(oral), 직접 천자(puncture), 도관(catheter) 등을 경유하여 주입하고 있으며, 검사명은 다음과 같다.

(1) 경구담낭조영검사(oral cholecystography)

(2) 경피경간담도조영검사(percutaneus transhepatic cholangiography : PTC)

(3) 내시경적역행성담도췌관조영검사
(endoscopic retrograde cholangiopancreatography : ERCP)

(4) 수술중담도조영검사(operative cholangiography : OPC)

(5) 튜브-담도조영검사(tubocholangiography, tubography, tubogram)

- 수술후 담도조영검사(T-담관조영검사, T-tube cholangiography)
- PTBD-tube cholangiography
- ENBD-tube cholangiography
- Nelaton-tube cholangiography
- Choledochoscopic cholangiography

※ 쓸개 및 쓸개관의 수술(operation)은 개복술과 복강경을 이용한 절제술(LLC, laser laparascopic cholecystectomy)이 시행되고 있는데, 복강경 수술을 시행할 경우에는 쓸개만 절제하고 수술을 종료하기 때문에 조영검사와 관련이 없지만, 개복술을 시행할 경우 수술중담도조영검사가 시행되며, 환자에 따라서는 추적검사(follow-up)를 위해 수술후담도조영검사를 시행한다.

(6) 기타, 경정맥성담도조영술(intravenous cholangiography : IVC)과 점적주입담도조영검사(drip infusion cholangiography : DIP) 등이 있다.

2) 중재적 시술(Interventional treatment)

쓸개관의 중재적 시술은 결석(stone)을 제거하기 위한 시술과 폐쇄성 황달(obstructive jaundice)을 감황시키기 위한 시술로 대별할 수 있다.

투시를 이용한 중재적 시술이 각광을 받기 시작한 것은 무엇보다도 샘창자의 유두부(vater 팽대부) 절개술이 도입되면서 부터라고 할 수 있다. 즉, 내시경적 유두괄약근절개술(endoscopic sphincterotomy, 이하 EST)의 개발과 수기의 발전이라고 해도 과언이 아니며, 쓸개관 결석 및 폐쇄성 황달 치료를 위한 중재적 시술의 전초 단계라고 할 수 있다. EST는 유두의 조임근(괄약근)과 연부조직, 그리고 샘창자 벽 내의 온쓸개관을 전기소작기구를 이용하여 절개하는 시술로서 그 자체적으로도 치료효과를 보이기도 한다.

(1) 내시경적 유두괄약근절개술(Endoscopic sphincterotomy : EST)

EST는 ERCP를 시행하면서 발견된 질환이나 기능 이상이 나타날 경우 cannula를 샘창자 유두부에 삽입한 다음, 절개도(papillotom)를 이용하여 샘창자 유두부를 절개하는 시술로서 최대한 11~1시 방향으로 대절개해야 추가적인 시술(결석 제거술, stent 삽입술 등)들을 용이하게 시행할 수 있다.

(2) 결석제거술(Biliary stone removal)

결석제거술의 초창기에는 PTBT tract를 넓혀서 투시 하에 stone basket catheter를 이용하여 경피적으로 결석을 제거하였다. 이후 내시경(샘창자내시경, 담도내시경)과 수기의 발달로 내시경하에 stone basket catheter나 balloon catheter를 이용하여 환자의 몸 밖이나 샘창자 내로 결석을 제거하는 시술이 발달하여 최근에는 주를 이루고 있다. 만약 유두부 절개부위(약 10 mm)보다 커다란 결석의 경우 쇄석술을 이용하여 작게 부순 다음, 제거한다.

(3) Biliary drainage

담즙배액술은 쓸개관 결석(biliary stone), 쓸개관 암(biliary cancer) 등으로 쓸개관(bile duct)이 협착(stricture)되거나 폐쇄(obstruction)되어 발생한 폐쇄성 황달(obstructive jaundice) 환자를 대상으로 시행하며, 쓸개즙을 몸안 또는 밖으로 배액시켜 주는 시술이다.

- 내시경적 경비담즙배액술(endoscopic nasobiliary drainage, 이하 ENBD)
- 내시경적 역행성담즙배액술(endoscopic retrograde biliary drainage, 이하 ERBD)
- 경피경간 담즙배액술(percutaneous transhepatic biliary drainage, 이하 PTBD)
- 담관확장술(duct dilatation)

1 경구담낭조영검사
Oral cholecystography

1) 개요

경구담낭조영검사(oral cholecystography)는 검사비용이 저렴하면서도 비교적 손쉽게 시행할 수 있다는 장점이 있으며, 쓸개의 기능(이완과 수축기능)을 평가하는데 진단적 가치가 우수하다. 또한 여러 개의 결석들을 진단하는 경우에는 오히려 초음파검사보다 정확도가 높은 장점이 있다. 그러나 조영제 복용 후 쓸개가 조영되지 않는 경우, 즉 간기능 부전이나 Crohn's disease 등에 의한 흡수부전, 쓸개관계 폐쇄, Oddi 조임근 부전, 결석, 농후담즙(sludge) 등에 의해 쓸개가 나타나지 않을 경우 검사의 효과가 없으며, 다른 검사로 대체해야 하는 단점이 있다.

금기사항으로 간 또는 콩팥질환(hepatorenal disease), 작은창자의 흡수부전, 급성 쓸개염, 황달, 위창자관질환, 임신, 요오드 조영제에 민감한 환자 등은 금기시하거나 검사함에 있어 각별한 주의가 요구된다.

2) 검사 목적

(1) 경구담낭조영검사의 목적은 쓸개의 이완 및 수축기능을 진단하기 위함이며, 그 외 쓸개관의 개방상태, 쓸개 결석, 쓸개암 등을 진단하기도 한다.

(2) 각종 신생물(neoplasm)과 결석의 모양이나 크기를 구별할 수 있으며, 쓸개벽의 병리적 변화를 관찰한다.

(3) 혈류로부터 조영제를 제거하는 능력과 간의 기능면에서 쓸개즙 분비능력을 진단하는 데 있다.

3) 해부학적 구조

쓸개는 매우 엷은 벽을 가진 주머니로서 간의 우측 하단에 붙어 있고 분비된 쓸개즙(bile juice)을 간관과 쓸개관을 경유하여 저장하고 농축하는 기능을 한다. 또한 쓸개즙은 쓸개즙산, 인지질, 콜레스테롤이 주성분으로 지방을 유화시키는 기능을 한다.

4) 전처치

전처치는 검사 전날 지방 성분이 없는 가벼운 저녁 식사를 하고, 저녁 9시 이후부터 검사 당일까지 금식한다. 식사를 마치고 3시간 후에 조영제를 복용하며, 가능한 큰창자를 청결하게 하여 장내의 가스가 발생되지 않도록 한다.

5) 조영제

사용되는 조영제의 상품명은 Biloptin(sodium iopodate 500 mg/capsule) 6정이며, 복용방법은 5분에 1정씩 30분간 경구 투여한다. 복용 후 2~3시간부터 간에서 배설되기 시작하여 10~12시간 후 쓸개에 최대로 농축된다. 따라서 조영제의 복용시간은 촬영 전 10~12시간이 된다.

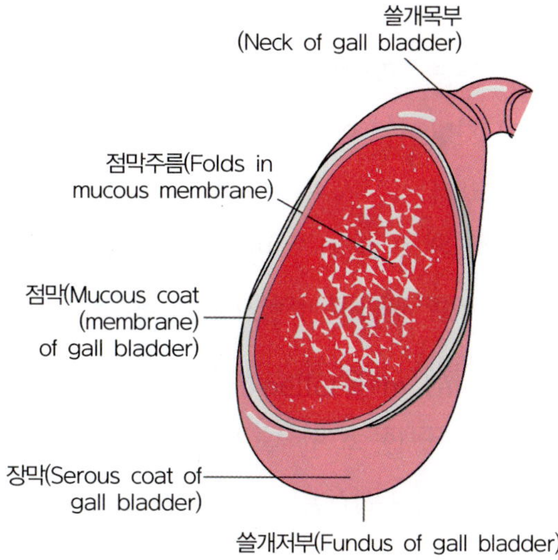

그림 3-2. **쓸개의 해부학적 구조**

6) 준비 기자재

투시촬영장치(또는 일반 엑스선 발생장치), 조영제, Film/screen, magazine, 현상기 등

- 최근에는 DR/DF 장비를 사용하는 추세이므로 Film/screen, magazine, 현상기 등은 일부 의료기관을 제외하고 자취를 감추고 있음.

7) 검사방법

(1) 검사 전날 조영제 복용 전에 LAO position으로 scout를 촬영한다.
장내의 가스유무, 쓸개 결석의 존재 유무를 관찰하고 결석이 발견되면 담당의사와 협의하여 검사 진행여부를 결정한다.

(2) 환자에게 조영제의 복용방법과 검사과정을 상세히 설명하고 주의사항을 지켜서 병원에 오도록 안내한다.

(3) 검사 당일 환자로부터 조영제 복용시간을 확인하여 복용 후 10~12시간 후에 촬영하며, 이 시간대가 쓸개내 조영제의 농축 상태가 최고이므로 쓸개의 이완(팽창) 기능 관찰이 용이하다. 촬영된 영상에서 쓸개의 음영상태, 농축정도, 쓸개와 가스 상태, 척추나 다른 장기와의 관계를 관찰하여 이후 촬영에 참고한다.

(4) 12시간 촬영에서 진단적 정보를 충분히 얻은 후에는 지방식(fatty meal)을

투여하고 30분 후에 촬영한다. 이때 지방식에 이용되는 것은 계란 노른자, 땅콩, 고지방 우유 등이며, 쓸개의 수축기능을 진단할 수 있다.

(5) 지방식 후에는 필요에 따라 15분, 30분, 60분에 촬영하기도 하며, 환자에 따라서는 투시 중 저격(spot)촬영을 시행하기도 한다.

(6) 만약 위와 같은 방법으로도 쓸개가 보이지 않을 경우, 다시 조영제를 복용시키고 동일한 방법으로 다음날 시행한다(double dose).

(7) 쓸개가 gas 또는 다른 해부학적 구조물에 겹쳐져 있을 경우에는 decubitus position으로 촬영하면 효과적이다.

그러나 근래에는 초음파검사(ultrasonography)와 컴퓨터단층촬영(CT), 자기공명영상(MRI) 등으로 대체되어 검사 횟수가 현저히 줄어들다가 급기야 복용하는 조영제(Biloptin)의 생산 중단과 품절로 인하여 임상에서 자취를 감추었다.

8) 후처치

특기할 만한 후처기가 없다.

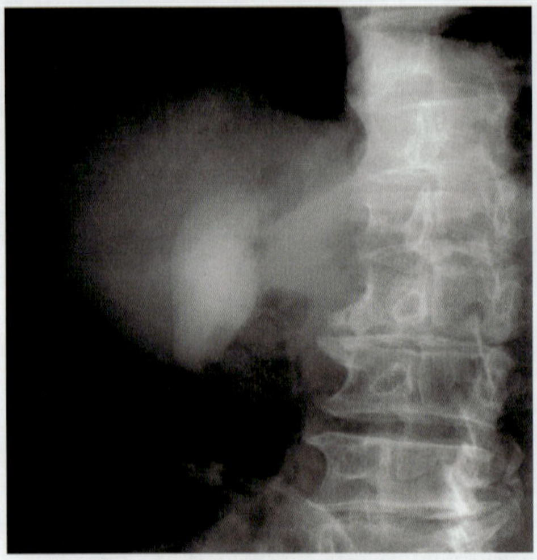

(a)

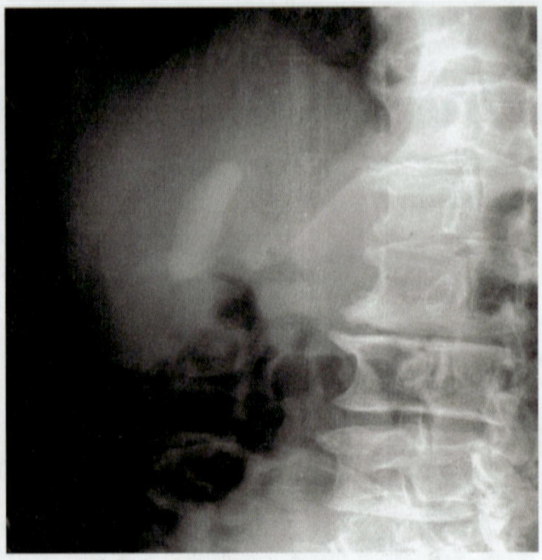

(b)

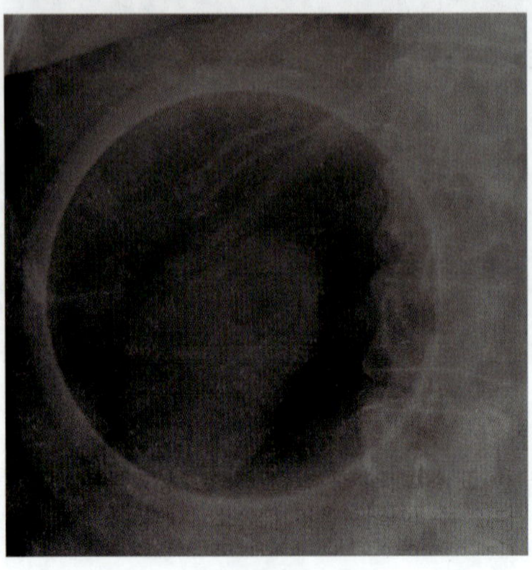

(c)

그림 3-3. 경구담낭조영검사 영상
(a) 12시간 충만(이완) 영상
(b) 지방식 투여 30분 후의 수축 영상
(c) 투시 중 압박 촬영

9) 임상 증례

(1) 쓸개 결석

쓸개 결석의 약 10~20% 정도는 석회화 성분이 있어 단순촬영에서도 하얗게 나타나 진단이 가능하며, 쓸개 내에 칼슘이 축적되어 있는 경우에는 조영제로 오인될 수도 있다. 또한 콜레스테롤 결석은 방사선 투과성이 높아 단순촬영으로는 진단이 어렵고, 조영제를 주입할 경우 검게 나타나 기포(air bubble)과 구별이 어려운 특징이 있다.

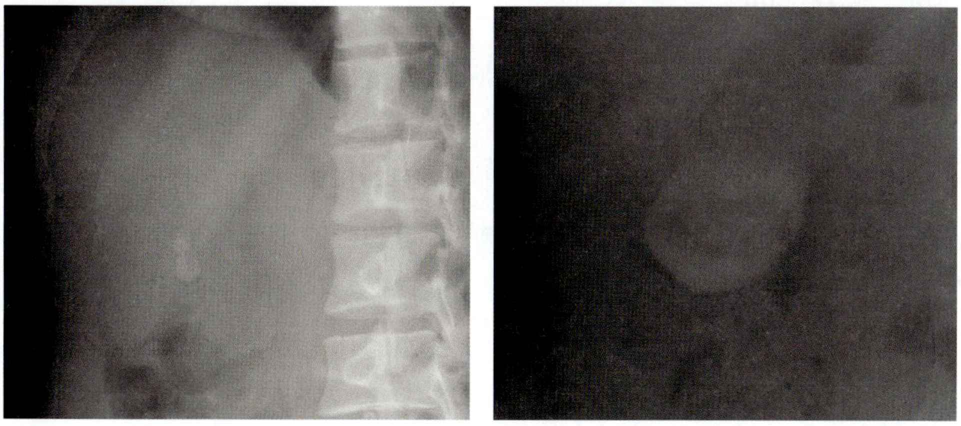

(a) (b)

그림 3-4. **쓸개 결석 영상**

(a) 방사선 불투과성의 쓸개 결석(radiopaque stone)

(b) 다발성의 방사선 투과성의 쓸개 결석(multiple radiolucent stones)

2 경정맥성담도조영검사
Intravenous cholangiography : IVC

1) 개요

경정맥성담도조영검사는 경구담낭조영검사에서 쓸개 영상이 나타나지 않거나 조영제를 경구로 투여할 수 없는 환자에게 실시한다. 경구담낭조영검사에 비해 간내쓸개관, 쓸개관, 온쓸개관의 관찰이 용이하나 요오드 과민반응 환자에게는 실시할 수 없는 단점이 있다.

2) 검사 목적

검사목적은 쓸개의 절제 환자나 조영제를 경구적으로 투여할 수 없거나, 경구담낭조영검사에서 쓸개가 나타나지 않은 경우, 그리고 쓸개관계의 기능성 이상 등을 진단하기 위해 시행한다.

3) 전처치

전처치는 검사전날 저녁식사를 지방이 없는 경식으로 한 다음, 금식을 한다.

4) 금기 사항

간경변, 갑상샘 기능항진, bilirubin 3 mg/dl 이상인 자

5) 조영제

Biligrafin 20~40 ml

6) 준비 기자재

투시촬영장치, 조영제, Film/screen, magazine, 현상기 등

- 최근에는 DR/DF 장비를 사용하는 추세이므로 Film/screen, magazine, 현상기 등은 점차 사라지고 있음

7) 촬영 방법

(1) 검사 전에 LAO position으로 scout 촬영을 하여, 장내의 가스유무, 쓸개 결

석의 존재유무를 관찰하여 검사여부를 결정한다.

(2) 환자에게 조영제의 복용방법과 검사과정을 상세히 설명하고 주의사항을 이행하여 병원에 오도록 안내한다.

(3) 환자 팔의 정맥에 biligrafin 60% 20~40 ml를 10분간 서서히 주입한다.

(4) 조영제 주입 후 15, 30, 45, 60분 촬영을 기본으로 시행하고, 지연촬영(delay radiography)은 의사와 상의하여 결정한다.

(5) 30분, 45분 촬영에서 최대 농축을 보이며, 쓸개관의 자세한 관찰을 위해서는 RPO position으로 촬영한다.

(6) 쓸개가 관찰되면 선 자세에서 촬영한다.

(7) 지방식(fatty meal study) 또는 cholecystokinin을 주사하고 30~60분 사이에 수축상을 관찰한다.

⊕ 근래에는 초음파 검사 및 CT, MRI로 대체되어 시행되지 않고 있다.

8) 후처치

특기할 만한 후처치가 없다.

9) 임상 증례

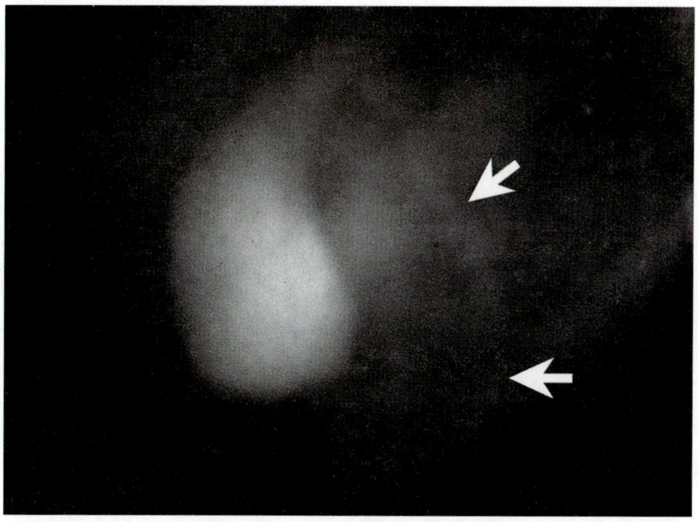

그림 3-5. 경정맥성담도조영상
IVC상에서 쓸개관이 희미하게 관찰됨(화살표)

3 점적주입담도조영검사
Drip infusion cholangiography : DIC

1) 개요

점적주입담도조영검사는 경정맥성담도조영검사에서 조영제 부작용이 발생할 가능성이 높은 환자를 대상으로 시행하며, 부작용을 완화시키고 쓸개관(bile duct)을 잘 나타내기 위해 조영제(biligrafin)와 생리식염수를 혼합하여 점적으로 주입하면서 시행하는 검사법이다.

이 검사는 조영제를 희석하여 사용하므로 부작용이 적지만, 생리식염수에 희석되어 조영효과가 저하되는 단점이 있다.

2) 검사 목적

조영제에 의한 부작용의 완화와 경정맥담도조영검사에서 쓸개관계가 잘 나타나지 않을 경우, 간기능 장애의 진단을 목적으로 시행한다. 다만, 작은창자의 흡수부전이나 간기능 장애로 간내쓸개관이 잘 나타나지 않을 경우에는 다른 검사법을 선택해야 한다.

3) 전처치

검사 전날 지방이 없는 경식을 한 후 금식한다.

4) 조영제

Biligrafin 50 ml와 생리식염수 250 ml를 혼합하여 사용한다.

5) 준비 기자재

투시촬영장치, 조영제, 생리식염수, syringe, IV 폴대, Film/screen, magazine, 현상기 등

- 최근에는 DR/DF 장비를 사용하는 추세이므로 Film/screen, magazine, 현상기 등은 점차 사라지고 있음.

6) 검사 방법

(1) 검사 전에 LAO position으로 scout 촬영을 시행하여 장내의 가스 유무, 쓸개관 결석의 존재 유무를 관찰하여 검사여부를 결정한다.

(2) 환자에게 조영제의 복용방법과 검사과정을 상세히 설명하고 주의사항을 준수하여 병원에 오도록 안내한다.

(3) Biligrafin 50 ml와 생리식염수 250 ml를 혼합하여 준비한다.

(4) 환자의 팔오금의 천부 정맥을 통하여 점적으로 주입한다.

(5) 조영제 주입시간은 30분으로 한다.

(6) 촬영은 환자 자세를 LAO position으로 위치시켜 조영제 주입 직후, 30분, 60분, 90분, 120분에 촬영한다. 쓸개와 쓸개관에 조영제가 관찰되지 않으면 지연촬영을 할 수 있다.

(7) 쓸개관을 자세히 관찰하기 위해서는 RPO position에서 촬영한다.

⊕ 경정맥성담도조영검사와 마찬가지로 초음파검사, CT, MRI, ERCP 등으로 대체되어 현재에는 시행되지 않고 있다.

7) 후처치

특기할 만한 후처기가 없다.

8) 임상 증례

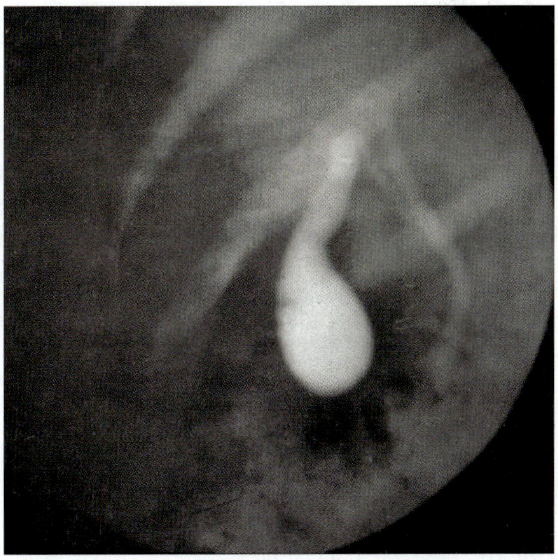

그림 3-6. 점적주입담도조영상

4 경피경간담도조영검사
Percutaneous transhepatic cholangiography

1) 개요

경피경간담도조영검사(percutaneous transhepatic cholangiography : PTC)는 폐쇄성 황달(obstructive jaundice) 환자를 대상으로 폐쇄 원인과 폐쇄부위의 진단을 위해 확장된 간내쓸개관(intrahepatic duct : IHD)에 주사침(Chiba needle)을 이용하여 경피적으로 직접 천자하는 검사법이다. 쓸개관에 직접 조영제를 주입하므로 선명한 영상을 관찰할 수 있으나, 천자로 인한 부작용의 발생과 시술 후에 조영제 passage 장애로 인한 합병증이 우려되므로 단독으로 시행하기보다는 경피경간담즙배액술(percutaneous transhepatic biliary drainage : PTBD)과 연계하여 시행하는 경향이 많다. 즉, 경피경간담도조영검사만의 시행은 희박하고 배액(drainage)을 겸할 수 있는 PTBD로 연결하여 시행하는 PTBD 전 단계 검사로서 시행하는 추세이다.

2) 검사 목적

경구담낭조영검사, 경정맥성담도조영검사, 점적주입담도조영검사, 내시경적역행성담도조영검사 등에서 쓸개관이 잘 묘출되지 않는 환자를 대상으로 시행하는 검사법이며, 쓸개관에 위치한 결석이나 암 등에 의해 쓸개즙이 배출되지 못하는 폐쇄성 황달 환자의 쓸개관 질환을 진단할 목적으로 시행한다.

3) 해부학적 구조

간내쓸개관은 크게 좌·우 2개의 쓸개관으로 나누어지며, 총 8개의 간내쓸개관으로 세분화된다. 그 중에서 경피경간담도조영검사의 천자(puncture)부위는 S6(segment 6)로 일컬어지는 우측후하간내쓸개관(right posteroinferior intrahepatic duct)이다.

4) 전처치

(1) 검사 전에 환자 및 보호자의 동의서(permission)를 받는다.

(2) 검사 전 6시간 이상 금식하고 천자부위를 소독하여 국소 마취한다.

(3) 검사 30분 전에 진경제(valium) 1amp를 주사한다.

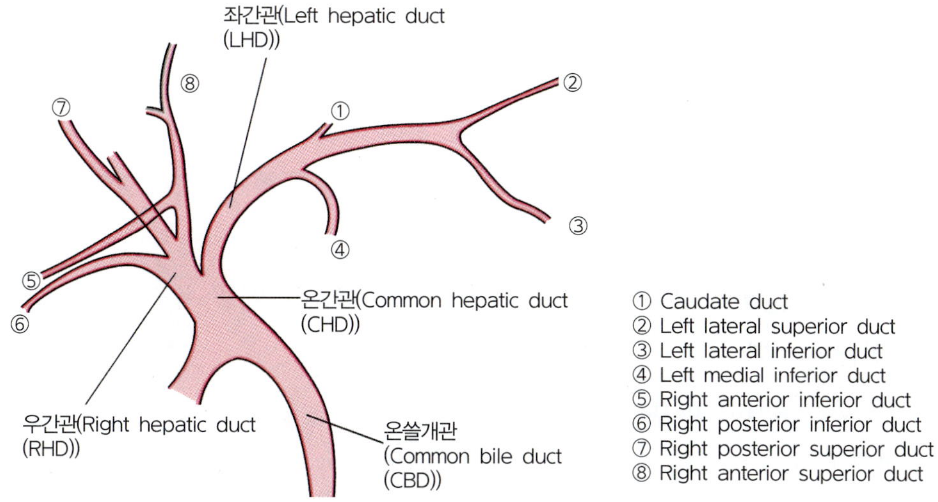

그림 3-7. 간내쓸개관의 해부학적 구조 및 명칭

(4) 정맥주사용 line을 확보한다.

5) 금기 사항

심부전, 복수, 호흡이상 등의 경우에는 세심한 주의가 필요하다.

6) 조영제

수용성 요오드(iodine) 조영제와 생리식염수를 희석하여 사용한다.

7) 준비 기자재

투시촬영장치, Film/screen, 현상기, PTBD set, Chiba needle(21 G), short needle(26 G), 10 ml syringe, 소공, lidocaine, glove

- 최근에는 DR/DF 장비를 사용하는 추세이므로 Film/screen, magazine, 현상기 등은 점차 사라지고 PACS로 운영되고 있음.

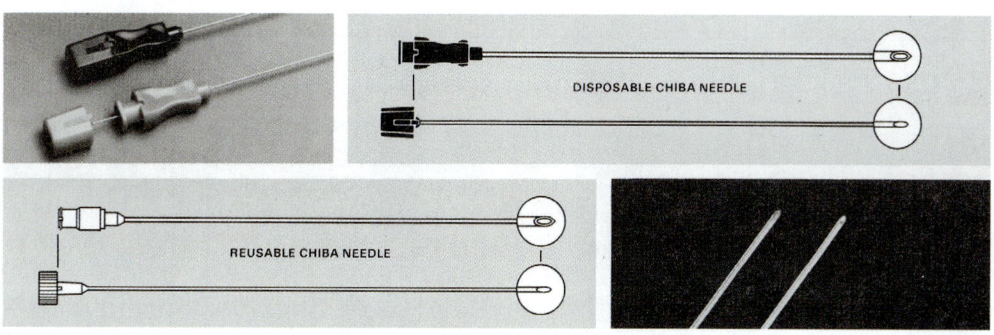

그림 3-8. Chiba needle 영상

8) 검사 방법

(1) 검사 전에 EMR을 통하여 환자의 병력이나 특이사항을 체크하고, PACS 상에서 먼저 검사한 여러 검사 결과들을 참조하여 검사의 세부 계획을 세운다.

(2) 투시촬영대 위에 환자를 바로누운자세로 위치시키고, 우측가로막을 포함하여 샘창자가 포함되도록 scout 촬영을 한다.

(3) 환자의 오른쪽 팔을 머리위로 올린 다음, 오른쪽 옆구리에 소독포와 소독약으로 멸균처리 한다.

(4) 우측겨드랑이선(Rt. midaxillary line)에서 제 7~8늑간 또는 제 8~9늑간을 경유하여 Chiba needle로 S_6(right posteroinferior intrahepatic duct) 부위를 직접 천자한다(환자의 폐쇄부위가 좌측 간내쓸개관이나 특정한 쓸개관에 위치해 있을 경우, 해당되는 쓸개관에 천자하기도 함). 제 7~9늑간을 천자하는 이유는 수평상태에서 천자하기 쉽고 쓸개관내 삽입 확률이 높기 때문이다.

(5) 쓸개즙의 배출을 확인한다.

(6) 필요한 경우 쓸개즙을 채취하여 병리학적 검사나 미생물 검사를 의뢰한다.

(7) 투시 하에 서서히 조영제를 주입하여 쓸개관과 샘창자로의 유입을 확인한다.

(8) 조영제는 서서히 주입해야 하며 쓸개관에 충분한 조영 여부를 확인한다.

(9) 유입이 순조롭지 못하면 병리적인 원인을 확인하고, 확인이 안될 때에는 체위를 변경하여 확인한다.

(10) 조영제가 모두 주입되면 주사침을 제거하고 환자의 체위를 바꾸어 가며 저격촬영을 한다.

(11) Routine으로 정면과 사방향촬영을 시행하고 필요 시 측면촬영을 시행한다.

(12) 최근에는 검사 후 합병증 방지를 위해 PTBD로 연결시켜 시행하는 경향이 빈번하다.

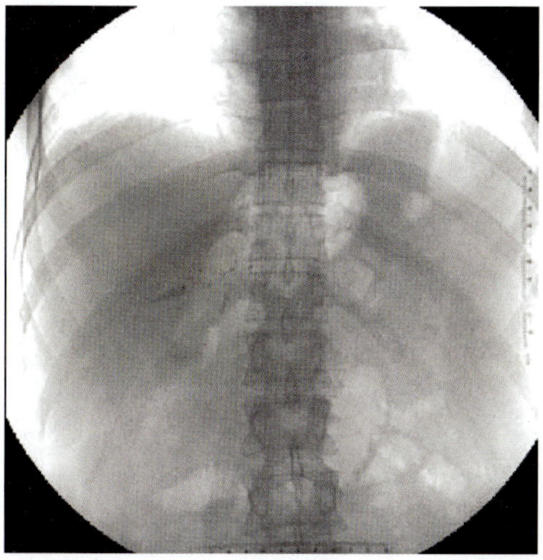

(a)

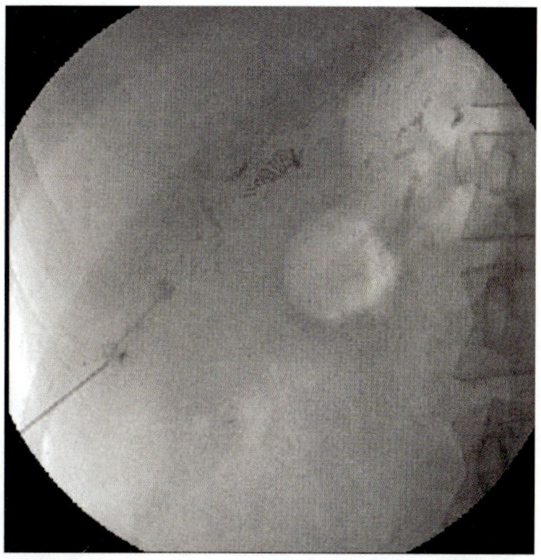

(b)

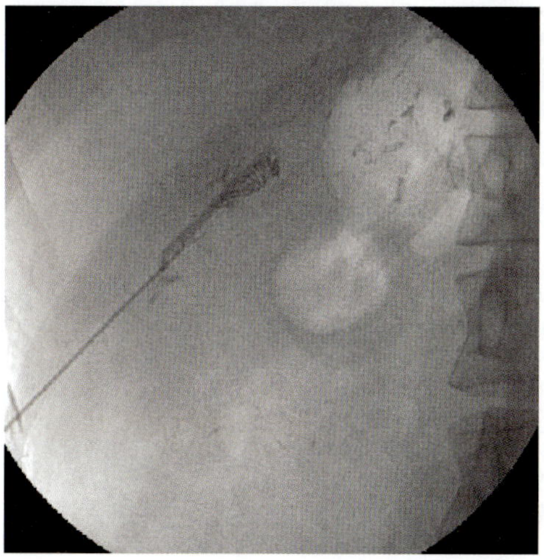

(c)

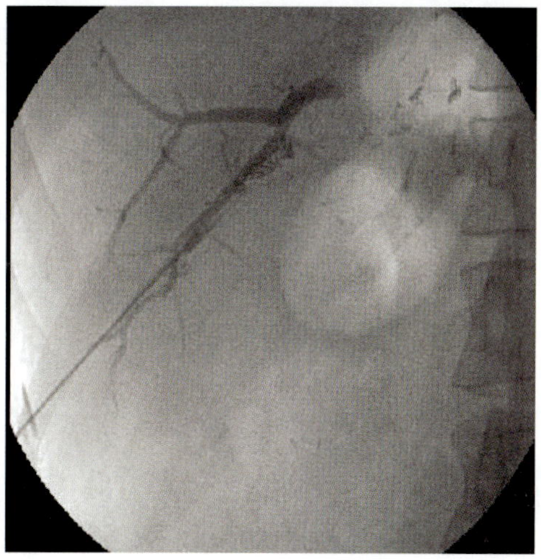

(d)

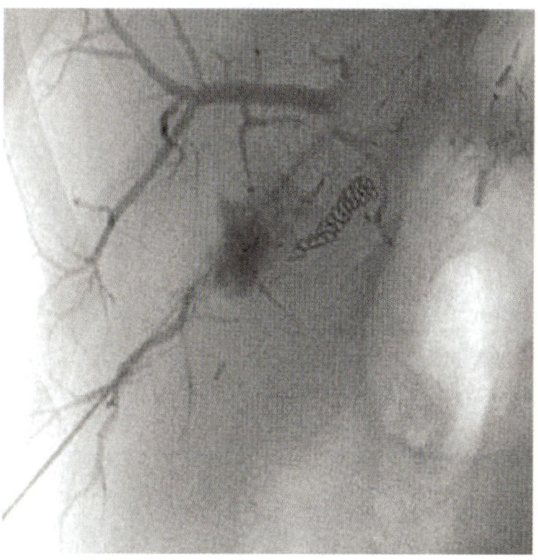

(e)

그림 3-9. PTC procedure 영상

(a) Scout 영상
(b) Chiba needle로 puncture 하고 있는 영상
(c) 정확한 puncture 여부를 확인하기 위한 조영제 시험주입 영상
(d) 조영제를 주입하면서 담도조영검사(PTC)를 시행하고 있는 영상
(e) 담도조영검사를 마치고 Chiba needle을 제거하고 있는 영상

9) 부작용과 예방

(1) 부작용

① 간장출혈(hepatic bleeding)

② 쓸개즙누출성 복막염(peritonitis bile juice leakage)

③ 간내 동·정맥루 형성(intrahepatic A–V fistula)

④ 공기가름증(pneumothorax)

⑤ 가로막아래 농양(subphrenic abscess)

⑥ 우상복부 통증(RUQ pain)

(2) 예방

① 전처치 및 국소마취를 시행한다.

② 반복적인 천자를 금지한다.

③ 간외쓸개관이나 쓸개의 천자를 금지한다.

④ 검사 종료 후 쓸개즙 및 조영제를 제거하여 쓸개관의 내압상승을 억제하고 고열의 발생을 예방한다.

⑤ 감염 및 출혈에 대비한다.

10) 임상증례

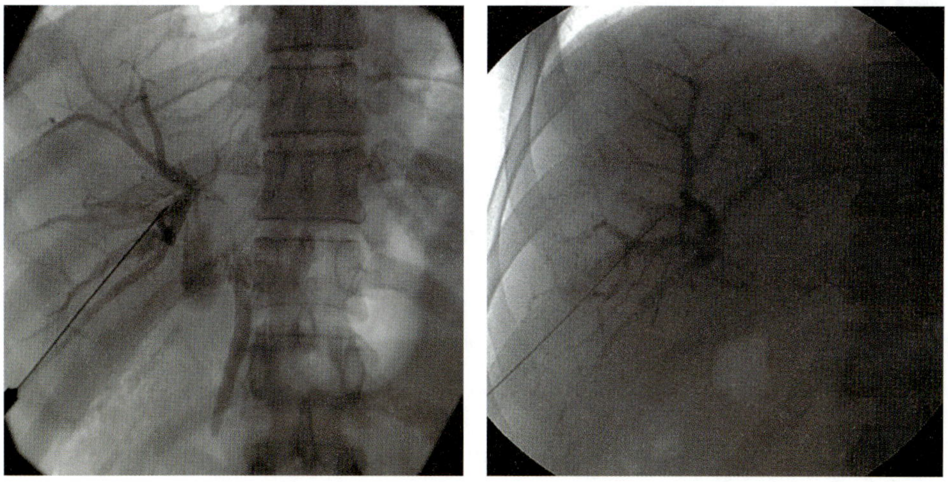

그림 3-10. Proximal CBD 협착환자의 PTC 영상

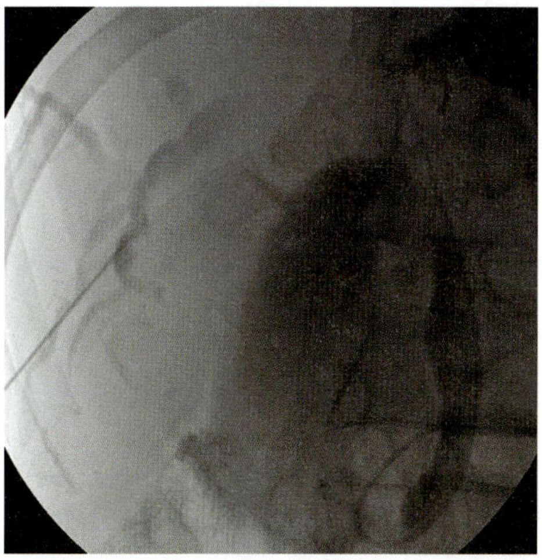

(a)

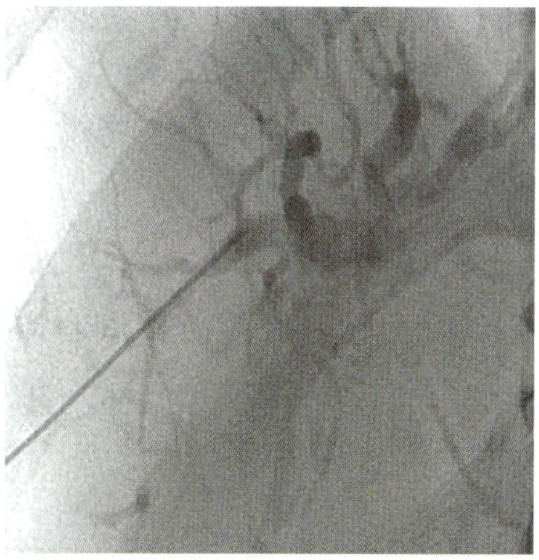

(b)

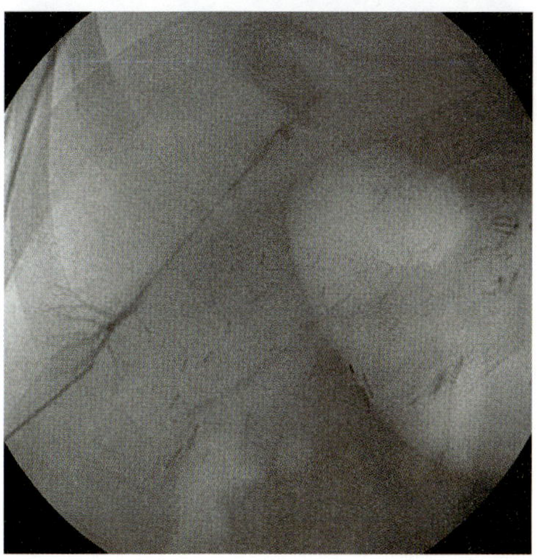

(c)

그림 3-11. 질환별 PTC 영상

(a) Klastkin's tumor 영상

(b) IHD stone 영상

(c) 간이식 환자 영상

5 내시경적역행성담도·췌관조영검사
Endoscopic retrograde cholangiopancreatography : ERCP

1) 개요

전통적인 투시조영 분야에서 상대적으로 답보상태에 있던 간·쓸개관계의 진단과 치료에 획기적인 전기가 마련된 것은 내시경을 이용한 검사 및 비수술적 치료법의 도입이라고 할 수 있다. 기존에 시행하던 경구를 통한 조영제 복용방식이나 천자, 그리고 정맥 주입방식에서 탈피하여 샘창자 내시경(샘창자경)을 이용한 내시경적역행성담관·췌관조영검사(endoscopic retrograde cholangiopancreatography : ERCP)의 개발은 가히 획기적이다. 즉 내시경을 샘창자 유두부에 위치시키고 내시경의 겸자공으로 카테터(catheter)를 삽입시켜서 역행성으로 조영제를 주입하면서 쓸개관과 이자관을 관찰하는 검사법이다. 이 검사법은 종전의 검사법에 비해 내시경으로 샘창자 유두부와 이자관 머리 부분을 직접 관찰할 수 있으며, 조영제를 직접 주입함으로써 선명한 영상을 얻을 수 있고 쓸개관과 이자관을 동시에 병행해서 검사할 수 있다는 장점이 있다.

또한 내시경을 이용하기 때문에 필요 시 생검(biopsy)이나 세포진검사(cytology)를 통한 확진이 가능하며, 시술 중 내시경적유두괄약근절개술(endoscopic sphincterotomy : EST)을 시행하여 쓸개관·이자관계의 치료를 병행할 수 있는 특징이 있다. 그러나 샘창자에서 쓸개관의 역행성 주입으로 인한 감염의 우려가 있고, 경구로 내시경을 삽입함에 따른 환자의 고통이 동반되며, 검사를 위하여 많은 의료진이 투입되는 단점이 있다.

- 최근에는 내시경 삽입에 따른 환자의 고통 경감을 위하여 대다수의 환자에게 수면내시경이라고 부르는 '의식하 진정내시경'이라는 검사법을 적용하고 있다.

2) 검사목적

쓸개관 및 이자관 질환, 간외 쓸개관의 협착, 황달, 수술 전·후의 쓸개관 및 이자관 상태 확인, 생검, 이자액 및 쓸개즙의 채취 등을 목적으로 시행하며, 결석이나 황달 치료와 연계할 수 있는 중재적 시술의 전 단계 검사로서 활용성이 높다.

3) 해부학적 구조

ERCP에서 내시경이 위치하는 부위는 샘창자 유두부로서, 쓸개관과 이자관이 공동으로 개구한다.

4) 전처치

(1) 검사 전 12시간 이상 금식하여 위장과 샘창자를 비운다.
(2) 검사 15~30분 전 점액 및 기포제거제(defoaming agents)를 경구 투여한다.
(3) 검사 전 환자의 심리적 안정과 고통경감, 구토 방지를 위해 인후부를 국소 마취한다.
(4) 위액 및 타액의 분비 억제와 연동운동 저하를 위해 검사 30분 전 근육이완제를 IV한다.

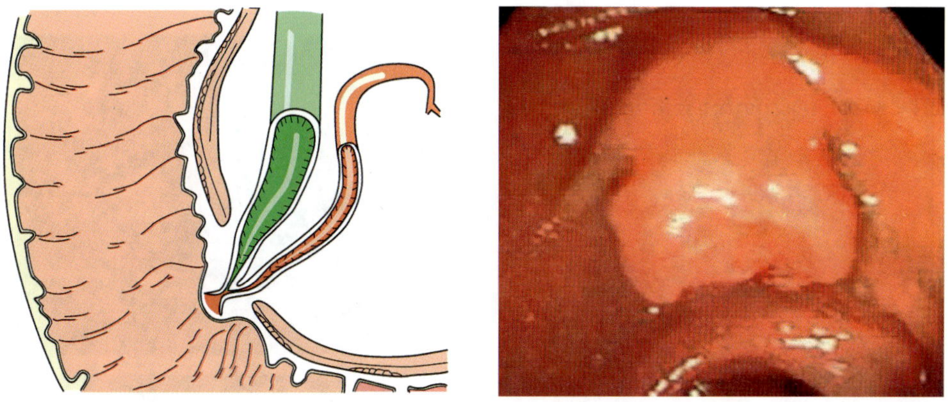

(a) (b)

그림 3-12. 샘창자 유두부
(a) 샘창자 유두부의 모식도 (b) 내시경으로 본 유두부 영상

5) 조영제

조영제는 수용성 요오드 조영제를 사용하며, 작은 결석이나 미세한 병변의 진단을 목적으로 시행할 경우에는 묽게 희석하여 사용한다. 이온성 조영제가 이자관염을 유발한다는 보고에도 가격적인 사유 등으로 이온성 조영제를 사용해 오고 있으나, 점차적으로 비이온성 조영제의 사용이 늘어나고 있는 실정이다.

6) 준비 기자재

투시조영장치, 수용성 조영제, 샘창자경(duodenofibroscope), 카테터(catheter), 가이드 와이어(guide wire), 근육이완제, 소포제, Apron

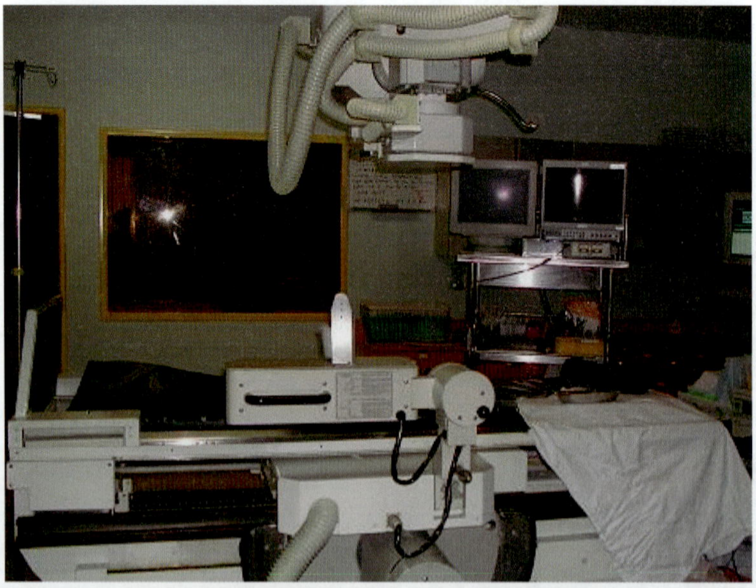

그림 3-13. ERCP를 위한 투시장치 및 준비 상태

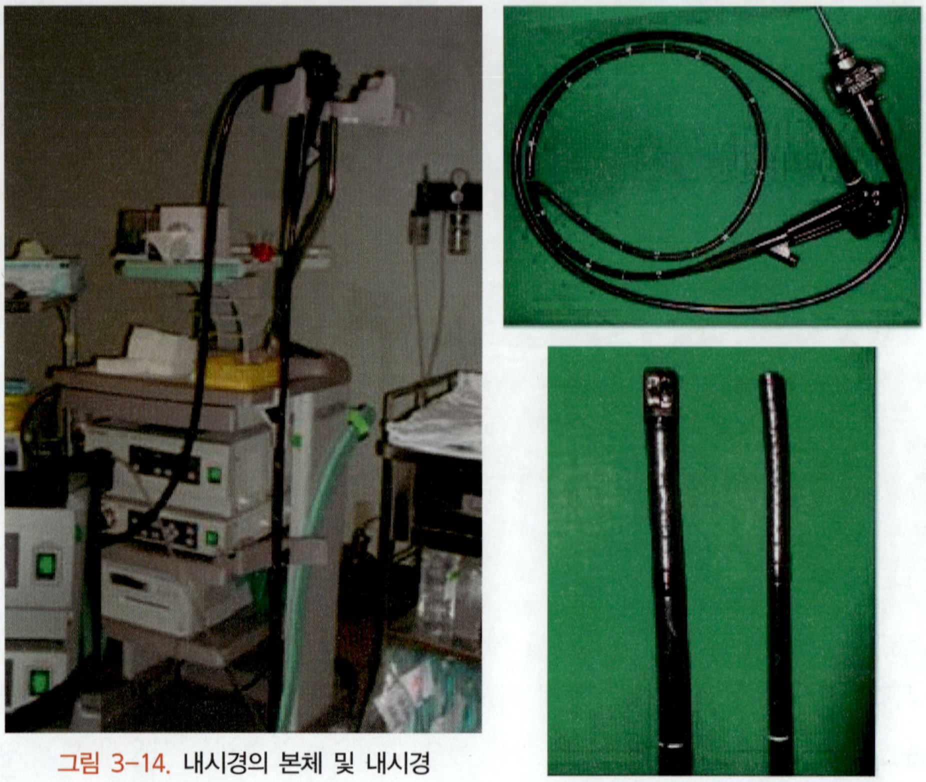

그림 3-14. 내시경의 본체 및 내시경

7) 금기사항

쓸개관염, 이자관염, 심폐질환, 식도 폐쇄 등의 환자는 금기시 하였으나, 최근에는 다른 시술이나 정확한 진단을 위해 쓸개관염이나 이자관염이 의심되는 환자에게도 시행하는 경우가 있다.

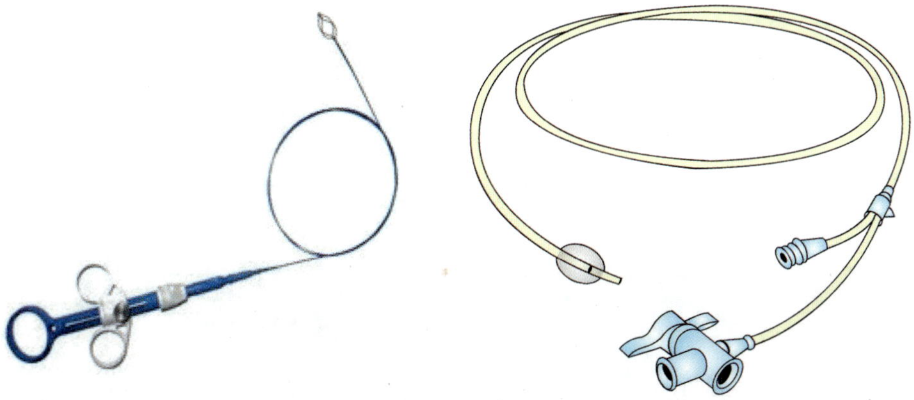

그림 3-15. ERCP 시술에 사용되는 basket/balloon catheter

8) 검사 방법

(1) 검사 전에 바로누운자세에서 우측가로막에서부터 제 12갈비뼈(제 3허리뼈)까지 포함되도록 scout을 촬영한다.

(2) 환자는 좌전사방향(LAO) 자세를 취한다.

(3) 입에 mouthpiece을 삽입한 다음, 샘창자 2nd portion에 내시경을 위치시킨다.

(4) 내시경은 큰유두(major papilla)에 위치시킨 후, 겸자공을 통해 cannula를 삽입시키고 조영제를 주입한다.

(5) 온쓸개관, 온간관, 좌우간관, 쓸개관, 쓸개 등에 조영제가 집적되면 투시 중 저격 촬영하고, 연이어 이자관에 조영제를 주입시켜 저격 촬영한다. 쓸개관이나 이자관의 조영제 주입에 있어서 우선순위는 정해져 있지 않지만, 이상 소견이 있는 곳에 먼저 주입하는 것이 통례이다.

(6) 이자관이나 쓸개관에 주입하는 조영제 양은 가급적 적게 유지하여 염증과 같은 부작용이나 합병증을 줄일 수 있도록 노력한다.

(7) 저격 촬영이 종료되면 내시경을 제거한다.

(8) 내시경 제거 후 바로누운자세(supine position), 우후사방향(RPO), 좌후사방향(LPO), Trendelenburg position, 반 선자세(semi erect)로 빠르게 변형시키면서 투시 중 촬영하며, 필요에 따라 압박(compression)하여 촬영하기도 한다. 우후사방향(RPO)은 온간관, 우측 간내쓸개관, 쓸개 등의 관찰에 효과적이며, 좌후사방향(LPO)은 좌측 간내쓸개관과 우측쓸개관의 일부(posterior duct)가 잘 펼쳐져 보이고, 좌·우측 간관의 경계부가 선명하게 진단된다. 여기서 중요한 것은 조영제 배출이 최소화 되도록 신속히 검사를 진행해야 한다.

(9) 유두부 협착이나 기능이 의심될 경우, 내시경을 제거하고 45분 지연촬영 (delay radiography)을 시행한다.

(10) 지연촬영을 시행한 다음, 조영제가 남아 있으면 EST, 배액술, 확장술 등의 추가적인 시술을 고려하여 합병증을 예방한다.

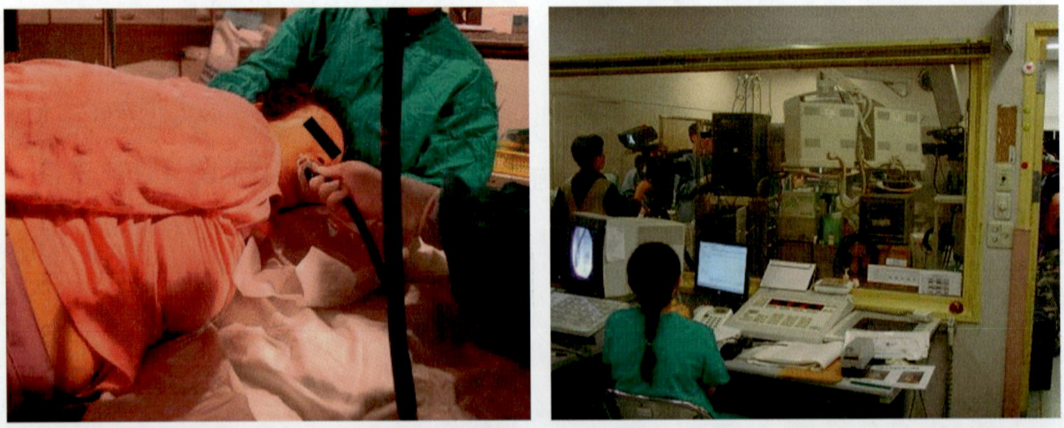

(a) (b)

그림 3-16. ERCP 시행 장면

(a) ERCP를 위한 내시경 삽입 (b) ERCP 시연 영상

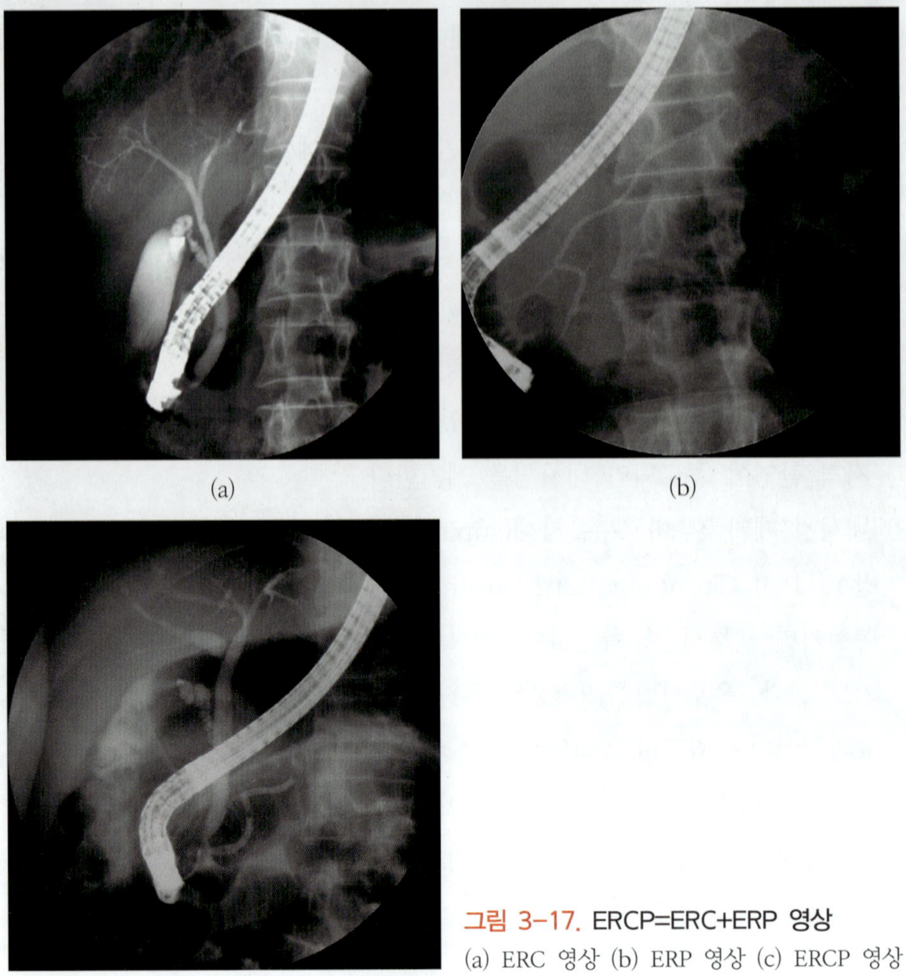

(a) (b) (c)

그림 3-17. ERCP=ERC+ERP 영상

(a) ERC 영상 (b) ERP 영상 (c) ERCP 영상

9) 후처치

검사 후 6~10시간 금식하고 쓸개관의 감염을 방지하기 위해 항생제를 투여하여 24시간 vital sign을 체크한다.

10) 임상증례

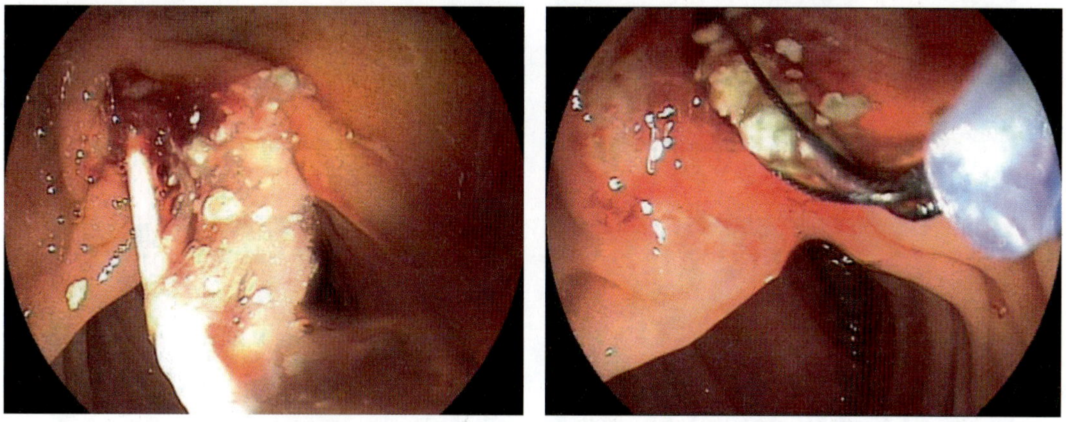

그림 3-18. Basket catheter를 이용하여 결석을 제거하고 있는 내시경 영상

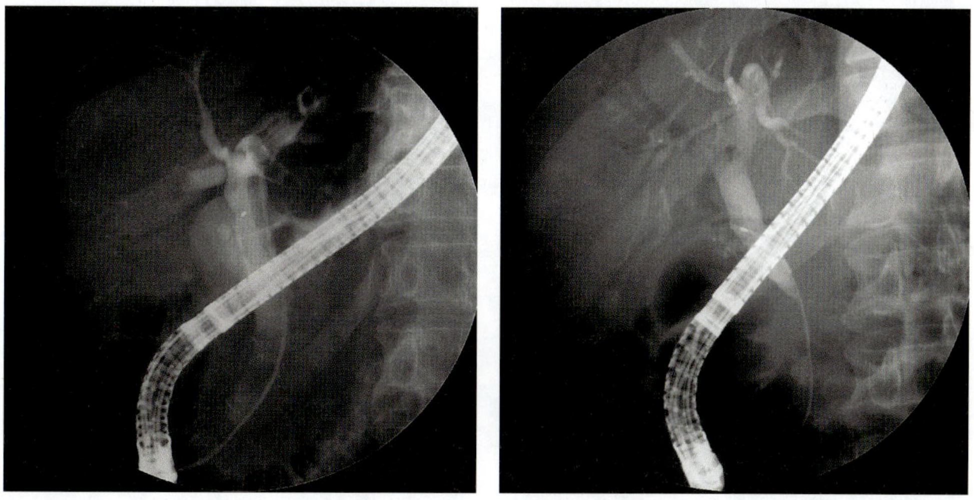

(a) (b)

그림 3-19. CBD 질환 환자의 ERC(endoscopic retrograde cholangiography) 영상
(a) CBD stone (b) CBD cancer

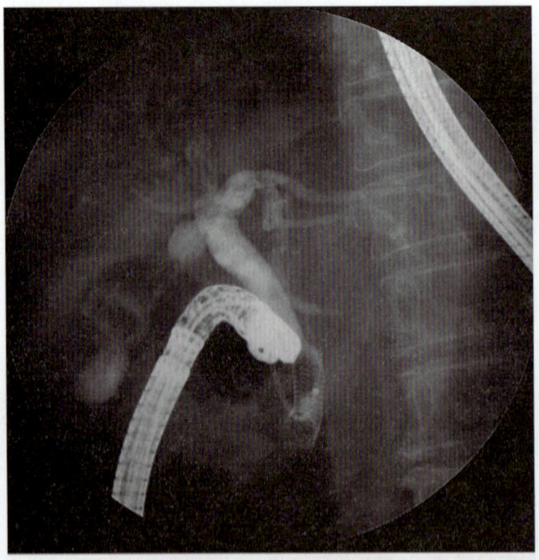

(a)

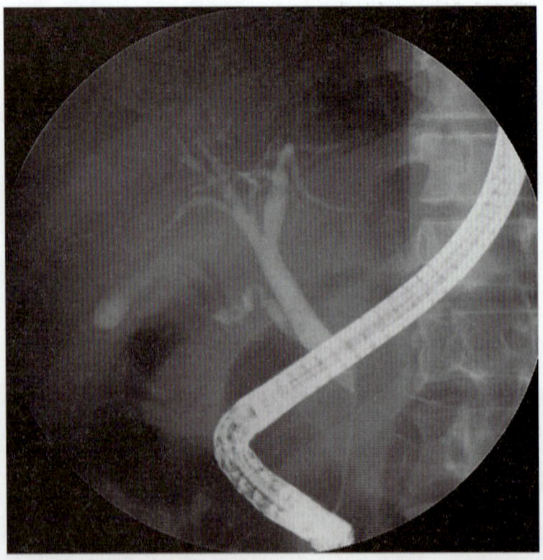

(b)

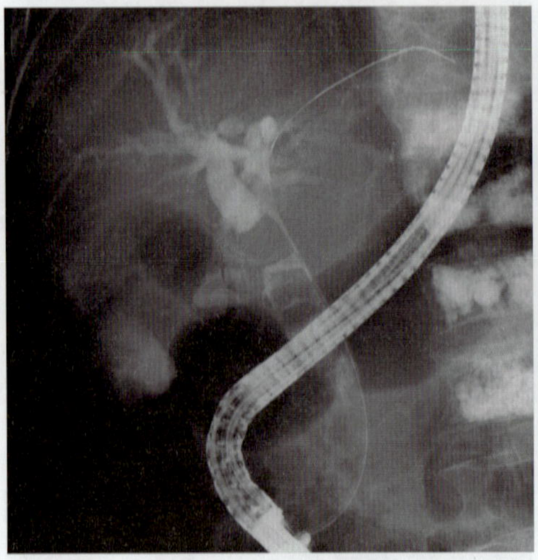

(c)

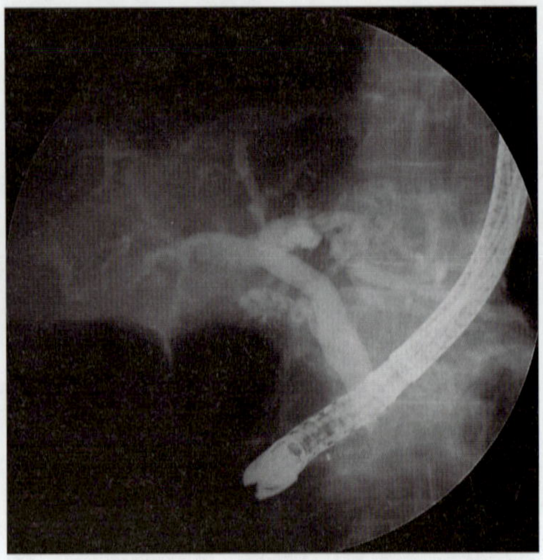

(d)

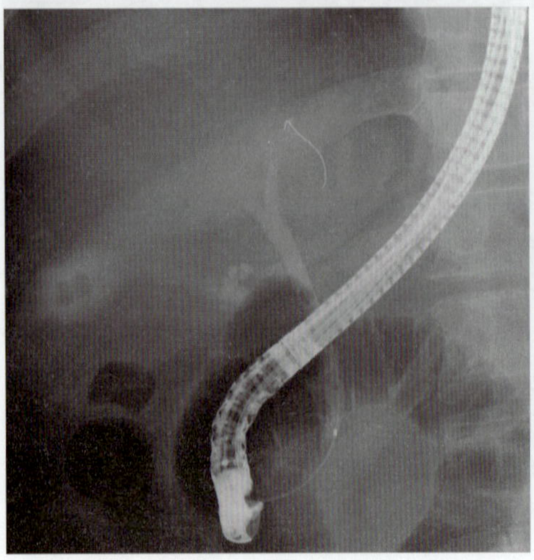

(e)

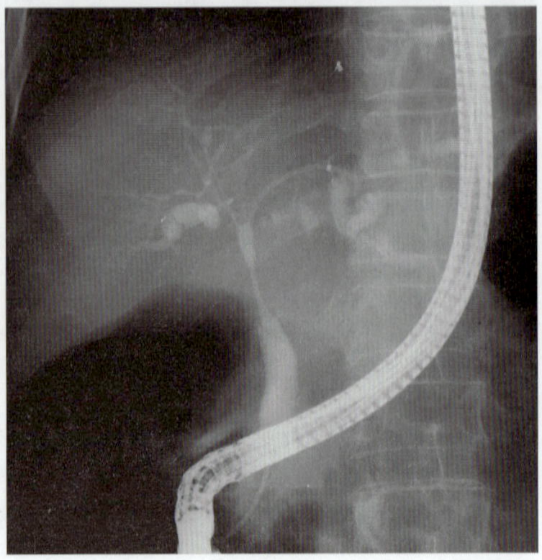

(f)

그림 3-20. ERCP(endoscopic retrograde cholangiography 증례

(a) ERBD를 시행한 환자의 ERCP F/U 영상 (b) Distal CBD stricture 영상
(c) Multiple large CBD stone 영상 (d) 간디스토마(Clonorchis sinensis) 감염 영상
(e) CBD & GB stone 영상 (f) Klatskin tumor 영상

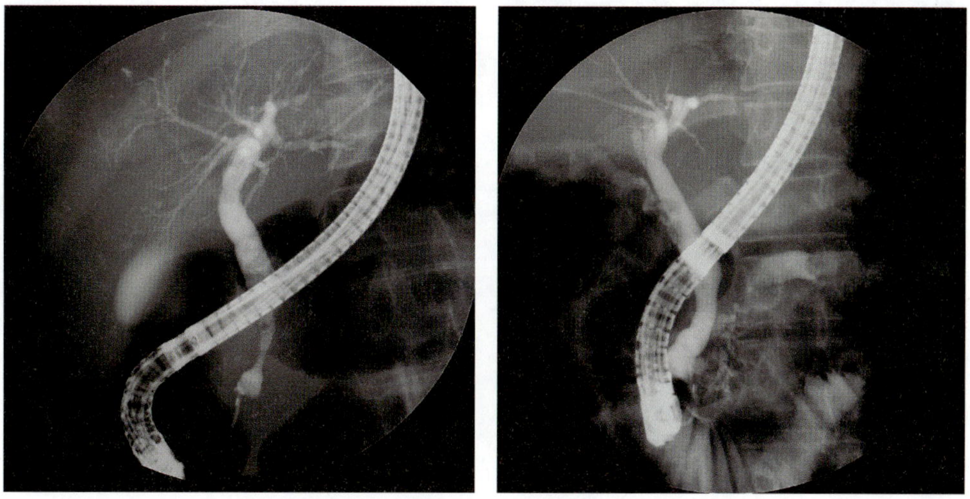

그림 3-21. Pancreas head cancer로 인한 CBD stricture 영상

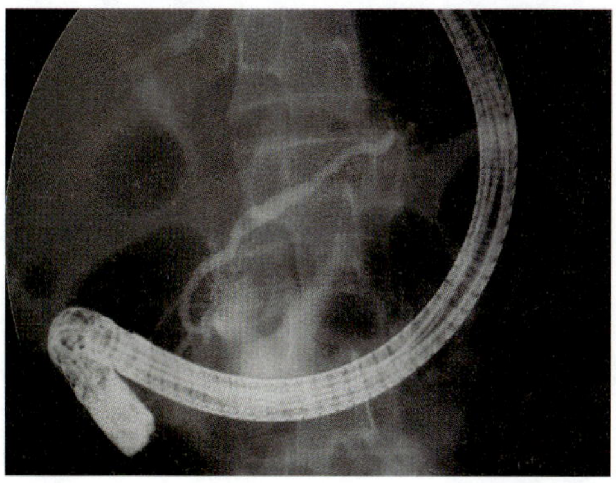

(a)

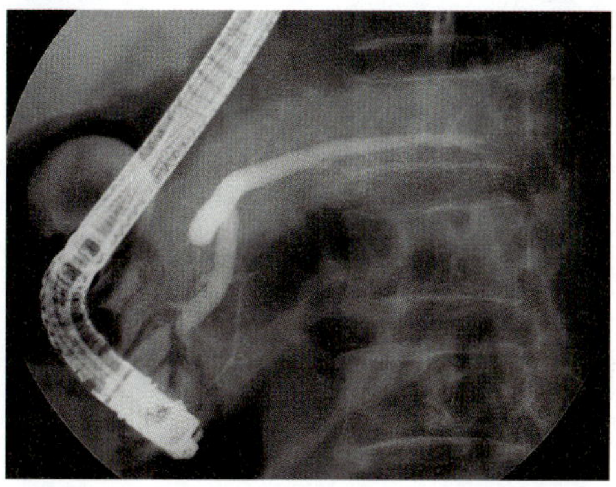

(b)

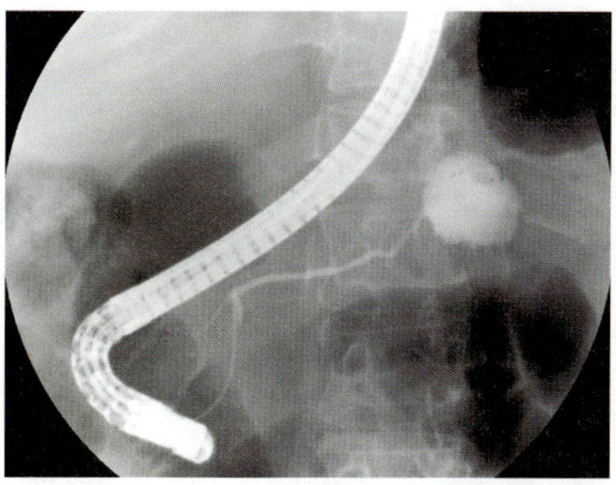

(c)

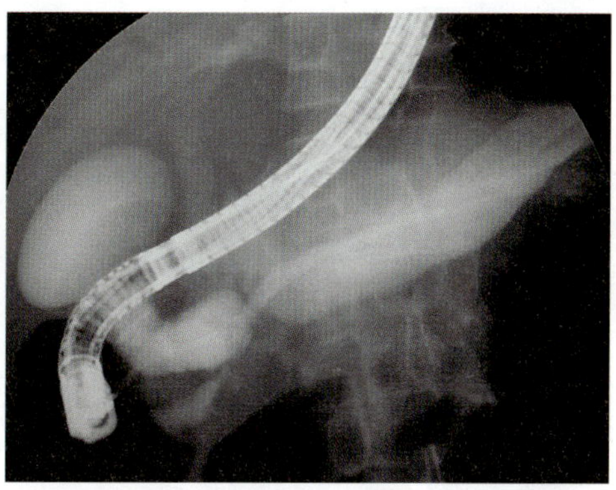

(d)

그림 3-22. Endoscopic retrograde pancreatography 증례

(a) Pancreatic stone 영상 (b) Pancreatic duct dilatation 영상
(c) Pancreatic tail cyst 영상 (d) Pancreatography 중 조영제가 위장에 역류된 영상

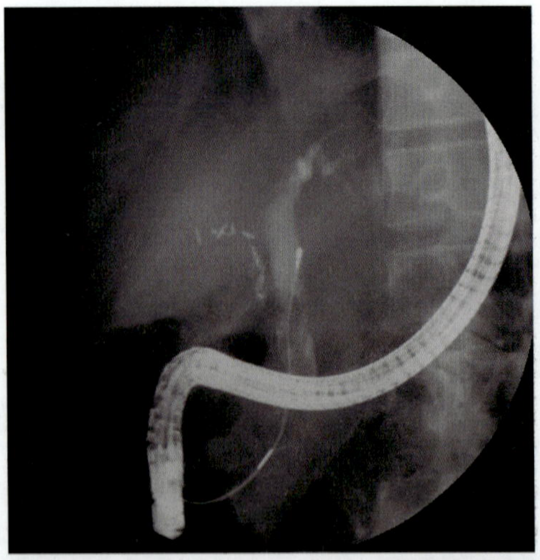

(a)

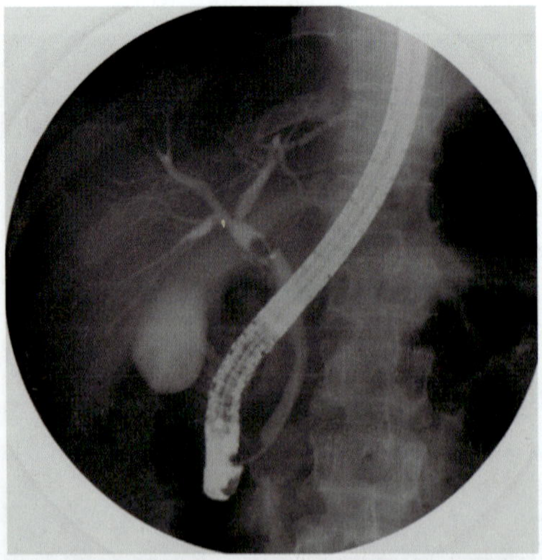

(b)

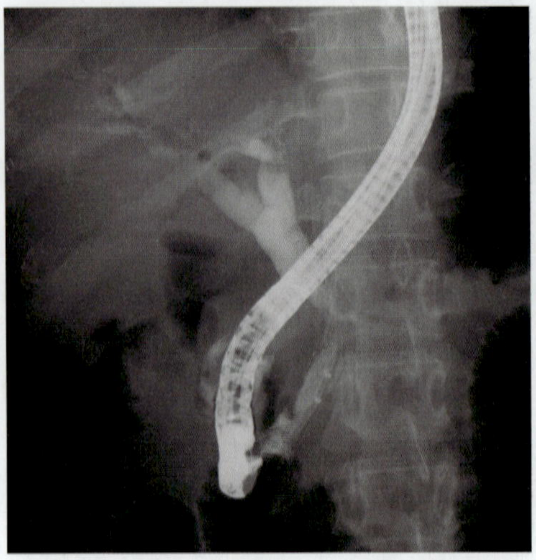

(c)

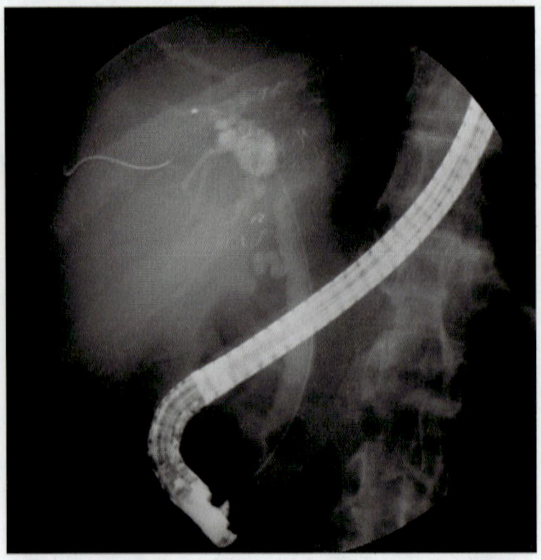

(d)

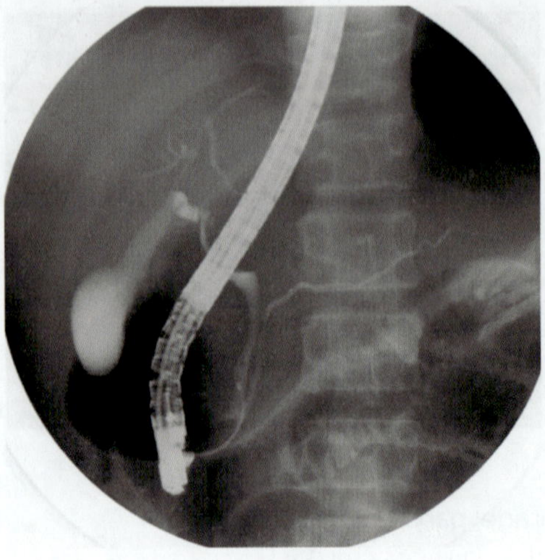

(e)

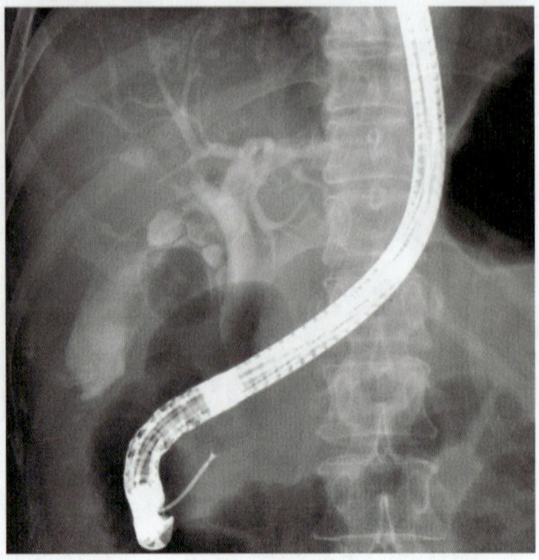

(f)

그림 3-23. ERCP 및 쓸개관계 중재적 시술 증례

(a) Basket catheter를 이용한 CBD stone 제거 영상 (b) Balloon cholangiography 영상
(c) CBD stent 설치된 환자의 ERCP 영상 (d) Klasthin's tumor 영상
(e) Proximal CBD polypoid mass 영상 (f) Distal CBD cancer로 biopsy 시행 중인 영상

6 수술중담도조영검사
Operative cholangiography

1) 개요

쓸개관계 질환의 수술은 발생 위치나 범위, 종류, 진행 정도 등에 따라 달라진다. 질환이 쓸개에만 국한(gall stone, polyp, acute cholecystitis, mass 등)된 경우 전통적 방법인 대절개 개복수술 대신 내시경을 이용하여 쓸개를 간단히 제거하는 복강경담낭절제술(laser laparascopic cholecystectomy : LLC)을 시행하고, 쓸개 및 쓸개관 등 다른 부분에 복합적으로 발생하였을 경우 개복술을 시행하는 것이 통례이다. 물론 두 가지 방법 모두 전신마취를 해야 하고 수술실에서 시행한다는 공통점이 있지만, 수술의 규모나 예후에 있어서는 많은 차이가 있다.

복강경담낭절제술(LLC)은 쓸개 주위의 3~4군데를 1cm 이내의 크기로 절개한 후, 기구들과 복강경을 삽입하여 쓸개를 절제하는 수술 방법으로 상복부에 큰 상처 없 이 회복기간이 짧은 장점이 있으며, 쓸개를 절제한 다음 바로 종료하기 때문에 방사선학적 검사가 불필요하다.

그러나 개복수의 경우 수술 중, 또는 추후 경과관찰(follow up)이나 추가 시술이 필요한 경우 방사선학적 검사를 적용한다. 통상 수술 도중에 조영검사를 시행하여 수술의 성공여부를 확인하는 데, 수술실에서 수술하면서 검사를 시행한다고 하여 수술중담도조영검사(operative cholangiography : OPC)라고 칭한다. 수술중담도조영검사(OPC)는 수술실에서 촬영하므로 C-arm 또는 이동형(mobile) 엑스선 장치가 사용되지만, 통상 이동형 엑스선 장치를 이용하는 경우가 보편화 되어 있다. 주의할 점은 수술실에서 환자가 방포로 덮여진 상태로 개복되어 있으므로 카세트의 위치와 촬영조건의 설정을 정확하게 하고 의료진과의 원활한 의사소통을 바탕으로 재촬영을 방지해야 한다. 특히 청결 유지와 감염 예방에 각별한 주의가 요구된다.

2) 검사 목적

수술중담도조영검사(OPC)는 수술을 진행하면서 수술의 진행 방향 및 종료 여부와 추후 치료 방향을 결정짓는 중요한 검사법이다. 즉 결석제거술의 경우 쓸개관 내 잔류 결석의 여부와 쓸개관의 이상 유무 확인, 촉진할 수 없는 결석의 유무와 쓸개관의 개구상태, Oddi 조임근의 기능, 쓸개관의 협착이나 확장상태, 수술의 원만한 진행 정도 등을 관찰하기 위한 목적으로 시행한다.

3) 전처치

검사 전 12시간 이상 금식하고 관장을 실시한다.

4) 조영제

수용성 요오드(iodine) 조영제와 생리식염수를 희석하여 사용한다.

5) 준비 기자재

이동형 엑스선 장치(또는 C-arm), IP(or mobile detector), IP reader, 멸균포, 격자(grid)

6) 검사 방법

(1) 수술복(마스크, 장갑, 모자, 신발, 가운 등)을 착용하고 수술실에 들어가서 환자 확인 및 검사부위를 확인한다.

(2) 노출된 쓸개관을 확인하여 이동형 엑스선 장치를 정확히 설치한다.

(3) 격자를 포함한 IR(IP 또는 mobile detector)를 멸균포(소독방포)로 싸서 적절한 위치의 수술대 아래에 위치시킨다. 이때 수술포에 감염되지 않도록 각별한 주의를 기울인다.

(4) 이동형 엑스선 장치의 램프(lamp)를 켠 다음, 좌·우·상·하로 IR의 위치를 조절한다. 수술실이므로 정확한 조정이 어려울 수 있으니 가능한 가장 큰 IR(14"×17")를 사용한다.

(5) 검사 전에 환자의 성별, 연령, 체중 등의 정보를 파악하여 촬영조건을 설정한다.

(6) 희석한 조영제를 시술 의사에게 건네고 조영제 주입 시 기포의 발생을 방지할 수 있도록 주의 사항에 관한 정보를 제공한다.

(7) 설정된 노출조건을 확인하고 수술의사와 의사소통 하에 조영제를 주입하면서 촬영한다. 영상을 확인하면서 필요 시 몇 차례 반복하여 촬영한다. 만일 쓸개관 결석 환자의 경우, 너무 높은 농도의 조영제를 주입하면 조영제와 결석이 겹쳐서 결석의 유무나 수량 등을 파악할 수 없는 경우도 발생하므로 검사 전에 환자의 질환을 인지하고 촬영에 임하는 것이 중요하다.

(8) 수술로 완벽히 치료한 경우에는 그대로 종료하지만, 향후 경과관찰이 필요할 경우, T-tube를 설치하는 경우가 있다.

7) 임상 증례

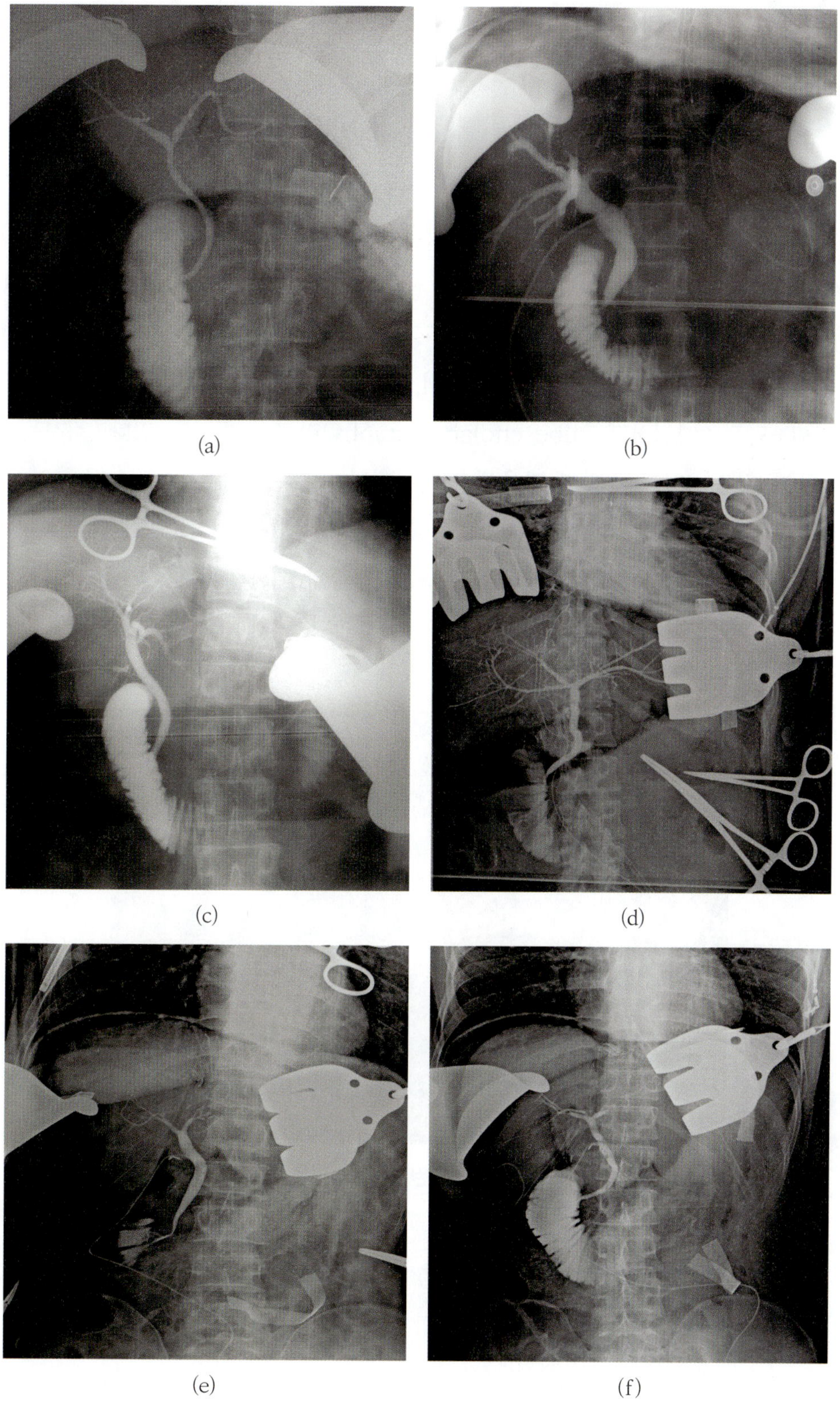

그림 3-24. Operative cholangiography 증례

(a) GB & CBD stone 제거 후 영상 (b) Left lobectomy 시행 후 영상
(c) CBD & IHD stone 제거 후 영상 (d) GB 절제 후 영상
(e) Left 일부 lobectomy 시행 후 영상 (f) Right 일부 lobectomy 시행 후 영상

7 수술후담도조영검사
Post operative cholangiography, T-tube cholangiography

1) 개요

개복수술 후에 경과관찰이나 다른 시술을 위해서는 수술을 마치기 전에 "T"자형 tube를 삽입해 놓고 수술을 종료한다. 수술후담도조영검사(post operative cholangiography)는 OPC 시행 후 수술실에서 삽입해 놓은 "T"자형 tube를 통해 조영제를 주입하면서 시행하는 검사로서, "T"자형관을 삽입하여 조영검사한다고 하여 T-담관조영검사(T-tube cholangiography)라고 통칭하고 있다. 검사는 통상 수술 후 7~8일이 경과한 다음에 시행하지만, 경우에 따라서는 조기(2~3일)에 검사하는 경우도 있다. 대부분 수술의 성공여부 확인이나 수술 도중에 제거하지 못한 결석의 추후 제거에 대비하고 샘창자로 쓸개즙이 배출되는 것 등을 확인함으로써 쓸개관의 개구상태를 평가하기 위하여 시행한다.

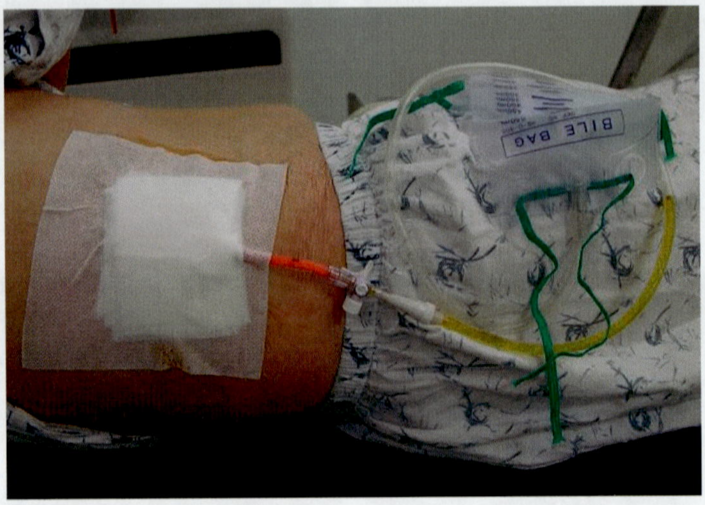

그림 3-25. T-tube가 삽입된 환자의 검사 전 scout 영상

2) 검사 목적

검사 목적은 결석 환자의 경우 수술 시 발견되지 않는 잔류 결석의 유무, 위치, 크기, 수량 등을 진단하고, 다른 질환의 경우 병리적 상태, 관의 연결과 개구 상태, Oddi 조임근의 상태 등을 관찰하기 위한 목적으로 시행한다. 질환에 따라서는 쓸개즙의 병리학적 검사를 병행한다.

3) 전처치

검사 전 6시간 이상 금식하고 T-tube에 공기가 유입되지 않도록 유의한다.

4) 조영제

조영제는 수용성조영제와 생리식염수를 쓸개관의 굵기나 질환의 종류에 따라 적당히 희석하여 사용한다. 검사의 정확성을 위해 과거에는 검사 1시간 전에 장세척을 시행하기도 하였으나, 최근에는 생략하고 있다.

5) 준비 기자재

투시촬영장치, 수용성 조영제, syringe, normal saline, 간단한 소독세트 등

6) 검사 방법

(1) 환자를 촬영대 위에 눕히고 쓸개관을 중심으로 scout을 촬영한다.

(2) T-tube의 clamp를 열어서 약 10~20 ml의 normal saline으로 irrigation 시켜 쓸개즙과 공기를 충분히 유출시킨다.

(3) 쓸개즙과 공기를 빼낸 후 투시 하에서 조영제를 주입한다. 조영제가 샘창자 부위에 들어갈 때까지 기포가 생기지 않도록 조심스럽게 주입하고, 환자의 체위를 변화시키면서 투시촬영을 시행한다. 이때, 조영제는 한꺼번에 주입하지 않고, 지속적으로 주입하여 조영이 우수한 영상을 획득해야 한다.

(4) 촬영은 환자를 두저위 자세(head down position)로 위치시키고 AP, both oblique, lateral projection 을 촬영한다. 두저위 자세에서는 환자의 안전에 각별한 주의를 기울여야 하며, 좌우측 간내 쓸개관이 잘 묘출되도록 자세를 조절해야 한다. 필요 시 엎드린 자세를 취하기도 한다.

(5) 두저위 자세에서 촬영이 끝나면 환자를 약간 선 자세(semi erect position)로 위치시키고, 촬영대를 세운 다음(이때, 환자의 발바닥이 촬영대의 발판에 정확히 위치되었는지 확인하면서 촬영대를 세워야 함), 조영제를 주입하면서 AP, both oblique, lateral projection을 촬영하고 필요에 따라 압박(compression) 촬영을 병행한다.

(6) 투시가 끝나면 복부정면상을 기본으로 촬영한다.

(7) 투시 중 저격촬영을 종료해도 조영제가 샘창자로 유출되지 않고 남아 있을 경우에는 45분 지연촬영을 시행한다.

7) 후처치

환자의 촬영이 끝난 후 환자의 몸에 부착되었던 bile juice bag을 다시 연결시키는 데, 이때 공기의 유입과 감염을 방지하기 위해 각별한 주의가 요구된다. 또한 bile juice tube의 lock 여부도 반드시 확인하여 개방해 주도록 한다.

8) 임상 증례

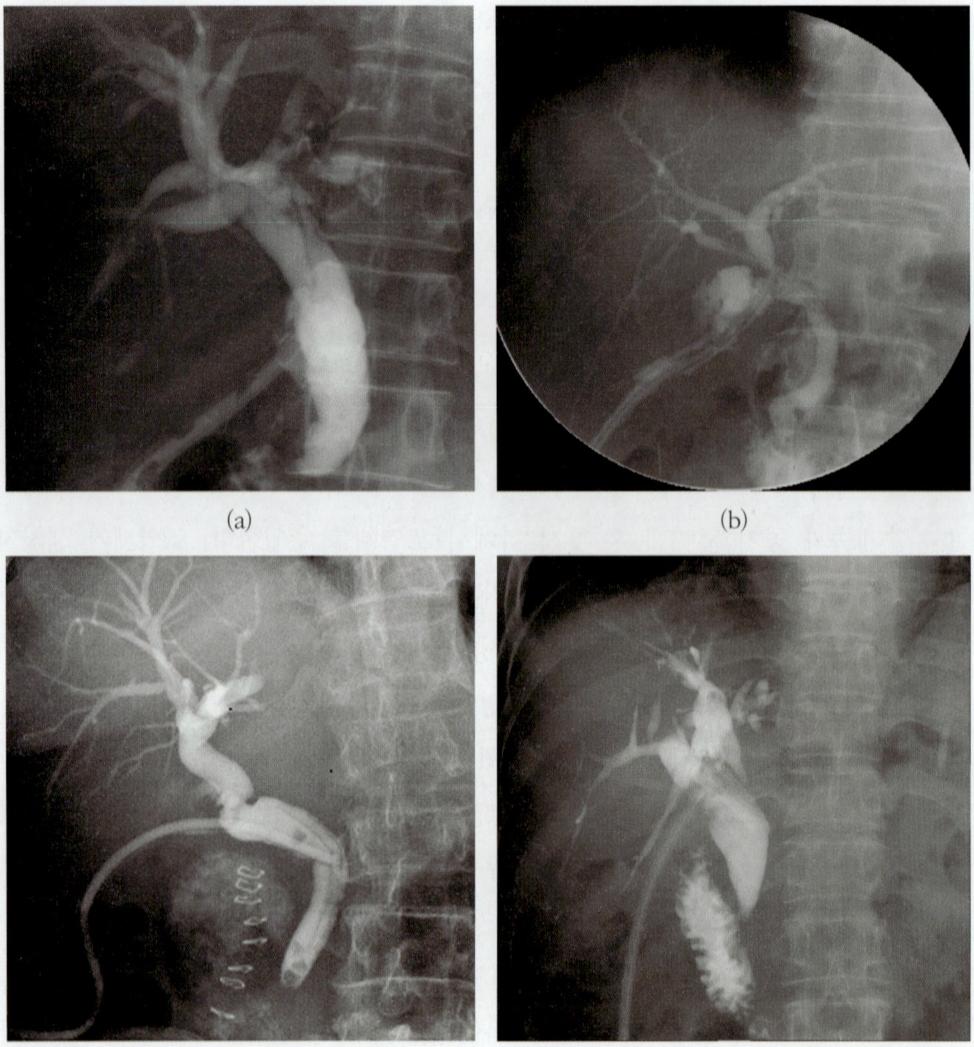

(a) (b) (c) (d)

그림 3-26. T-tube cholangiography 증례

(a) Biliary cirrhosis 환자의 쓸개돌 제거 후 follow up 영상
(b) CBD large stone 제거 후 follow up 영상
(c) GB & IHD stone 제거 후 follow up 영상
(d) GB & CDB stone 제거 후 follow up 영상

8 T-담관조영검사
Tube cholangiography, Tubogrphy, Tubogram

1) 개요

T-담관조영검사(tube cholangiography : Tubogrphy, Tubogram)는 수술후 담도조영검사(T-tube cholangiography)를 포함하여 PTBD-tube cholangiography, ENBD-tube cholangiography, Nelaton-tube cholangiography 등이 있다. 이를 통칭하여 간략히 Tubogrphy(Tubogram)이라고도 한다.

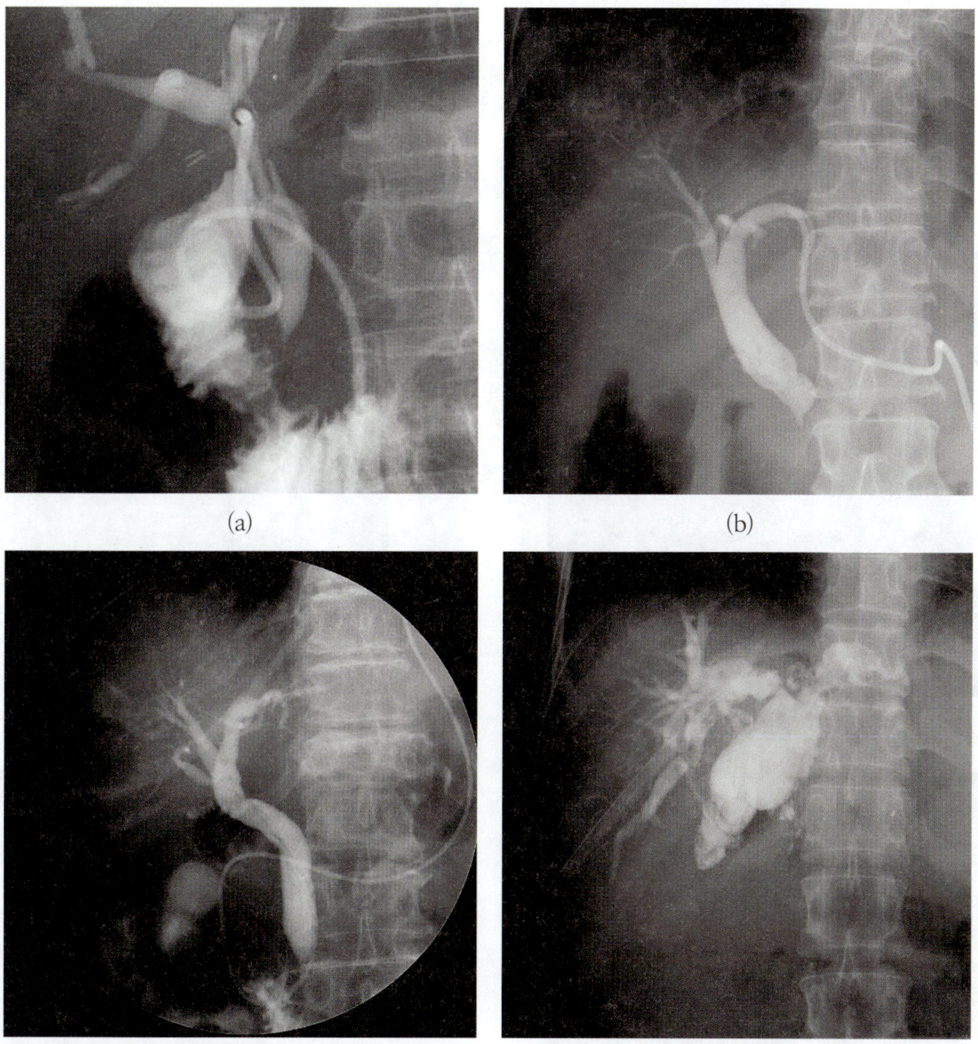

(a) (b) (c) (d)

그림 3-27. Tube cholangiography 영상
(a) Nelaton-tubography (b) PTBD-tubography
(c) ENBD-tubography (d) PTCS-tubography

2) 검사 목적

검사 목적은 수술후담도조영검사와 동일하다. T-tube는 T-담관조영검사(담낭절제술 후, 7~8일 경과 즈음에 시행)를 마치고 통상 교체한다. 이는 1주일 정도 지나면 T-tube가 꺾이거나 쓸개즙에 의해 막히는 등 제 역할을 수행하기 어렵기 때문이며, 만일 T-담관조영검사에서 이상이 없으면 그대로 제거한다. 그러나 경과관찰이나 추가 검사 및 시술이 필요할 경우 Nelaton tube로 교체해 놓고, 추후 검사를 시행한다. 이 과정이 통상적인 follow up check의 마지막 단계라고 할 수 있다. 그 외 PTBD-tube cholangiography, ENBD-tube cholangiography, choledochoscopic cholangiography 등도 중재적 시술 후의 경과관찰을 위하여 시행한다.

3) 전처지, 검사방법

수술후담도조영검사와 동일하다.

4) 임상 증례

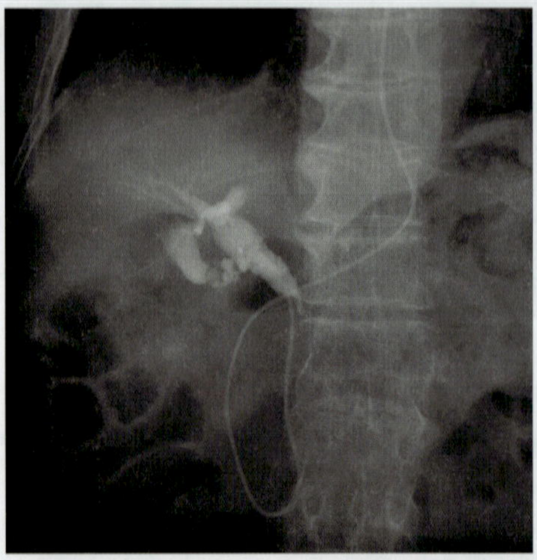

그림 3-28. ENBD-tubography(CBD cancer)

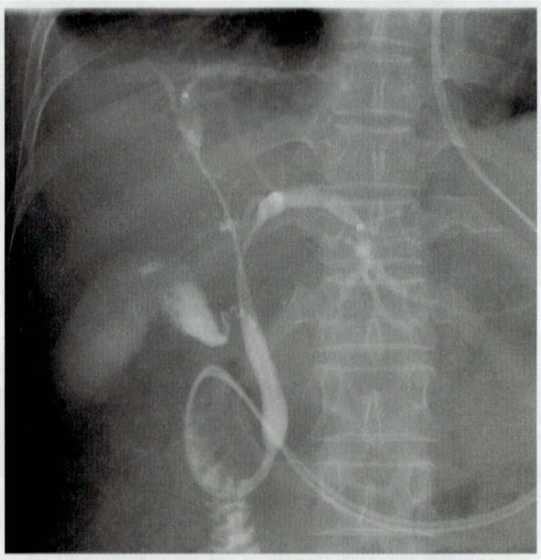

그림 3-29. ENBD-tubography(klastkin tumor)

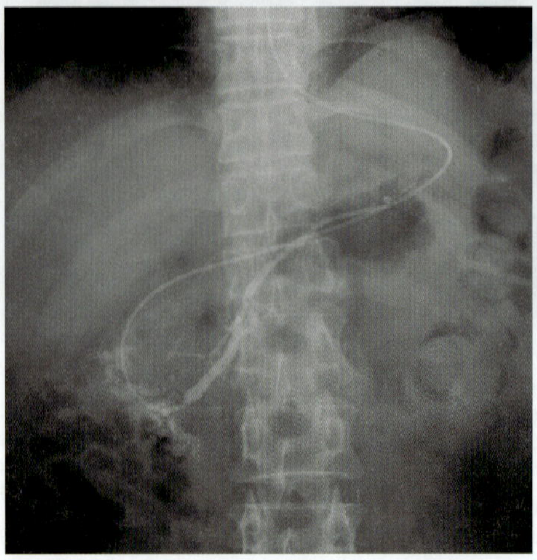

그림 3-30. ENPD-tubography (pancreatic duct stricture)

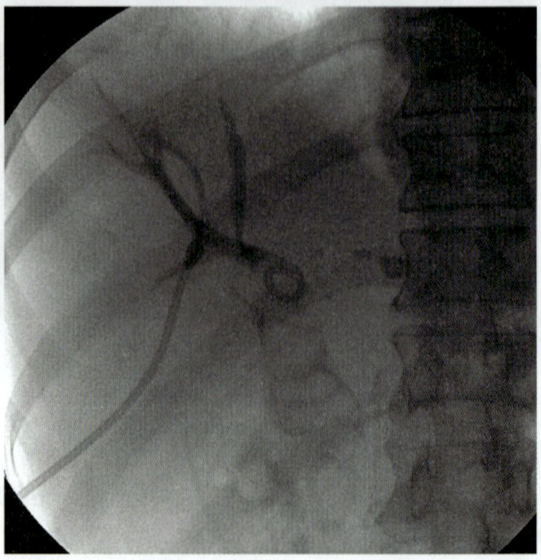

그림 3-31. PTBD-tubography(CBD huge stones)

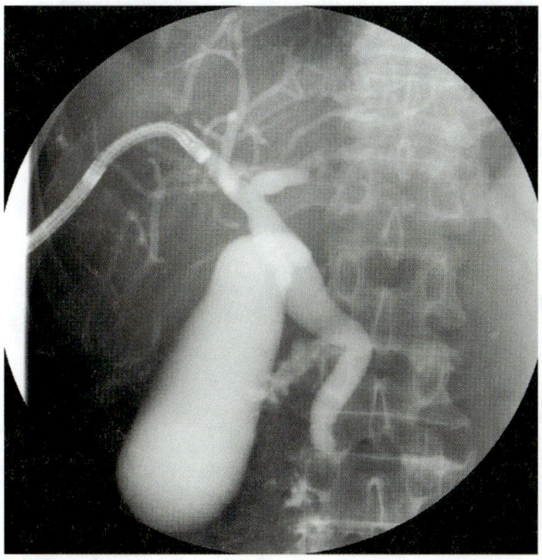

그림 3-32. Choledochoscopic cholangiography

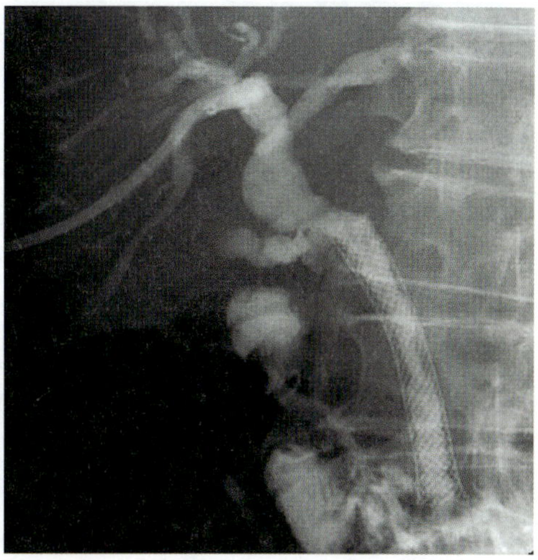

그림 3-33. PTBD-tubography(CBD cancer with stent)

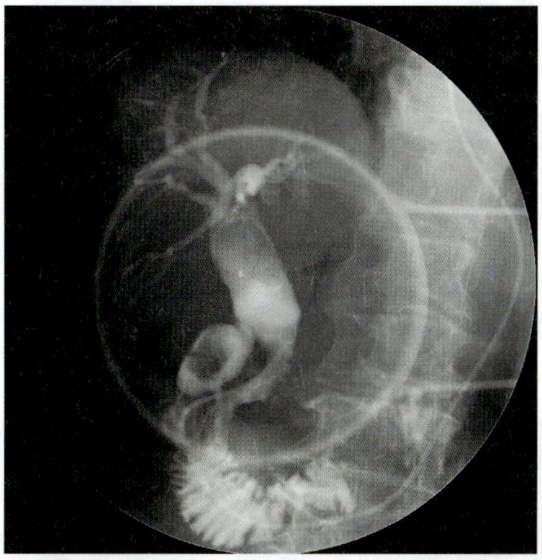

그림 3-34. ENBD-tubography(distal CBD cancer with compression)

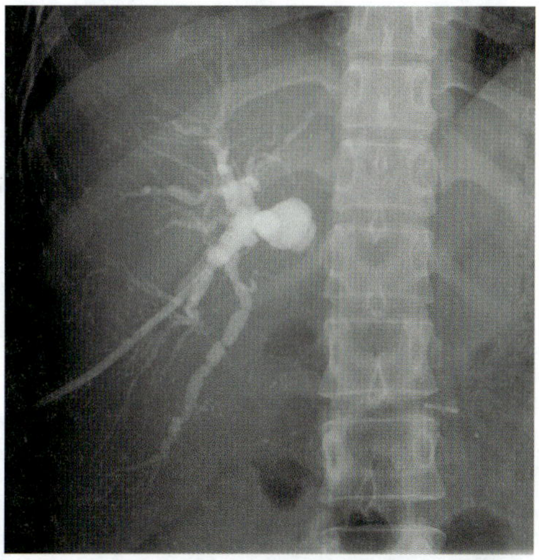

그림 3-35. PTBD-tubography(post OP)

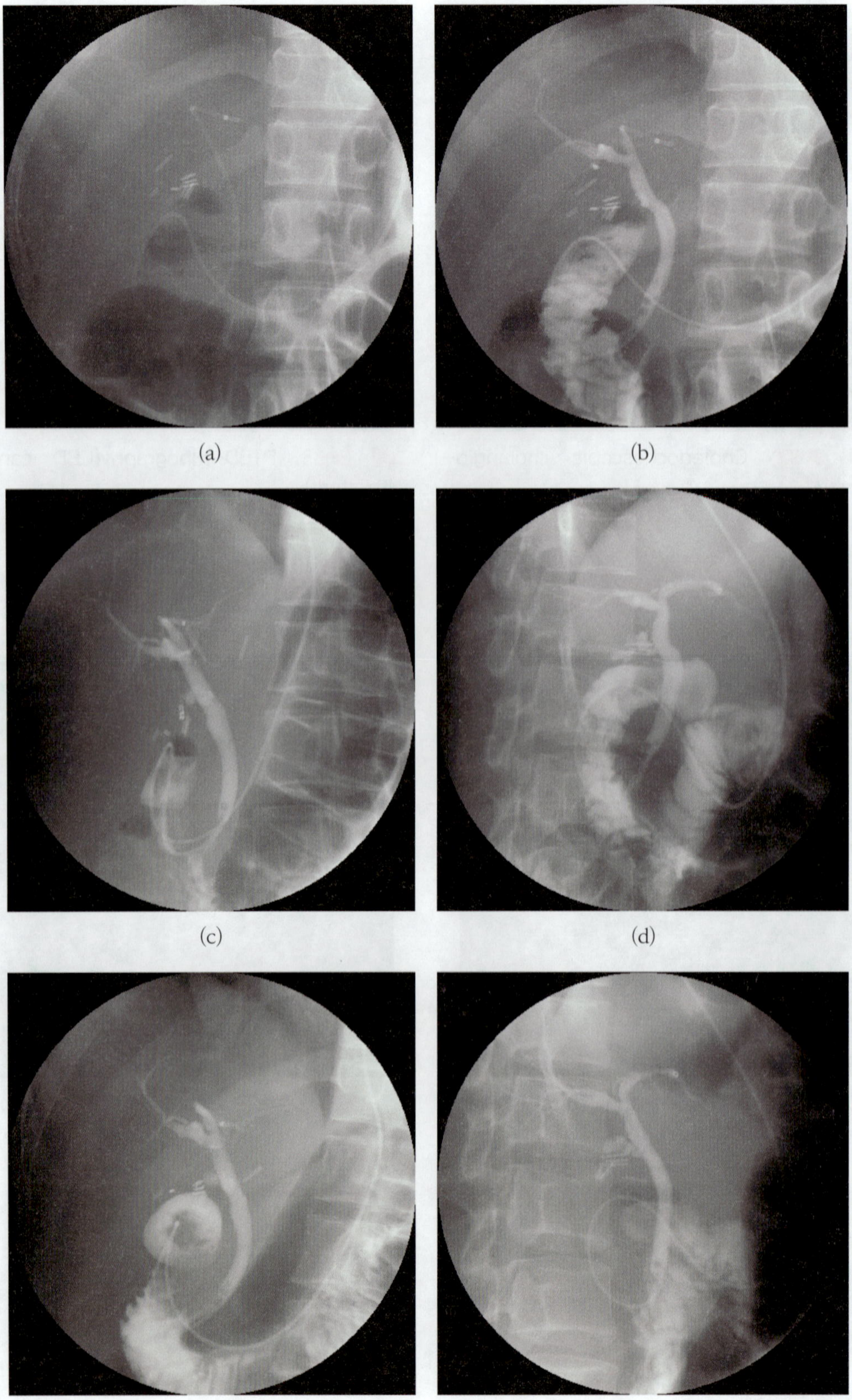

(a) (b) (c) (d) (e) (f)

그림 3-36. Tubography 영상 : head down position

(a) Scout 영상 (b) AP 영상 (c, d) Rt. Lt. oblique 영상 (e, f) Rt. Lt. lateral projection 영상

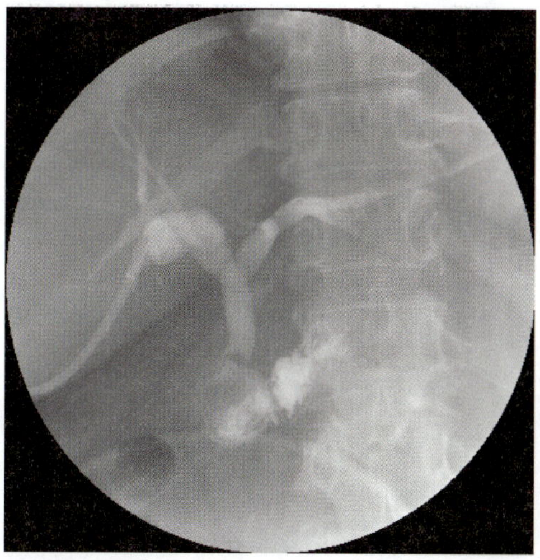

(a)

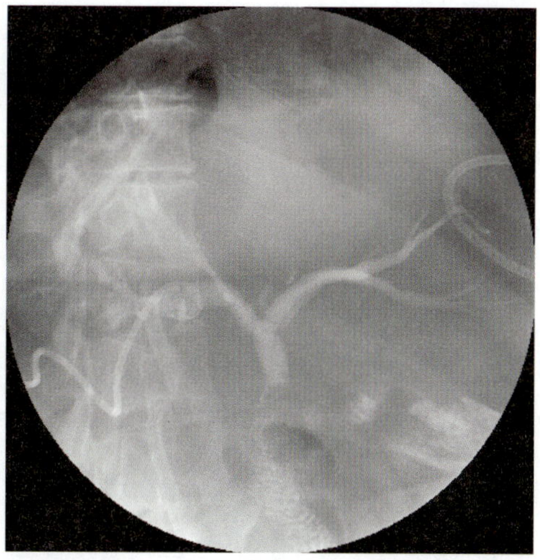

(b)

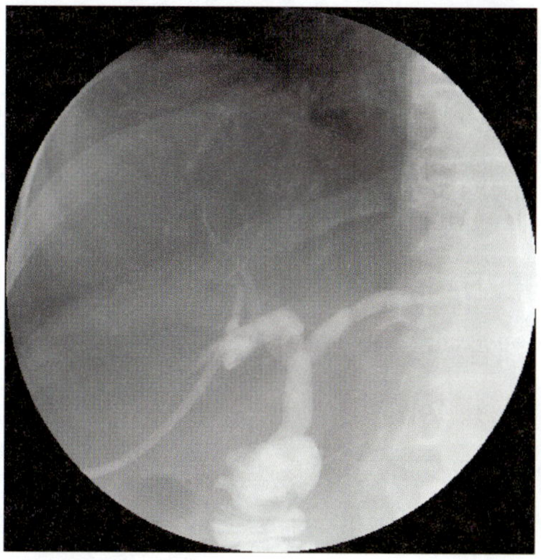

(c)

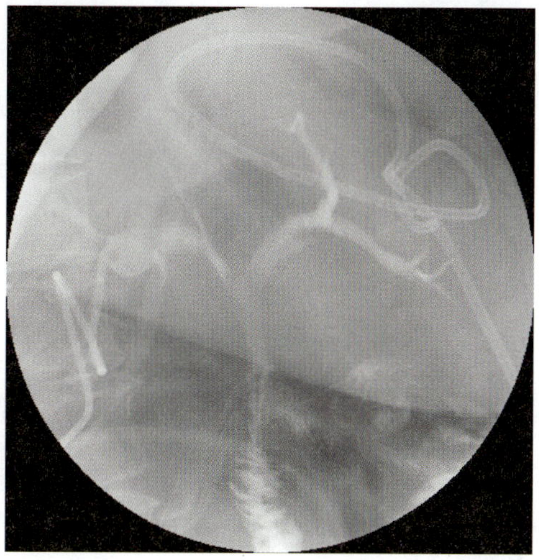

(d)

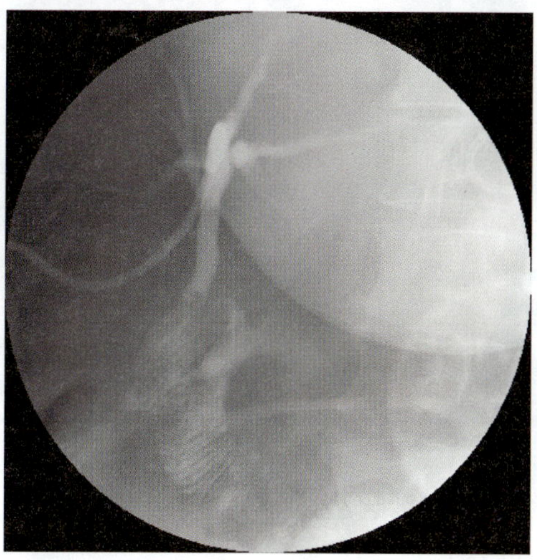

(e)

그림 3-37. Tubography 영상: erect position

(a) AP 영상
(b, c) Lt. Rt. oblique 영상
(d, e) Lt. Rt. lateral projection 영상

9 내시경적유두괄약근절개술
Endoscopic sphincterotomy

1) 개요

내시경적유두괄약근절개술(endoscopic sphincterotomy : EST)은 쓸개관 및 이자관 질환의 치료를 위한 핵심적인 수기로서 1974년 Kawai와 Classen에 의해 최초로 임상에 소개되었다. 이는 전기적 소작기구(electrocautery)와 절개도(papillotom)를 이용하여 큰유두조임근(sphincter muscle of major ampulla)을 쓸개관 주행과 일치시켜 절개하는 시술이다. 이 시술은 유두협착증으로 인해 시술이 어려운 유두부의 확장, 쓸개관 결석을 제거하거나 내시경적역행성담즙배액술(ERBD)의 시행 전에 통로 확보 차원에서 시술하며, 내시경적경비담즙배액술(ENBD) 시행 전에도 시술한다(ENBD는 EST를 시행하지 않고도 시술을 할 수는 하지만 염증완화와 시술의 용이성으로 인해 대부분 EST를 시행한 다음, 시술하는 실정임). 큰유두조임근은 온쓸개관에서 샘창자로 쓸개즙을 조금씩 배출시키는 펌프 역할과 더불어 샘창자의 내용물이 온쓸개관으로 역류하지 못하도록 하는 기능을 한다(실질적인 쓸개즙 조절기능). EST가 치료에 획기적인 효과를 가져왔지만, 그 만큼 위험성과 부작용도 높아 시술자에게 고도의 수기가 요구된다.

EST는 대절개를 위하여 통상 11시~1시 방향으로 절개한다.

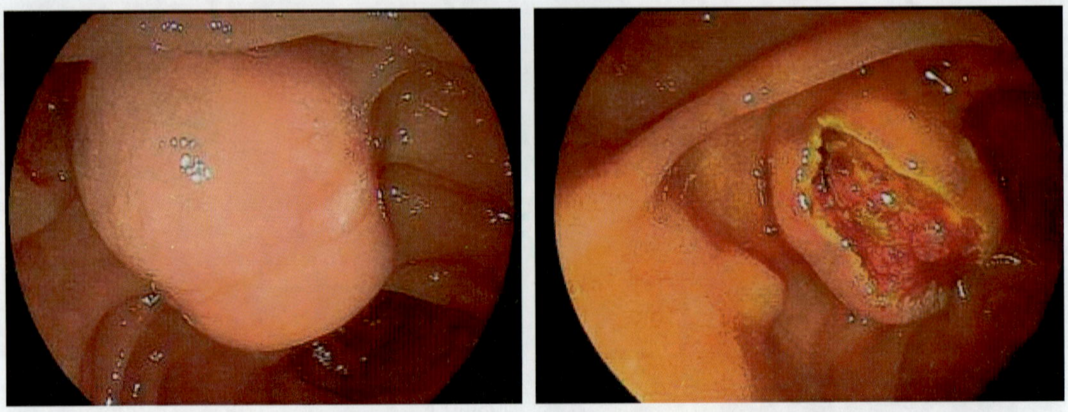

(a) (b)

그림 3-38. EST 전후의 내시경 영상
(a) EST 전 유두부 영상 (b) EST 후 유두부 영상

2) 시술 목적

유두부 조임근의 기능에 이상이 있을 경우 쓸개즙 배액과 온쓸개관 결석제거, 쓸

개절제 수술 후 잔류 결석 제거, 재발된 결석의 제거, 간내 결석이나 거대한 결석의 제거, 쓸개관의 염증이나 협착 등이 나타나며, 이를 치료하기 위한 대한 중재적 시술을 원활하게 수행하기 위해 시술한다.

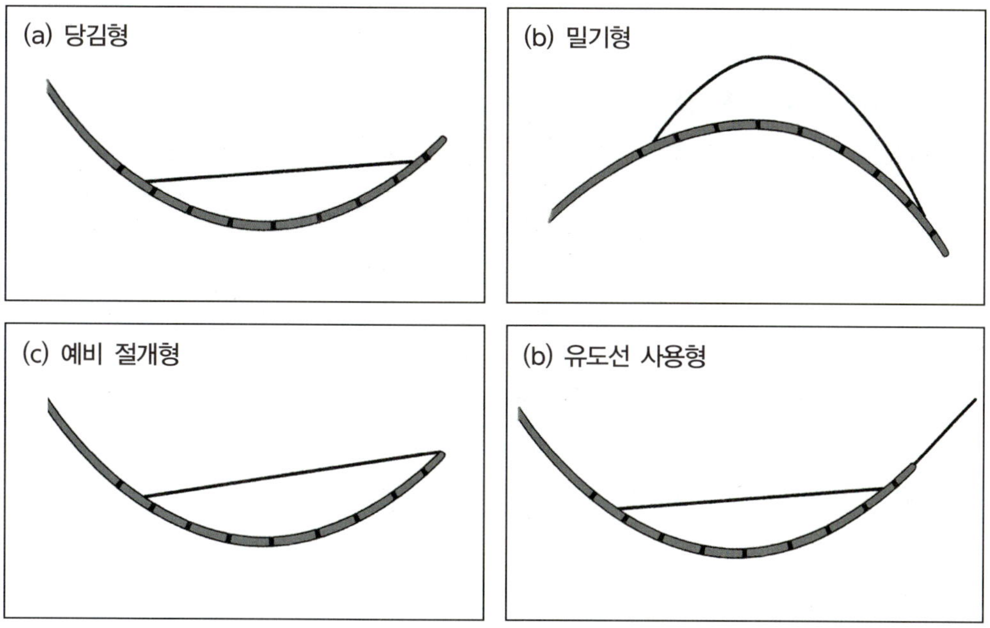

그림 3-39. 조임근 절개도 모형

3) 전처치

전처치는 ERCP와 비슷하며, 다만 환자와 보호자에게 합병증이나 부작용에 대한 사전 설명이 필요하다. 시술 전에는 감염예방을 위해 항생제를 투여하고 혈액응고 상태를 체크해야 한다.

4) 준비 기자재

투시촬영장치, 수용성 조영제, 십이지장경, 전기소작기구, 절개도

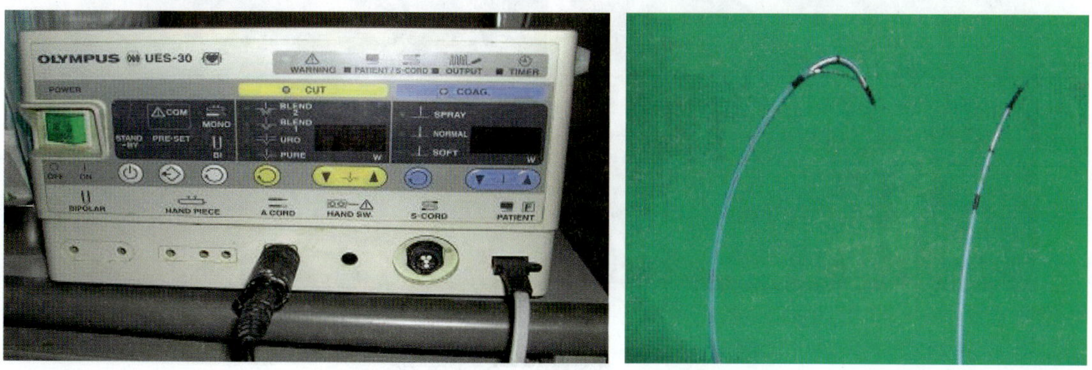

그림 3-40. EST를 위한 전기소작기구와 절개도

5) 금기사항

금기사항은 출혈성 환자나 급성췌장염, 온간관 원위부의 협착 환자 등이다.

6) EST의 적용

(1) 진단적 측면

- 쓸개관 및 이자관의 생검

(2) 치료적 측면

- 결석제거술 : 온쓸개관 결석, 쓸개 절제 후 잔존 또는 재발 결석, 간내 결석, 거대 결석
- 담즙배액술 : 쓸개관염, 이자염, 양성 및 악성 쓸개관 협착

7) EST의 시술방법

(1) 먼저 내시경을 삽입하여 샘창자 유두부를 관찰한다.

(2) 조영제를 주입하면서 ERCP를 시행하여 조임근의 절개여부를 확인한다.

(3) 절개도를 쓸개관내에 충분히 삽입한다. 절개도를 용도에 따라 선택하여 사용한다.

(4) 절개도를 1/2~2/3 정도 유두 밖으로 서서히 빼낸다.

(5) 절개도의 방향이 쓸개관 주행방향과 일치하여 대절개가 되도록 11시~12시 방향 또는 12시~1시 방향으로 유도한다.

(6) 절개도의 elevator를 거상시키고 전류를 1~2초씩 통전시킨다.

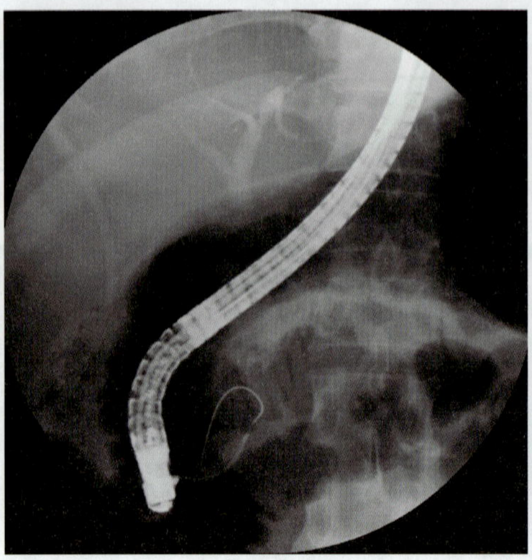

(a)

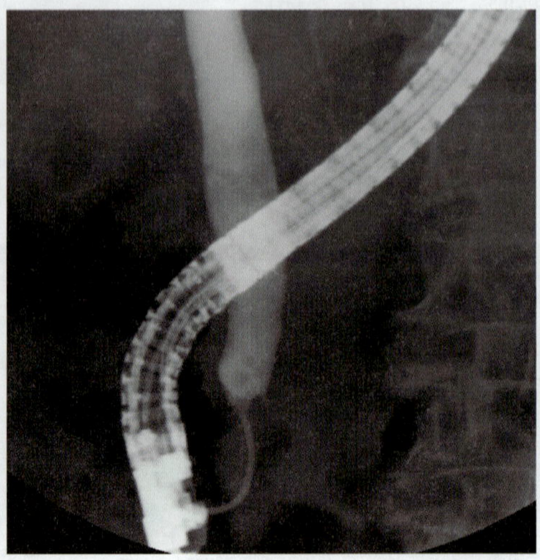

(b)

그림 3-41. EST procedure 영상

(a) 절개도 삽입하는 영상 (b) 절개하기 전에 조영제를 주입하여 정확한 위치를 확인하는 영상

(7) 수 초간 통전시켜 역 V자형으로 절개한다. 시술 중에 출혈이나 다른 합병증의 위험이 높으므로 환자의 호흡 및 움직임을 최대한 멈추게 하며, 절개 길이는 통상 10 mm 내외이다.
(8) 절개 후 염산 epinephrine을 첨가한 생리식염수를 주입한다.
(9) 조임근 절개도(papillotom)에는 당김형(pull type), 밀기형(push type), 예비 절개형, 유도선 사용형 등이 있으며, 일반적으로 당김형이 안전하면서도 가장 많이 사용되고 있다.

Cannula의 삽입이 이루어지지 않을 경우, 무리해서 시행하기 보다는 다른 검사나 시술을 선택하는 것이 바람직하다. 그러나 치료 목적상 불가피할 경우, needle형의 절개도를 이용하지만, 위험성이 상대적으로 높고 정확한 절개가 이루어지지 않는 경향이 많으므로 주의를 요한다.

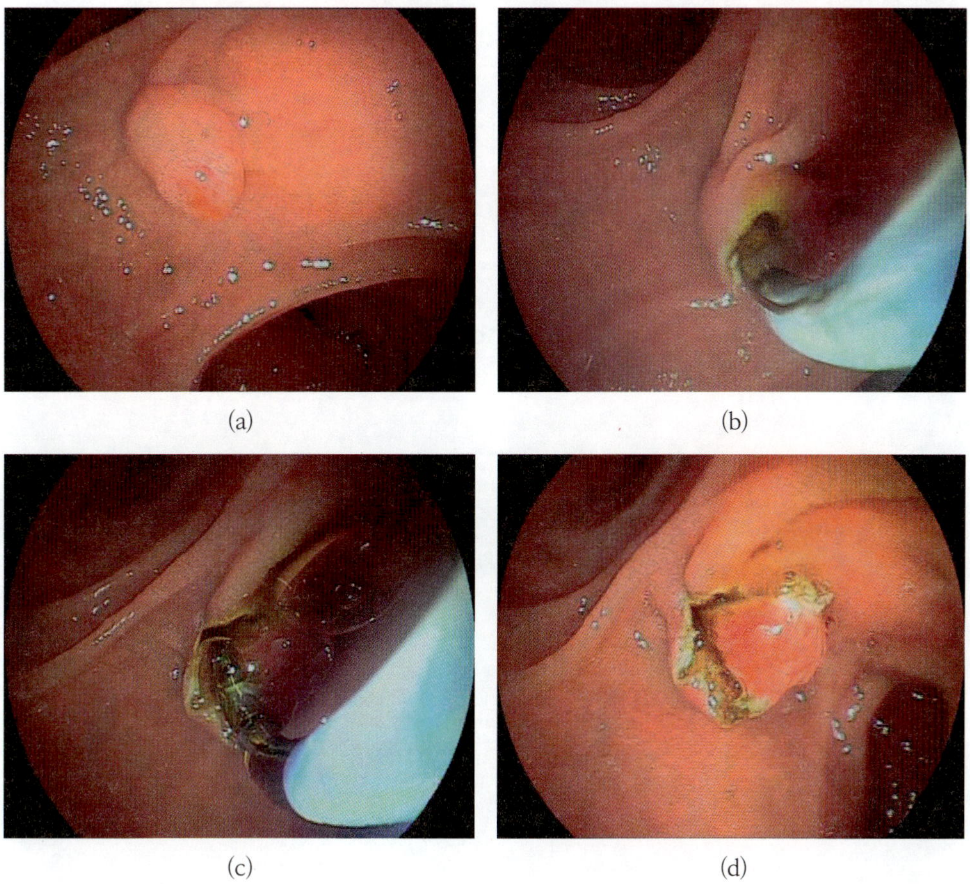

그림 3-42. EST procedure 내시경 영상

(a) 유두부 영상 (b) EST 시작 영상 (c) EST 종료 후 세척 영상 (d) 절개도 제거 후 영상

8) 합병증

(1) 조기 합병증 : 출혈, 천공, 급성이자염, 급성쓸개염

(2) 후기 합병증 : 유두 재협착, 역행성 쓸개관 감염, 결석의 재발

9) 후처치

(1) 시술 후 최소한 24시간 이상 금식(NPO)해야 한다.

(2) 1~2일간 환자의 안정을 유지해 주고 합병증 발생을 방지하기 위해 세심한 관찰과 지속적인 vital sign을 체크해야 한다.

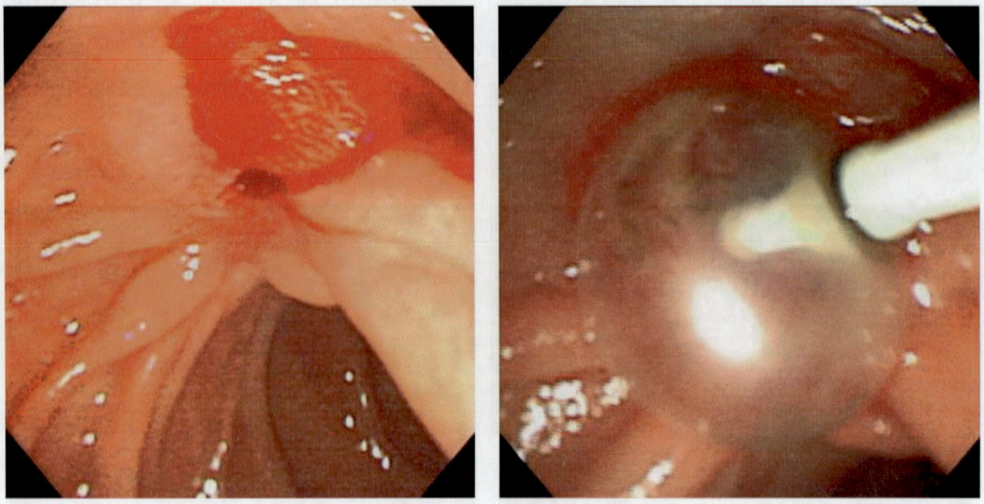

그림 3-43. EST 후의 bleeding control 영상

10 결석제거술
Biliary stone removal

쓸개관 결석의 제거는 성분이나 발병 위치 등이 중용한 요소이지만, 무엇보다도 결석의 크기가 치료방법을 결정하는 중요한 요소로 작용한다. 결석 제거법에는 외과적 수술과 비수술적 치료법인 중재적 시술(interventional procedure)로 대별할 수 있다. 중재적 시술은 stone basket catheter나 balloon catheter를 이용하여 신체 외부나 샘창자내로 결석을 제거하는 시술이며, 시술방법은 전술한 바와 같이 결석의 크기, 강도, 위치, 성분 등에 따라 달라진다.

초창기의 비수술적 결석제거술은 PTBD catheter를 삽입해 놓은 경로를 확장한 다음, stone basket catheter를 이용하여 결석을 몸 밖으로 빼내는 시술이 일반적이었다. 그 후, 구경 5 mm 정도의 미세한 담도내시경(choledochoscope)의 개발로 담도내시경(담도경)과 stone basket catheter 및 balloon catheter를 이용한 시술법이 빠르게 늘어나 최근에는 결석제거술의 대표적 시술로 자리 매김하고 있는 실정이다.

쓸개관 결석의 내시경적 역행성 제거술에는 샘창자경(TJF)을 이용하는데 통상 EST를 선행한 후, 샘창자경을 경유하여 balloon catheter나 basket catheter를 이용하여 제거하는 방법이 대표적이다. 그 외 빈번히 시행하는 시술은 아니지만, 모자내시경(mother-baby scope) 제거법이 있으며, 환자에 따라서는 쇄석술과 용해제 주입법 등을 적용하기도 한다.

1 작은 결석(Small stone)

1) 개요

결석제거법 선택에 영향을 주는 쓸개관 결석의 크고 작음의 경계를 절대적으로 정해 놓은 기준은 없다. 다만 의료계에서 통용되는 크기는 EST의 절개 범위를 기준으로 삼는다. 즉 EST 절개 범위보다 작은 결석은 비교적 간단히 제거할 수 있지만, 그 보다 큰 결석은 다른 시술을 병행해야 제거할 수 있는 어려움이 따르기 때문에 일반적으로 유두부를 최대한 절개할 수 있는 크기(10 mm)를 기준하여 크고 작음을 구분한다. 작은 결석은 비교적 배출이 용이하므로 EST를 시행한 다음, 내시경 하에서 stone basket catheter나 balloon catheter를 이용하여 결석을 샘창자내로 배출시키는 시술이 주를 이룬다.

2) 적용

시술의 대상이 되는 결석은 온쓸개관 결석(CBD stone), 온간관 결석(CHD stone) 등이며, 간내쓸개관 결석(IHD stone)도 제거 가능하지만, 결석이 쓸개관에 너무 깊숙이 위치해 있거나 단단하게 자리잡고 있으면 실패할 확률이 높아 다른 시술법을 고려해야 한다.

3) 전처치

결석제거술은 통상 ERCP를 하면서 EST를 시행한 다음에 이루어지므로 ERCP의 전처치에 준하여 시행한다.

4) 조영제

검사하면서 결석의 위치 및 제거 여부를 진단하기 위하여 조영제를 사용하며, ERCP와 동일한 조영제인 수용성 요오드 제재를 사용한다.

5) 준비 기자재

투시촬영장치, 수용성 조영제, 샘창자경(TJF), EST 기구(set), stone basket catheter, balloon catheter

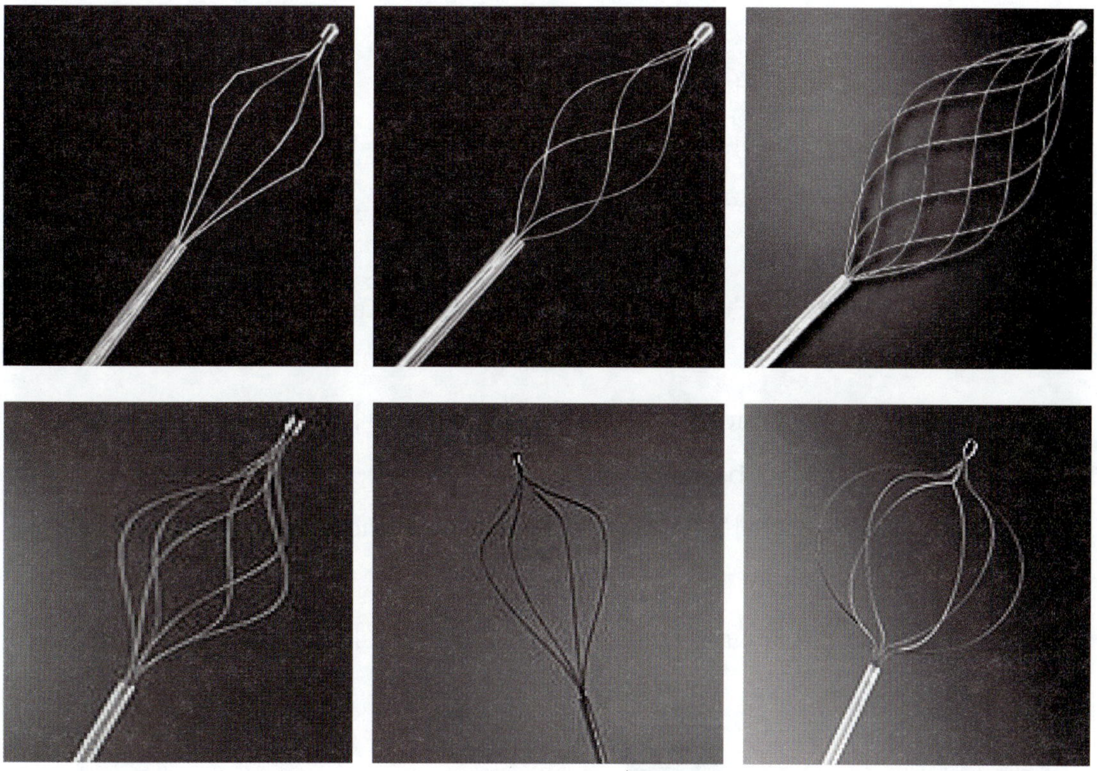

그림 3-44. Stone basket catheter 영상

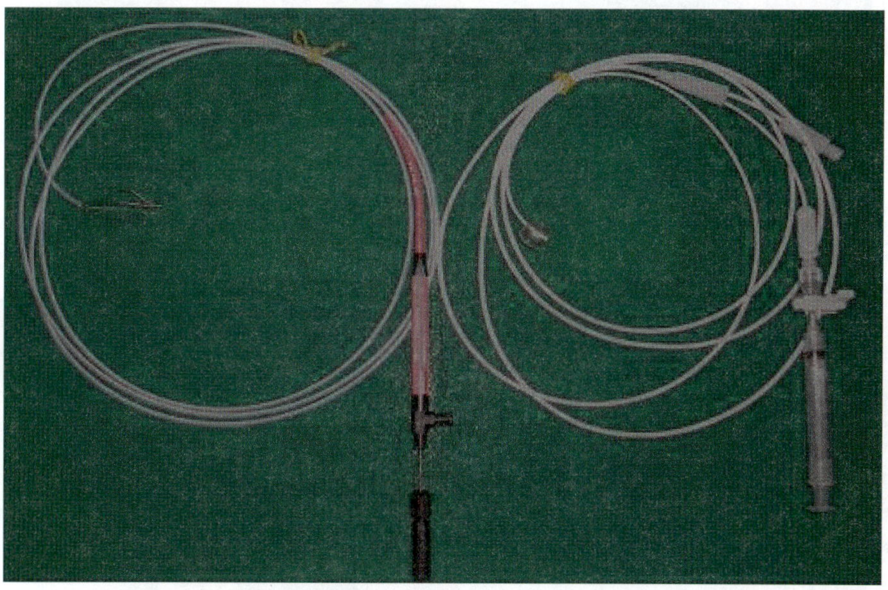

그림 3-45. Stone basket catheter와 balloon catheter 영상

6) 시술 방법

(1) 결석제거술 시행 전에 scout 촬영을 시행한다.

(2) 환자에게 시술 과정을 상세히 설명하고 긴장하지 않도록 안내한다.

(3) ERCP를 먼저 시행하여 결석의 크기 및 위치 등을 정확히 진단한다.

(4) EST를 시행한다.

(5) 샘창자경을 거치해 놓은 상태에서 stone basket catheter로 결석을 포획 후 제거한다.

(6) 결석이 작아서 stone basket catheter에서 빠져 나가거나 완벽한 포획이 용이하지 않을 경우, balloon catheter로 훑어 내리듯 제거한다.

(7) 결석이 완전히 제거될 때까지 stone basket catheter와 balloon catheter를 적절히 이용하여 반복 시술한다.

(8) 최종적으로 cholangiography를 시행하여 잔류 결석의 존재 여부를 확인한다.

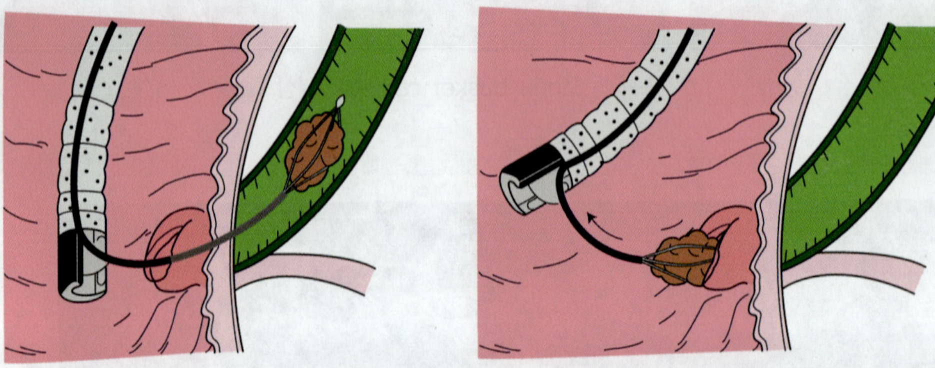

그림 3-46. Stone basket catheter를 이용하여 쓸개관 결석을 제거하는 모식도

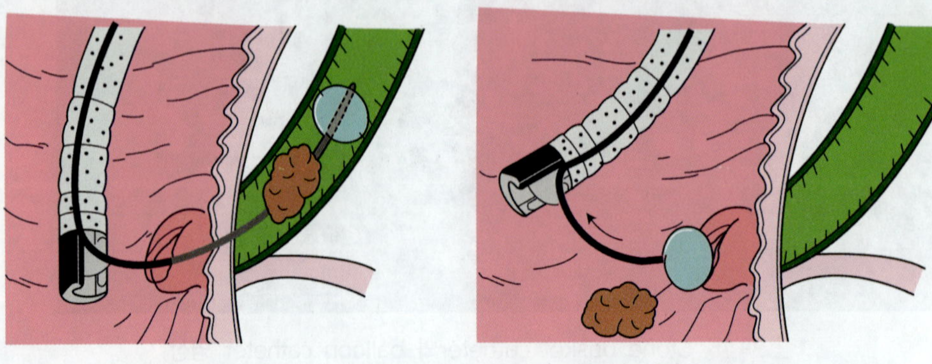

그림 3-47. Balloon catheter를 이용하여 쓸개관 결석을 제거하는 모식도

7) 후처치

후처치는 EST에 준하여 시행한다.

8) 임상 증례

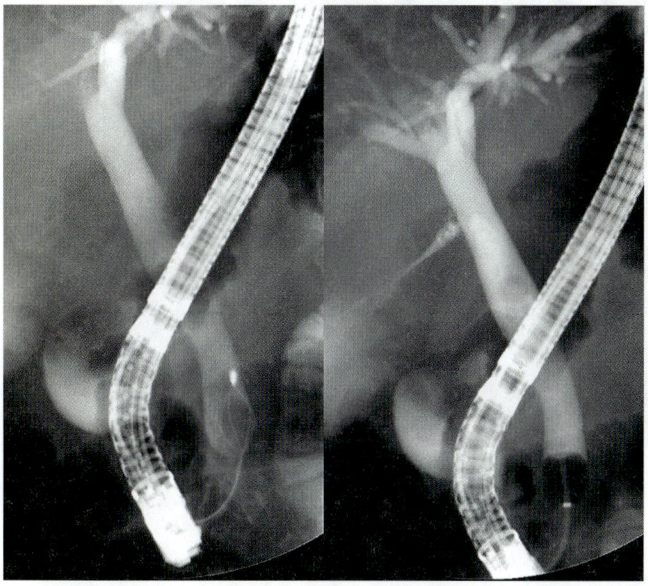

그림 3-48. ERCP 하에 stone basket catheter와 balloon catheter를 이용한 결석제거술 영상

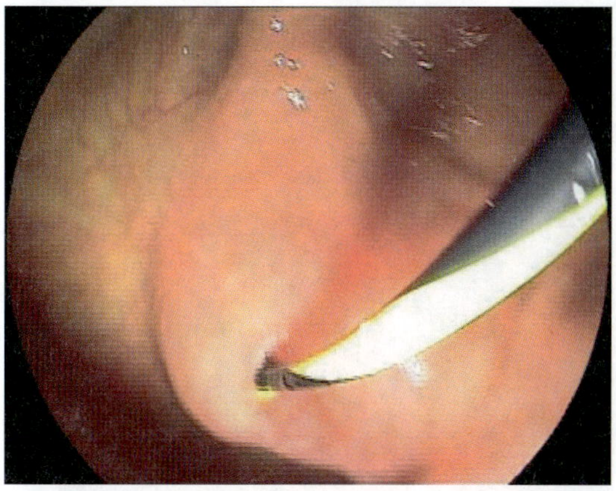

(a)

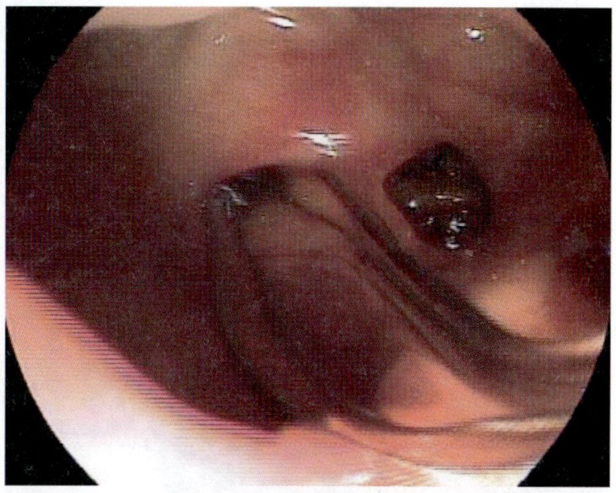

(b)

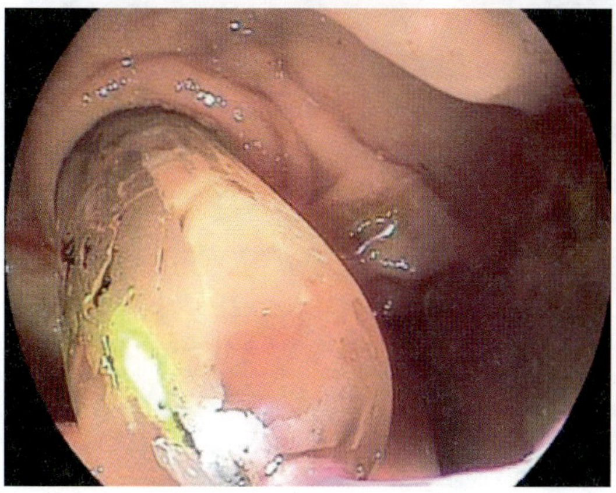

(c)

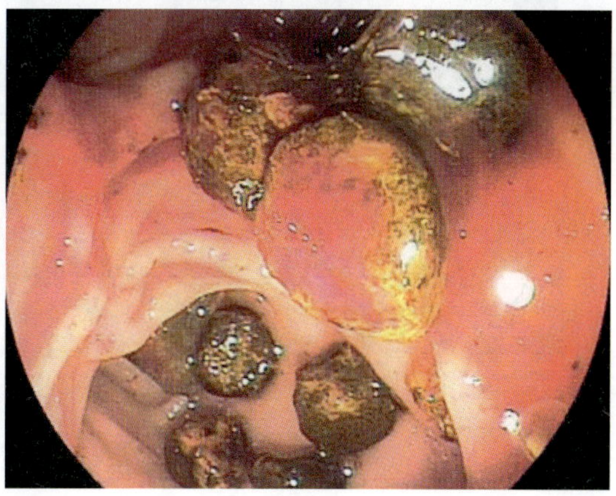

(d)

그림 3-49. Stone basket 및 balloon catheter를 이용하여 결석을 제거하고 있는 내시경 영상

(a) Cannula 삽입 영상 (b) Basket catheter를 이용한 제거 영상
(c) Balloon catheter를 이용한 제거 영상 (d) 결석이 샘창자 내로 제거된 영상

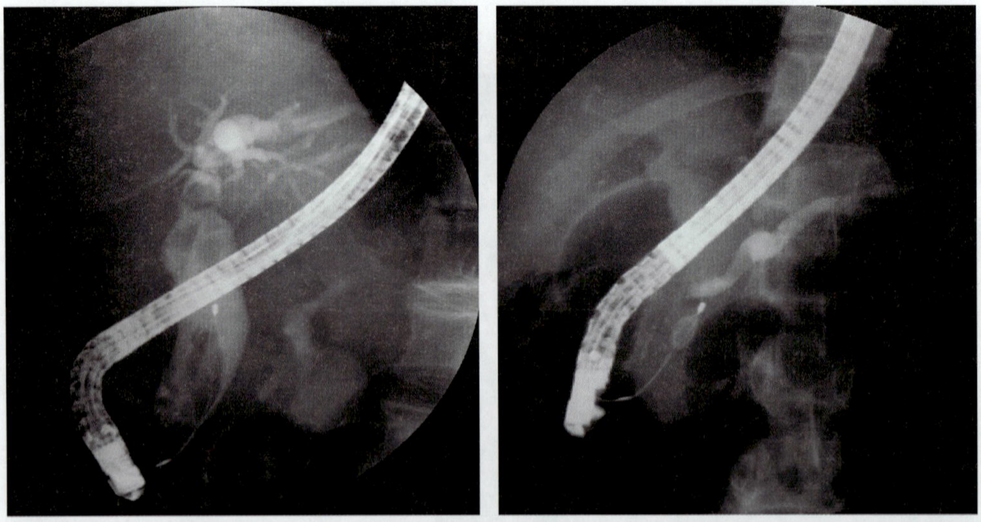

그림 3-50. Stone basket catheter를 이용한 쓸개관 결석 제거(CBD stone, pancreatic duct stone) 영상

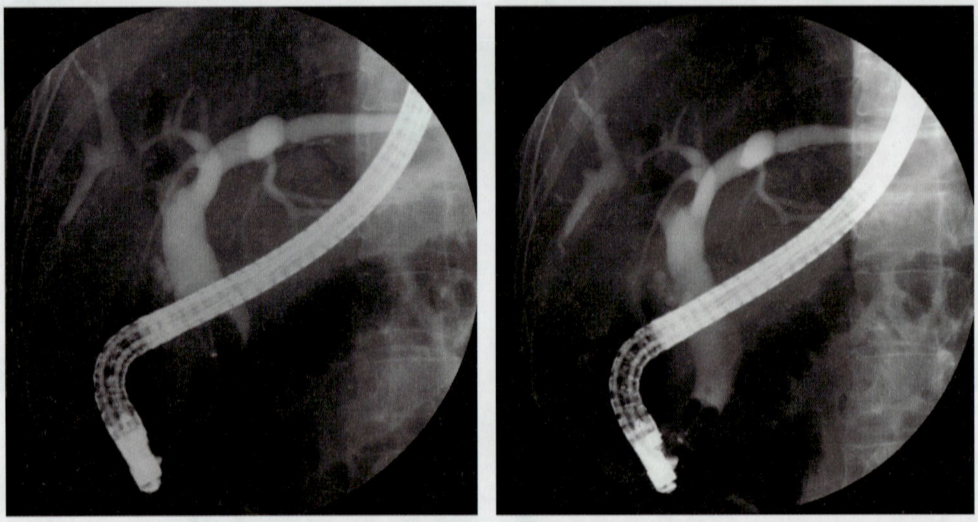

그림 3-51. Balloon catheter를 이용하여 쓸개관 결석을 제거하고 있는 순차적 영상

2 거대 결석(Large stone)

1) 개요

커다란 결석(large stone)의 제거술은 작은 결석의 제거술에 비해 상대적으로 어렵고 여러 가지 절차를 거쳐야 한다. 즉 EST의 절개 가능 범위가 10 mm 내외이므로 10 mm 이상의 결석은 EST 절개부위를 경유하여 stone basket catheter나 balloon catheter로 간단히 제거하기 어려우므로 작게 분쇄하여 몸 밖이나 샘창자 내로 배출시켜야 한다.

2) 적용

커다란 결석의 적용 대상은 IHD, CBD, CHD stone 중 10 mm 이상으로 커서 유부부를 통하여 제거하기 어려운 결석이다.

3) 조영제

시술하면서 결석의 위치 및 제거 여부를 진단하기 위하여 수용성 요오드 조영제를 사용한다.

4) 쇄석술(Lithotripsy)

커다란 결석을 제거하기 위해서는 우선 결석을 작게 분쇄해야 하는데 이를 쇄석술(lithotripsy)이라고 하며, 종류 및 시술 방법은 다음과 같다.

(1) 체외충격파쇄석술(Extracorporeal shock wave lithotripsy : ESWL)

체외충격파쇄석술은 투시나 초음파를 이용하여 결석의 위치를 진단한 다음, 체외에서 충격파를 주어 결석을 분쇄시키는 방법이다. 그러나 쓸개관 결석은 쓸개즙이나 결석의 특성상 요로 결석에 비해 적용 빈도가 낮다. 왜냐하면 요로의 결석은 ESWL로 분쇄시켜 놓으면 소변을 통해 빠져 나오는 특성이 있으나, 쓸개관 결석은 아무리 작게 분쇄시켜도 stone basket catheter나 balloon catheter를 이용하여 제거하지 않으면 sludge와 결합되어 쓸개즙의 흐름을 방해하거나 다시 결석을 형성하는 특징이 있으므로 샘창자 내로 직접 제거할 수 있는 시술법을 적용해야 한다. 간혹 stone basket catheter에 포획되지 않거나 너무 단단하여 다른 쇄석술로 제거가 쉽지 않은 결석의 경우 유용성이 있다. 특히 최근에는 이자관 결석에 적용하여 좋은 효과를 보이고 있다.

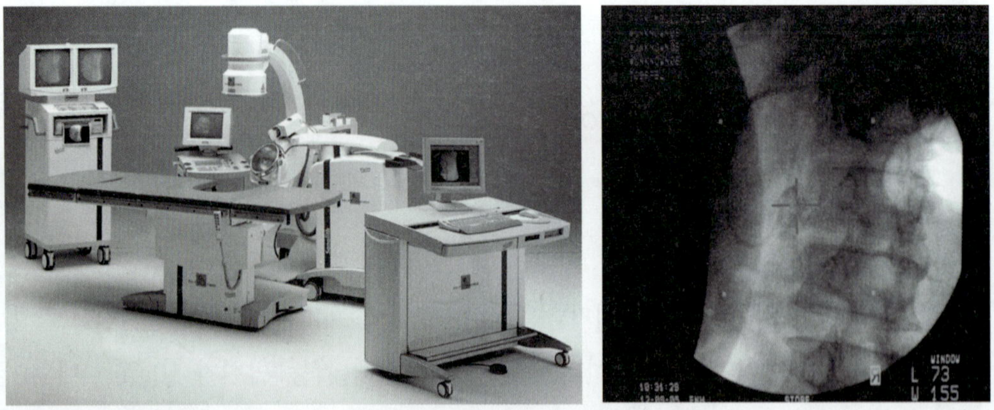

그림 3-52. ESWL 장비 및 control monitor

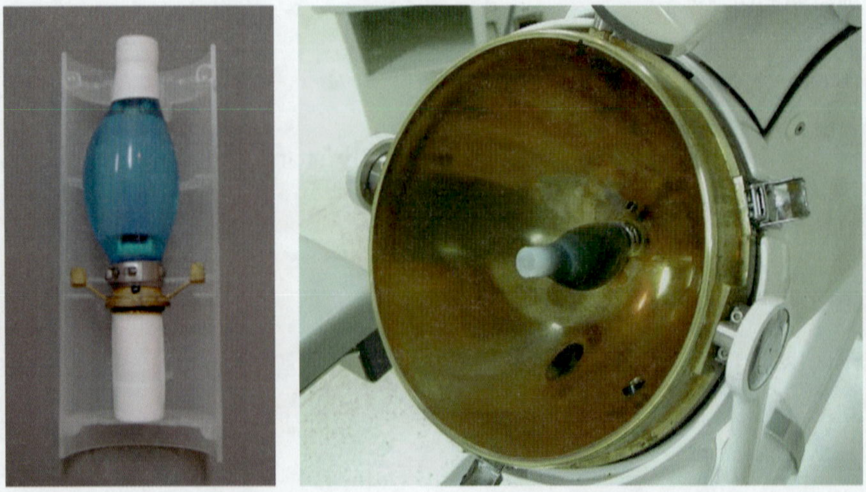

(a) (b)

그림 3-53. (a) 사용 전 Electrode 영상 (b) ESWL 장비에 setting된 영상

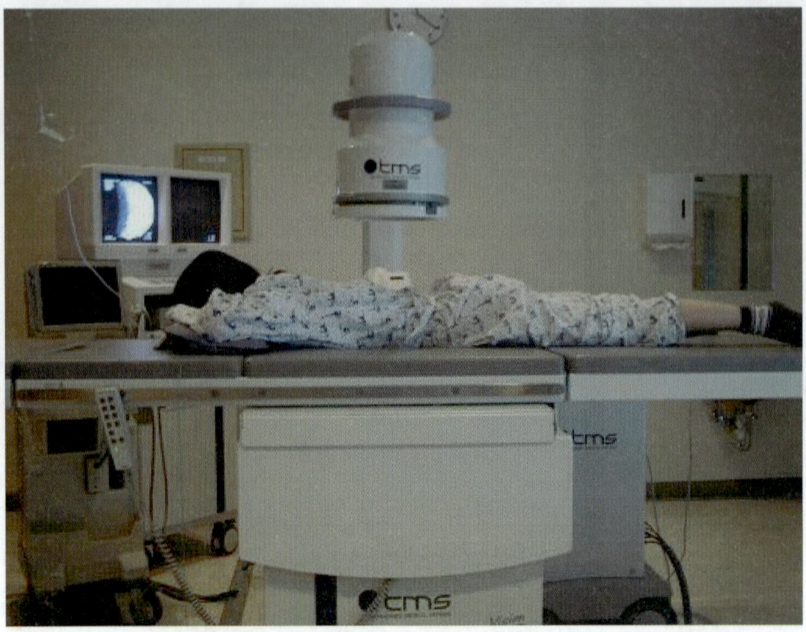

그림 3-54. 환자를 대상으로 ESWL을 시행하고 있는 영상

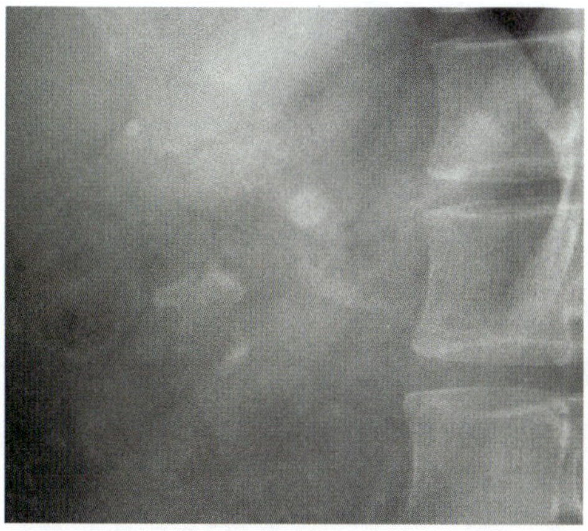

(a)

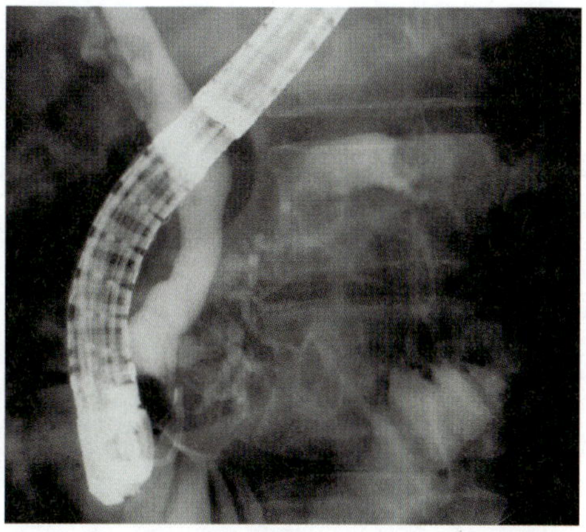

(b)

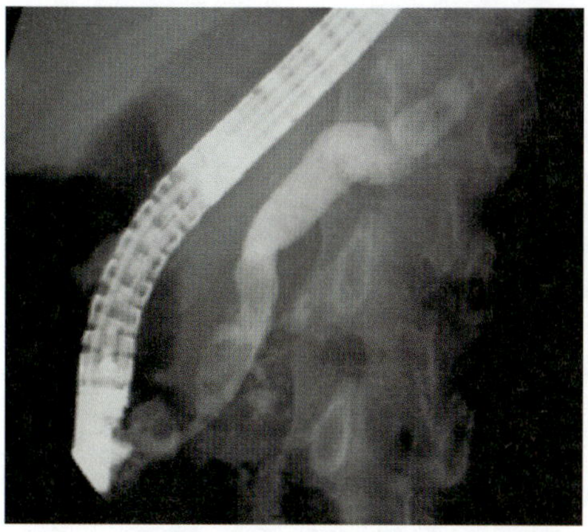

(c)

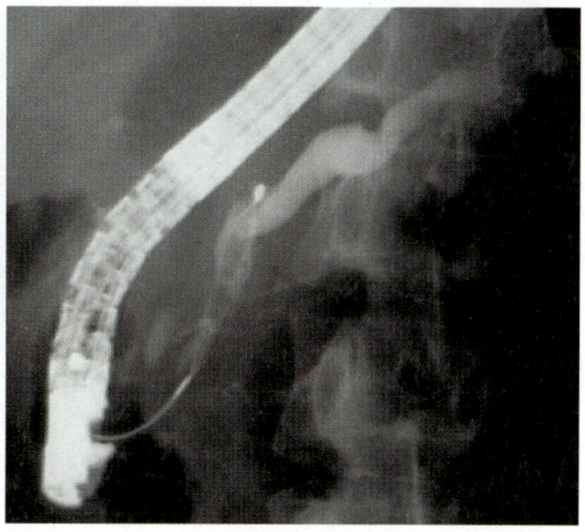

(d)

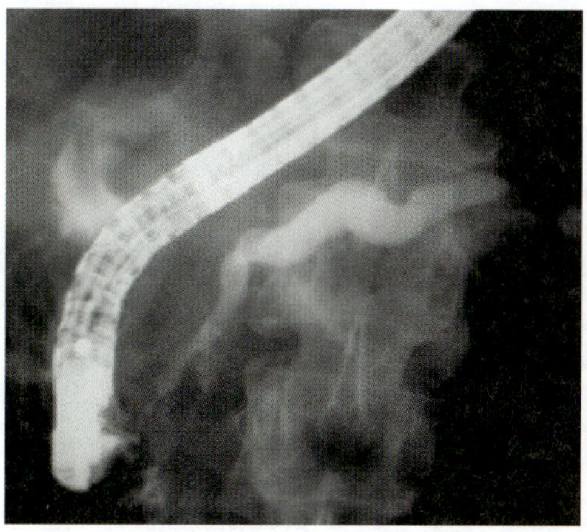

(e)

그림 3-55. ESWL 전후 ERCP 영상

(a) Scout 영상
(b) ERC 영상
(c) ERP 영상
(d) ESWL 후의 basket catheter를 이용한 이자관 결석제거 영상
(e) 이자관 결석제거 후 ERP 영상

(2) 전기수압식쇄석술(Electrohydroulic lithotripsy : EHL)

전기수압식쇄석술은 electro probe를 이용하여 액체 용매에서 짧은 방전을 일으켜 발생된 충격파(수압)로 쓸개관 결석을 분쇄시키는 쇄석술로서 ISWL이라고도 한다. 내시경으로 결석을 직접 확인하면서 충격파를 가해야 효과가 우수하므로 수술 또는 PTBD 시행 후의 환자를 대상으로 담도내시경을 경유하여 시행한다. 샘창자경을 이용한 시술은 electro probe의 충격파가 쓸개관의 벽이나 혈관에 가해져 천공이나 출혈 등이 발생할 위험성이 있으므로 적용하지 않는 실정이다.

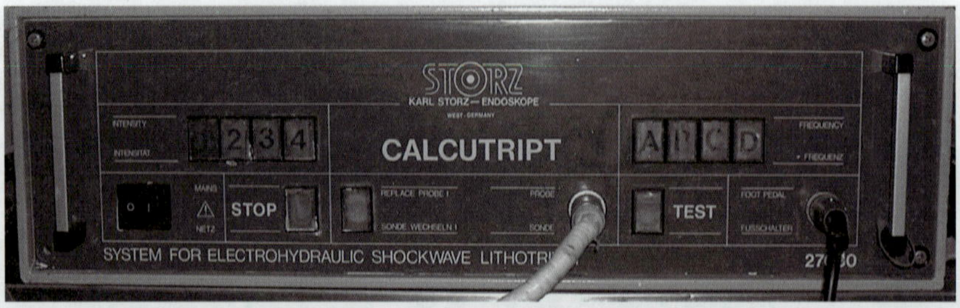

그림 3-56. EHL을 시행하기 위한 전기소작기구 영상

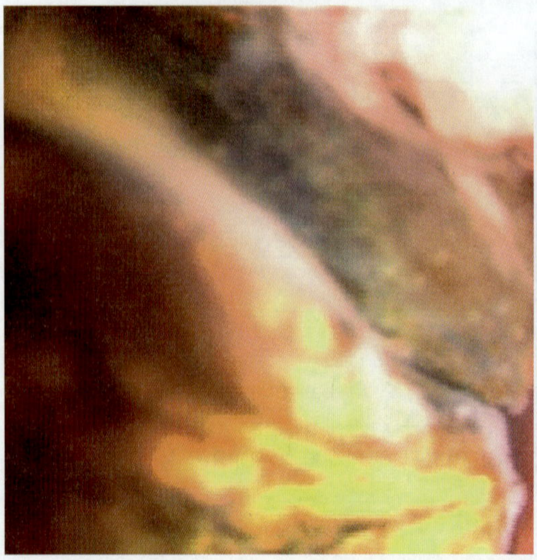

그림 3-57. EHL probe를 이용하여 쓸개관 결석을 제거하고 있는 내시경 영상 (수파를 일으키며 분쇄되고 있는 모습)

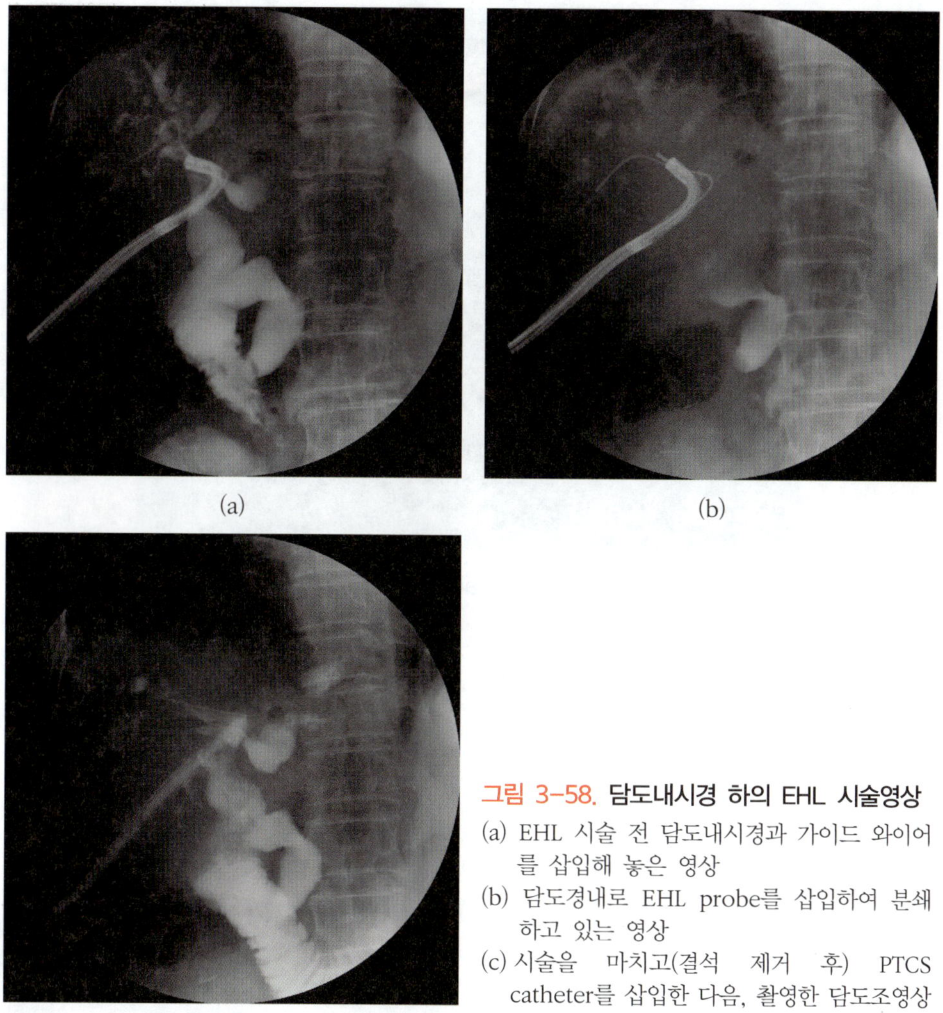

(a) (b) (c)

그림 3-58. 담도내시경 하의 EHL 시술영상

(a) EHL 시술 전 담도내시경과 가이드 와이어를 삽입해 놓은 영상
(b) 담도경내로 EHL probe를 삽입하여 분쇄하고 있는 영상
(c) 시술을 마치고(결석 제거 후) PTCS catheter를 삽입한 다음, 촬영한 담도조영상

(3) 기계적쇄석술(Mechanical lithotripsy : MCL)

ERCP를 시행하여 커다란 결석이 진단되었을 경우에 적용하는 시술로서, 먼저 강도가 매우 강한 basket catheter를 샘창자경의 working channel을 경유하여 결석을 견고하게 포획한다. 포획이 완료되면 금속성 외피(metal sheath)를 씌워 쇄석기 핸들을 조작하여 basket catheter를 금속 외피 방향으로 조이면서 잡아당겨 분쇄시킨다.

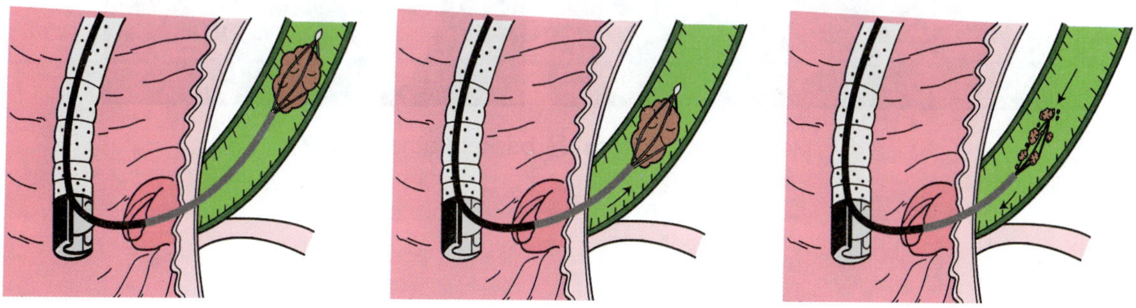

그림 3-59. Mechanical lithotripsy의 모식도

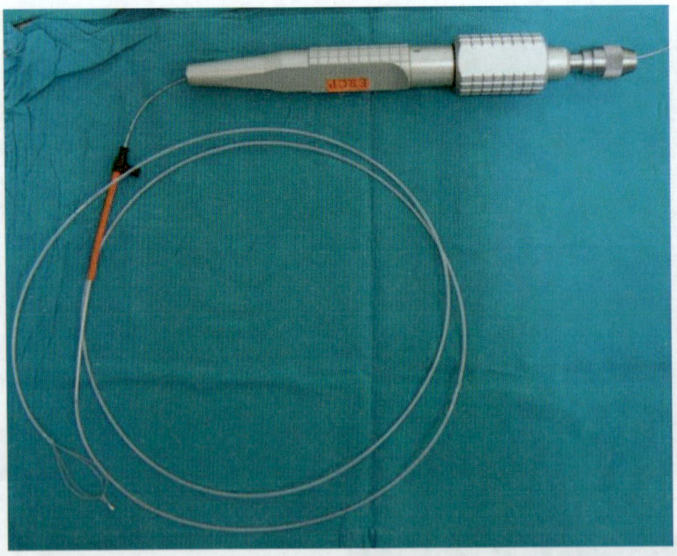

그림 3-60. Mechanical lithotripsy 기구 영상

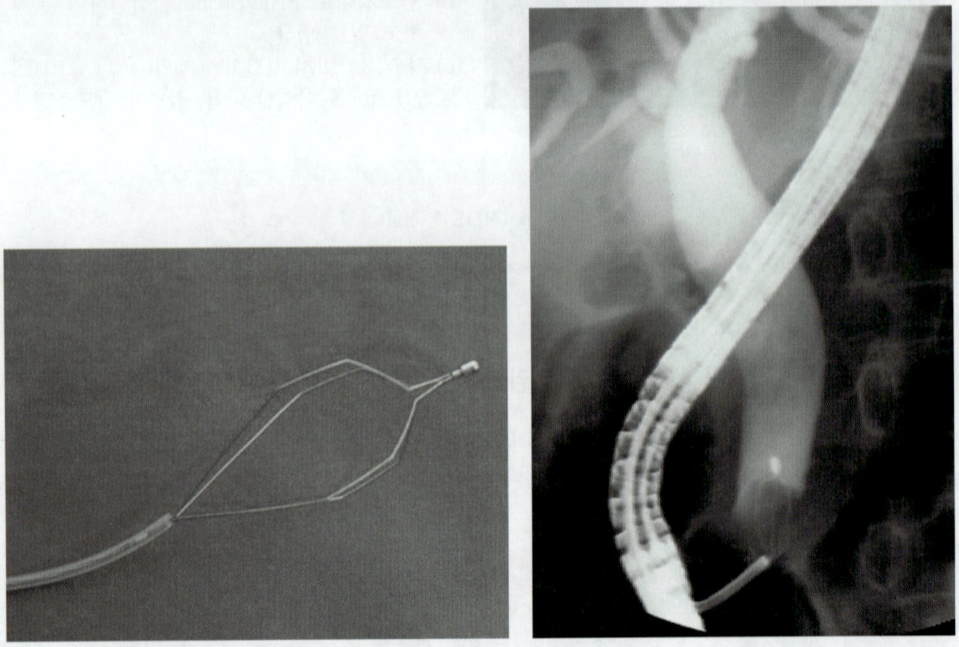

그림 3-61. Mechanical lithotripsy용 basket catheter 및 시술 영상

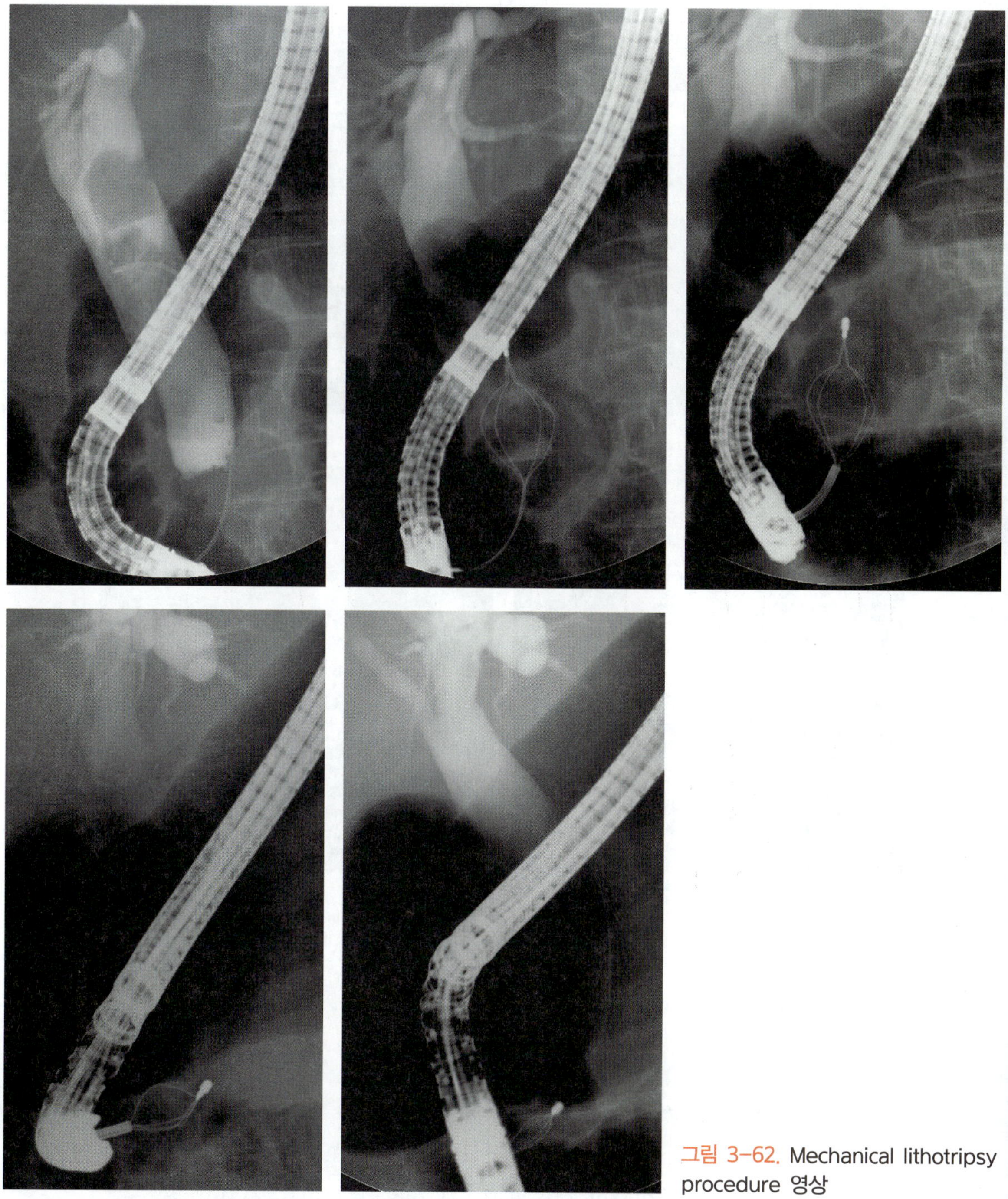

그림 3-62. Mechanical lithotripsy procedure 영상

- **Emergency lithotripsy :** 커다란 결석을 기계적 쇄석술(mechanical lithotripsy)로 분쇄할 목적이 아닌, ERCP 중 우연히 진단된 결석을 제거할 목적으로 시술하던 과정에서 결석이 그다지 크지 않더라도 basket catheter로 제거가 불가능하고, basket catheter 자체도 빠지지 않을 경우에 시행하는 시술이다. 예전에는 수술실에서 응급수술을 통해 basket catheter와 결석을 제거하였으나, 최근에는 일단 내시경을 제거하고 catheter 외관으로 금속외피를 씌워서 기계적 쇄석술과 동일한 procedure로 시술하여 제거한다.

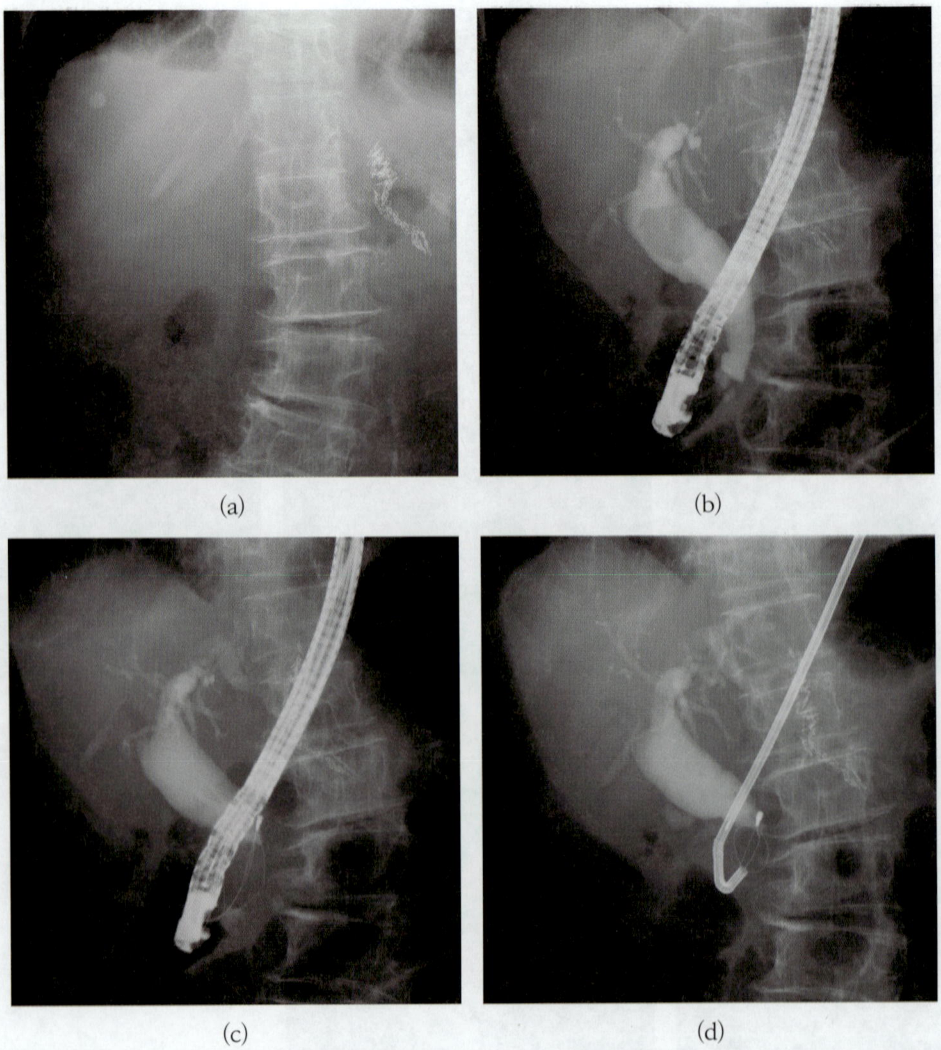

그림 3-63. Emergency lithotripsy procedure 영상

(4) 레이저 쇄석술(Laser lithotripsy)

전기수압식쇄석술과 유사한 시술방법이지만, source로 laser를 이용한다는 차이점이 있다. 상대적으로 안전하고 쓸개관 결석의 쇄석에 효용성이 있다고 알려져 있으나, 고비용으로 인하여 일부의 의료기관에서 이용하고 있는 실정이다.

3 담도경을 이용한 결석제거술(Choledochoscopic stone removal)

1) 개요

담도내시경(choledochoscope)을 이용한 결석제거술은 수술이나 PTBD 시행 후, 외부로 tract가 형성되어 있는 환자를 대상으로 하며, 이는 구경이 상대적으로 큰 샘창자경(12~14 mm)을 이용한 결석제거술보다 비교적 효과적이다. 특히 담도경(담도내시경)은 구경이 5 mm 가량의 세경(미세한 내시경)이므로 CBD는 물론, IHD까지도 접근이 가능하여 진단 및 치료에 매우 유용하다. 여기에 EHL을 병행하면서 그 효과가 배가되고 있는데, 담도경의 접근 route에 따라 PTCS, POCS, PTCCS, POCS(M&B scope) 등으로 구분하고 있다.

담도경을 이용한 결석제거술은 선택적인 쓸개관 진단과 결석의 확인 및 제거가 가능하고, 시술 중 협착 부위의 확장과 쇄석술 등을 함께 적용할 수 있다.

- 그 외, 담도경을 활용하면 조직(세포진)검사, 스텐트 삽입술 등을 용이하게 시행할 수 있다.

2) 적용

담도경을 이용한 결석제거술은 CBD와 CHD의 multiple stones나 IHD의 stone, 그리고 각 부위에서 위치하는 커다란 결석 등에 적용된다. 특히 커다란 결석의 제거에 전기수압식쇄석술(EHL)을 사용하면 효과가 우수하다. 다만, PTBD나 수술을 통한 외부 tract의 확보가 선행되어야 용이하게 시행할 수 있다.

3) 조영제

시술 중 생리식염수(normal saline)를 지속적으로 주입하면서 수용성 조영제를 사용하며, 상황에 따라 장시간 시술을 하므로 통상 tubography 조영제량의 5배 정도를 사용한다.

4) 준비 기자재

투시촬영장치, 담도경, basket catheter, EHL, PTCS set 등

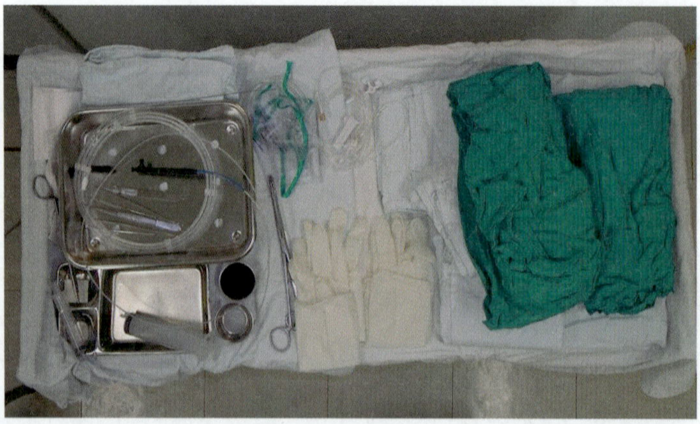

그림 3-64. 담도경을 이용한 결석제거술의 PTCS set 영상

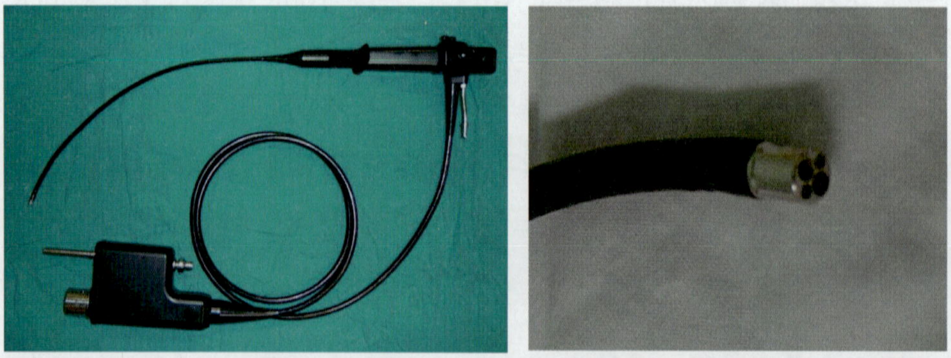

그림 3-65. 담도경의 모양과 내시경 삽입부 영상

5) Choledochoscopic stone removal procedure

담도경은 가늘고 짧아서 가느다란 간내쓸개관에도 접근이 용이하고 간편하게 작동할 수 있는 장점이 있다. 담도경을 이용한 시술에는 담도경의 접근 경로(approach)에 따라 크게 4개로 나뉘어 시행되는 데, 공통적으로 다음과 같은 사전 시술준비를 한다.

(1) 환자를 투시촬영대 위에 눕히고 쓸개관을 중심으로 scout을 촬영한다.
(2) Tube 주변을 소독한 다음, 시술을 위한 멸균포로 환자 전체를 cover한다.
(3) 삽입된 tube를 통하여 간략히 tubography를 시행한 다음, tube를 제거한다.
(4) 시술이 시작되면 시술의사와 협조하여 투시 및 촬영을 병행한다.
(5) 시술 중 질환이 의심되는 부위에는 생검(biopsy)을 시행하기도 한다.
(6) 쓸개관이 좁아서 결석을 제거하기 어려울 경우, 쓸개관 확장술을 시행한다.
(7) 시술이 끝나고 새로운 tube를 설치한 다음, tubography를 약식으로 촬영한다.

※ 시술이 완전히 종료된 후에는 tube 삽입을 하지 않으므로 tubography가 필요 없다.

담도경 시술의 적용

(1) 잔류 결석의 유무 확인 및 적출

(2) 간내쓸개관 결석의 유무 확인 및 적출

(3) 간내쓸개관 병변의 진단 및 그 진행 정도 판단

(4) 쓸개관 및 쓸개즙의 감염정도 확인

(5) 쓸개관의 종양 및 염증성 병변의 감별 진단

(6) 쓸개관 암의 진단 및 종양의 침윤 정도 진단

(7) 쓸개관 협착의 확인 및 확장

(8) 쓸개관 병변의 확인 및 조직검사 시행

(9) 쓸개관의 passage 통로 역할

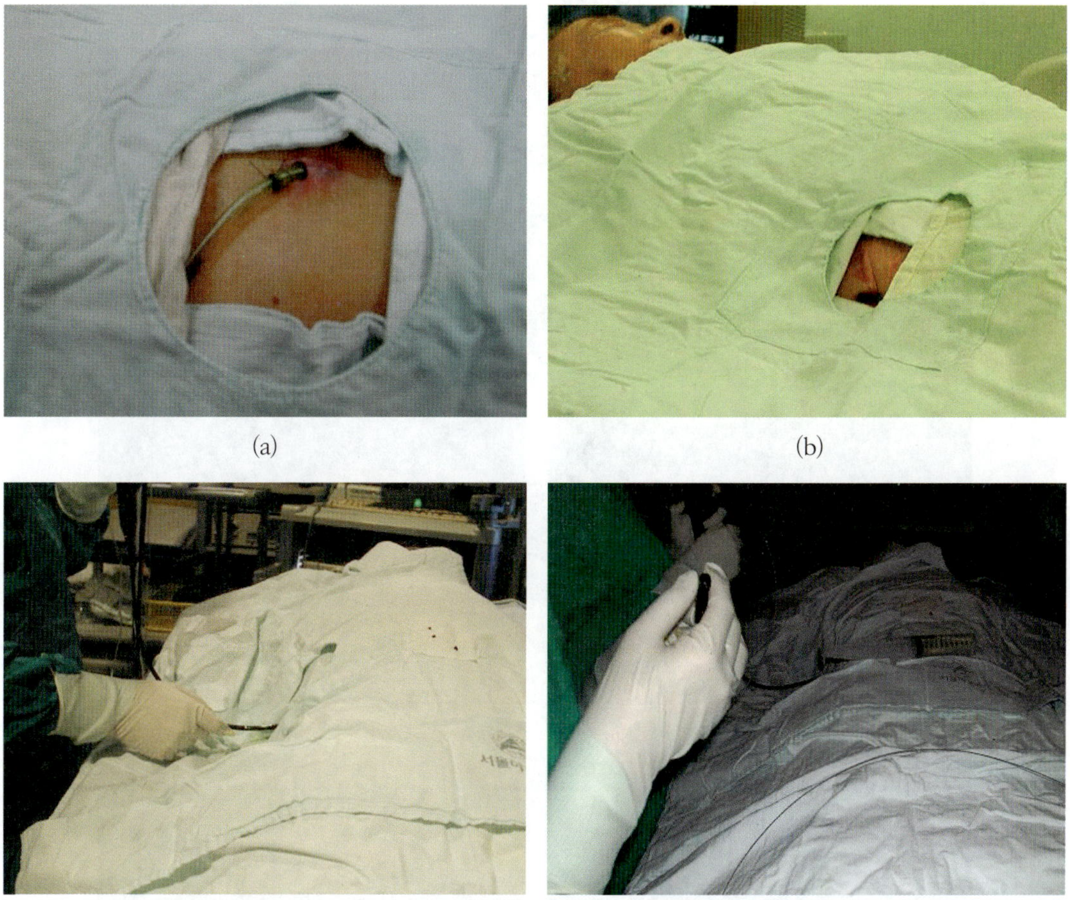

(a) (b) (c) (d)

그림 3-66. Choledochoscopic stone removal procedure 영상

(a) Tube 주변의 소독과 멸균포 setting 영상 (b) 삽입된 tube 제거 영상
(c) 담도경 시술을 시작하는 영상 (d) Basket catheter로 결석을 제거하고 있는 영상

(1) 경피경간담도경결석제거술(Percutaneous transhepatic cholangio-scopic stone removal : PTCS)

PTCS는 PTBD를 시행하여 tract을 확장(dilatation)시킨 다음, 그 tract를 따라 담도경을 guide하여 stone basket catheter나 balloon catheter로 결석을 제거하는 시술이다. PTCS의 장점은 간내 결석제거에 가장 좋은 적응성을 가지고 있고, 단순한 간외 쓸개관 결석 및 협착을 동반한 간외 쓸개관 결석의 제거에도 좋은 적응성을 가지고 있다. 또한 위절제술 후 내시경적 결석제거술이 곤란한 경우에 적용하면 좋은 치료 효과를 기대할 수 있다.

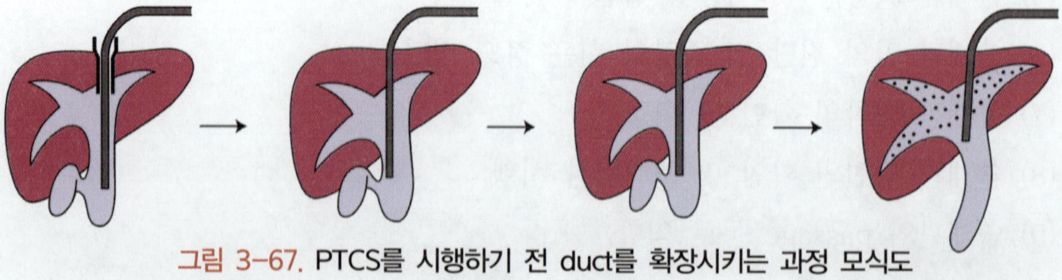

그림 3-67. PTCS를 시행하기 전 duct를 확장시키는 과정 모식도

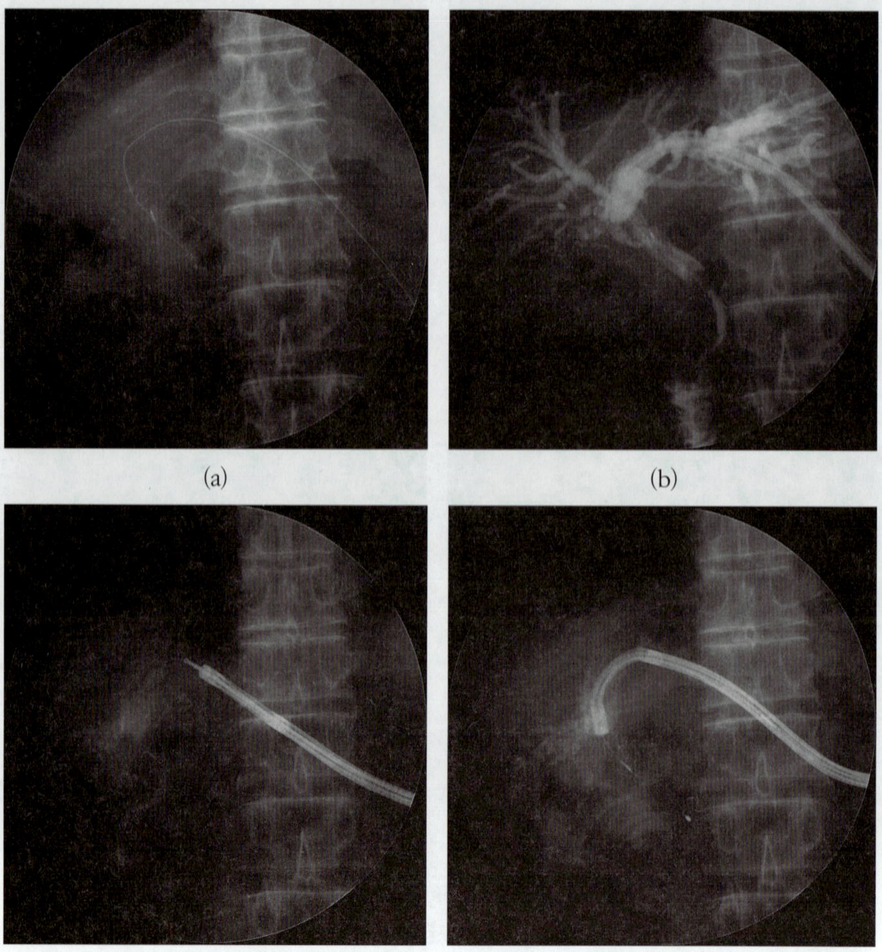

(a) (b)

(c) (d)

그림 3-68. PTCS procedure 영상

(a) Scout 영상(PTCS catheter 삽입된 영상)　(b) Cholangiography 영상
(c) EHL을 이용한 쓸개관 결석 제거 영상　(d) Basket catheter를 이용한 쓸개관 결

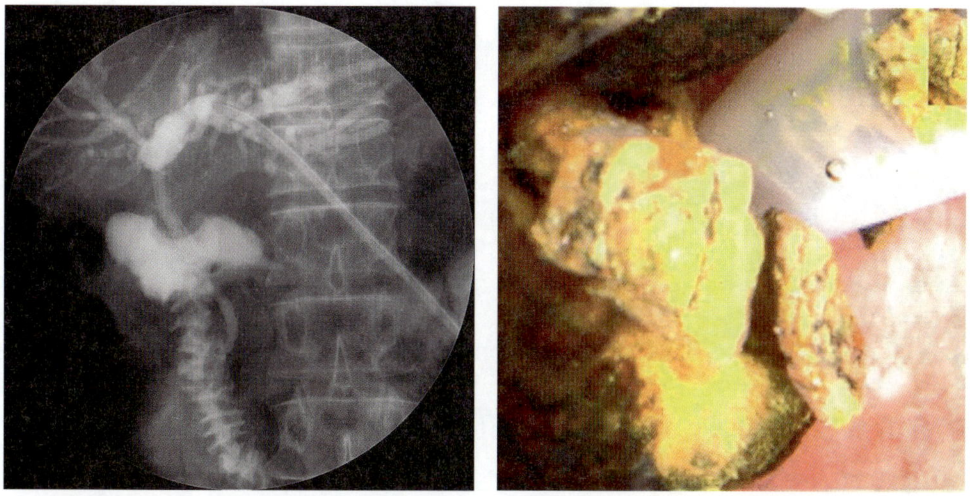

그림 3-69. PTCS를 위한 cholangiography와 적출하면서 결석을 촬영한 내시경 영상

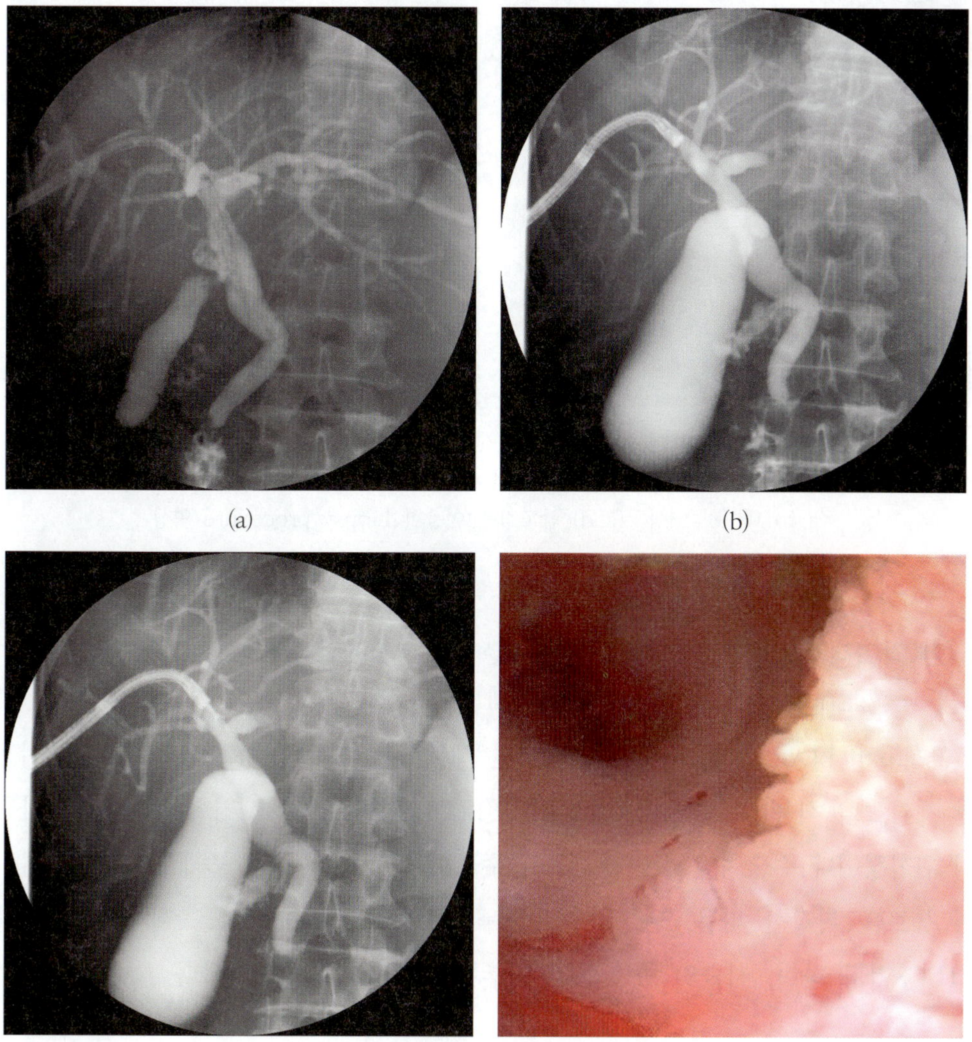

(a) (b)

(c) (d)

그림 3-70.
(a, b, c) Biliary papillomatosis 환자의 PTCS 시술 영상 (d) 시술 중 내시경 영상

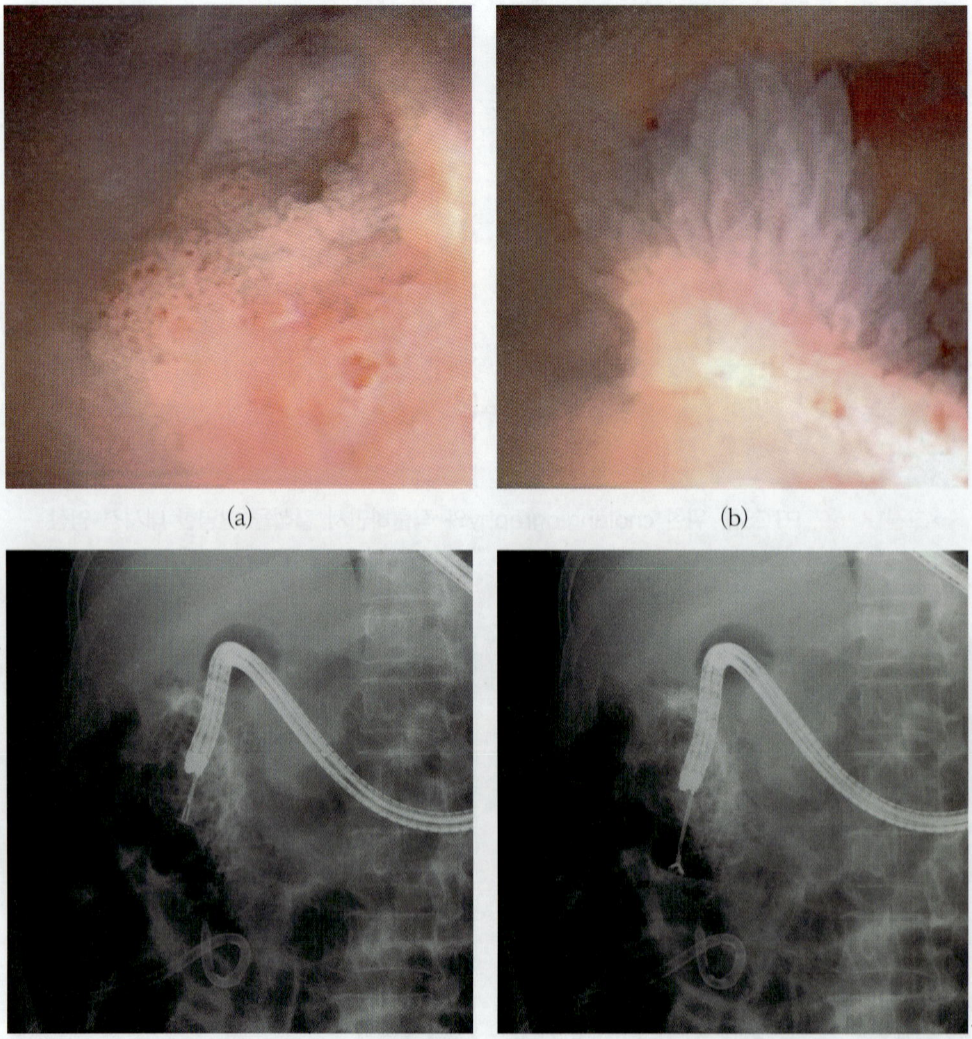

(a) (b) (c) (d)

그림 3-71. Biliary cancer 의심 환자의 biopsy procedure 영상
(a, b) 내시경 영상 (c, d) 담도경을 이용한 biopsy procedure 영상

(2) 경피경간담낭경결석제거술(Percutaneous transhepatic cholecysto-cholangioscopic stone removal : PTCCS)

쓸개(gall bladder)에 결석이 진단되면 해부학적 구조상 ERCP나 PTCS을 이용한 제거술을 적용하기 어려워 통상 수술(LLC나 개복술)로 제거한다. 그러나 마취의 위험성이나 수술여건이 어려워 응급수술이 불가능할 경우 쓸개에 직접 천자하여 통로를 확장한 다음, 담도경을 이용하여 경피적으로 결석을 제거한다. 이를 PTCCS라고 하며, 시술의 방법 및 전·후처치는 PTCS와 동일하다.

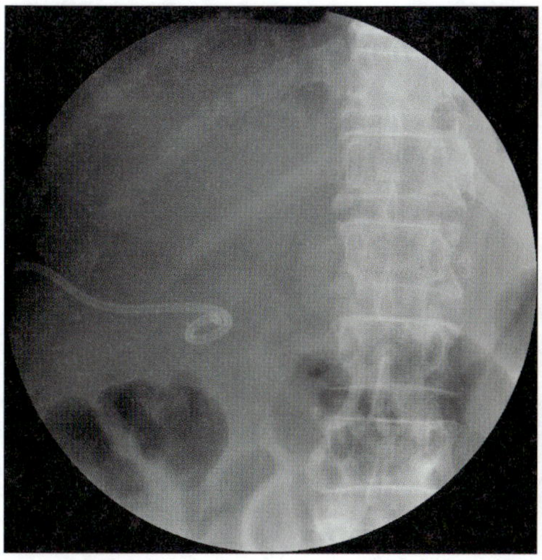

(a)

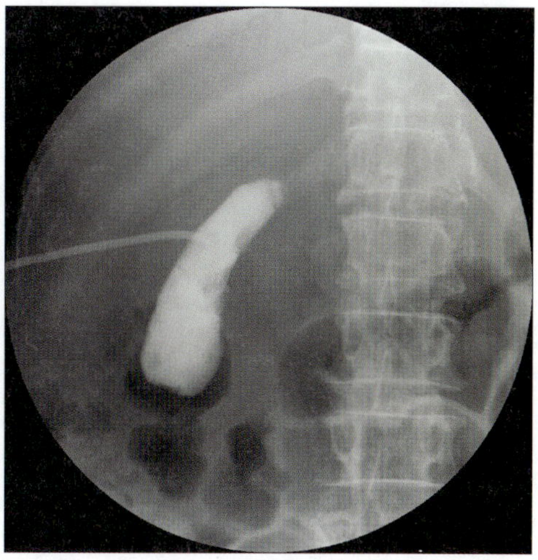

(b)

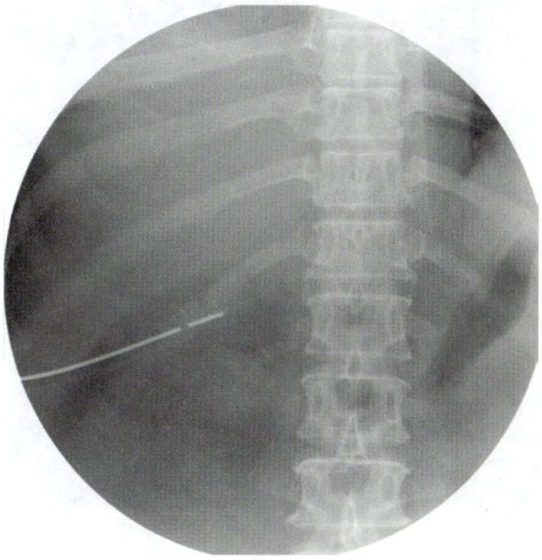

(c)

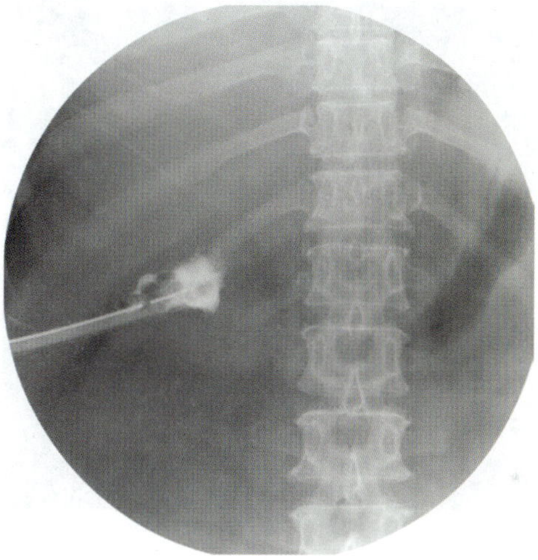

(d)

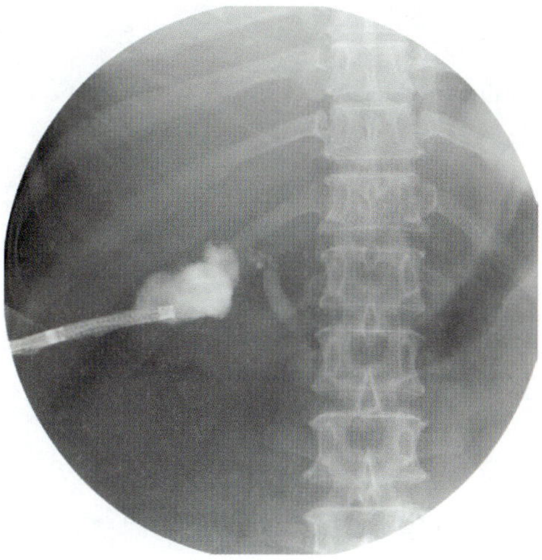

(e)

그림 3-72. PTCCS procedure 영상

(a) Scout 영상(pig tail catheter 삽입 영상)
(b) Cholecystography 영상
(c) PTCS catheter를 이용한 duct dilatation 영상
(d) Dilatation 후 조영제 주입 영상
(e) 담도경을 이용한 PTCCS 영상

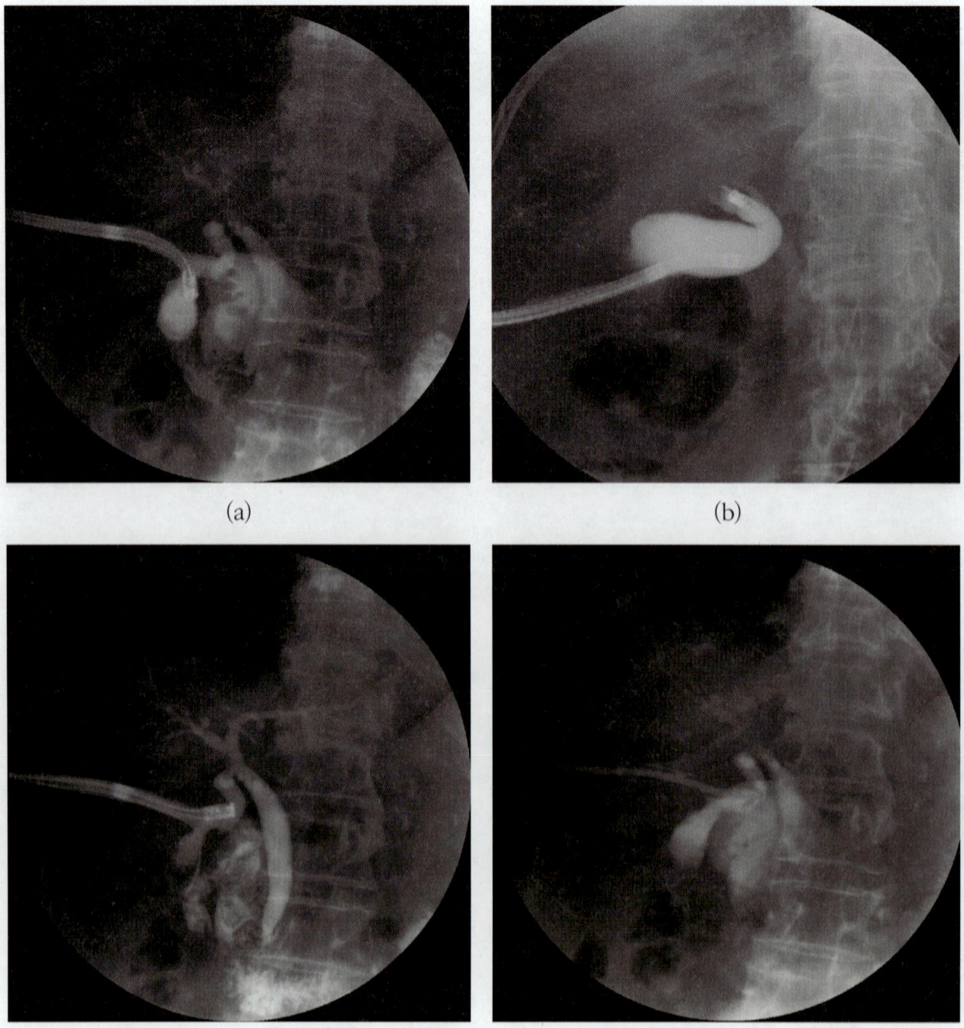

(a) (b) (c) (d)

그림 3-73. Gall bladder 및 cystic duct stone의 PTCCS 영상

(a) Gall bladder stone 제거 후 영상
(b) Cystic duct stone 확인 영상
(c) Cystic duct stone 제거 후 영상
(d) PTCCS 종료 후 drainage catheter 삽입 영상

(3) 수술후담도경결석제거술(Post operation cholangioscopic stone removal : POCS)

POCS는 개복술을 시행한 환자를 대상으로 시행하는 시술로서 수술 후에 삽입해 놓은 T-자관을 통하여 담도조영검사를 시행한 다음, tract를 확보하여 결석을 제거한다. 결석 제거에 담도경과 stone basket catheter를 사용하여 비교적 편리하게 제거할 수 있는 방식이나, 수술할 때 잔류 결석을 대부분 제거하기 때문에 시행 빈도면에서는 상대적으로 낮은 편이다. 시술 전·후처치 및 시술방법은 PTCS와 동일하거나 비슷하다.

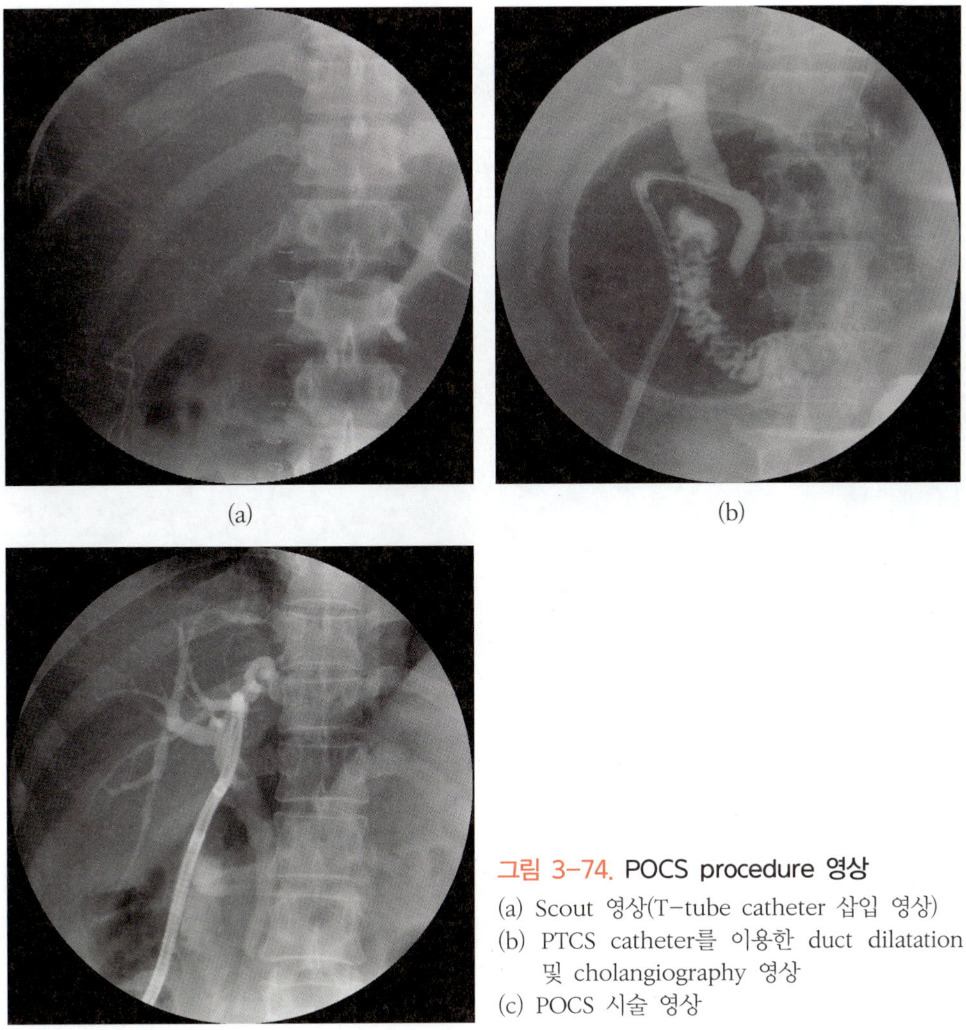

(a) (b) (c)

그림 3-74. POCS procedure 영상

(a) Scout 영상(T-tube catheter 삽입 영상)
(b) PTCS catheter를 이용한 duct dilatation 및 cholangiography 영상
(c) POCS 시술 영상

(4) 경구적담관경결석제거술(Peroral cholangioscopic stone removal : POCS)

경구적담관경결석제거술(POCS)은 신체 외부로 tract이 형성되어 있지 않은 환자를 대상으로 시행하는 시술이다. 먼저 직경이 커다란 내시경(모내시경, mother scope)의 겸자공 사이로 직경이 작은 내시경(자내시경, baby scope)을 삽입시켜 결석을 제거하는 시술로서 엄마와 아들과 같은 형태의 내시경시술이라고 하여 모자내시경(mother & baby scope) 또는 친자방식으로서 모자내시경결석제거술이라고도 칭한다. 시술 방식은 PTCS, POCS, PTCCS와 달리 모내시경을 환자의 입을 통하여 샘창자 2nd portion에 거치시킨 다음, 자내시경을 모내시경의 겸자공을 통하여 쓸개관내로 삽입시켜 stone basket catheter나 balloon catheter를 이용하여 결석을 제거한다. 다만, 시술이 어렵고 시술에 참석하는 의사가 2명 이상

필요하며, 자내시경이 CBD 내로 삽입되어야 하는 어려움이 있다. 또한 시술에 많은 시간이 소요되는 단점으로 빈도가 매우 낮은 특징이 있다.

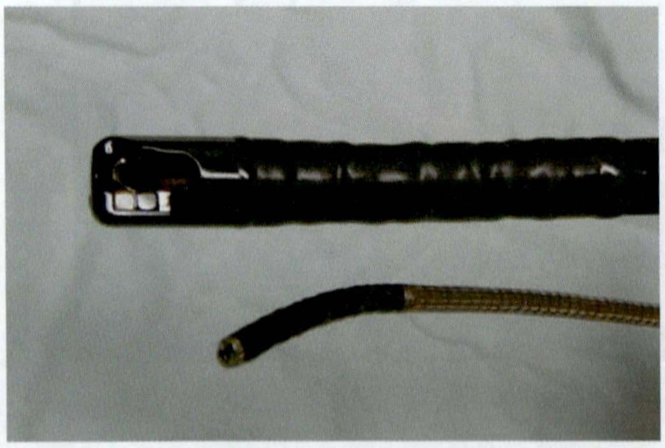

(a)

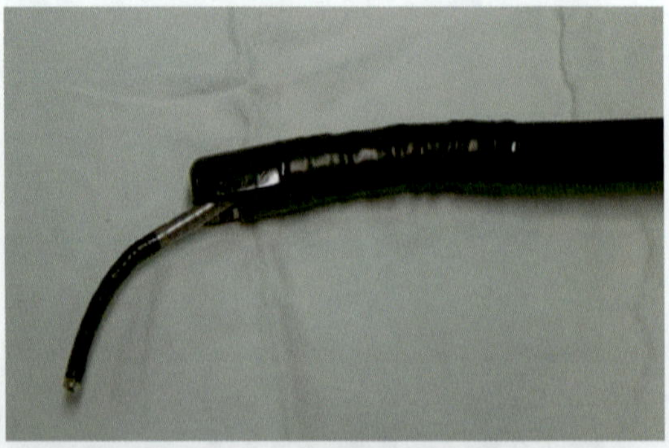

(b)

그림 3-75. Mother & baby scope를 이용한 POCS 영상
(a) Mother scope와 baby scope 영상 (b) Mother & baby scope가 삽입된 영상

11 담즙배액술
Biliary drainage

1) 개요

쓸개관은 간에서 생성된 쓸개즙을 배출시키는 통로이며, 결석이나 종양으로 쓸개관의 일부가 폐쇄되면 폐쇄부위보다 상부에 쓸개즙이 정체되어 쓸개관이 확장되고, 폐쇄성 황달(obstructive jaundice)이 발생한다. 이러한 황달이 진행되면 발열(fever)과 감염으로 인한 패혈증(sepsis)으로 이어져 심하면 생명까지 위협한다. 이를 예방하기 위한 비수술적 치료술이 담즙배액술(biliary drainage)이다. 담즙배액술은 쓸개즙 정체의 원인이 되는 종양이나 질환의 원천적인 치료를 목적으로 하는 것이 아니라, 정체되어 있는 쓸개즙을 체외 또는 체내로 배출해 줌으로써 발생된 합병증을 해소해 주기 위한 목적으로 적용된다.

담즙배액술의 종류는 쓸개즙의 배출 경로에 따라 크게 외류법(external drainage)과 내류법(internal drainage)으로 구분할 수 있는 데, 외류법은 배액도관(external drain catheter)을 이용하여 쓸개즙을 체외로 배출시키는 시술을 말하며, 내류법은 스텐트(stent) 삽입이나 쓸개관 확장(풍선 확장술)을 통해 체내(샘창자)로 쓸개즙을 배출시키는 시술을 말한다.

2) 적용

담즙배액술은 IHD, CBD, CHD의 일부 또는 전부의 폐쇄로 인하여 쓸개즙이 passage 장애를 일으켜 정체됨으로써 폐쇄성 황달이 발생한 환자를 대상으로 시행한다.

3) 전처치

결석제거술에 준하여 실시한다. 다만, ENBD와 ERBD는 ERCP 및 EST에 준하여 실시한다.

4) 조영제

담즙배액술을 위해서는 시술 중에 조영제를 지속적으로 주입하면서 촬영하며, 이때 사용되는 조영제는 수용성 요오드 조영제로서 통상 결석제거술과 비슷한 양을 사용한다.

5) 준비 기자재

투시촬영장치, 준비 set, pig tail catheter, ENBD catheter, stent, 확장형 balloon catheter 등

6) 배액술의 분류

쓸개즙을 배액하는 담즙배액술은 상기에서 언급한 바와 같이, 외류법과 내류법으로 구분되는데, 외류법에는 PTBD와 ENBD가 있으며, 내류법에는 스텐트 삽입술과 담관확장술(풍선 확장술)이 있다.

1 경피경간담즙배액술(Percutaneous transhepatic biliary drainage : PTBD)

경피경간담즙배액술(percutaneous transhepatic biliary drainage : PTBD)은 쓸개관의 폐쇄로 인하여 정체된 쓸개즙을 체외로 배출시키는 외유법이다. 즉 폐쇄성 황달 환자를 대상으로 다른 시술이나 수술에 앞서 응급으로 시행하거나 수술이 곤란한 위치에 발생한 쓸개관 암환자, 또는 쓸개관 암이 진행되어 수술이 불가능한 환자를 대상으로 경피적으로 배액도관을 삽입하여 쓸개즙을 체외로 배출시키는 일시적인 시술이다. 또한 스텐트를 삽입하여 체내로 쓸개즙을 배출시키는 배액술의 전단계 시술(경로 확보 목적)로 이용되는 경우도 있으며, 최근에는 결석 제거를 위한 경로 확보차원에서도 시행된다.

검사목적은 경피경간담도조영검사(PTC)를 시행하여 쓸개관 결석, 또는 종양의 위치를 확인하고 배액도관을 삽입하여 쓸개즙을 배액시킴으로써 수술에 따른 합병증을 예방함에 있다. 더불어 황달로 인한 전신 소양감, 쓸개관염, 손상된 간기능 회복, 수술전·후 환자의 전신상태 호전과 같은 효과를 보기 위함이다. 전처치로는 검사 전 8시간 이상 금식과 천자부위의 소독 및 국소 마취를 시행한 다음, 정맥주사 line을 확보한다. 검사 15분 전에는 진경제를 투여하여 긴장을 환화시켜 주며, 시술에 대한 자세한 안내를 통하여 불안감을 해소시켜 준다.

조영제는 모든 간·쓸계관계 조영검사와 마찬가지로 수용성 조영제와 생리식염수를 희석하여 사용하며, 쓸개관의 확장 여부에 따라 사용량을 조절한다.

PTBD는 노출된 배액도관의 관리문제, 쓸개즙의 체외 누출로 인한 수분과 전해질의 불균형, 쓸개즙산의 배출로 인한 소화흡수 장해 등의 문제점을 발생시키기도 한다. 이를 방지하는 차원에서 최근에는 새로운 스텐트와 카테터(locking loop design)의 개발로 쓸개즙을 체내로 배출시키는 시술이 시도되고 있으나, 만족스런 결과를 얻지는 못하고 있다.

PTBD는 장기간의 시술이 필요하지 않고 비교적 간단한 시술로서 높은 성공률을 기대할 수 있으며 시술 방법은 일반적으로 PTC를 실시하여 폐쇄부위와 범위를 확인한 후, 실시하는 경향이 많은 데, 요약하면 다음과 같다.

1) 환자는 바로누운자세에서 우측 가로막을 포함하여 scout 촬영을 한다.
2) 천자부위를 소독하고 국소 마취한다.
3) 우측 겨드랑선(Rt, mid axillary line)에서 제 7~9늑간을 22~21 gauge Chiba needle로 천자한다(필요한 경우 초음파로 적당한 천자부위를 결정한다).

4) Chiba needle을 간실질을 통하여 간내쓸개관에 삽입한다.

5) PTBD needle로 교환하고 lead wire, needle catheter, PTBD wire 등으로 교환하면서 배액도관(drainage catheter)이 잘 삽입될 수 있도록 한다.

6) 배액도관을 통해 쓸개즙의 배액을 확인한다.

7) 필요할 경우 쓸개즙을 채취하여 병리검사를 의뢰한다.

8) 가능한 많은 쓸개즙을 배액하고 삽입된 배액도관이 움직이지 않도록 도관고정기구(catheter fixation device)로 고정한다.

9) 배액도관의 선단을 쓸개즙 채취주머니(bile bag)에 연결한다.

10) 경피적으로 삽입된 도관을 통하여 쓸개즙이 체외로 배출되는지 확인한 후, 시술을 종료한다.

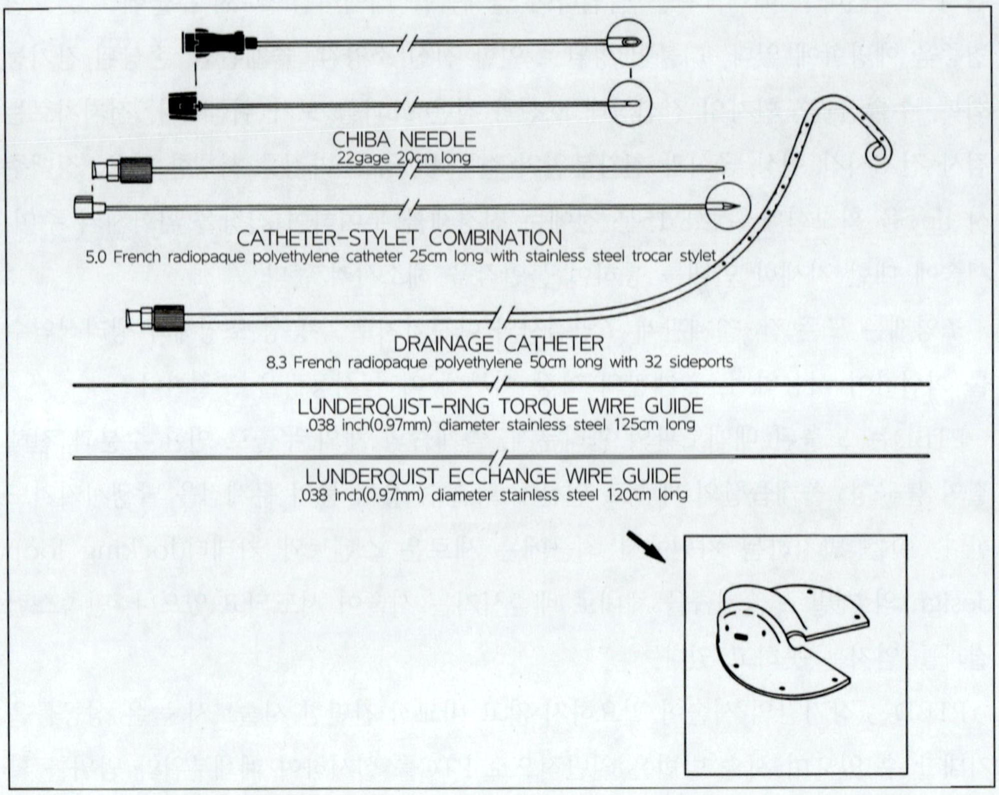

그림 3-76. Biliary duct drainage sets 모식도

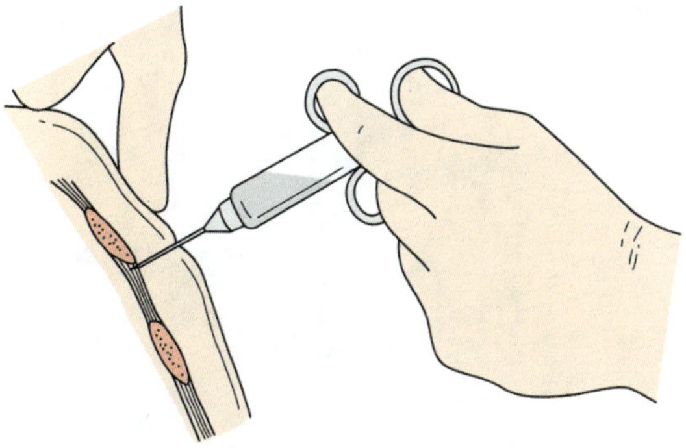

(a)

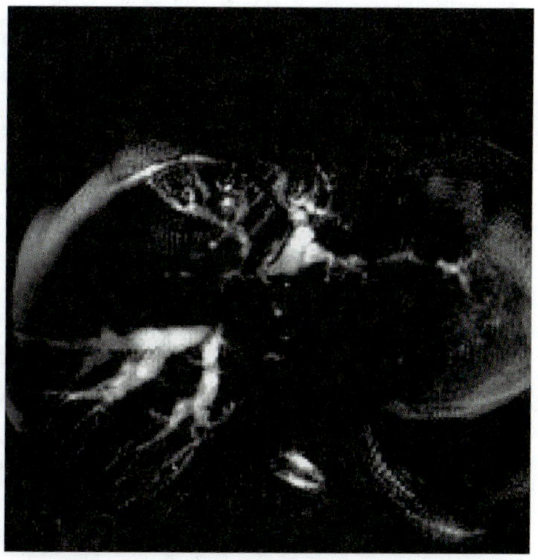

(b)

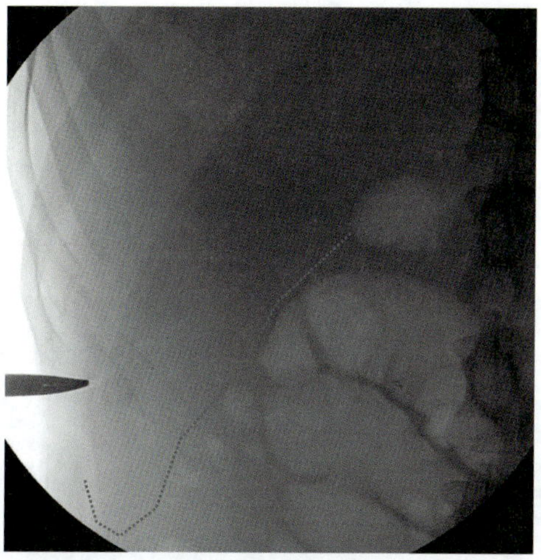

(c)

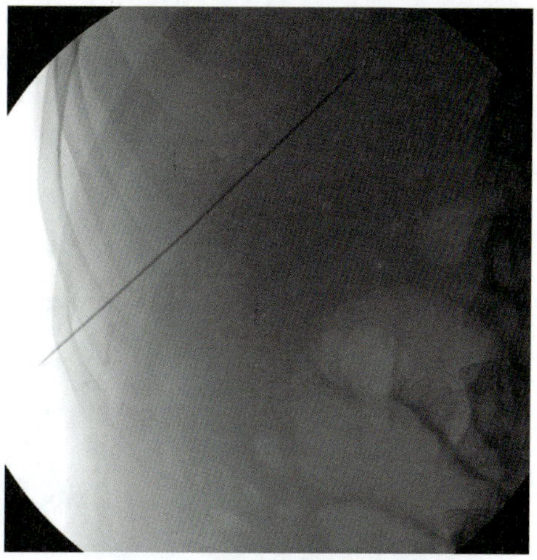

(d)

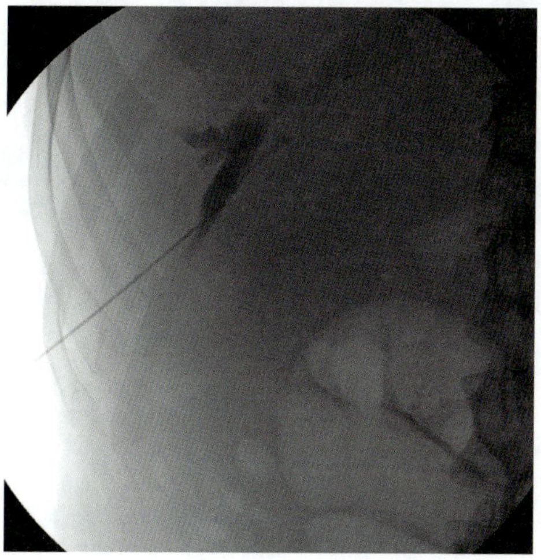

(e)

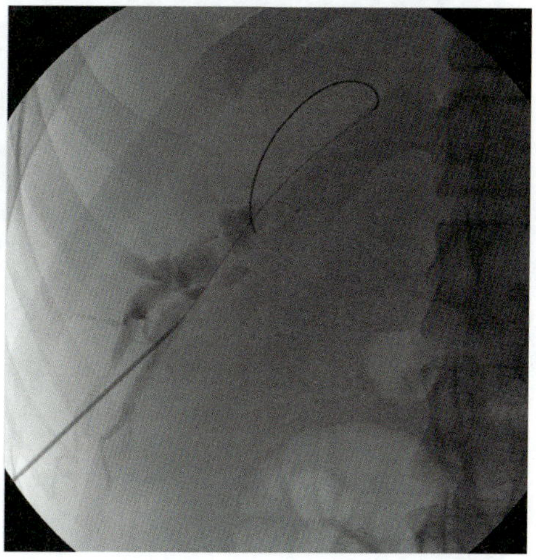

(f)

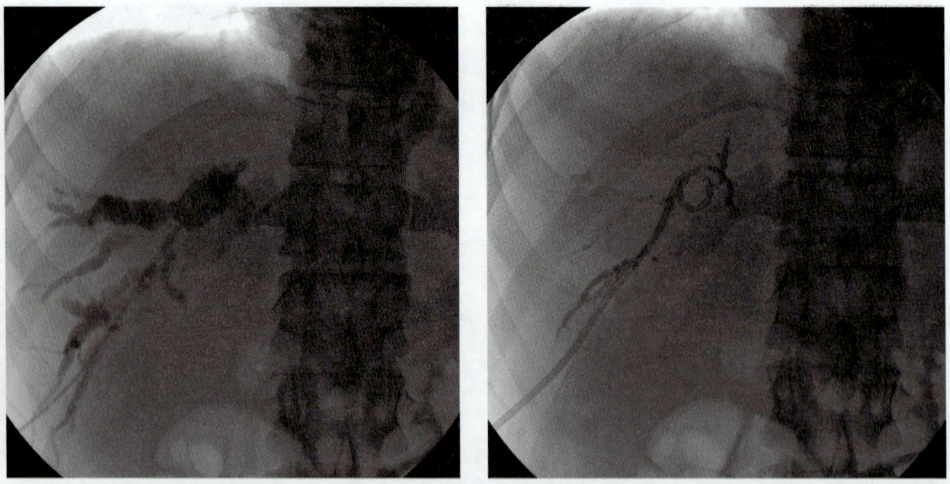

(g) (h)

그림 3-77. PTBD procedure 영상

(a) 갈비뼈 사이의 마취 모식도 (b) 참조할 MR cholangiography 영상 (c) Scout 영상 (d) Chiba needle puncture 영상 (e) 정확한 puncture 확인위한 test injection 영상 (f) Hair wire insertion 영상 (g) Yellow sheath insertion 영상 (h) Drainage catheter insertion 영상

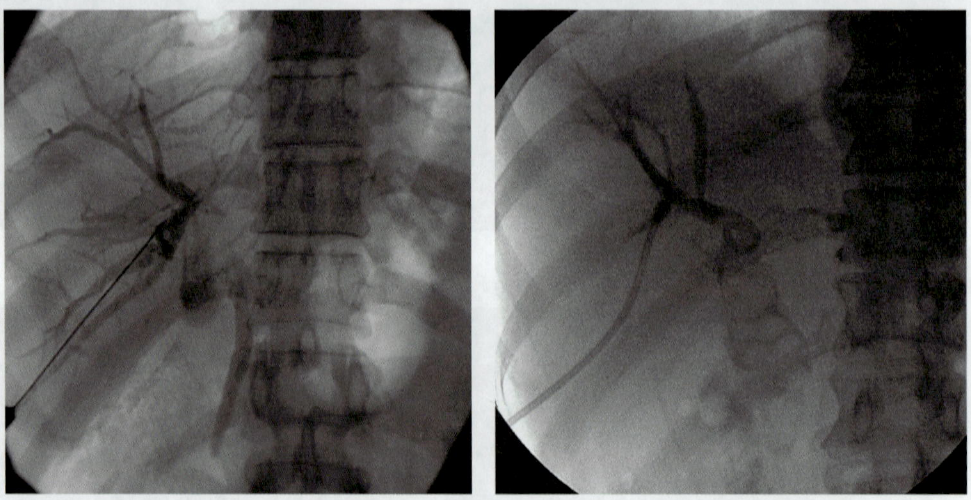

(a) (b)

그림 3-78. (a) PTC 영상 (b) PTBD 영상

2 경피적담즙배액술(Endoscopic nasobiliary drainage : ENBD)

최근 가장 빈번하게 시행하고 있는 쓸개즙 배액술이 경피적담즙배액술(endoscopic nasobiliary drainage : ENBD)이다. ENBD는 ERCP를 시행하여 쓸개관의 이상 유무로 인하여 쓸개즙이 정체되어 쓸개즙의 배액이 필요하다고 진단될 때, 이어서 즉시 시행할 수 있는 배액술이다. 즉 ERCP 시행 중 샘창자경의 겸자공을 통하여 쓸개관내에 배액관을 삽관하여 배액관의 한쪽 끝은 간내 쓸개관에, 한쪽 끝은 코를 통하여 체외로 빼내어 쓸개즙을 몸 밖으로 배출하는 시술법으로 내시경과 배액관을 이용해 폐쇄부의 쓸개즙을 경비적으로 배출시키는 외류법이다. 환자에 따라서는 쓸개즙을 채취하여 세균학적 검사 및 세포진검사를 의뢰하고 배액관을 통해 쓸개즙을 배액시킴으로써 폐쇄성 황달환자를 감황시키며, 쓸개 결석 및 담니(sluge)환자에게 용해제를 주입하여 이를 제거시키기도 한다. 또한 환자에 따라서는 배액관을 통해 항생제 및 부신피질호르몬을 직접 투여하여 경화성 쓸개관염을 치료하기도 한다.

ENBD는 EST를 시행하지 않고도 시술이 가능할 수 있지만, 대부분의 환자에서 유두조임근의 기능이 여의치 않으므로 통상 EST를 시행한 다음 시술하므로 후처치에 주의해야 한다.

전처치는 시술 전 12시간 이상 금식하며, 사용되는 조영제는 수용성 조영제와 생리식염수를 적절하게 희석하여 사용한다. 시술의 금기사항은 심폐질환자, 급성복증, 혈액응고장애(EST를 시행할 경우) 등이다.

시술목적은 쓸개관 폐쇄환자의 감황과 쓸개관염의 긴급배액, 약물의 투여, 쓸개관 결석의 성분검사 등을 진단하기 위함이다. 시술을 위해 내시경, 배액관(5~7F, side hole pigtail type), 넬라톤 관(Nelaton tube), 안내도관(guide catheter), 안내철심(guide wire) 등이 필요하며, 시술방법을 요약하면 다음과 같다.

1) ERCP를 시행하여 폐쇄부위 정도와 위치를 확인한다.
2) 샘창자경을 유두 팽대부(샘창자 2nd portion)까지 삽입하고 EST를 시행하여 대절개한다. 혈액응고 장애자나 쓸개관염 환자는 EST를 실시하지 않고 배액관을 설치하기도 한다.
3) 샘창자경의 겸자공을 경유하여 안내도관(guide catheter)을 온쓸개관을 지나 간내 쓸개관에 삽입한다.

4) 안내도관을 통해 안내철심(guide wire)을 협착부위를 통과하여 위쪽까지 밀어 넣는다.
5) 안내도관을 제거하고 안내철심을 따라 배액관을 밀어 넣는다.
6) 안내철심을 제거하면서 배액관을 협착부위를 통과하여 위쪽까지 밀어 넣는다.
7) 배액관이 빠지지 않게 조심스럽게 내시경을 제거한다.
8) 입으로 나온 배액관의 선단과 Nelaton tube를 연결하여 코로 빼내서 환자의 코와 얼굴, 귀 등에 고정시킨 다음, bile bag에 연결한다.
9) 주사기를 이용하여 쓸개즙의 원활한 배출을 확인한 다음, tubography를 시행한다.
10) Three way를 통하여 쓸개즙과 조영제를 배출시킨 다음, 이상이 없으면 시술을 종료한다.

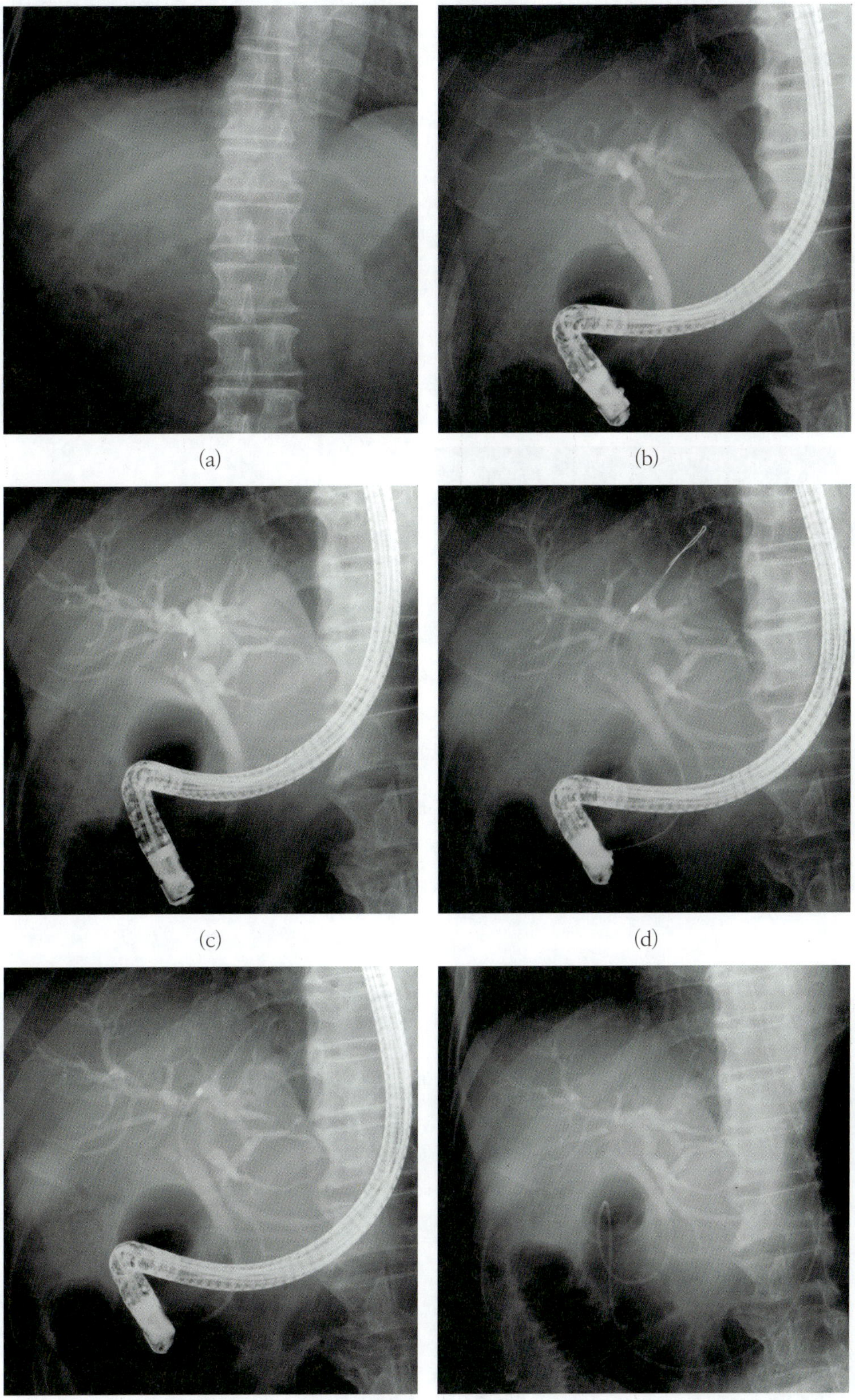

그림 3-79. ENBD procedure 영상

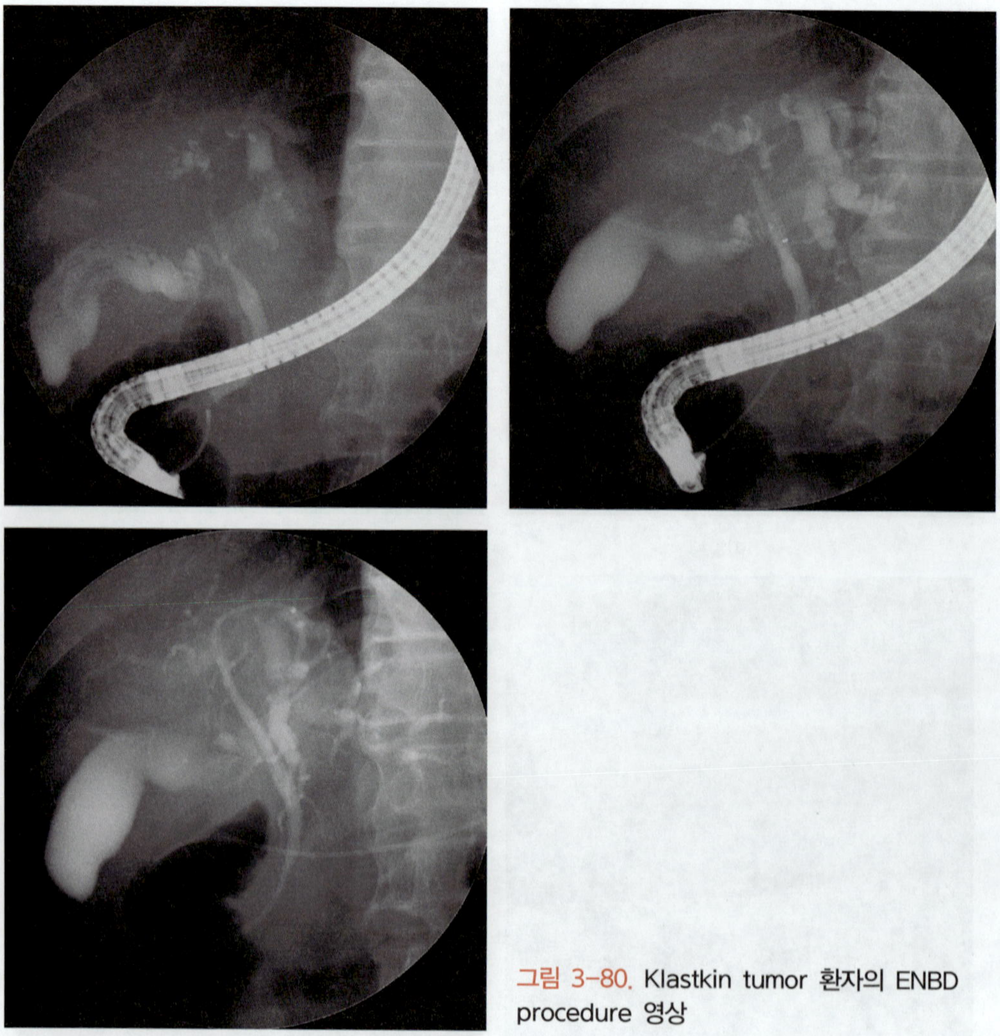

그림 3-80. Klastkin tumor 환자의 ENBD procedure 영상

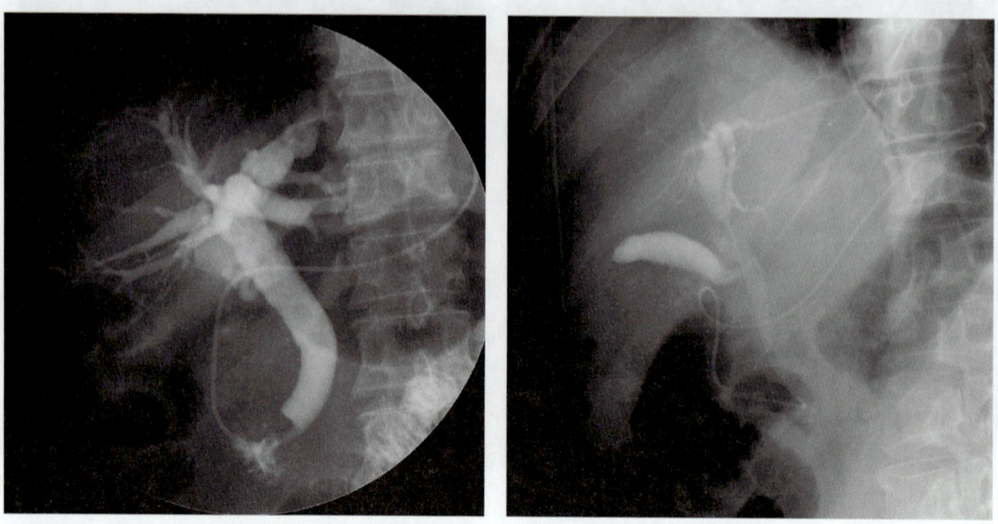

(a) (b)

그림 3-81. Distal CBD cancer 환자의 ENBD 영상

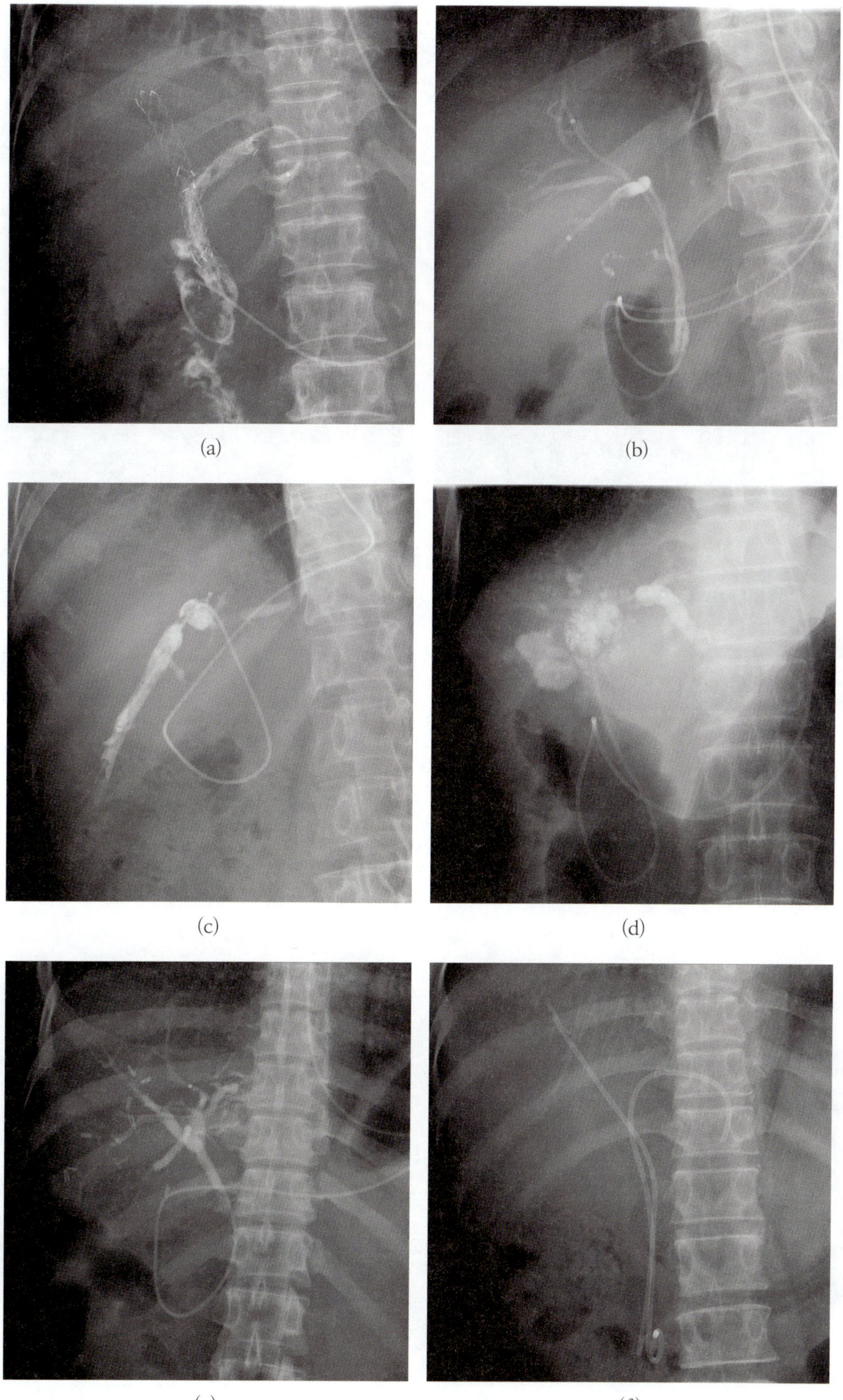

그림 3-82. 다양한 ENBD 영상

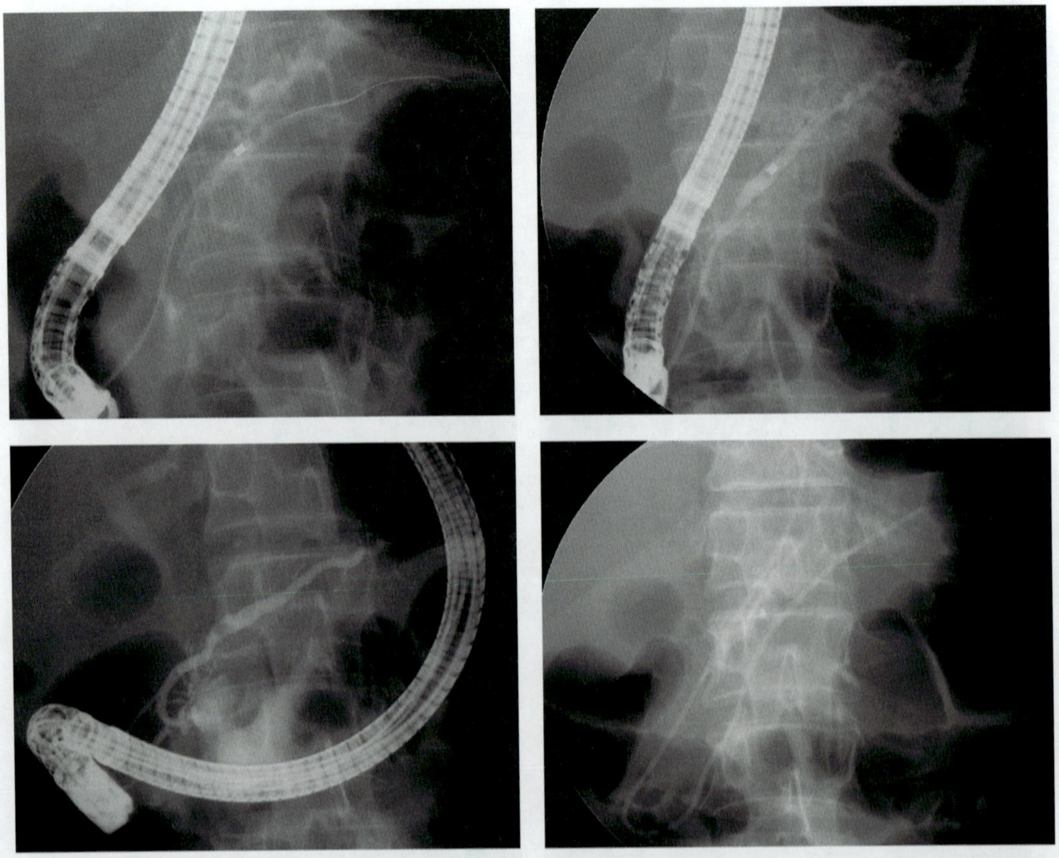

그림 3-83. ENPD procedure 영상

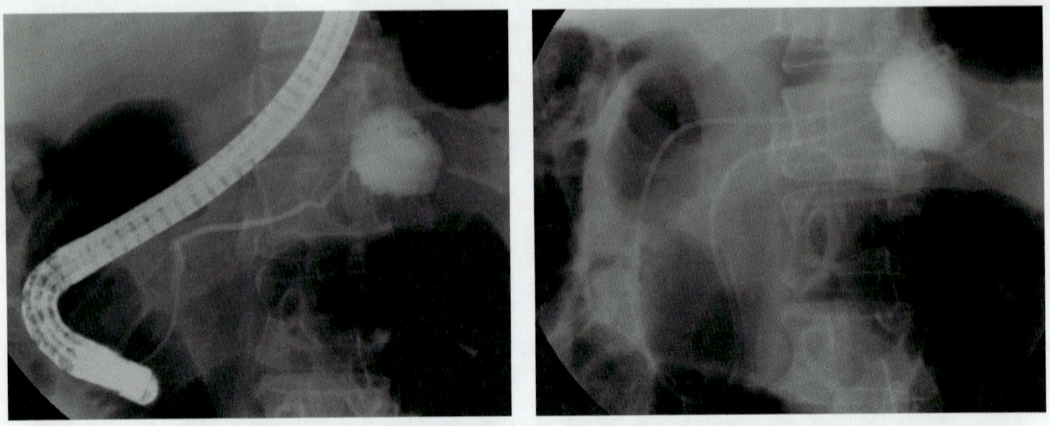

그림 3-84. Pancreas tail cyst 환자의 ENBD 영상

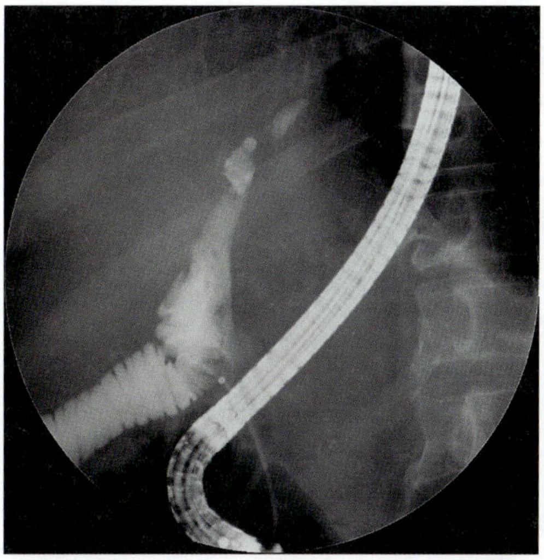

(a)

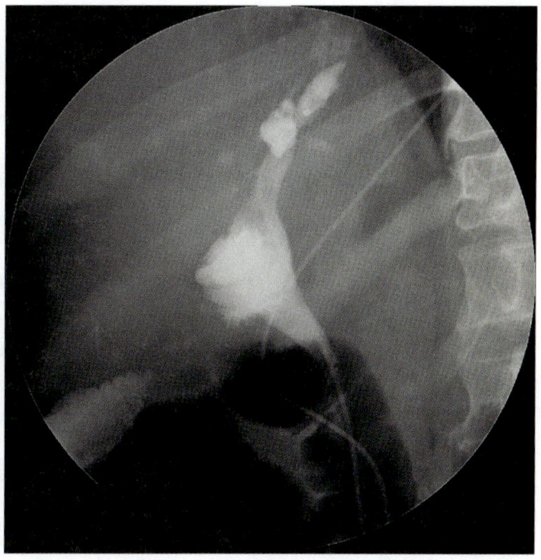

(b)

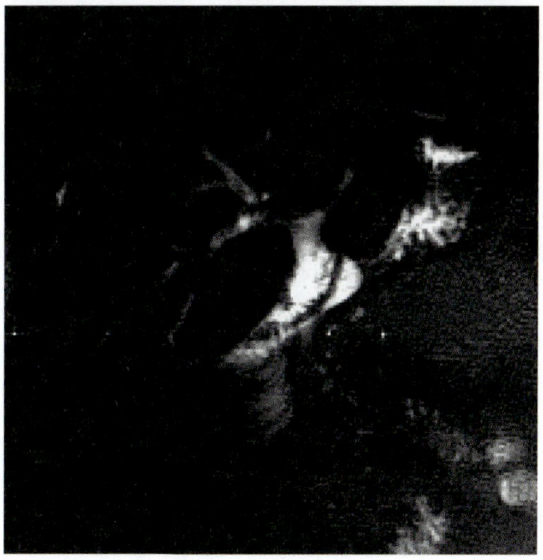

(c)

그림 3-85.
(a, b) Choledochoenterostomy 환자의 ENBD 영상
(c) MR cholangiography 영상

3 내시경적역행성담즙배액술(Endoscopic retrograde biliary drainage : ERBD)

Stent 삽입술이라고 하면 초창기에는 PTBD tract을 확장하여 투시를 보면서 경피적으로 스텐트(stent)를 삽입하여 쓸개즙을 배출하였으나, 내시경 수기가 발달하면서 점차적으로 내시경을 이용한 스텐트 설치술이 증가하였으며, 최근에는 대부분 내시경을 이용하여 역행성으로 스텐트를 삽입하고 있는 실정이다. 내시경적역행성담즙배액술(endoscopic retrograde biliary drainage : ERBD)은 쓸개관의 기능적 협착이나 폐쇄 환자, 종양에 의한 폐쇄성 황달 환자의 감황을 목적으로 내시경을 이용해 협착 부위에 스텐트를 설치하여 내강을 확보하는 내류법이다.

역행성담즙배액술(ERBD)이라고 칭하는 것은 스텐트 삽입술 중에서 내시경을 이용하여 역행성으로 스텐트를 삽입하여 쓸개즙을 배액시키는 시술에 한정한 용어인데, 전술한 바와 같이 최근 대다수의 스텐트 삽입술을 내시경을 이용하여 시행하고 있으므로 ERBD로 통칭해도 무리가 없어 보인다.

스텐트의 종류는 재질에 따라 금속성 스텐트(metallic stent)와 플라스틱 스텐트(plastic stent)로 구분할 수 있으며, 금속성 스텐트는 구경이 넓어 쓸개즙의 흐름이 좋으나, 가격이 비싸고 교체가 어렵다는 단점이 있다. 이에 반해 플라스틱 스텐트는 구경이 작아 쓸개즙의 흐름이 상대적으로 약하고 자주 막히는 단점이 있으나, 교체가 용이하고 가격이 저렴하다는 장점이 있다.

스텐트 설치를 시도한 초기에는 주로 금속성 스텐트를 사용하였으나, 삽입해 놓으면 인체내 섬유소나 암세포 등에 의해 막힐 경우 제거가 어려운 단점이 있어 3~4개월마다 교체가 가능한 플라스틱 스텐트가 주로 사용되고 있다. 최근에는 인체에 거부반응을 주지 않으면서 금속성 스텐트의 장점을 살리고 교체가 가능하며 막힘이 적은 스텐트들이 개발되어 임상에 적용되고 있다. 특히 국내 연구진에 의해 개발된 covered stent는 금속성 스텐트와 플라스틱 스텐트 장점을 극대화시킨 스텐트로서 호평받고 있다.

ERBD의 장점은 샘창자로 쓸개즙이 유입되기 때문에 쓸개즙 소실로 인한 수분, 전해질의 불균형과 소화흡수 장애를 방지할 수 있으며, 체외로 노출된 배액관이 없으므로 외관상 부담이 없고 관리상의 이점이 있다.

전처치와 조영제는 ERCP, ENBD 등과 같으며, 금기환자는 급성이자염환자와 출혈성 환자이다. 검사기구는 내시경, 금속성 스텐트, 배액관, 안내철심, 안내도관, 밀기 도관 등이 사용된다.

검사 목적은 결석이나 기능적 협착, 종양 등 각종 질환에 의한 폐쇄성 황달환자의 감황을 목적으로 시행하며, 시술방법은 다음과 같다.

1) ERCP를 시행하여 병변의 위치를 확인한다.
2) 스텐트를 용이하게 삽입하기 위해 EST를 시행한다.
3) 내시경을 통해 안내철심을 협착부를 통과하여 상부까지 삽입한다.
4) 안내철심을 따라 안내도관을 밀어 넣고 안내철심을 제거한다.
5) 안내도관을 따라 스텐트를 넣고 밀기도관을 삽입한다.
6) 밀대를 사용하여 스텐트를 밀어 넣어 설치한다.
7) 조영제를 주입하고 담도조영검사를 시행한다.
8) 스텐트의 정확한 삽입이 확인되면 내시경을 제거한다.

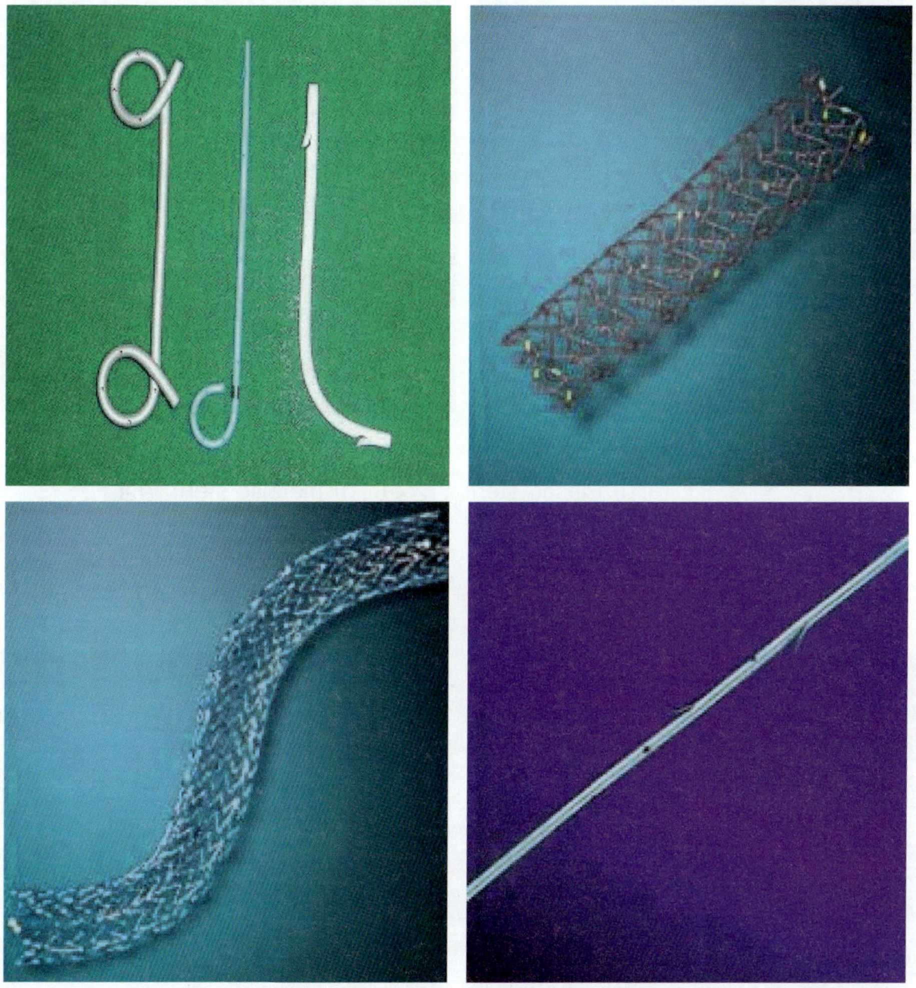

(c) 그림 3-86. 여러 종류의 stent 영상 (d)

(a) Bile duct 삽입용 palstic stent (b, c) Metallic stent (d) Pancreatic duct 삽입용 palstic stent

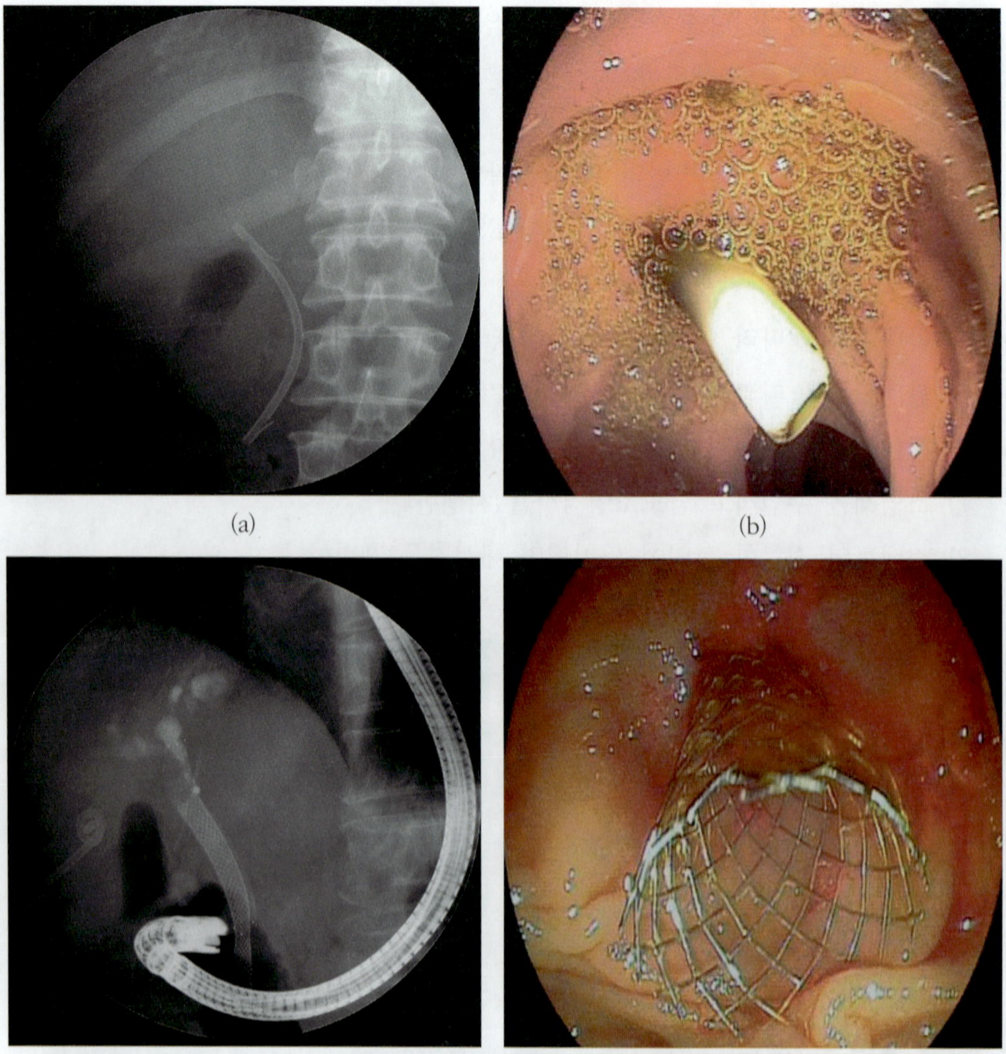

(a) (b)

(c) (d)

그림 3-87. (a, b) Plastic stent 영상 (c, d) metallic stent 영상

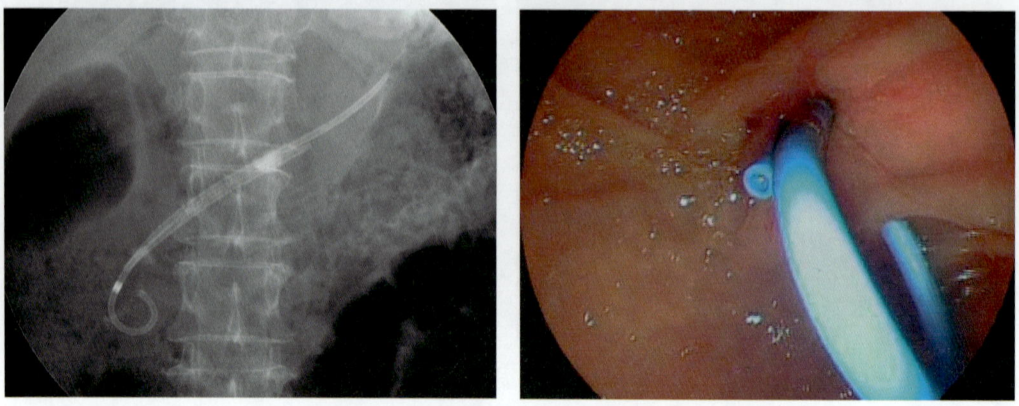

그림 3-88. Pancreatic stent의 삽입 영상(2중 삽입)

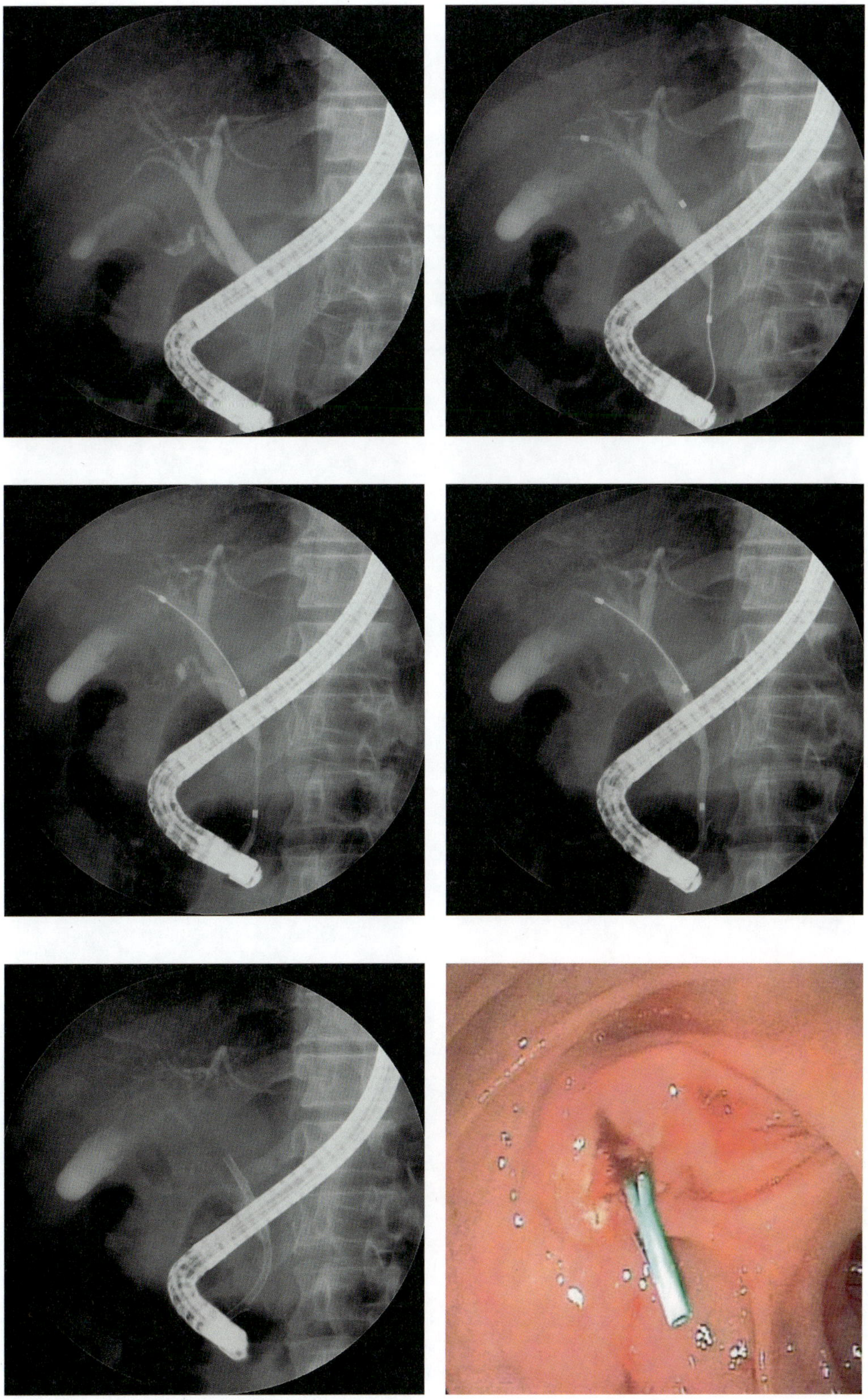

그림 3-89. Plastic stent insertion의 procedure 영상

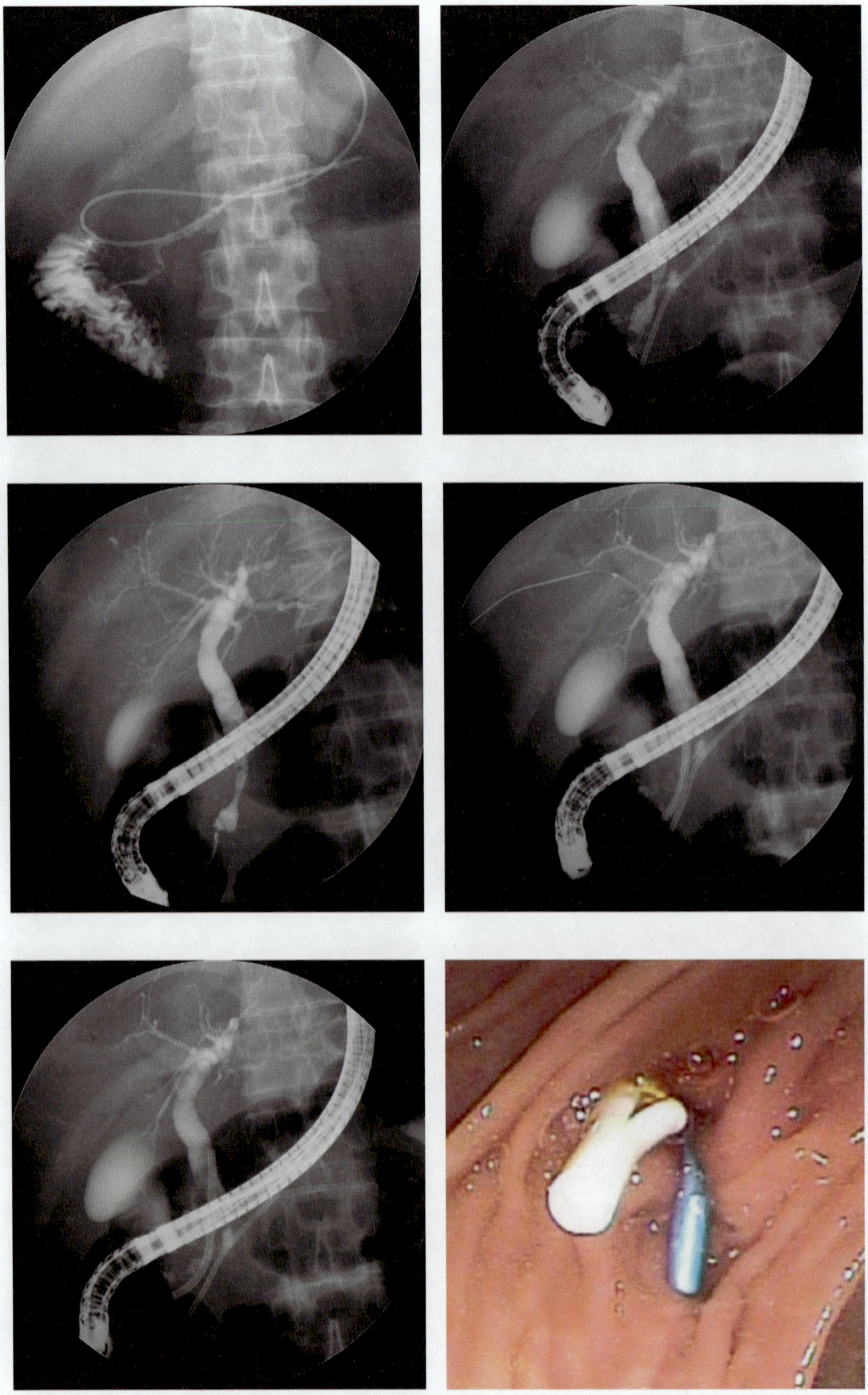

그림 3-90. Pancreatic stent가 삽입된 환자의 biliary stent 삽입 procedure 영상

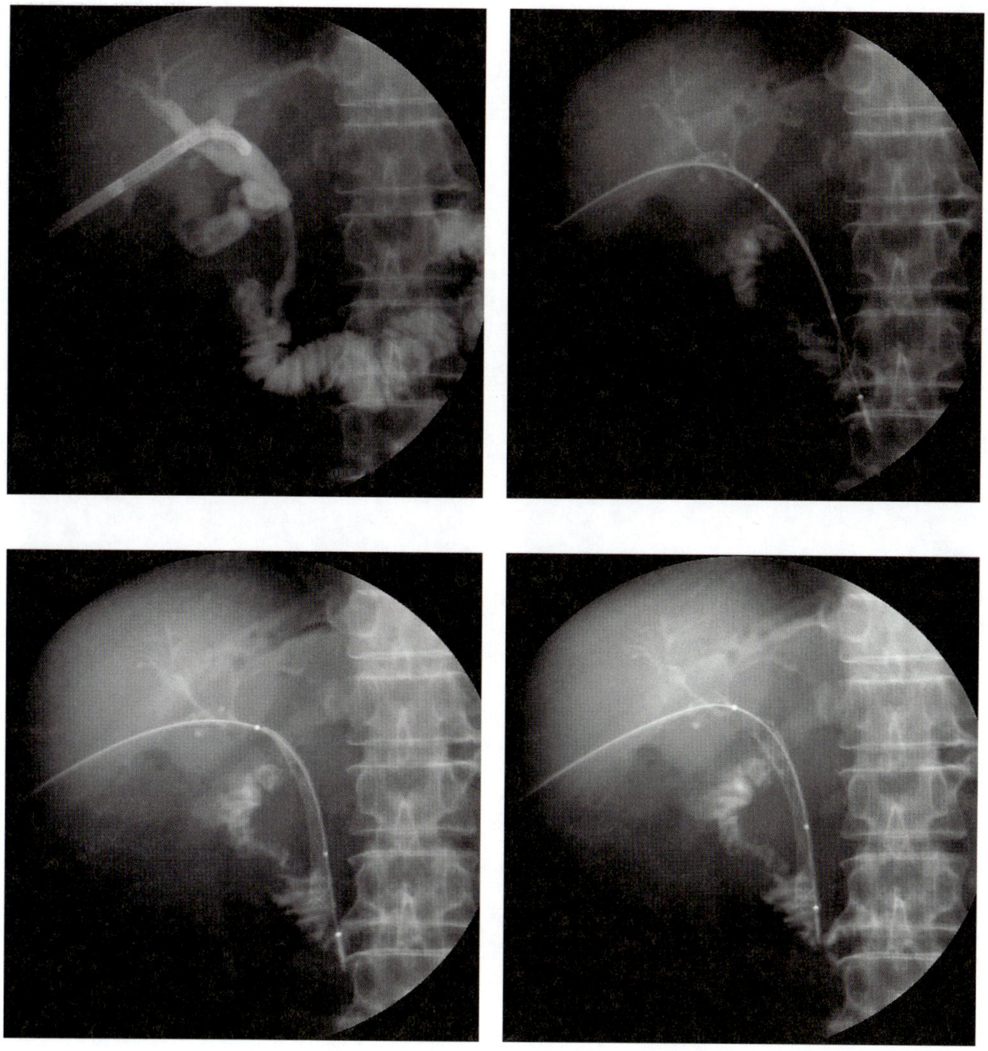

그림 3-91. 담도경을 이용한 metallic stent의 경피적 삽입 procedure 영상

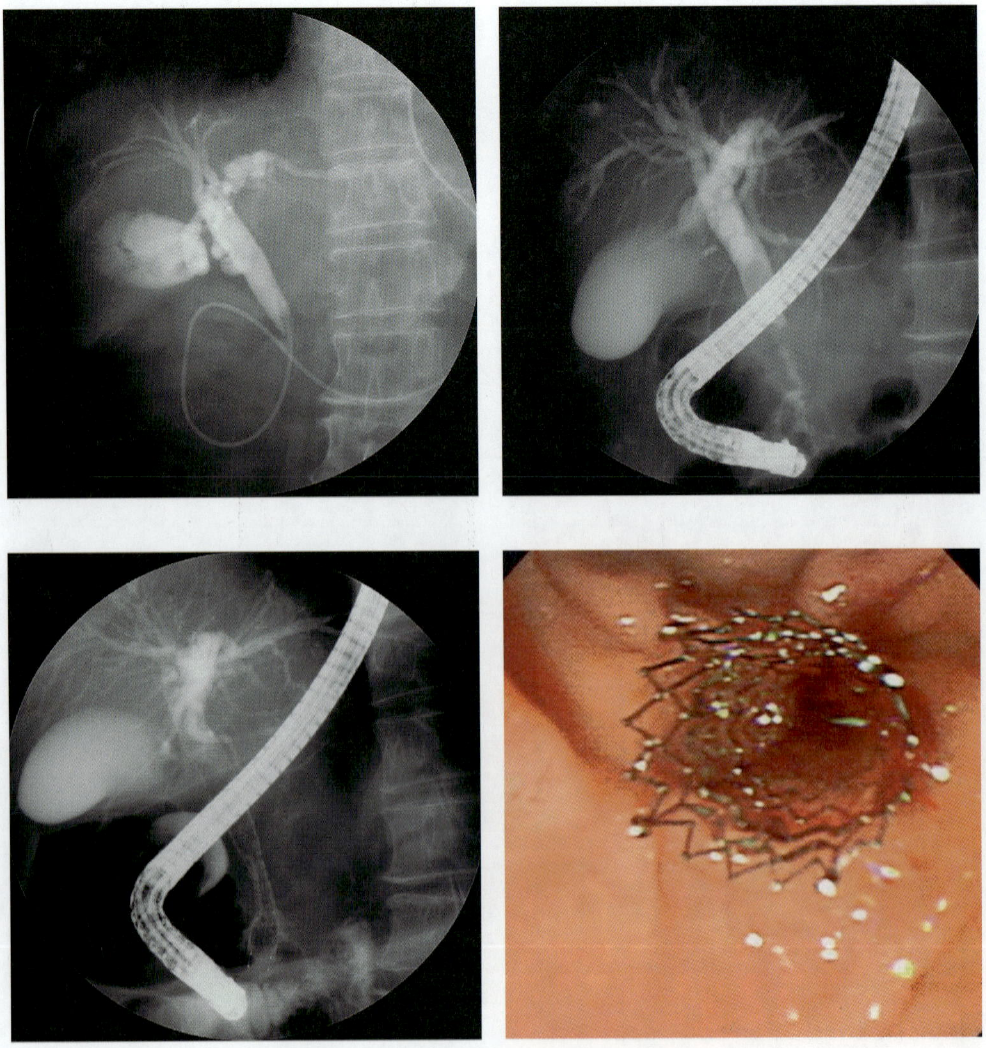

그림 3-92. ENBD를 시행한 환자의 ENBD 제거 후 metallic stent 삽입 영상

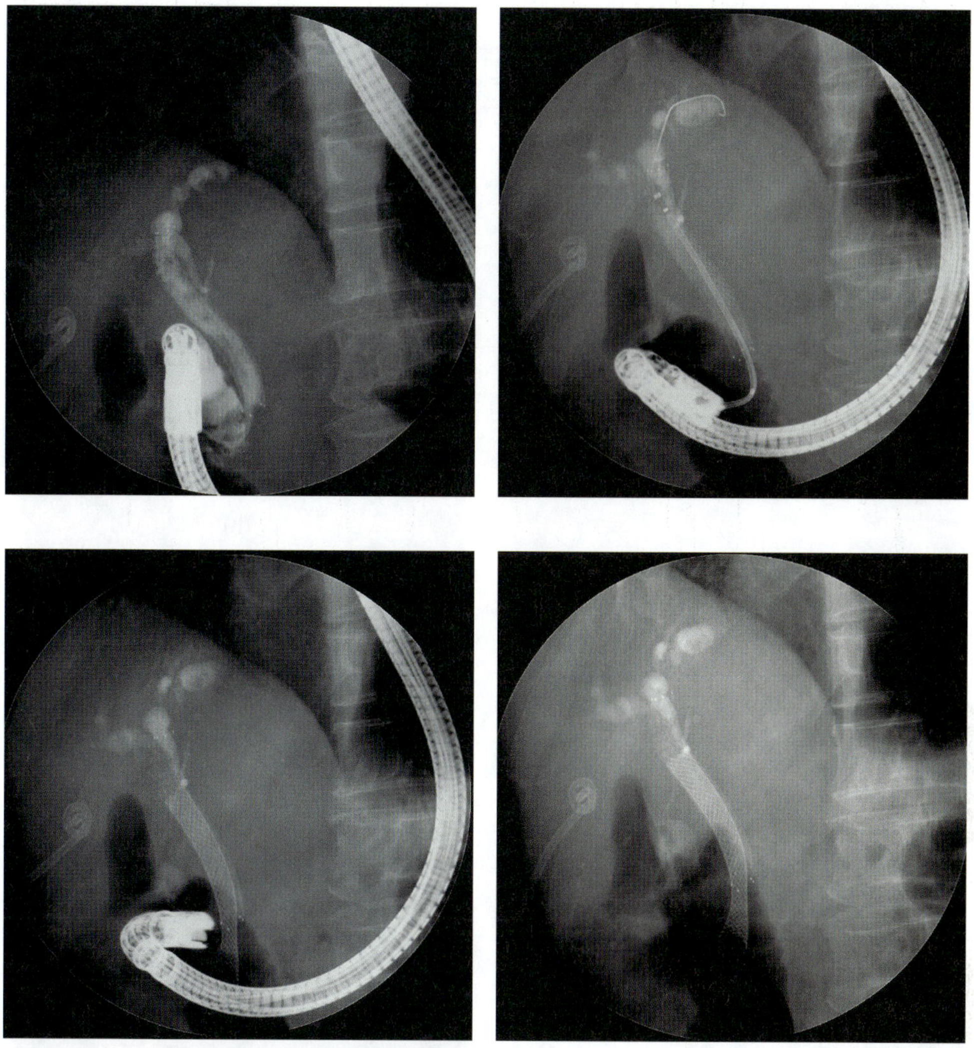

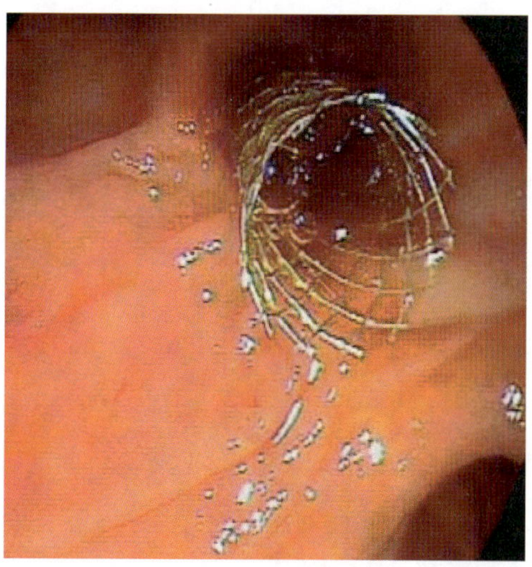

그림 3-93. PTBD와 ERBD를 시행한 환자의 쓸개관 폐쇄로 또 다른 metallic stent를 추가로 시행하는 procedure 영상

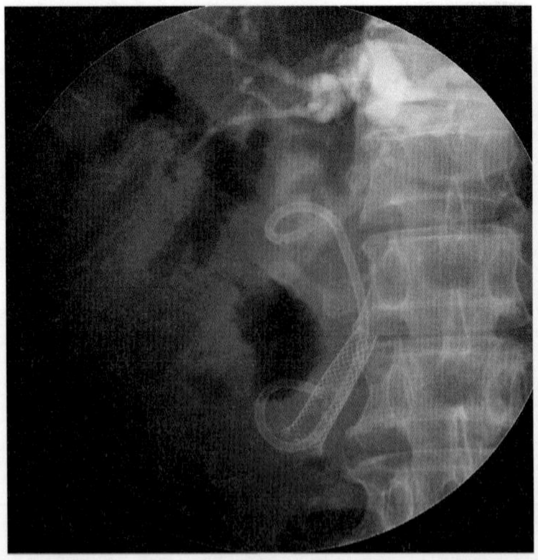

(a)

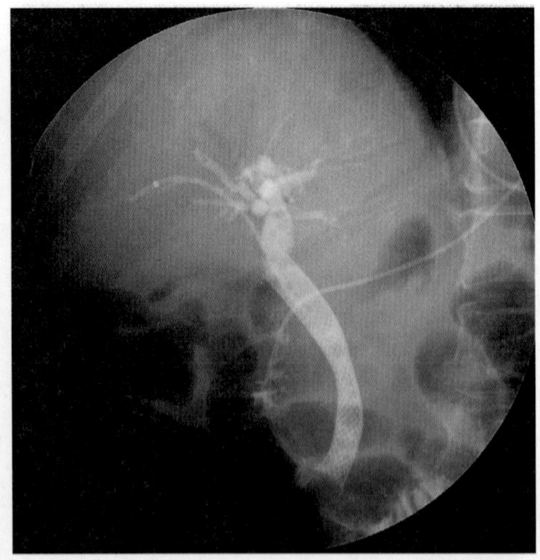

(b)

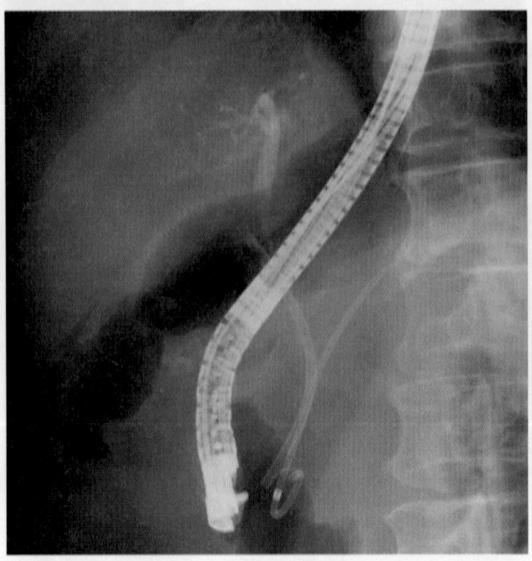

(c)

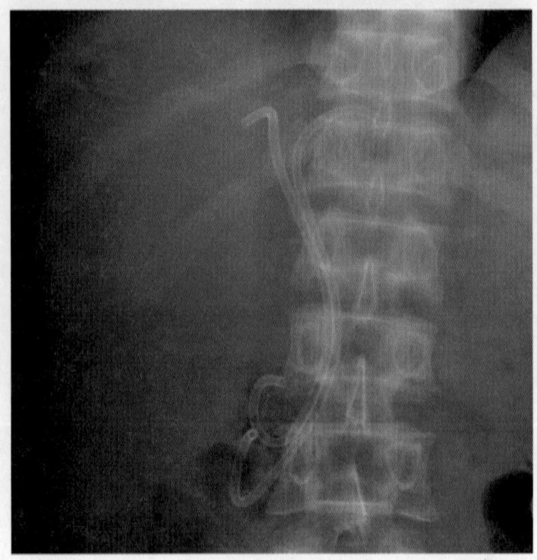

(d)

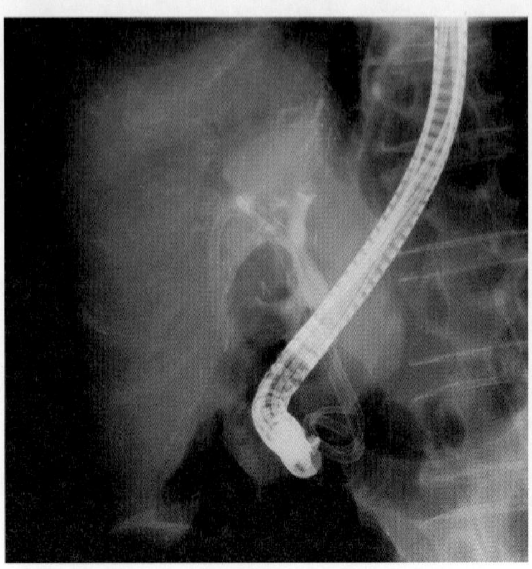

(e)

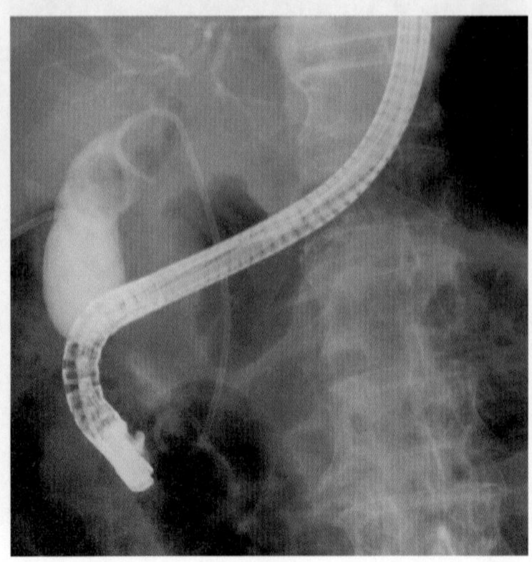

(f)

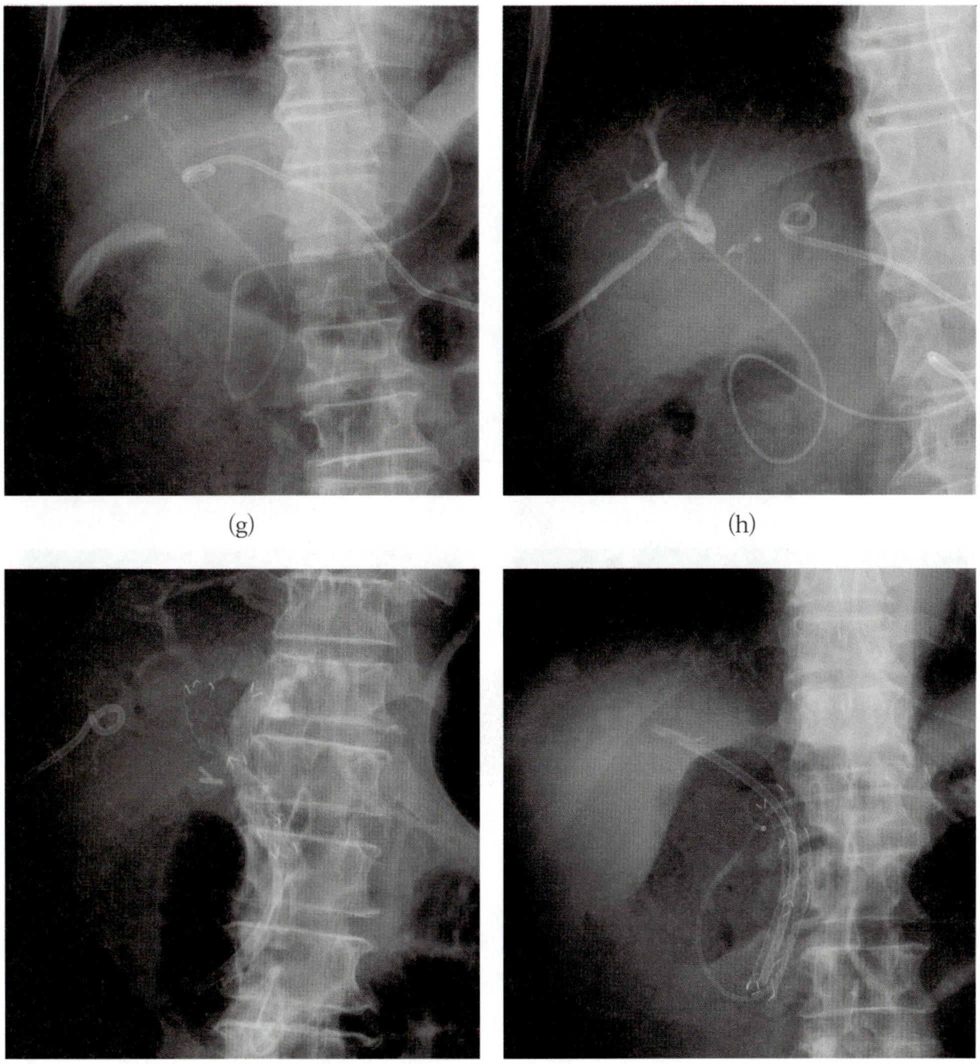

(g) (h) (i) (j)

그림 3-94. 다중으로 배액술을 시행한 영상

(a) Metallic stent & plastic stent
(b) Metallic stent & ENBD
(c) Plastic stent(biliary & pancreatic duct)
(d) CBD 2개의 plastic stent
(e) IHD Metallic stent & CBD 2개의 plastic stent
(f) PTGBD & plastic stent
(g) PTBD & ENBD
(h) ENBD & both IHD PTBD
(i) PTBD & Metallic stent & plastic stent
(j) ENBD & Metallic stent & plastic stent

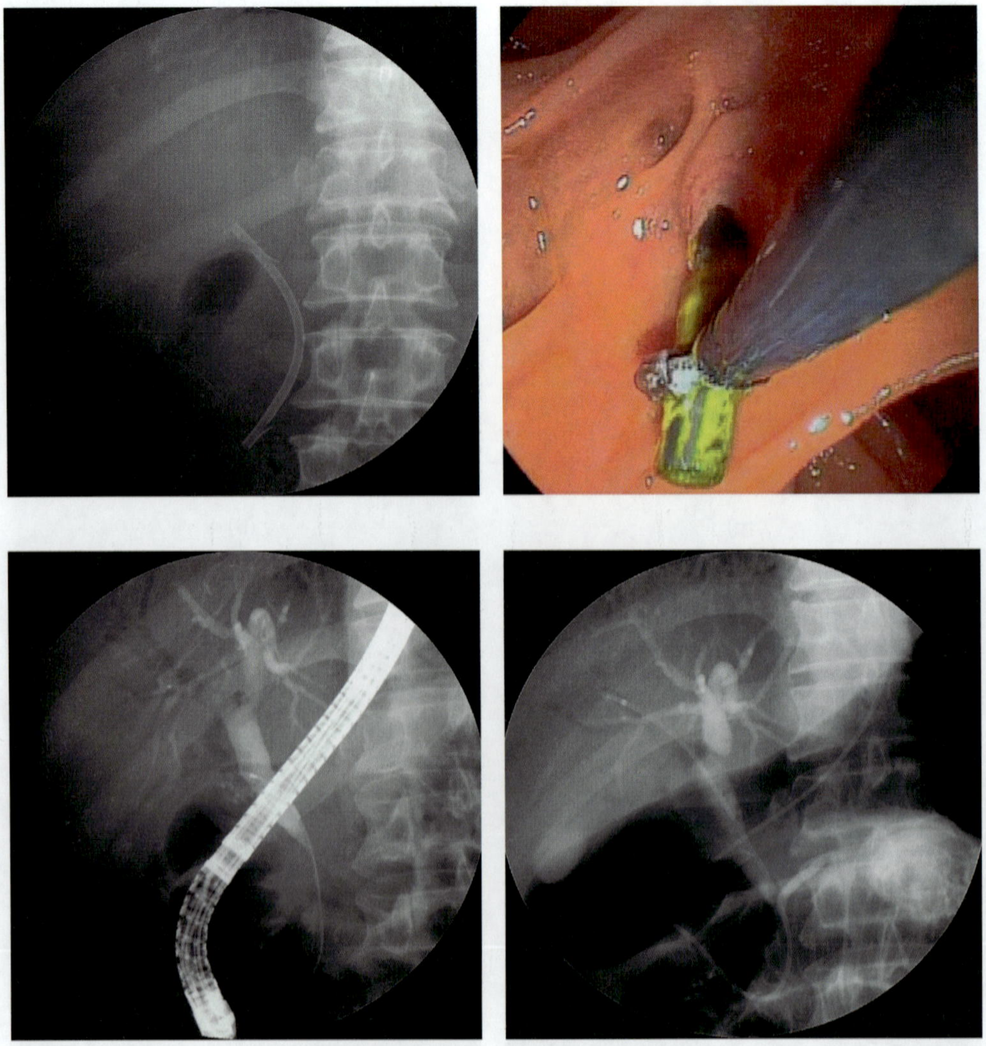

그림 3-95. Stent를 제거하고 ENBD를 시행하고 있는 procedure 영상
(a) Scout 영상
(b) Stent 제거 영상
(c) Guide wire 삽입 영상
(d) ENBD catheter 삽입 후 내시경 제거 영상

4 담관확장술(Bile duct dilatation)

담관확장술은 담도암이나 양성종양, 외부 요인 및 질환에 의하여 쓸개관의 협착 또는 폐쇄로 쓸개즙의 흐름이 원활하지 못한 환자를 대상으로 시행하며, 최근에는 간내 결석(IHD stone)의 제거를 위한 경로 확보나 스텐트 설치술을 시행하기 위한 전 단계 시술로 주로 이용된다.

Stent를 삽입하여 쓸개즙을 배액시키는 ERBD와 마찬가지로 샘창자를 통하여 쓸개즙을 배액시키는 내류법으로서 확장용 balloon catheter나 재질이 단단한 PTCS catheter를 이용하여 쓸개관의 협착 또는 폐쇄부위를 넓혀주는 시술이다. ERBD와 달리 영구적·반영구적으로 stent를 삽입시켜 놓지 못하므로 시술 후에도 쉽게 협착이나 폐쇄가 올 수 있어 반복적인 시술이 필요하며, 시술 자체로서 완벽한 치료가 되기 어려우므로 다른 시술이나 수술로의 연계가 필요하다.

전처치와 조영제는 ENBD, ERBD 등과 같으며, 검사 기구는 내시경(샘창자경 또는 담도경), 확장용 balloon catheter, PTCS catheter, 안내철심 등이 사용된다.

세부적인 시술방법은 다음과 같다.

1) ERCP를 시행하여 협착 또는 폐쇄 부위를 확인한다.
2) 경피적 경로가 없는 경우, 확장용 balloon catheter를 용이하게 삽입하기 위하여 EST를 시행한다.
3) 내시경을 통해 안내철심(guide wire)을 협착부위 상부까지 삽입한다.
4) 안내철심을 따라 확장용 balloon catheter를 밀어 넣고 안내철심을 제거한다. 이때 balloon은 협착 또는 폐쇄 부위의 중심에 위치하도록 한다.
5) 확장용 balloon catheter에 서서히 압력(공기)을 주입하여 쓸개관을 확장시킨다.

   투시상에서 balloon의 확장 정도를 잘 관찰하기 위해 공기 대신에 조영제를 주입한다. 조영제는 원액을 사용하면 끈적끈적한 점성으로 인하여 시술에 어려움이 있으므로, normal saline과 희석해서 주입하는 것이 시술에 용이하다.
6) 일정 시간이 경과한 다음, 조영제를 제거한다.
7) 확장용 balloon catheter에 조영제를 주입했다가 제거하는 과정을 반복한다. 시술 시간은 혈관처럼 특별히 정해 놓지는 않지만, 환자의 상태 및 인내력을 예의 주시하면서 시행한다.
8) 충분히 확장되었다고 판단하면 시술을 종료한다.

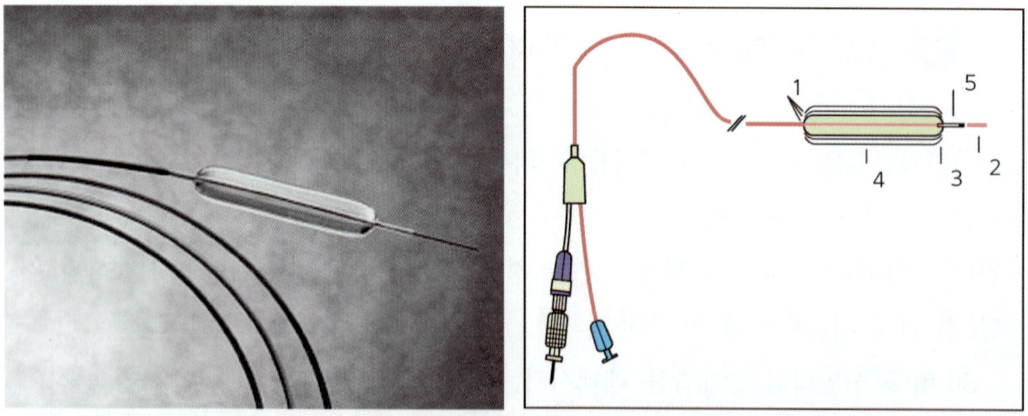

그림 3-96. Balloon catheter와 Device Illustration 모식도

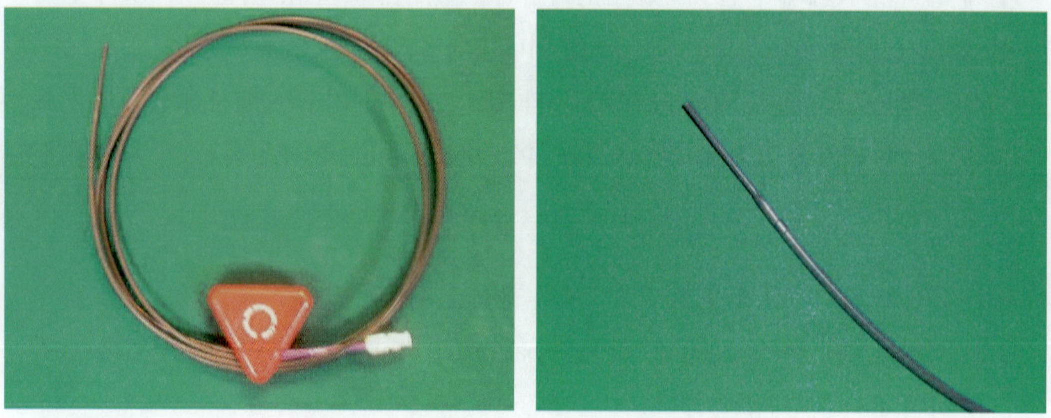

그림 3-97. Biliary dilatation catheter 영상

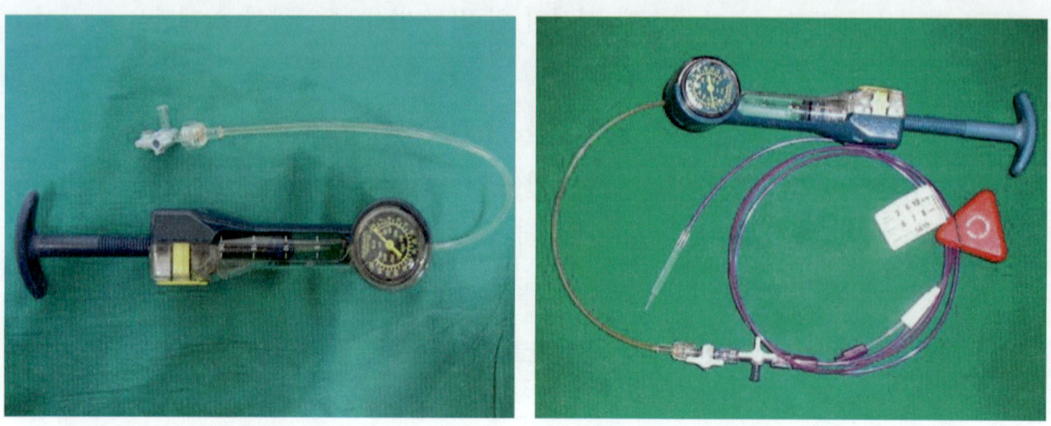

(a) (b)

그림 3-98. (a) 압력주입기 영상 (b) 확장형 balloon catheter를 압력기에 연결한 영상

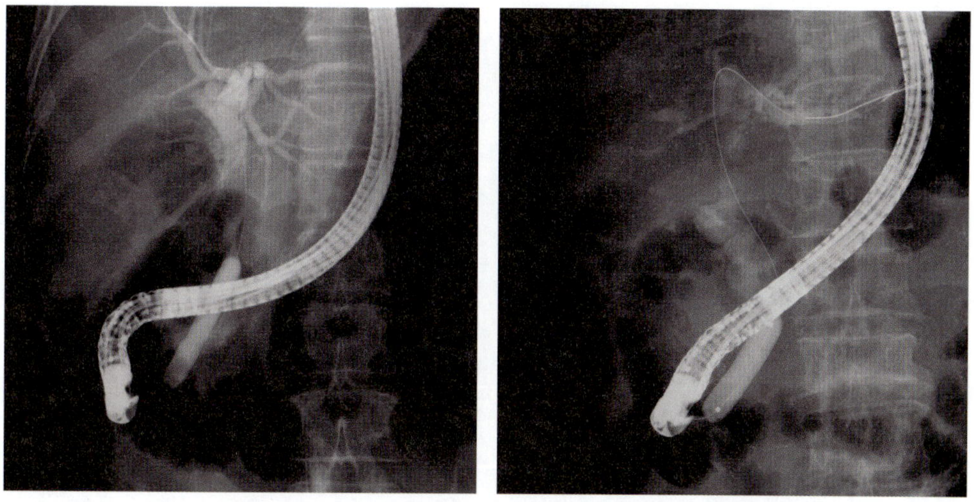

그림 3-99. ERCP를 이용한 balloon dilatation 영상

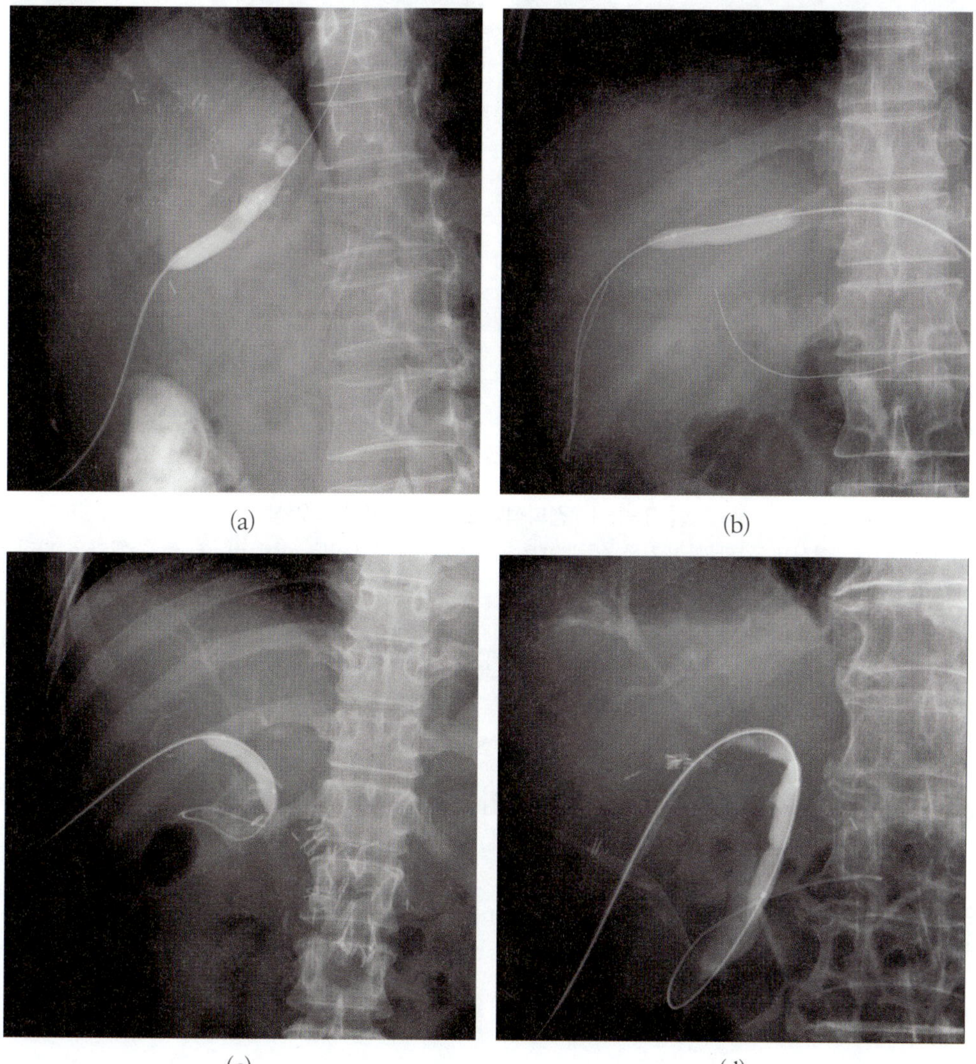

(a) (b)

(c) (d)

그림 3-100. PTCS를 이용한 balloon dilatation 영상

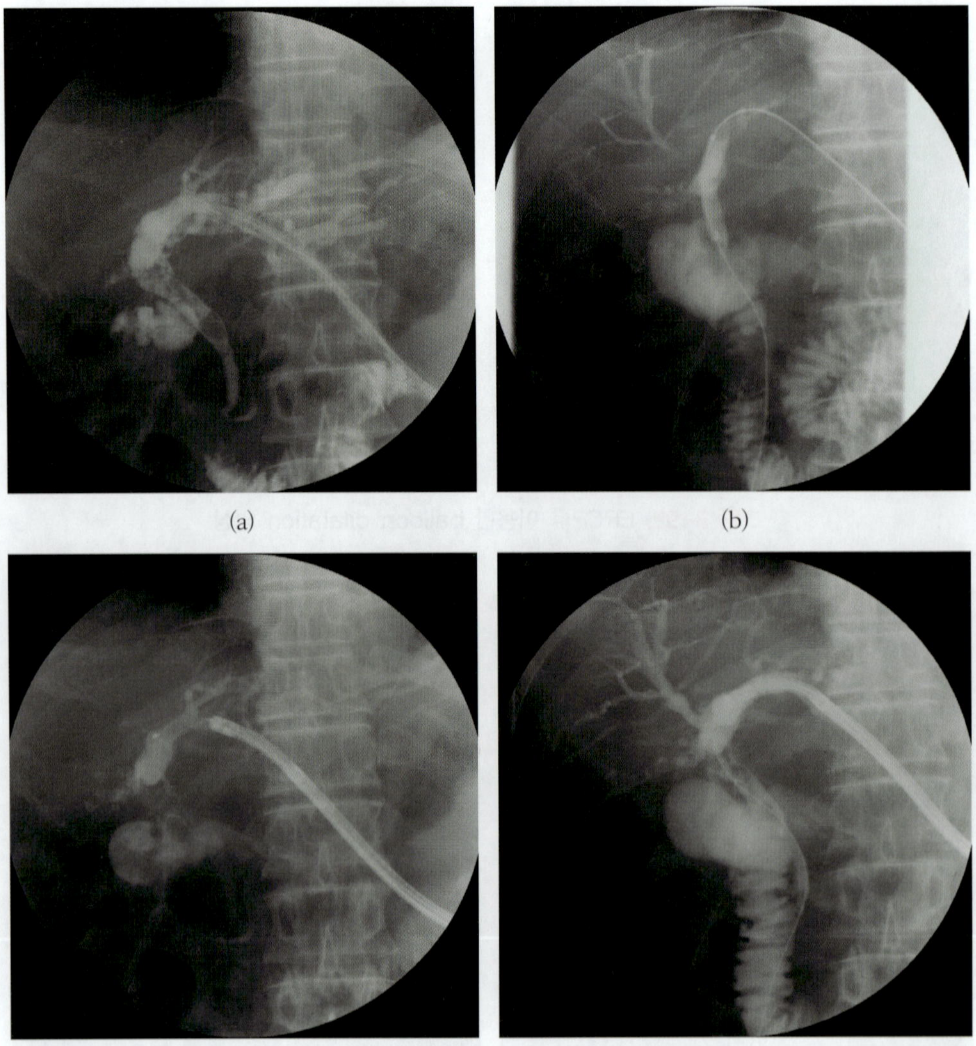

(a) (b) (c) (d)

그림 3-101. 경피적담도경 결석제거술 영상

(a, b) 쓸개관 결석의 원활한 제거를 위해 PTCS catheter 및 balloon catheter로 쓸개관을 확장하고 있는 영상

PTCS catheter를 이용하는 시술은 경피적으로 경로가 확보된 환자를 대상으로 안내철심을 따라 catheter를 삽입하여 tract를 넓히는 시술로서 ERCP나 EST가 필요 없이 비교적 간단히 시행할 수 있는 시술이다. 또한 담도경 시술을 위한 경로의 지속적인 확보를 위해 PTCS catheter를 삽입해 놓는 담관 확장술도 빈번히 시행되고 있다.

5 경피적담낭루설치술(Percutaneous cholecystostomy)

전술한 바와 같이, 쓸개에 염증성 질환이 발생하면 화학적 약물 요법이나 쓸개 절제술, LLC 등을 통하여 치료하는 것이 일반적인 치료법이다. 하지만 화학적 치료법이 여의치 않고, 여러 여건상 수술이 지연되거나 어려움이 있는 환자에게 경피적으로 쓸개를 직접 천자하여 치료하는 경피적담낭루설치술(percutaneous cholecystostomy)이 적용하기도 한다. 즉 경피적담낭루설치술은 염증으로 확장되어 있는 쓸개의 염증을 제거함으로써 환자의 증상을 완화시키는 역할을 하지만, 빈번히 시행하는 시술은 아니다.

시술목적은 일반적으로 응급으로 진행하여 쓸개의 염증을 완화하거나 다른 시술 및 수술 전에 환자상태를 호전시키기 위함이며, 세부적인 시술 방법은 다음과 같다.

1) 초음파 등으로 쓸개의 천자부위를 정확히 확인한다.
2) 천자부위를 소독한다.
3) Chiba needle로 쓸개를 천자한다.
   (일반적으로 간 실질을 통해 천자한 후, 카테터를 설치한다)
4) 쓸개즙이 배출되는 것을 확인하고 미세철심(hair wire)을 삽입한다.
5) Guide wire를 삽입하고 알맞은 크기의 배액도관을 쓸개에 삽입한다.
6) 배액도관을 통해 쓸개즙의 배액을 확인한다.

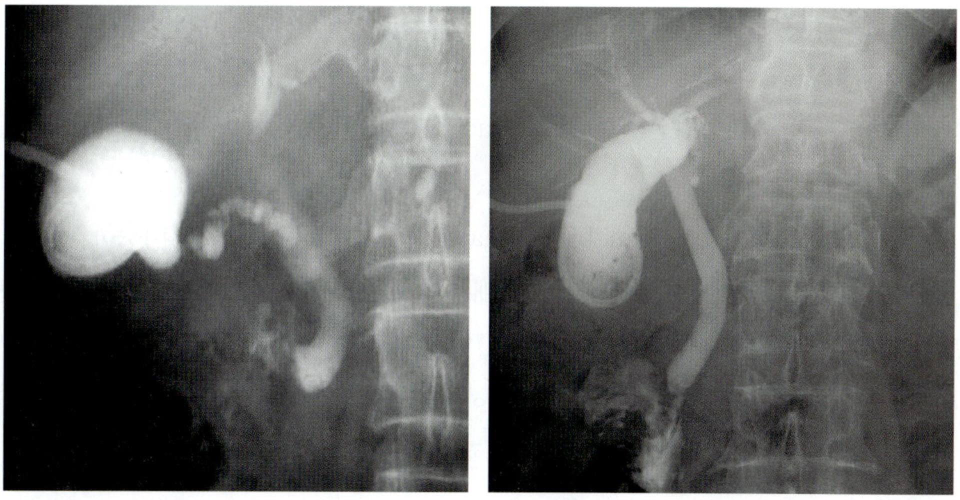

(a) (b)

그림 3-102. 경피적담낭루 설치술 영상

12 간·쓸개관계 주요 질환

Abnormality

1) 쓸개관계 결석(Biliary stones)

쓸개관계 결석은 크게 색소성 결석(pigment stone)과 콜레스테롤 결석(cholesterol stone)으로 구분할 수 있다. 쓸개 결석에 대한 임상적 증상은 일반적으로 가장 흔하게 나타나는 것이 복통으로 우측 상복부 통증이 가장 심하며, 경우에 따라서 우측 어깨나 등쪽으로 확산될 수도 있다.

이 밖에도 폐쇄성 황달이나 발열, 상복부 불쾌감, 오심, 구토 등이 나타날 수 있다.

(1) 색소성 결석(Pigment stones)

과거 한국인에게 주종을 이루던 색소성 결석은 흑색석(black stone)과 갈색석(brown stone)이었다. 색소란 빌리루빈을 의미하며 색소석은 공히 빌리루빈을 포함하고 있다. 갈색석은 주로 쓸개관에서 형성되며, 생성기전은 쓸개즙의 정체와 세균감염으로 알려져 있다.

쓸개즙의 정체에 의한 갈색석의 발생은 주로 유두염이나 유두부 게실에 의한 경우로 유두부 게실을 동반하는 사례가 많다는 보고가 이를 증명하고 있다.

세균감염은 주로 대장균이며, 갈색석에서 세균 검출이 85%로 높게 나타나 갈색석과 세균감염과의 상관관계가 있으며, 기생충 특히 회충에 의한 세균오염과 회충알이나 죽은 회충에 의하여 쓸개즙 색소가 침착하여 돌을 형성할 수 있다. 화학적 성분은 유리지방산(free fatty acid)인 팔미틴산(palmitic acid)이 주를 이룬다.

흑색석의 주성분은 calcium bilirubinate라는 점에서 갈색석과 비슷하지만, 갈색석에 비해 콜레스테롤이나 지방산이 매우 낮은 반면, 갈색석에서 볼 수 없었던 탄산칼슘이나 인산칼슘이 다량 함유되어 있어 비교적 단단한 특징이 있다. 즉, 빌리루빈 중합체(polymer)를 주성분으로 하여 탄산칼슘이나 인산칼슘이 합해져 형성되며, 발생기전은 쓸개즙의 산화와 병존 질환의 존재로 발생된다고 한다.

(2) 콜레스테롤 결석(Cholesterol stones)

과거 결석의 비율은 색소석이 월등히 높았으나, 근래에는 콜레스테롤석의 보고가 늘고 있다. 콜레스테롤석의 생성 기전에는 간에서 콜레스테롤로 과포화된 쓸개즙의 분비(supersaturated bile)와 소포(vesicle)형태로 분비된 콜레스테롤 또는 결정화 단계(nucleation) 등의 인자와 쓸개인자(gallbladder factor)에 의해 생성되며, 쓸개의 절제술 후에는 콜레스테롤성 결석이 거의 생성되지 않는다. 일반적으로 단순 복부영상에서 결석 발견율은 매우 낮은 편인데(20%), 이는 대부분의 결석이 칼슘을 포함하지 않고 있기 때문이며, 석회화된 결석은 동심원상으로 나타나기도 한다. 따라서 경구담낭조영검사와 초음파 검사가 방사투과성 결석을 발견하는 데 큰 역할을 하고 있었으나, 최근에는 간 기능에 영향을 받지 않으며, 쓸개와 주변 장기와의 관계를 보다 정확히 진단해 낼 수 있는 초음파검사와 복부 전산화단층촬영이 상호 보완적으로 이용되고 있다.

2) 폐쇄성 황달(Obstructive jaundice)

간의 실질세포에서 생성된 쓸개즙은 모세쓸개관과 간내 쓸개관, 그리고 온간관 및 온쓸개관을 거쳐 쓸개로 들어가 음식물 섭취 시 배출되어 지방을 유화시키는 작용을 한다. 쓸개즙의 성분은 담즙산, 인지질(lecithin), 콜레스테롤 등으로 크게 나눌 수 있으며, PH는 6~8이고 삼투압(osmotic pressure)은 29 mOsm이다. 쓸개즙의 1일 배출량은 250~800 ml이지만, 쓸개에 의해 6~10배 정도 농축된다. 이러한 쓸개즙이 여러 가지 원인에 의해 샘창자로 배출되지 못하면 황달이 생긴다. 즉, 쓸개관의 근위부 내지는 원위부에 협착(stricture)이나 폐쇄(obstruction) 등으로 쓸개즙이 통과 장애를 일으켜 폐쇄성 황달을 유발하며, 이로 인하여 발열이나 패혈증(sepsis)에 이를 수 있고 심하면 사망할 수도 있다.

3) 쓸개관암(Cholangiocarcinoma)

쓸개관 암은 간내쓸개관 암과 간외쓸개관 암으로 분류하며, 간내쓸개관 암은 원발성 간암 중에서 간세포암(hepatocellular carcinoma) 다음으로 호발하는 암이며, 쓸개관 암의 10~15%가 간내쓸개관에서 발생한다.

간외쓸개관 암의 50~60%는 간문부 담도암(hilar cholangiocarcinoma)과 온간관(common hepatic duct)에 발생하는 쓸개관 암이며, 온쓸개관(common bile duct)에서는 30~40% 정도가 발생한다.

최근에는 쓸개관 암에 내시경을 이용한 광역동치료(photodynamictherapy ;

PDT) 요법이 적용되면서 치료에 긍정적이라는 연구결과가 발표되고 있다. PDT는 내시경을 통하여 환자의 고통과 불편함을 최소화 하면서 비교적 간단하게 시술할 수 있는 기법으로 향후 많은 시행이 예상되지만, 아직 시술이나 효과가 초보적인 단계에 머무르고 있고, 일부 의료기관에 한정되어 시행하고 있기에 자세한 내용은 생략하기로 한다.

4 비뇨기계

Urinary system

1. 개요
2. 해부학
3. 경정맥요로조영검사(Intravenous urography : IVU)
4. 점적신우조영검사(Drip infusion pyelography : DIP)
5. 신속정맥신우조영검사(Rapid sequence pyelography : RSP)
6. 역행성신우조영검사(Retrograde pyelography : RGP)
7. 선행성신우조영검사(Antegrade pyelography : AGP)
8. 경피적 신루설치술(Percutaneous nephrostomy : PCN)
9. 방광조영검사(Cystography)
10. 배뇨중방광요도조영검사(Voiding cystourethrography : VCU)
11. 비드체인 방광요도조영검사(Metallic bead-chain cystourethrography : CCU)
12. 역행성요도조영검사(Retrograde urethrography : RGU)

1 개요

비뇨기계(urinary system)는 세포의 대사과정에서 얻어진 노폐물을 수용액 상태로 생성하여 운반하고 배설하는 배설기계의 하나이다. 비뇨기계는 콩팥(kidney), 요관(ureter), 방광(bladder), 요도(urethra)로 구성되며 이들을 상부비뇨기계(upper urinary system)와 하부비뇨기계(lower urinary system)로 나눠어진다.

상부비뇨기계는 인체로부터 대사산물을 여과 후 배설하여 혈액의 양을 조절하고, 산과 염기의 균형 및 염분과 수분의 조절 등 기타 화학적 성분을 조절하는 콩팥(kidney)에서부터 대사산물의 형태인 소변(urine)을 방광으로 이동시키는 요관(ureter)까지를 말한다. 하부비뇨기계는 소변의 저장과 배뇨기능을 수행하는 방광(bladder)과 요도(urethra)를 말하는데, 배뇨의 기능은 배뇨반사에 의한 방광내압의 상승과 이에 따른 배뇨근(detrusor muscle), 방광경부(bladder neck), 바깥요도조임근(external urinary sphincter) 등의 수축과 이완에 의하여 진행된다.

이러한 비뇨기계의 역할은 기형, 감염, 신생물, 결석, 사고, 노화 등에 의하여 형태학적 그리고 기능적 이상을 가져오게 되며 이에 따른 진단 및 적절한 치료계획을 위해 방사선영상학적 검사가 차지하는 비중은 상당히 크다고 말할 수 있다.

비뇨기계의 영상진단기법으로 방사선학적 기본검사인 단순촬영에서부터 투시검사(fluoroscopy), 초음파검사(sonography), 핵의학검사(RI), 전산화단층촬영(CT), 자기공명검사(MRI) 등이 적응증과 목적에 따라 이용되고 있다.

조영제(contrast media)가 사용되는 비뇨기계의 모든 검사에서 단순 X선 촬영을 우선 시행해야 하는데, 콩팥과 간 및 허리근(psoas muscle) 등의 연부조직이 잘 나타날 정도의 영상조건을 설정해 주어야 한다. 이는 검사 전 전처치(preparation)의 확인과 석회화 및 복부장기의 형태 등을 파악하여 조영상과 대조하여 올바른 진단에 도움을 주기 위함이다. 단순요로촬영(scout image)은 주로 KUB 촬영으로 시행하며, 상부의 부신(adrenal gland)을 포함한 양측 콩팥과 하부의 두덩활(pubic arch)이 포함되어야 하고, 남자의 경우 가능하면 전립샘 부위가 충분히 포함될 수 있도록 한다.

1968년 Dr. Almen에 의하여 삼투압이 낮은 비이온성(nonionic) 조영제 Metrizamide가 개발된 후 거듭된 조영제의 발전은 요로계 조영검사의 부작용에 대한 부담을 줄이고 정확성을 향상시키는 결과를 가져왔다. 최근에는 방사선투시와 조영제를 이용한 중재적 시술(interventional study)의 발달로 이어져, 진단뿐만 아니라 치료분야에서도 범위가 확대되어 가고 있다. 조영제의 주입량과 농도는 검사의 종류 및 목적, 그리고 조영제의 요오드(iodine)농도에 따라 다르게 결정되며, 이는 뒷장의 각 검사에서 다루기로 한다.

비뇨기계의 투시조영검사는 검사방법에 따라 배설성요로조영검사(excretory urography), 역행성요로조영검사(retrograde urography), 배뇨성요로조영검사(urinate urography), 선행성요로조영검사(antegrade urography) 등으로 구분된다.

배설성요로조영검사는 정맥주사한 조영제의 콩팥배설과 요관 및 방광 등 요로계 전체의 기능과 형태를 알 수 있는 방법으로 경정맥요로조영검사(intravenous urography : IVU), 점적신우조영검사(drip infusion pyelography : DIP), 신속정맥신우조영검사(rapid sequence pyelography : RSP) 등이 있다. 역행성요로조영검사는 배설성요로조영검사에서 콩팥의 배설에 의한 조영제의 묘출이 불분명하거나 부작용이 예상되는 경우에 이용되는 역행성신우조영검사(retrograde pyelography : RGP)와 방광 및 요도의 기능과 형태를 관찰하기위한 역행성방광조영검사(retrograde cystography), 역행성요도조영검사(retrograde urethrography) 등이 있다. 배뇨성방광조영검사에는 방광요관역류(vesicoureteral reflux)와 배뇨기능 등을 보기위한 배뇨중방광요도조영검사(voiding cystourethrography : VCU), 비드체인 방광요도조영검사(metallic bead-chain cystourethrography : CCU) 등이 있고, 선행성요로조영검사(antegrade urography)는 배설성요로조영검사 후 역행성요로조영검사의 시행이 불가능한 경우 콩팥깔때기(renal pelvis) 또는 콩팥술잔(renal calyx)에 경피적 천자를 하여 조영제를 직접 주입하며 검사하는 방법으로, 오줌을 인위적으로 배출시키기 위한 경피적 신루설치술(percutaneous nephrostomy : PCN) 과정과 후에 시행한다. 주입방법에 따른 비뇨기계조영검사의 분류는 표 4-1과 같다.

표 4-1. 비뇨기계 조영검사의 조영제 주입 경로에 따른 분류

검사방법	주입경로	검 사 명
배설성 요로조영	경정맥 주입	경정맥요로조영검사(intravenous urography : IVU) 점적요로조영검사(drip infusion pyelography : DIP) 신속정맥신우조영검사(rapid sequency pyelography : RSP)
역행성 요로조영	역행적 주입	역행성신우조영검사(retrograde pyelography : RGP) 역행성요도조영검사(retrograde urethrography : RGU) 역행성방광조영검사(retrograde cystography)
배뇨성 요로조영	역행적 주입	배뇨중방광요도조영검사(voiding cystourethrography : VCU) 비드체인 방광요도조영검사 (metallic bead-chain cystourethrography : CCU)
선행성 요로조영	직접 주입	선행성신우조영검사(antegrade pyelography : AGP)

2 해부학

1) 콩팥(Kidney)

콩팥은 상복부의 후면에 위치하는 한 쌍의 후복막기관(retroperitoneal organs)으로 안쪽은 큰허리근(psoas major muscle)이, 후방에는 가로막(diaphragm)과 허리네모근(quadratus lumborum muscle)이 접하고 있으며, 주위의 지방층과 혈관 등에 의하여 고정되어 호흡과 인체의 운동방향에 따라 최고 4~5 cm까지 움직인다.

성인에서 콩팥의 무게는 약 130~150 g, 길이 12 cm, 직경 6 cm, 두께 3 cm 정도이며 외형은 강낭콩 모양으로 정상인의 경우 제 12등뼈(thoracic vertebra)에서 제 3허리뼈(lumbar vertebra) 사이에 위치하는데, 오른쪽 콩팥은 위쪽의 간 때문에 왼쪽 콩팥보다 약간 아래에 위치한다.

콩팥의 안쪽 중앙부에 콩팥문(renal hilum)이 있고 이곳으로 혈관, 림프관, 신경 등이 출입을 하며 콩팥깔때기(renal pelvis)가 위치한다.

또한 콩팥은 콩팥실질부(renal perenchyma)와 집합계(collecting system)로 구성되고, 콩팥실질부는 가쪽의 겉질(cortex)과 안쪽의 속질(medulla)로 이루어진다. 신속질부 집합 요세관(collecting tubule)의 첨부(apex)인 콩팥유두(renal papilla)를 집합계인 작은콩팥술잔(minor calyx)이 싸고 있고, 큰콩팥술잔(major

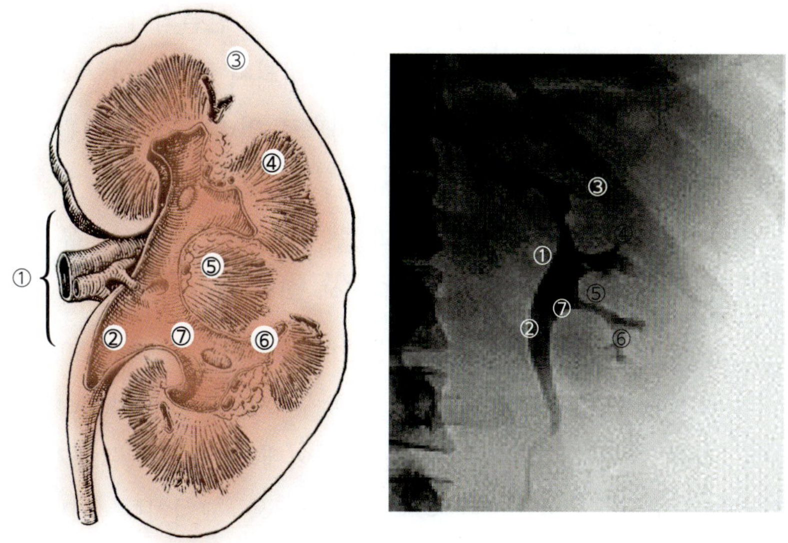

① 콩팥문(신문, renal hilum)
② 콩팥깔때기(신우, renal pelvis)
③ 콩팥겉질(신피질, renal cortex)
④ 콩팥속질(신수질, renal medulla)
⑤ 콩팥피라밋(신추체, renal pyramid)
⑥ 작은콩팥술잔(소신배, minor calyx)
⑦ 큰콩팥술잔(대신배, major calyx)

그림 4-1. 콩팥의 구조와 배설성조영검사 영상

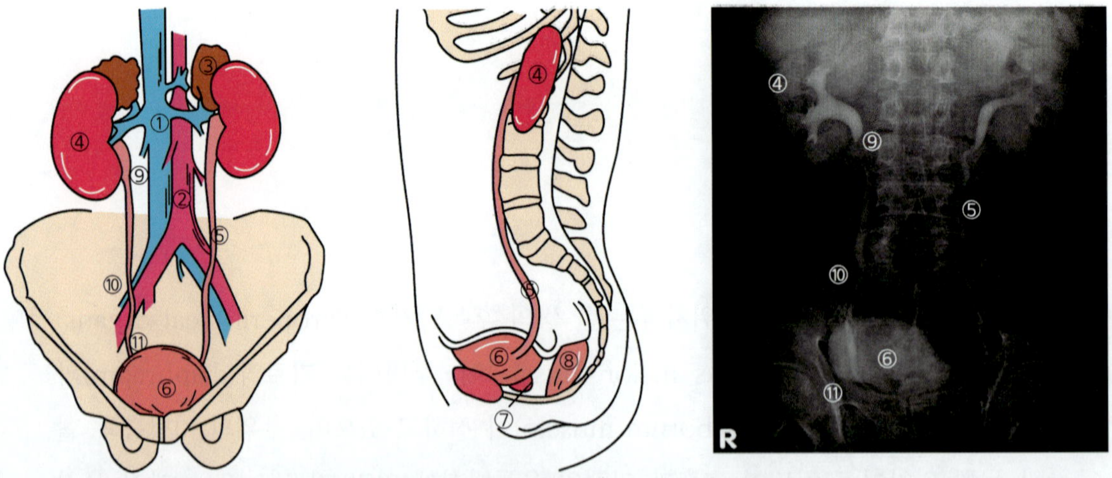

① 아래대정맥(하대정맥, IVC) ② 대동맥(aorta) ③ 부신(콩팥위샘, adrenal gland) ④ 콩팥(신장, kidney)
⑤ 요관(ureter) ⑥ 방광(urinary bladder) ⑦ 전립샘(전립선, prostate) ⑧ 곧창자(직장, rectum)
⑨ 콩팥깔때기요관이행부(신우요관 이행부, ureteropelvic junction : UPJ) ⑩ 요관온엉덩동맥교차부
(요관총장골동맥 교차부, bifurcation of the iliac vessels) ⑪ 요관방광 이행부(ureterovesical junction : UVJ)

그림 4-2. 비뇨기계의 해부학적 구조와 영상

calyx)으로 이어져 콩팥동굴(renal sinus)을 형성하게 되는데 이를 콩팥깔때기(renal pelvis)라 하며 요관(ureter)과 연결된다.

따라서 콩팥의 겉질부와 속질부의 콩팥소체(renal corpuscle)와 요세관(renal tubule)을 지나며 만들어져 나온 소변(urine)은 신유두와 연결된 작은콩팥술잔을 통해 집합되어 큰콩팥술잔과 콩팥깔때기, 그리고 요관을 통하여 방광에 모인 후 배뇨반사에 의하여 배뇨를 하게 된다.

2) 요관(Ureter)

콩팥의 콩팥깔때기(renal pelvis)에서 연결되어 소변을 방광으로 운반하는 기능을 가진 요관(ureter)은, 보통 제 2허리뼈 높이에서 시작되어 후복막으로 하행하여 골반강 내로 들어가 방광의 후벽으로 열리며 성인 요관의 길이는 25~30 cm 정도이다.

요관의 벽은 내부 점막층과 중간 근육층 그리고 섬유성결합조직인 외막 등의 세 겹으로 이루어지며 소변의 유입에 의한 요관의 팽창과 근육층의 수축에 의한 연동운동으로 소변을 방광으로 운반하게 된다.

요관에는 3군데의 생리적 협착부(physiological constriction)가 있다. 이들은 각각 콩팥깔때기에서 요관이 이행되는 콩팥깔때기요관이행부(ureteropelvic junction : UPJ), 좌·우 온엉덩동맥을 교차하여 지나가는 요관엉덩동맥교차부(bifurcation of the iliac vessels), 그리고 요관과 방광이 이어지는 요관방광이행부(ureterovesical junction : UVJ)라고 하며 이곳에서 하강하던 돌이 걸리는 경우가 많다.

3) 방광(Bladder)

소변을 일시적으로 저장하는 기능을 가진 방광(bladder)은 두덩결합(symphysis pubic)의 후면에 위치하는 신축성이 좋은 근육성 주머니로 점막층, 점막밑층, 근육층, 장막층 등의 네층의 벽으로 구성된다.

성인에서 방광의 용적은 약 500 ml로 충만 정도에 따라 두덩뼈 상방으로 확대되며 방광바닥(방광저, fundus), 첨부(vertex), 윗면 및 아랫면으로 구성되고 방광의 맨 아래 부분은 방광목(bladder neck)이라 하여 요도(urethra)와 연결된다.

남자의 경우 전립샘(prostate)의 상부에 밀착되어 있고, 여자의 경우 자궁과 질의 앞에 위치한다. 방광목과 양쪽 요관 개구부의 역 삼각형태를 삼각부(urinary trigone)라 하여 요의 배설이 용이하도록 구성되어 있다.

4) 요도(Urethra)

소변을 방광으로부터 체외로 배출시키는 역할을 하는 요도(urethra)는 내요도조임근(internal urethral sphincter)과 외요도조임근(external urethral sphincter)의 불수의적 그리고 수의적 작용에 의해 조절된다.

남성의 요도(male urethra)는 소변과 정액의 배출기능을 함께 가진다. 성인에서 평균 길이는 15~20 cm 정도로 전립샘부(prostatic portion), 막성부(membranous portion), 해면체부(spongy portion or cavernous portion or 음경부(penile portion))로 구분되며 전립샘의 하부에서 사정관(ejaculatory)이 개구한다.

여성요도(female urethra)의 배뇨조절기능은 남성과 비슷하나 길이가 성인에서 평균 4 cm 정도로 짧고 뒤의 항문과 질에 가까이 개구하여 대장균 등에 의한 감염이 빈번한 특징이 있다. 요도의 감염은 비뇨기 전체로 연결된 점막으로 전이되어 방광염과 콩팥깔때기염 등 요로감염의 원인이 될 수 있다.

3 경정맥요로조영검사
Intravenous urography : IVU

배설성요로조영검사(excretory urography)의 하나인 경정맥요로조영검사(intravenous urography : IVU)는 정맥을 통하여 주입된 조영제의 배설과정을 방사선학적으로 영상화 하여 그 기능과 형태학적 변화를 관찰할 수 있는 비뇨기계 방사선학적 검사의 기본이 되는 검사이다.

1923년 Osborne에 의하여 경정맥성신우조영검사(intravenous pyelography : IVP)로 소개되어 그 검사 명을 임상에서 사용하고 있으나, 최근에는 콩팥술잔(calyx)과 콩팥깔때기(pelvis)는 물론이고 요관(ureter) 및 방광(bladder) 등 요로계 전체를 관찰할 수 있다는 의미로 경정맥요로조영검사(intravenous urography : IVU)로 불려지고 있다.

또한 경정맥요로조영검사는 요로계통 질환의 진단은 물론 방광경검사 등 중재적 시술 및 치료에 앞서 사전검사(routine preliminary examination)로 매우 중요한 역할을 하고 있으며, 산부인과와 소화기계에 이상이 있는 환자에서 비뇨기계와의 관련성 여부를 확인하기 위하여 시행하기도 한다. 다만, 최근 CT요로검사의 시행으로 감소추세에 있으며, CT검사 후 시간 간격을 두고 KUB로 촬영하는 경향이 증가하고 있다.

1) 검사목적

(1) 요로계 전체의 영상을 한눈에 관찰할 수 있는 가장 기본이 되는 검사로 콩팥의 배설과 요로의 기능적 평가 및 형태학적 이상의 관찰을 위해 시행된다.

(2) 깔때기콩팥염(pyelonephritis), 토리콩팥염(glomerulonephritis), 콩팥고름집(renal abscess), 콩팥결핵(renal tuberculosis), 방광염(cystitis) 등의 염증성질환과 콩팥결석(renal stone), 요관돌(ureter stone), 방광돌(bladder stone) 등의 요로계 결석질환, 그리고 콩팥 및 방광종양(bladder tumor) 등의 종양성 질환에 적응되며 염증과 돌 및 종양 등에 의한 요로계의 폐색은 물콩팥증(hydronephrosis) 및 기능적 이상을 유발하고 측부통증(flank pain)과 혈뇨(hematuria) 및 고름뇨(pyuria) 등의 증세가 나타나기도 한다.

(3) 또한 요로계의 선천성 기형(congential anomaly), 신장의 외상(trauma)과 전립샘비대증(benign prostatic hyperplasia), 요실금(urinary incontinence)

(a) 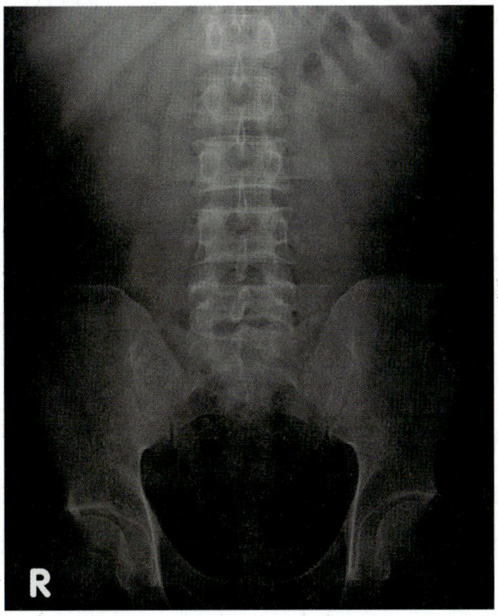

(b) 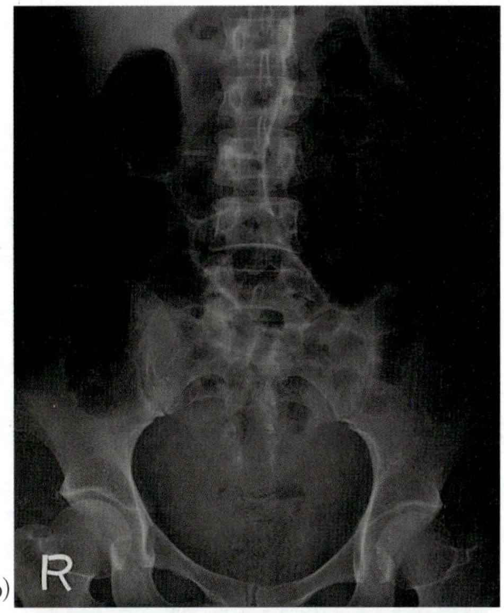

(c) 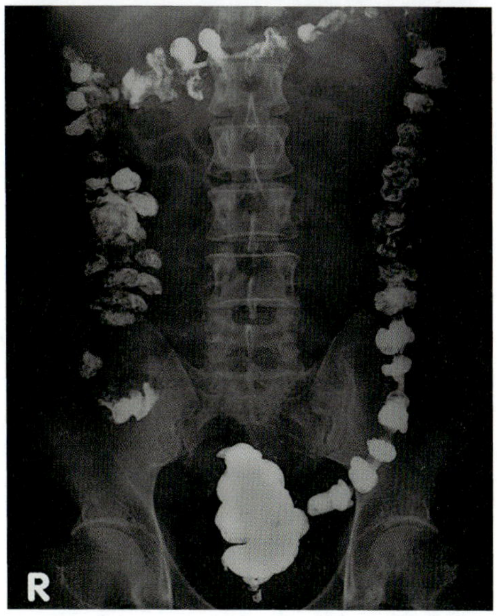

그림 4-3. **경정맥요로조영검사의 단순촬영 영상**
(a) 정상적인 전처치로 콩팥 및 복부장기의 형태가 잘 나타나 있다. (b) 큰창자 내의 가스와 분변으로 콩팥의 음영이 관찰되지 않는다. (c) 검사전날 상부위장관검사를 실시한 환자로 조영제의 배출이 이루어지지 않아 경정맥요로조영검사의 실시가 불가능한 예이다.

등 방광의 배뇨기능이상, 그리고 비뇨기 수술 후의 경과관찰과 산부인과 및 소화기의 외과적 수술 전·후에 시행하는 등 경정맥요로조영검사의 적응범위는 광범위하다.

2) 전처치

(1) 검사 전의 처치로 금식과 수분제한을 들 수 있다.

과거에는 검사전일 저녁식사 후 금식을 하고 피마자기름 또는 비사코딜(dulcolax) 등의 하제(evacuant)를 투여하여 구토(vomiting) 등 조영제로 인한 부작용과 위와 장의 가스(gas) 및 내용물로 인한 영상의 장해를 예방하도록 하였으며, 수분을 제한하여 콩팥깔때기와 콩팥술잔 등에 조영제의 농도를 높여 선명한 영상을 얻어 관찰이 용이하도록 하였다.

그러나 지나친 금식과 수분의 제한은 소아와 노인, 다발성 골수종, 당뇨, 신부전 등의 환자에서 탈수 등으로 인한 부작용을 일으킬 수 있으므로, 최근에는 일상적인 활동을 하는 환자는 4~5시간의 금식만을 하고 다른 처치는 하지 않으며, 오랜 시간을 누워서 지낸 환자나 변비가 있는 환자 등, 필요한 경우에 한하여 하제를 투여하거나 관장(enema)을 하도록 권장하고 있다.

(2) 과도한 수분의 섭취는 물콩팥증(hydronephrosis)과 유사한 영상으로 나타나며, 선명한 영상을 얻을 수 없는 단점이 있다. 따라서 엄격한 수분제한보다는 조영제의 요오드(iodine)농도와 투여량을 조절하여 선명한 영상을 얻는 것이 바람직하다.

(3) 검사를 시작하기 전에 배뇨를 하여 선명한 방광영상을 얻을 수 있도록 해야 한다.

(4) 소화기내시경 검사 후에 배설성요로조영검사를 시행하게 되면 주입된 가스(air)에 의한 영상의 장해로 명확한 영상을 얻을 수 없으므로 소화기내시경 후의 검사는 피해야 한다. 또한 배뇨중방광요도조영검사(VCU)와 함께 시행할 경우 배뇨성요도검사를 먼저 시행하여 방광요관역류(VUR)의 진단에 차질이 없도록 해야 한다.

3) 조영제

배설성요로조영검사에는 요오드(iodine)를 함유한 수용성조영제가 사용된다.

과거에는 경제적인 측면을 고려하여 주로 이온성조영제(ionic contrast media)를 사용하였으나 높은 삼투압과 혈액 중의 이온화에 의한 부작용의 빈도가 높아, 최근에는 삼투압이 낮고 친수성(hydrophilicity)이 높으며 분자의 화학독성이 낮아 부작용의 우려가 적은 비이온성조영제(non ionic contrast media)를 주로 사용하고 있다.

일반적으로 고삼투압 조영제(high osmolic contrast media) 사용 시 혈관확장, 순환혈액증가, 혈압강하 등의 혈관운동성효과(vasomotor effect)가 일어날 수 있다. 또한 이온성조영제의 혈액 내 이온화는 세포막의 전위에 의한 조영제의 세포내 흡수로 인하여 신경독성, 화학독성, 단백결합 등의 부작용이 일어날 수 있다.

비이온성조영제의 사용으로 부작용의 위험성은 감소되었다고는 하나 요오드민감성과 알레르기 등 환자의 체질에 따라 5% 정도에서는 가려움증, 두드러기, 오심,

구토, 현기증 등의 가벼운 부작용의 형태로 나타날 수 있고 호흡곤란, 혈압강하, 전신발작, 천식, 쇼크(shock) 등의 심각한 부작용에 대한 가능성도 배제할 수 없다.

그러므로 검사 전에 안내 및 동의서와 질문을 통하여 과거 조영제 사용 시 부작용의 경험여부와 심장 및 콩팥질환과 천식 등 과거병력, 음식물과 약물에 의한 알레르기 반응여부 등을 반드시 확인하고 조영제를 주입하여야 한다. 필요한 경우 피하주사(skin test)나 점안(eyeball test)으로 과민성검사를 하지만, 효과와 의미가 매우 적어 최근에는 시행하는 경우가 드물다.

조영제의 주입 시에는 환자의 상태를 반드시 관찰하며 발생될 수 있는 부작용에 대비를 하고 대화를 통하여 안정감을 유도하는 것이 바람직하다. 기왕력이 있거나 부작용이 우려되는 경우 항히스타민제를 검사 전에 주사하거나, 가벼운 부작용 증세가 있는 경우에는 검사 후에 정맥 또는 근육 주사하여 심각한 부작용을 예방하도록 해야 한다. 특히, 혈청크레아티닌을 확인하여 시행여부를 결정해야 하고, 당뇨환자의 경우 복용 약의 종류를 사전에 확인하여 부작용이 발생하지 않도록 조치해야 하며, 특히 당뇨병 약 메트포르민(Metformin)은 검사 전·후 이틀 동안 복용하지 않아야 한다.

검사실 내에는 에피네프린(epinephrine), 아트로핀(atropine), 항히스타민제 등의 약품을 부작용의 종류에 맞게 사용되도록 준비하고 산소(oxygen)호흡장치, 흡입기(suction), 혈압계 등을 구비하여야 하며 응급의료 연락체계를 반드시 구축하여야 한다.

조영제의 주입량은 환자의 체중과 나이 그리고 사용되는 조영제의 요오드농도(concentration, mgI/ml)에 따라 다르게 적용하는 것이 바람직하다. 성인에서 요오드의 농도가 300 mgI/ml인 조영제를 사용한 경우 주입량은 통상 30~50 ml를 주입하며, 소아는 콩팥의 농축기능이 부족하기 때문에 1.5~2 ml/kg의 조영제 주입이 필요하다. 최근, 초음파 등의 발달로 소아에서 경정맥요로조영검사는 많이 시행하지 않는 추세이다.

4) 금기증

혈청크레아티닌(creatinine)의 수치가 2.5~3.0 mg/100 ml 이상일 때와 요오드에 대한 과민증(hypersensitivity), 간(liver)과 콩팥의 질환이 함께 있는 경우, 소변감소증(oliguria), 다발성 골수종(multiple myeloma), 콩팥기능이 저하된 인슐린의존성 당뇨병환자 등은 원칙적으로 요오드를 함유한 조영제의 정맥주입을 금기해야 되는 경우이다. 그러나 위험도를 감안하고도 검사가 반드시 필요한 경우는 주의를 하여 시행을 하고 검사 후에도 콩팥 기능의 이상을 관찰하여야 한다.

4) 검사방법

(1) 단순검사(Scout image, plain image)

단순촬영은 조영제를 주입하기 전에 KUB(kidney, ureter, bladder)를 반드시 촬영해야 하며, 상부의 콩팥에서 하부의 방광까지를 기준으로 두덩활(치골궁, pubic arch)이 포함되도록 하고 남자의 경우 가능하면 전립샘부위가 충분히 포함될 수 있도록 한다.

단순검사를 실시하는 목적은 콩팥 및 복부장기의 형태와 위치를 확인하고 장내 가스와 분변의 분포, 컴퓨터단층촬영(CT) 또는 위 장관 조영검사 후 조영제($BaSO_4$)의 잔류여부, 방광 내 소변 등의 전처치 상태를 파악하며, 요로계 및 주변 기관의 석회화상과 요로결석을 구분하고 촬영조건을 설정하는데 있다.

단순촬영 영상에서는 콩팥의 외형, 간의 하단부, 허리근(psoas muscle)의 형태가 뚜렷이 구분되어야 한다. 숨을 내쉰 후 멈추고 촬영하여 콩팥의 위치이동을 줄이고 움직임에 의한 불선예도를 방지하여야 한다. 척추는 영상의 중앙에 위치하도록 하고 하단의 가장자리에는 좌 · 우 표시(side mark)를 하는데, 조영제의 주입 후에는 촬영시간과 환자의 자세 등을 같은 위치에 표시 해주도록 한다.

단순촬영을 시작하기 전에 환자로부터 받은 검사안내 및 동의서를 확인하고 전처치 여부, 과거병력, 조영제 부작용에 대한 기왕력 등을 다시 한번 구두로 확인하는 것이 좋으며 검사방법과 소요시간 등을 설명하여 검사에 대한 안정과 신뢰감을 느낄 수 있도록 해야 한다.

(2) 요관의 압박

조영제를 주입 한 후 압박대(comprssion band)로 복부를 압박하여 요관을 일시적으로 폐쇄시켜 조영제가 방광으로 배출되는 것을 막아 콩팥깔때기(신우)와 콩팥술잔(신배)을 충만시켜 줌으로써 영상의 묘출이 용이하도록 하는 방법이다.

압박부위는 엉덩뼈능선(iliac crest) 상단의 양쪽요관 부위이며 환자의 상태를 관찰하면서 단계적으로 압박을 가해야 한다. 그러나 복부 수술 후 회복이 되지 않았거나 외상(trauma)환자, 복부대동맥류 등의 환자는 복부의 압박을 피해야 한다. 압박을 할 수 없는 경우 검사대의 머리부분을 경사지도록 한 Trendelenburg 자세를 취하여 조영제의 배출을 막을 수 있도록 한다. 이때 검사대 위로 미끄러지지 않도록 안전에 유의하여야 한다. 요관 결석이나 협착 등에 의하여 요관의 폐쇄가 확실시되는 환자는 별도의 요관 압박이 필요하지 않으나 다른 한쪽의 관찰이 함께 필요한 경우 압박을 하며 요관의 압박을 충분히 할 수 없는 경우 Trendelenburg 자세를 병행하면 효과적이다.

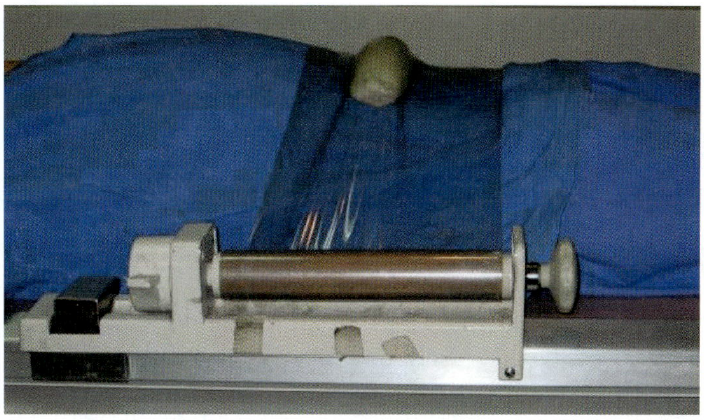

그림 4-4. **요관의 압박**
압박대를 이용하여 요관을 압박한 모습.

(3) 검사 및 자세

① 콩팥실질 조영상(Nephrogram)

콩팥실질 조영상은 콩팥의 겉질(피질)부와 속질(수질)부의 신소체(renal corpuscle)와 세뇨관(renal tubule)을 지나며 여과되는 조영제가 콩팥술잔과 콩팥깔때기로 배설되기 전에 콩팥실질에 정체된 상태의 영상을 말하는 것으로 조영제 주입 후 1~2분에 촬영한다. 이는 콩팥의 형태 확인과 콩팥실질 내 병변(renal mass or cyst), 신동맥성 고혈압 환자 등에 유용하나 최근에는 초음파나 전산화단층촬영검사(dynamic kidney CT)를 이용하므로 1분 촬영은 대부분 시행하지 않는다.

② 5분 촬영

조영제 주입 후 3~7분은 콩팥의 깔때기와 술잔이 잘 나타나는 시기로 조영제의 배설과정에 의한 콩팥실질상과 집합계(collecting system)의 기능 및 형태를 함께 관찰할 수 있다. 통상적으로 복부를 압박한 상태에서 조영제 주입 후 5분에 콩팥을 중심으로 촬영하게 된다.

③ 15분 촬영

조영제 주입 후 15~20분은 콩팥에서 조영제가 최고의 농축을 보이는 시기이므로 15분 촬영상에서는 조영제가 콩팥, 요관, 방광으로 전달되는 전체적 과정의 관찰이 용이하다. 압박대를 제거함과 동시에 KUB로 촬영을 해야 하며 환자에게 헛기침을 시키고 촬영하기도 하는데, 이는 콩팥깔때기에 집적되었던 조영제가 요관으로 주행하는 순간 촬영하여 요관의 묘출을 극대화하기 위함이다. 그러나 반드시 조영제의 주입 후 15분에 촬영해야 하는 것은 아니다. 5분 영상에서 나타난 콩팥의 깔때기와 술잔 내의 조영제 집적 결과에 따라 10분 또는 그 이전과 이후에 촬영을 해도 무방하다.

경정맥요로조영검사는 정면촬영(AP projection)을 기본으로 하여 요관의 폐쇄와 이에 따른 물콩팥증(hydronephrosis) 등 상황에 따라 사방향자세(oblique position), 엎드린자세(prone position), 선자세(erect position) 등으로 촬영한다. 엎드린자세(prone position)는 콩팥이 후복막장기임을 고려하여 조영제의 흐름을 이용하여 검사하는 자세로, 요관을 충만시켜 전체 요관과 폐쇄부의 관찰이 용이하다. 사방향촬영은 콩팥의 깔때기와 술잔 등의 관찰이 필요할 경우 보고자 하는 쪽을 15~30° 정도 거상시켜 촬영하며 콩팥이 척추와 겹치지 않아야 한다. 또한 사방향촬영은 요관 폐쇄부위와 석회화상 또는 다른 장기와의 겹침에 의한 혼돈을 피하여 관찰하고자 할 때 사용된다. 선자세(erect projection) 촬영은 조영제의 흐름과 폐쇄부위의 묘출이 불분명한 경우 사용된다.

④ 25분 촬영

25분 촬영상은 콩팥에서 방광으로 조영제의 배설 상태와 방광에 집적된 소량의 조영제에 의한 방광의 형태를 관찰할 수 있으며, 요관방광이행부(UVJ)의 관찰을 위하여 Trendelenburg 자세로 촬영하기도 한다. 환자는 검사 전 소변을 비운상태이므로 25분 영상에서 방광의 충만상을 얻기 어렵다. 그러므로 방광의 충만 영상이 필요한 경우 지연촬영을 해야 한다.

⑤ 지연촬영(Delayed radiography)

콩팥에 조영제가 집적되지 않아 집합계의 윤곽이 나타나지 않는 불현신(non-visualized kidney)과 방광의 충만상이 필요한 경우에는 지연촬영이 필요하다.

콩팥의 영상이 나타나지 않는 원인으로는 결석과 종양 등에 의한 요로폐쇄, 콩팥결핵(renal tuberculosis), 깔때기콩팥염(pyelonephritis), 토리콩팥염(glomerulonephritis), 콩팥손상(trauma) 등으로 알려져 있다.

25분 촬영상에서 콩팥의 윤곽이 나타나지 않거나 집합계의 농도가 약하게 나타날 경우, 지연촬영이 필요하며 콩팥의 묘출정도에 따라 시간 간격을 두고 계속해서 2시간 이상까지는 지연촬영을 해야 한다.

방광의 충만 촬영은 방광종양(bladder tumor), 방광염(cystitis), 방광돌(bladder stone) 등의 방광질환과 전립샘(prostate)질환, 그리고 외상(trauma)과 요실금(urinary incontinence)환자 등에서 필요하며 산부인과 및 소화기계 질환과의 연관성을 관찰하고자 할 경우에도 방광을 채워서 촬영해야 한다. 통상 조영제 주입 1시간 후 촬영을 하게 되며 부족할 경우 지연시간을 더 해야 하는데 필요에

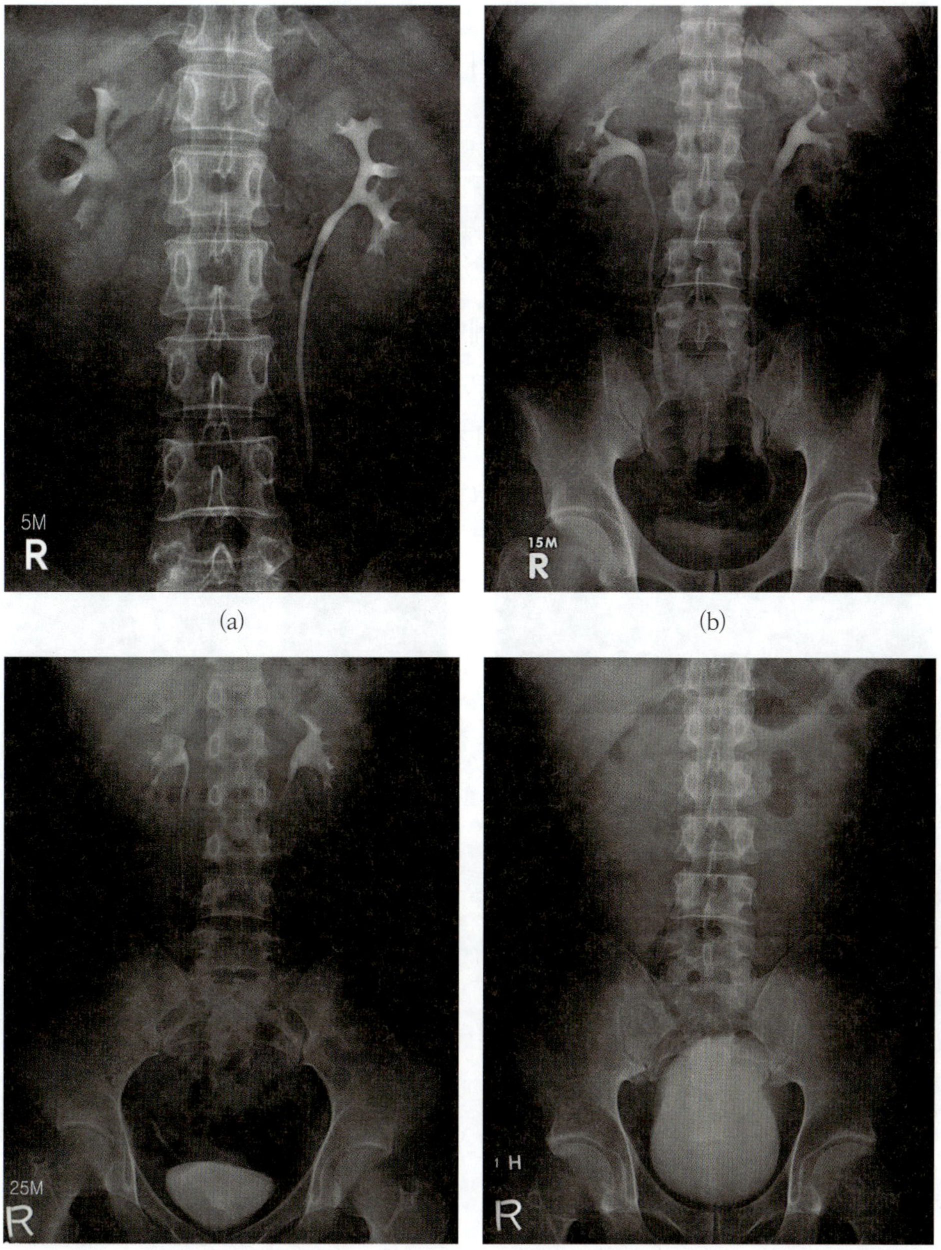

(a) (b)

(c) (d)

그림 4-5. 경정맥요로조영영상

(a) 조영제 주입 후 5분 영상으로 신 실질상과 집합계가 잘 관찰되며, (b)는 15분 영상으로 요관의 전체가 잘 묘출되어 있다. (c)는 콩팥으로부터 조영제의 배설과정 및 방광의 형태를 관찰할 수 있으며, (d)는 1시간 지연촬영 영상으로 조영제의 완전한 배설과 방광의 충만상이 관찰된다.

따라 정면촬영(AP position), 사방향촬영(oblique position), 측면촬영(lateral position) 등을 적용한다.

⑥ 배뇨 후(Postvoiding) 검사

조영제로 채워진 방광의 소변을 환자 스스로 보도록 한 후 KUB로 촬영을 하는데, 이는 검사를 끝마치기 전에 콩팥의 조영제 배설 능력과 방광의 잔뇨(residual urine) 정도를 함께 파악하기 위함이며, 전립샘의 비대와 방광의 조영제와 겹쳐 관찰이 어려웠던 요관방광이행부 결석(UVJ stone) 및 요관꽈리(ureterocele) 등의 관찰이 용이하다.

5) 임상증례

(1) 불현신(Non-visualized kidney)

불현신의 원인은 결석, 협착, 종양 등에 의한 요로계의 폐쇄와 콩팥결핵, 만성깔대기콩팥염(만성신우신염), 콩팥손상 등으로 다양하다. 통상 조영제 주입 후 25분 촬영영상에서 신 집합계의 윤곽이 나타나지 않으면 불현신으로 판단하고 조영제를 추가 주입하거나 지연촬영을 시행한다(그림 4-6).

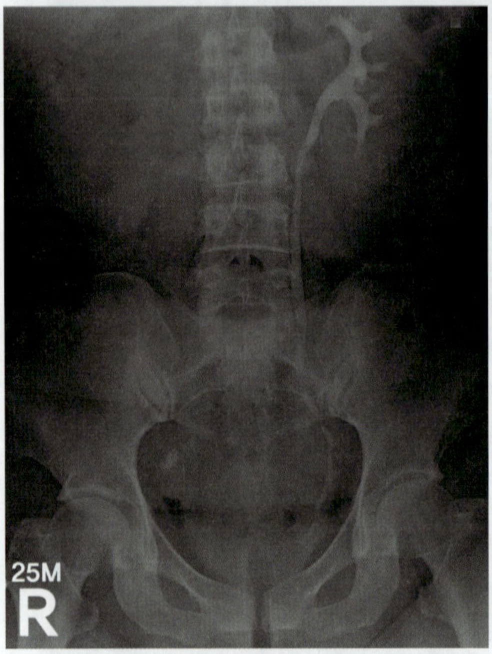

그림 4-6. 불현신

IVU 25분 영상에서 요로결석의 영향으로 우측콩팥의 집합계가 나타나지 않았다. 지연촬영이 필요한 예이다.

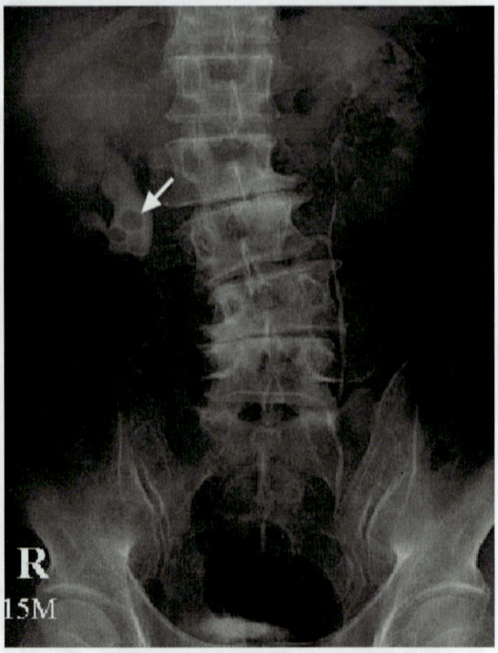

그림 4-7. 콩팥깔때기와 술잔결석 (Pelvocalyceal stones)

IVU 15분 영상에서 우측 콩팥깔때기와 술잔계에 결석들이 음영 결손상(filling defect)으로 관찰되고, 콩팥깔때기요관이행부의 일부 협착(partial obstruction)에 의한 물콩팥증(hydronephrosis)이 함께 관찰된다(화살표).

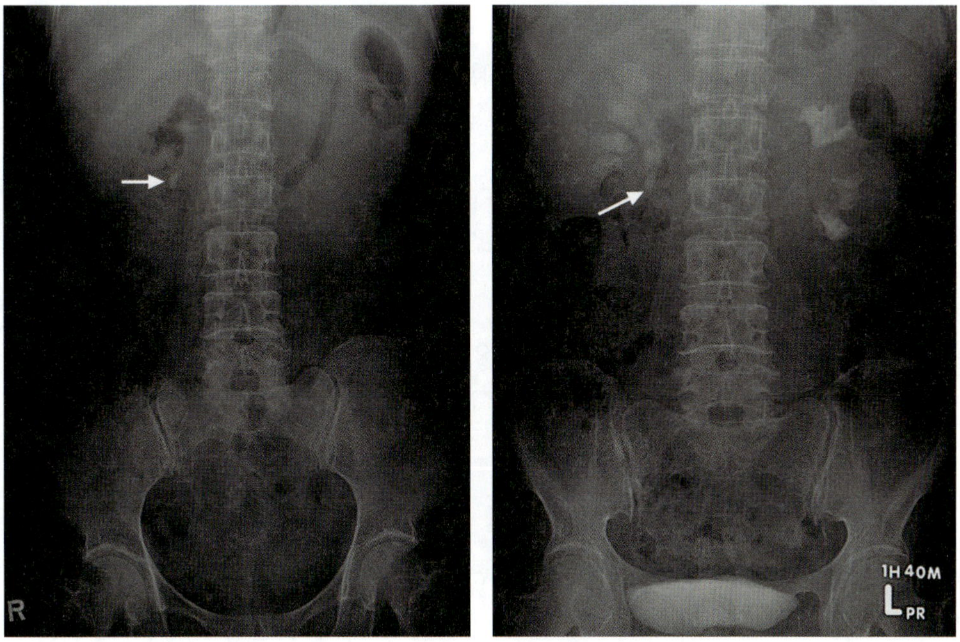

(a) (b)

그림 4-8. 콩팥깔때기(신우)요관이행부결석(Renal pelvis stone or UPJ stone)

(a)의 단순촬영영상에서 우측 콩팥깔때기부위에 방사선 비 투과성 음영이 관찰되어 IVU를 시행한 예이다. (b)는 결석에 의한 콩팥기능의 저하로 우측콩팥의 조영상이 1시간 40분의 지연촬영에서 나타났고, 콩팥깔때기요관이행부(UPJ)에 걸린 결석의 영향으로 콩팥의 깔때기와 술잔계가 확장되어 있다.

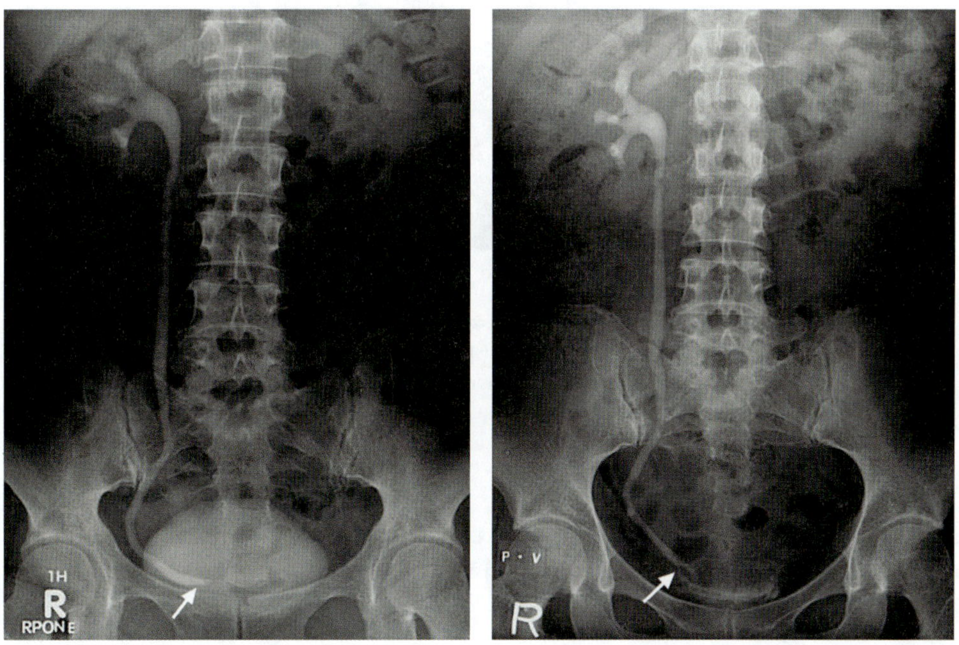

(a) (b)

그림 4-9. 요관결석 중 요관방광이행부결석(Ureter stone of UVJ)

(a)는 IVU 1시간 지연촬영 영상으로 요관방광이행부의 결석에 의하여 조영제가 방광으로 내려가지 못하고 요관 전체가 확장되어 있다. (b)는 같은 환자의 배뇨 후 촬영영상으로 방광의 겹침이 없이 결석이 명확하게 관찰된다.

(2) 요로결석

요로결석의 진단은 경정맥요로조영검사의 적응증 가운데 가장 많이 시행되는 한 예이다. 콩팥의 결석은 주로 방사선 비 투과성인 칼슘석이 많아 단순촬영에서도 잘 나타나지만, 요산결석과 기질성결석 등은 방사선 투과성으로 단순촬영상에서 나타나지 않으므로 초음파검사나 경정맥요로조영을 시행해야 한다. 요관결석은 생리적 협착부위에 걸려있는 경우가 대부분이며 이로 인하여 결석 상방의 요관과 콩팥깔때기가 확장되고, 콩팥의 기능이 저하되어 조영제의 묘출이 늦어진다.

(3) 콩팥종양(Renal tumor)

콩팥종양이란 일반적으로 콩팥 실질의 종양을 말한다. 원발성 콩팥 실질종양의 대부분은 콩팥세포암이고 양성종양 및 육종인 경우도 있다. IVU 검사만으로 이들을 구분하기보다는 CT와 병리조직검사 과정을 통하여 진단이 가능하다.

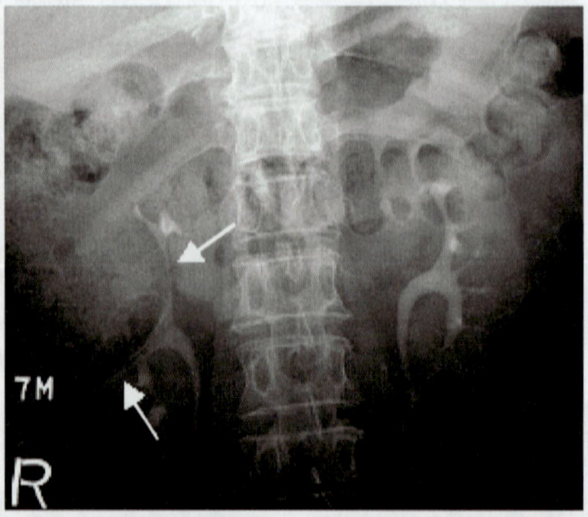

그림 4-10. 콩팥종양
IVU 7분 영상에서 우측 콩팥실질의 종양으로 인하여 콩팥의 깔때기와 술잔계가 안쪽으로 밀려들어간 것을 관찰할 수 있다.

(4) 요관꽈리(요관류, Ureterocele)

요관의 말단부위가 풍선처럼 부풀어 변형된 것을 요관꽈리(요관류)라 한다. 단일 요관에서의 요관꽈리 보다는 중복요관에서 요관꽈리가 있을 경우 방광요관역류의 확률이 높다.

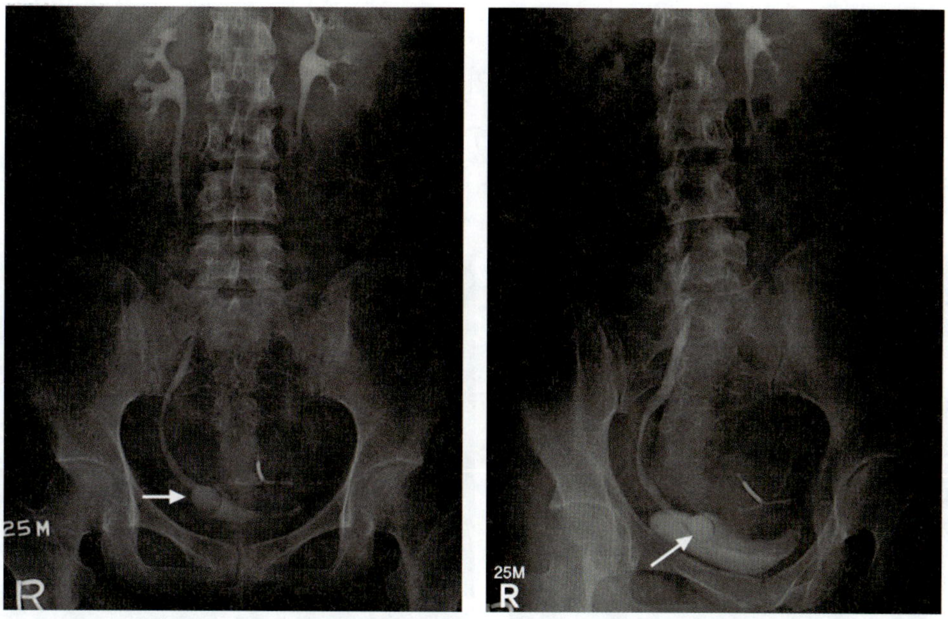

(a) (b)

그림 4-11. 요관꽈리

IVU 25분 (a)의 정면영상과 (b)의 사방향영상(Lt oblique)에서 우측 요관 말단부에 풍선처럼 부풀어 오른 요관꽈리가 관찰된다(화살표). 38세 여자환자로 자궁 내 피임기구가 삽입되어 있다.

(5) 중복요관(Ureteral duplication)

배설성요로조영검사에서 자주 발견되는 요로계 기형의 한 예로, 방광에 요관구가 하나인 불완전중복요관과 두개인 완전중복요관으로 구분된다. 중복요관은 한쪽 또는 양쪽 모두에서 발견될 수 있으나 한쪽뿐인 경우가 대부분이다.

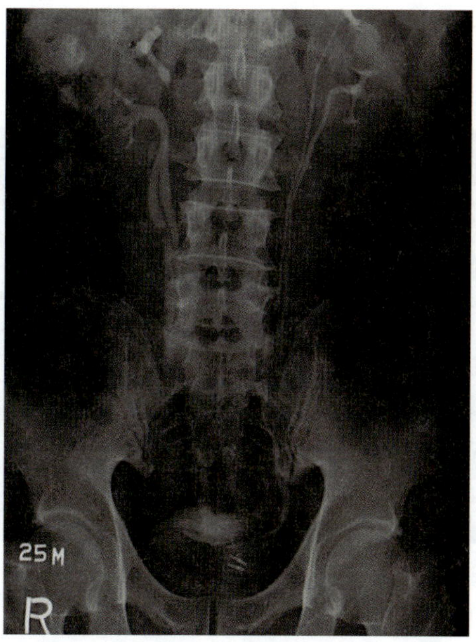

그림 4-12. 중복요관

IVU 25분 영상에서 관찰된 중복요관의 예로 양측성이고 불완전중복요관 임을 알 수 있다.

(6) 방광종양(Bladder tumor)

방광종양은 비뇨기계 종양 중 가장 많이 발견되는 암의 하나로 통증이 없이 혈뇨 증상으로 시행한 IVU 검사에서 발견할 수 있다. 방광암의 대부분(약 90%)은 이행 세포암이고 나머지는 편평세포암과 선암 등이다.

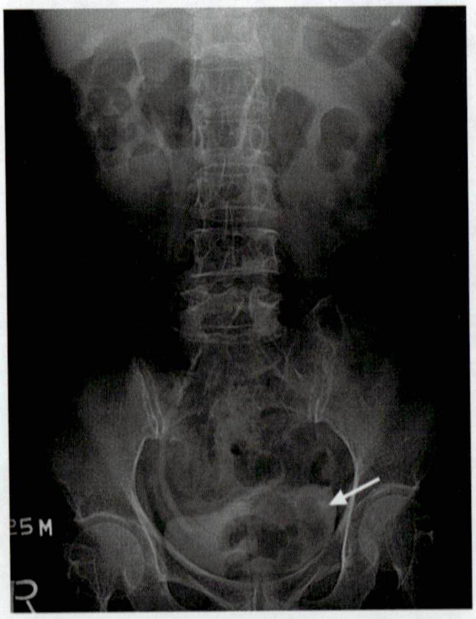

(a)

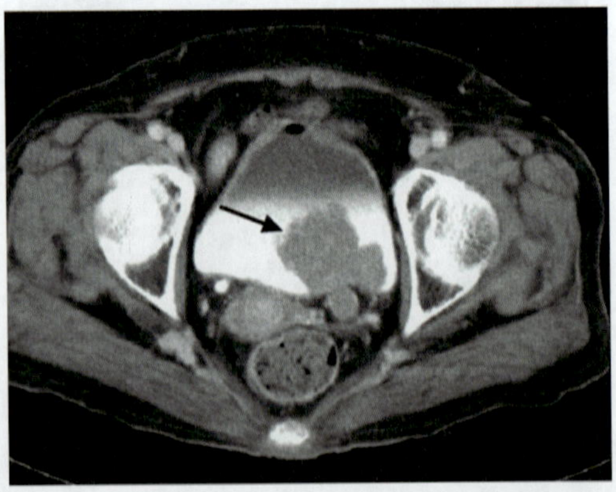
(b)

그림 4-13. **방광종양**

(a) IVU 25분 영상에서 방광의 음영결손상이 관찰되며 방광종양이 의심된다. (b) CT검사에서 이행세포암으로 진단되었다.

(7) 양성 전립샘비대증(Benign prostatic hyperplasia)

남성의 노인성질환으로 전립샘의 크기가 대칭적으로 커져있는 것을 말한다. 전립샘비대증은 50대 이후에 나타나는 하부요로계의 대표적인 질환으로 요도와 방광 출구의 폐쇄로 배뇨곤란이 나타난다. 연령의 증가에 따라 성호르몬인 테스토스테론 농도의 감소와 디하이드로테스토스테론(DHT)의 증가 및 안드로겐 수용체의 증가와 관련이 있는 것으로 알려져 있다.

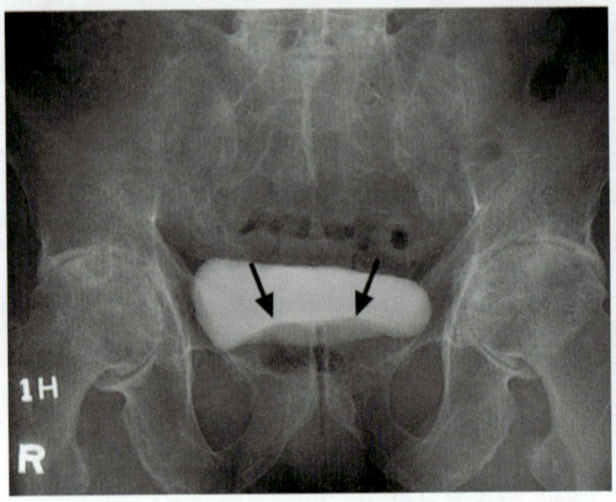

(a)

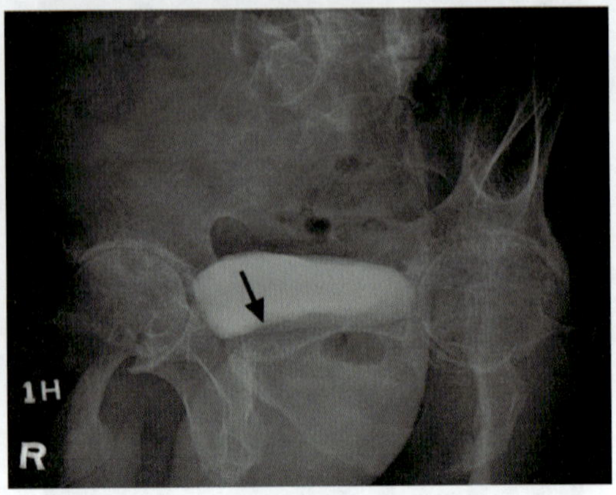

(b)

그림 4-14. **전립샘비대증**

(a, b) IVU 1시간 방광 지연영상(AP, oblique)에서 전립샘의 비대에 의해 방광의 하단이 대칭적으로 밀려 올라간 것을 볼 수 있다.

4 점적신우조영검사
Drip infusion pyelography : DIP

점적신우조영은 수용성 요오드조영제와 생리식염수(normal saline)를 혼합하여 짧은 시간에 다량의 조영제를 점적으로 주입함으로써 콩팥실질상을 포함한 콩팥, 요관, 방광 등 비뇨기계 전체의 기능과 형태학적 영상을 동시에 관찰할 수 있는 검사이다. 주로 전처치를 하기 곤란하거나 응급환자를 대상으로 하며, 전처치를 시행한 다음, 검사하는 IVU에 비해 영상의 질이 저하되는 단점이 있다.

1) 검사목적

(1) 경정맥요로조영검사(IVU) 시 수분제한(fluid restriction) 등의 전처치를 할 수 없거나 신기능 저하와 비만 등으로 콩팥깔때기 및 요관과 기타 병변부위를 세밀히 관찰하기 어려울 때 시행한다.

(2) 사고로 인한 콩팥의 손상확인 등 비뇨기계의 응급(emergency)검사로 시행한다.

(3) 점적신우조영검사는 다량의 조영제를 세뇨관을 통해 배설시킴으로써 콩팥실질상을 농후하게 얻을 수 있으며 이는 콩팥고혈압(신성고혈압, renal hypertension), 콩팥종양(renal tumor), 신낭종(renal cyst) 등의 구분이 용이하다.

(4) 또한 방광절제, 콩팥이식 등 비뇨기계 수술 후 소변의 배출경로와 기능 확인을 위하여 시행한다.

2) 전처치

환자의 상태에 따라 전처치가 불가능하거나 응급검사인 경우에 시행하므로 수분제한과 관장 등의 전처치 없이 검사를 진행한다.

3) 조영제

요오드의 농도가 300 mg/ml인 비이온성 조영제와 생리식염수를 혼합하여 투여하는데, 통상 조영제 150 ml와 생리식염수 150 ml를 혼합하여 300 ml를 주입한다.

4) 검사방법

(1) 단순검사(Scout image)

검사안내 및 동의서(permission)를 확인한 후, KUB를 촬영하여 콩팥 및 복부장기의 형태, 장내가스와 분변, 위장관조영제($BaSO_4$)의 잔류여부, 방광 내 소변, 환자의 자세 등을 확인한다.

(2) 조영제 주입

조영제의 주입은 복부의 압박을 가하지 않은 상태에서 가능한 굵은 바늘(20 gauge 이상)을 이용하여 시행한다. 환자로부터 100 cm 정도의 높이에서 경정맥을 통하여 10분 정도의 시간 내에 점적으로 주입을 하는데 콩팥의 기능이상이나 손상이 의심되는 응급환자 등은 상태를 관찰하며 주입속도를 조절해야 한다.

(3) 검사방법

조영제 주입 시작 1/2, 2/3, 그리고 주입종료 시에 촬영하며 주입종료 후 1분, 5분, 15분, 30분 등을 기본촬영(routine check)을 하지만, 의료기관별로 다소 차이가 있다.

1/2과 2/3 주입 시 촬영 영상에서는 조영제가 집적된 콩팥실질상의 관찰이 용이하며 조영제 주입 종료 시의 촬영상에서부터 요관이 잘 묘출되는데, 주입 후 1분, 5분, 15분 촬영상까지 콩팥, 요관, 방광 전체를 관찰할 수 있다. 30분 촬영상에서는 방광의 충만상을 얻을 수 있으며 이때까지도 콩팥 집합계의 윤곽이 나타나지 않았거나 방광의 충만이 불충분한 경우 지연촬영을 하고 방광에 조영제가 충만 되면 배뇨 후 촬영을 한다.

과거에는 조영제 주입 시작 5분 또는 2/3주입 시 단층촬영(tomography)을 시행하기도 하였으나 최근에는 시행하지 않고 있다.

(4) 검사자세

점적신우조영검사는 복부압박을 가하지 않은 상태에서 모든 영상을 KUB로 촬영한다. 다만 콩팥의 깔때기와 술잔의 관찰과 조영제의 연속적인 흐름을 이용한 요관의 관찰 등을 위하여 필요에 따라 사방향자세(oblique position), 엎드린 자세(prone position), 선자세(erect position) 등으로 촬영한다.

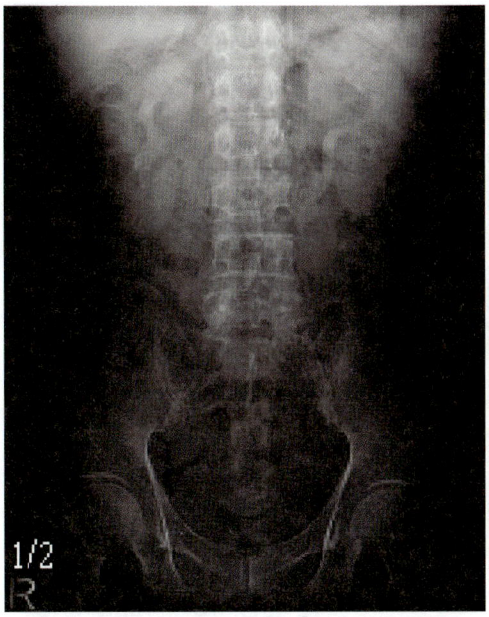

(a)

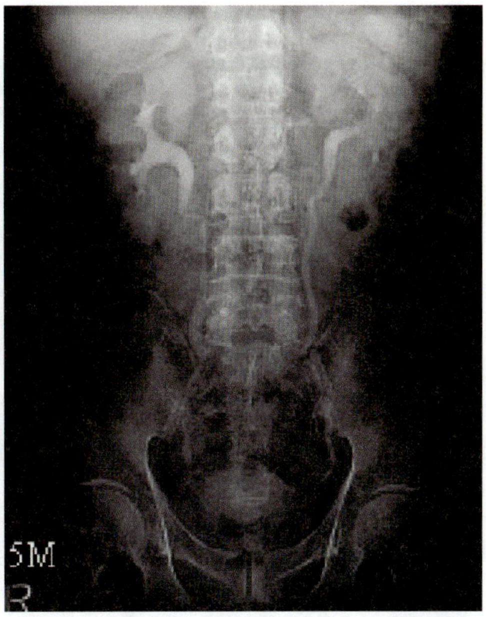

(b)

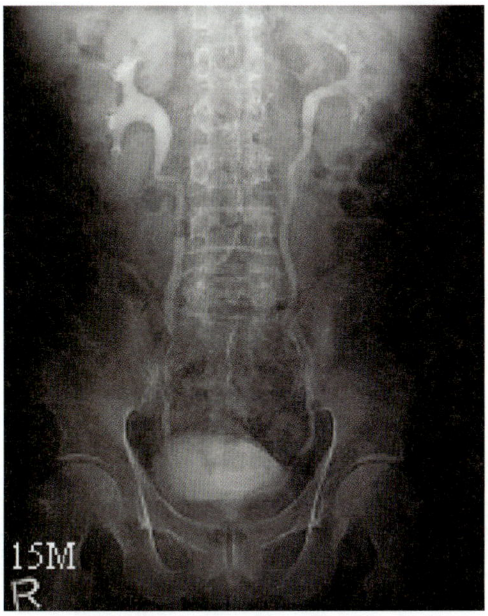

(c)

그림 4-15. 점적신우조영검사의 영상

(a)는 조영제 1/2주입 후 촬영상으로 콩팥실질상이 관찰된다. (b)는 조영제주입 후 5분 영상으로 콩팥과 요관이 관찰되고 방광의 윤곽이 드러난다. (c)는 조영제주입 후 15분 영상으로 콩팥, 요관, 방광의 영상이 뚜렷하다.

(5) 임상증례

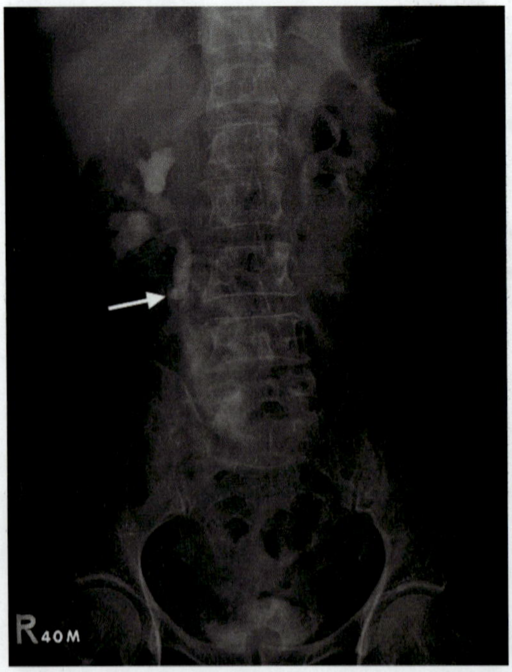

그림 4-16. **요관 손상(Ureter rupture)**

요관 카테터에 의한 요관의 손상으로 DIP를 시행한 예이다. 오른쪽요관 상단부 요관의 손상으로 조영제가 복강 내로 퍼져 나감을 관찰할 수 있다.

5 신속정맥신우조영검사
Rapid sequence pyelography : RSP

조영제를 빠른 속도로 주입하여 콩팥실질의 조영능력을 평가하는 검사로, 매분마다 촬영한다하여 minute sequence pyelography(MSP)라고도 한다. 신속정맥신우조영검사는 콩팥고혈압(신성고혈압, renal hypertension)의 평가에 특히 유리한 검사로, 조영제의 급속한 주입으로 인하여 경정맥요로조영검사에 비하여 부작용의 우려가 높다. 최근 발달된 컬러도플러 등 초음파검사와 전산화단층촬영(dynamic CT)에서 콩팥실질의 조영과정이 정확하게 나타나므로 신속정맥신우조영검사는 거의 시행하지 않고 있다. 다만, 소아환자에게 응용하여 적용하고 있다.

1) 검사목적

콩팥고혈압(renal hypertension) 등에 의하여 신기능이 저하된 환자에서 콩팥실질의 조영능력 및 배설속도의 평가에 이용된다.

2) 전처치

경정맥요로조영검사와 동일한 개념의 전처치가 필요하다. 가능한 수분을 제한하여 콩팥실질상이 명확히 나타나도록 하고 금식과 하제의 사용으로 가스와 분변에 의한 겹침이 없도록 해야 한다.

3) 조영제

비이온성 요오드조영제를 경정맥요로조영검사에 비하여 2배로 준비하여 10초 내에 신속하게 경정맥에 주입한다.

4) 검사방법

(1) 단순검사(Scout image)

검사안내 및 동의서(permission)를 확인한 후 KUB를 촬영하여 콩팥 및 복부장기의 형태와 전처치의 상태를 확인한다.

(2) 검사

신속정맥신우조영검사는 복부압박을 시행하지 않고 모든 영상의 촬영을 KUB로 실시한다. 조영제를 신속하게 주입 후 바로누운 자세에서 1, 2, 3, 4, 5분에 KUB 촬영을 하여 콩팥실질의 조영과 배설과정을 관찰하고 15, 25분에 지연촬영을 하여 콩팥으로부터의 조영제 배출과 요관 및 방광을 함께 관찰한다. 조영제 주입 후 25분 영상에서도 콩팥실질상이 묘출되지 않을 경우 2시간 이상까지는 계속해서 지연촬영을 한다. 단, 의료기관에 따라 조영제 주입 후, 1, 3, 5, 7, 10, 15, 25분 촬영을 하는 곳도 있으므로 검사시간은 획일적인 것은 아니다.

6 역행성신우조영검사
Retrograde pyelography : RGP

역행성신우조영검사는 경정맥요로조영검사(IVU)나 점적신우조영검사(DIP)와 같은 배설성요로조영검사에서 집합계(collecting system)의 윤곽이 선명하게 나타나지 않거나, 조영제의 과민성에 대한 기왕력이 있는 환자에게 적용된다. 이 검사는 방광경(cystoscopy)과 요관 카테터(catheter)를 이용하여 조영제를 역행적으로 주입하는 검사로, 요관과 콩팥깔때기 및 콩팥술잔의 질환을 선명한 영상으로 관찰할 수 있는 장점이 있다. 그러나 콩팥기능을 알 수 없는 단점이 있고 검사 과정에서 요관의 손상과 요로감염의 우려가 있으며, 환자에게 심리적 부담을 많이 주는 검사이므로 주의와 대한 배려가 필요하다(표 4-2). 요로감염이 심한 환자에서는 역행성신우조영검사를 시행하지 않는 것이 바람직하다. 검사는 주로 감염의 우려가 없는 수술실이나 방광경실에서 시행한다.

표 4-2. RGP와 IVU의 장점과 단점 비교

	장 점	단 점
RGP	- 직접주입으로 요관 및 콩팥깔때기, 콩팥술잔의 선명한 영상을 얻을 수 있다. - 조영제의 부작용이 적다. - 병리학적 검사와 치료를 위한 시술의 병행이 가능하다.	- 콩팥의 기능을 알 수 없다. - 감염의 위험이 있다. - 시술과정이 복잡하고 요관손상 등의 부작용과 통증이 있을 수 있다. - 환자에게 심리적 부담을 준다.
IVU	- 콩팥을 포함한 요로계 전체의 형태와 기능을 알 수 있다. - RGP보다 검사과정이 간단하고 통증 및 심리적 부담이 적다. - 소아의 검사와 기형의 진단에 유리하다.	- 조영제에 대한 부작용의 위험이 있다. - 콩팥의 배설기능 장애 시 영상이 나타나지 않는다. - 조영제와 요의 희석으로 RGP보다 영상이 선명하지 않다.

1) 검사목적

(1) 배설성요로조영검사에서 묘출이 되지 않아 관찰하기 어려웠던 요관, 콩팥깔때기, 콩팥술잔의 형태를 관찰하는데 있다.

(2) 주로 방사선투과성 요관결석이나 요로상피세포종양 등에 의한 요관의 폐쇄 및 협착의 위치를 확인하기 위하여 시행한다.

(3) 검사 진행 중 요세포 검사나 세균검사와 같은 병리학적 검사를 병행할 수 있

으며, 요관의 협착 또는 폐쇄가 있을 경우 풍선확장술(balloon dilatation)이나 소변의 배출을 위한 카테터(double J catheter) 삽입(stent insertion)을 시행하기도 한다.

2) 전처치

경정맥요로조영검사와 동일한 전처치를 기본으로 하지만, 반드시 전처치를 필요로 하지는 않으며 역행적 주입에 의한 검사이므로 수분제한은 필요 없다.

3) 조영제

(1) 수용성 요오드조영제를 30% 정도로 희석하여 사용한다.

(2) 일반적으로 1회에 5~10 ml의 조영제를 서서히 주입하는데 물콩팥증(수신증, hydronephrosis)이 있는 환자의 경우 정도에 따라 조영제의 양을 약 20 ml까지 주입한다.

(3) 조영제에 대한 부작용이 일어날 확률은 매우 낮다. 그러나 조영제가 과도하게 주입되면 집합계(collecting system)가 팽창(overdistention)되고 술잔천장(신배원개) 파열(forniceal rupture)이나 깔때기림프관 역류(pyelolymphatic reflux) 및 깔때기정맥 역류(pyelovenous reflux) 등이 일어날 수 있으므로 조영제는 압력이 높지 않도록 서서히 주입하여야 한다. 주사기를 이용한 주입방식 이외에 환자로부터 45 cm 이상의 높이에 조영제를 위치하여 중력에 의하여 주입되도록 하는 방법을 이용할 수도 있다.

4) 검사방법

(1) 단순검사(Scout image)

환자에게 검사방법과 느낄 수 있는 통증, 그리고 심리적 부담에 대한 설명을 충분히 한 후 KUB 촬영을 한다.

(2) 시술 및 검사

① 남성은 바로누운자세 여성은 변형된 lithotomy 자세로 위치시킨다. 요도(urethra)에 국소마취제(lidocaine)를 혼합한 윤활제를 10 ml 정도 주입하여 요로손상과 통증을 예방할 수 있도록 한다.

② 방광요도경(cystourethroscopy)을 통하여 요관 카테터(ureteral catheter)를 요관구(ureteral orifice)에 삽입하여 가능하면 콩팥깔때기(renal pelvis)

부위까지 부드럽게 밀어 올린다. 요관의 폐쇄가 있을 시에는 폐쇄부 하단까지 접근시킨다. 이때 방사선투시 또는 KUB 촬영을 통하여 카테터의 위치를 확인한다. 필요한 경우 조영제를 주입하기 전에 삽입된 카테터를 이용하여 양측 콩팥으로부터 분리된 소변을 채취하여 병리학적 검사를 의뢰한다. 요관 카테터는 환자의 상태와 시술목적에 따라 끝부분의 모양이 맞는 것을 선택하여 사용하는데 open-tip catheter와 cone-tip catheter가 가장 많이 쓰인다 (그림 4-17).

③ 카테터가 원하는 위치에 도달되면 조영제를 주입하면서 방사선투시로 관찰하고, 이상이 관찰되는 부위로 카테터를 이동시켜 조영제를 주입하면서 필요에 따라 자세를 변형시키며 투시 중 촬영 또는 KUB로 촬영을 한다.

④ 이상의 촬영이 끝난 후 카테터를 제거하고 5~10분 후에 KUB로 지연촬영을 하여 상부요로로부터 조영제의 배출 여부를 확인한다.

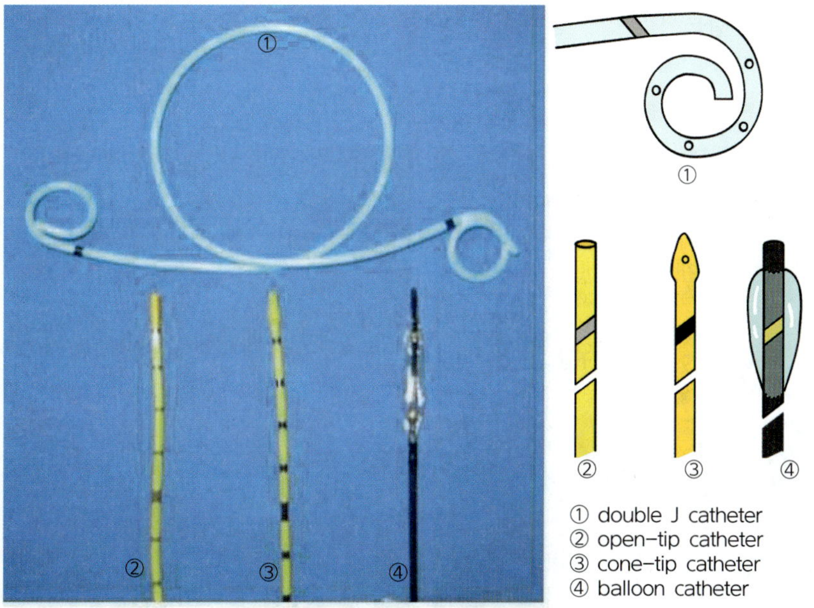

그림 4-17. **요관카테터**

5) 중재적 시술(Interventional studies)

(1) 배출관 삽입술(Nephro-ureterostomy stent insertion)

요관(ureter)의 폐쇄와 협착 및 심한 굴곡이 있는 환자에서 소변의 배출을 돕기 위하여 시행한다.

주로 사용되는 배출관은 double J 카테터로 안내철심(guide wire)을 이용하여 상부를 콩팥깔때기부위까지 삽입하고 하부는 방광에 위치시킨다. 양쪽 끝부분이 'J' 모양으로 구부러져서 콩팥깔때기와 방광에서 빠지지 않고 소변의 배출을 돕는다. 시술 중 방사선투시를 이용하여 카테터의 위치를 확인하며 조영제를 주입하고 투시 중 촬영 또는 KUB 촬영을 한다.

(2) 풍선확장술(Balloon dilatation)

협착된 요관에 풍선을 이용하여 넓혀 줌으로써 소변(urine)과 요관결석(ureter stone)의 배출을 돕기 위하여 시행한다.

방광경을 통하여 풍선카테터(balloon catheter)를 요관의 목적부위에 삽입하고 풍선을 부풀려 넓혀 주는데 목적부위에 접근이 어려울 경우 안내철심을 이용한다. 시술 중 방사선투시를 이용하여 목적부위와 풍선카테터의 위치를 확인하고, 조영제를 주입하며 투시 중 촬영 또는 KUB 촬영을 한다.

배출관의 삽입과 풍선카테터를 이용한 요관 확장 등의 중재적 시술은 방광경을 이용한 역행적 경로 이외에 경피적 경로를 이용하여 시술하기도 한다.

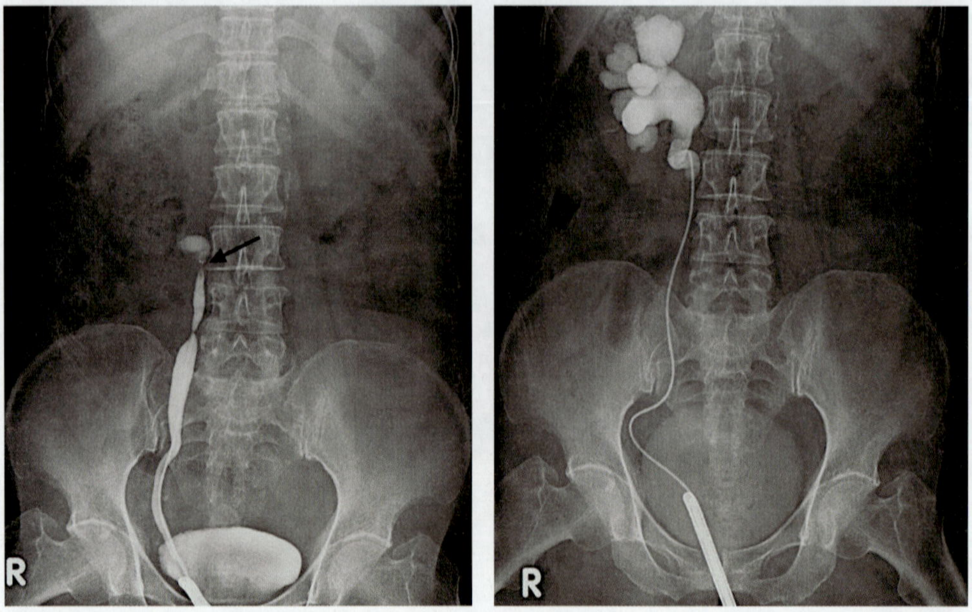

(a) (b)

그림 4-18. RGP의 시술과정

(a) 요관 카테터를 협착부 하단에 위치하고 조영제를 주입하며 관찰하는 영상이다. (b) 요관 카테터를 협착부 상단으로 밀어올린 후 조영제를 주입하여 콩팥의 깔때기와 술잔계를 관찰하는 영상이다.

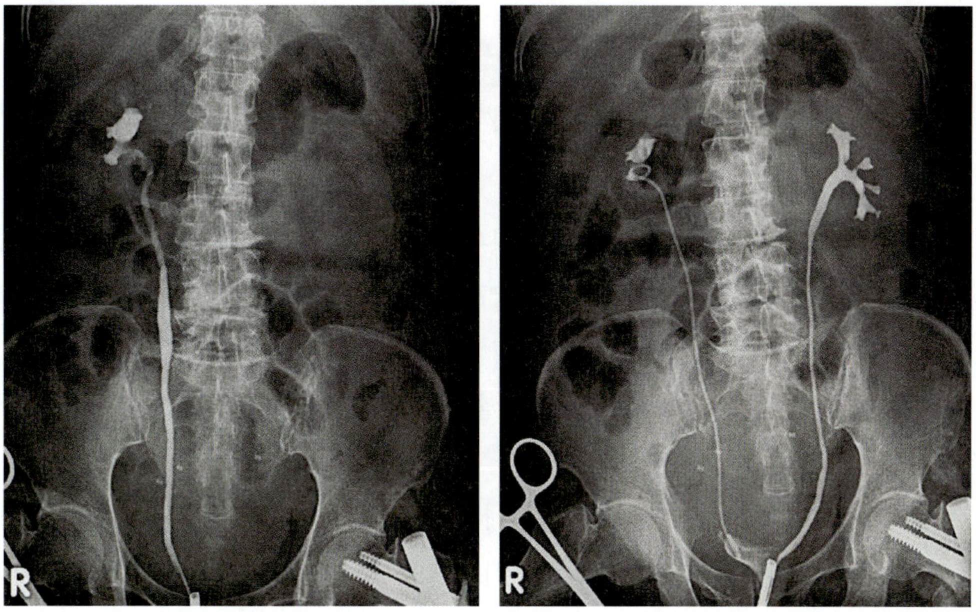

(a) (b)

그림 4-19. 배출관의 삽입

(a) RGP로 우측요관 상단부의 협착을 확인한 다음, (b) Double-J 카테터로 배출관을 삽입하고 좌측 요관의 이상 유무를 확인하는 영상이다.

7 선행성신우조영검사
Antegrade pyelography : AGP

배설성요로조영검사에서 콩팥깔때기(신우), 콩팥술잔(신배) 등 집합계(collecting system)의 정보가 불충분하여 역행적요로조영검사를 시도하였으나 요관의 폐쇄 등으로 인하여 카테터를 삽입할 수 없거나, 하부요로계의 이상으로 방광경을 삽입할 수 없는 경우에는 콩팥깔때기 또는 콩팥술잔을 직접 천자하고 조영제를 주입하여 상부요로계의 이상여부를 관찰해야 한다.

선행성신우조영검사는 조영제를 상부에서 하부로 주입하며 상부 요로계를 관찰한다 하여 '하행성요로조영검사'라 부르기도 한다.

1) 검사목적

(1) 배설성요로조영검사에서 콩팥깔때기, 콩팥술잔 또는 요관이 명확하게 조영되지 않았고, 요관의 폐쇄와 방광, 요도 등 하부요로계의 이상으로 역행적신우조영이 어려운 경우 콩팥깔대기술잔계(신우신배계, pelvocalyceal system)의 평가와 요관 폐쇄부의 관찰을 위하여 시행한다.

(2) 또한 경피적 신루설치술(PCN)의 경로를 이용하여 배액관을 설치하고, 요로결석의 제거(stone removal)와 확장관(stent)의 설치 등 중재적 시술이 이루어진다.

(3) 요로폐쇄 환자에서 콩팥깔때기의 소변 등을 채취하여 병리학적 검사를 할 수 있다. 이때 채뇨는 조영제를 주입하기 전에 해야 한다.

(4) 콩팥이식(renal transplantation), 방광절제술(cystectomy), 요관 구불주름창자(S상결장) 문합술(ureterosigmoidostomy) 등을 받은 환자에서 누출이 의심되거나 배뇨가 원활히 이루어지지 않을 때 시행한다.

2) 조영제

약 30%로 희석된 수용성 요오드조영제를 방사선투시로 관찰하면서 콩팥깔때기와 요관이 과팽창(overdistension)하지 않도록 서서히 주입한다.

3) 검사방법

(1) 환자를 엎드린 자세에서 검사하고자 하는 콩팥 쪽의 제 12갈비뼈 하단 부위

를 넓게 소독한 후 천자부위를 마취제(lidocaine)로 국소마취 한다.

(2) 국소마취가 끝난 후 초음파나 방사선투시로 확인하며 천자바늘(Chiba or Trocar needle)을 환자의 측복벽을 통하여 콩팥깔때기나 콩팥술잔에 천자 삽입한다.

(3) 천자바늘 중간의 탐침을 제거한 후 배출되는 소변을 채취하여 병리검사실로 보내고, 계속해서 소변을 충분히 배출시킨 다음 방사선투시하에 조영제를 주입하며 관찰을 한다.

(4) 희석된 조영제를 서서히 주입하며 콩팥깔때기와 콩팥술잔 및 요관의 형태와 폐쇄 등을 확인하면서 투시 중 촬영 또는 KUB 촬영을 한다.

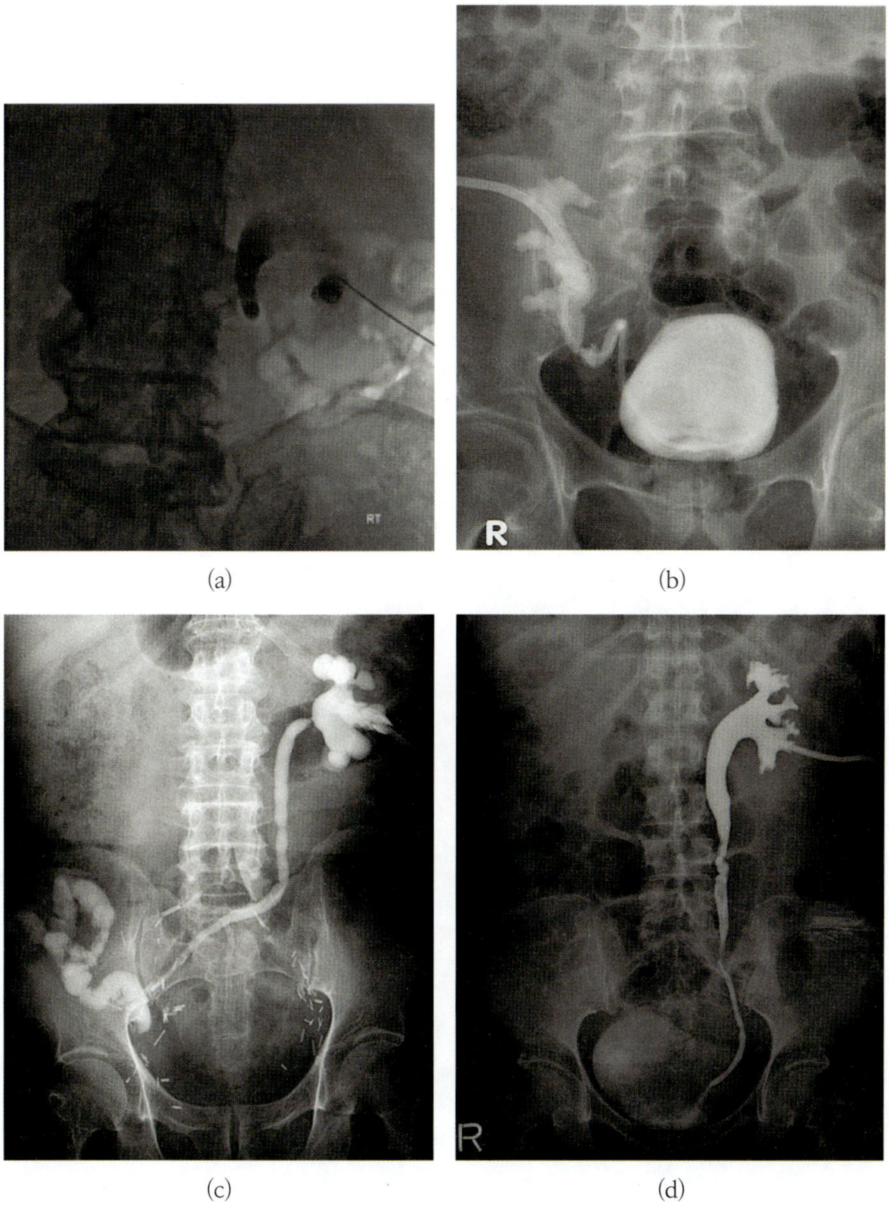

그림 4-20. 선행성신우조영검사의 예
(a) 요관폐쇄환자에서 콩팥 깔때기와 술잔계의 폐쇄부위를 관찰하기 위한 예이고, (b)는 콩팥이식수술 후, (c)는 방광절제수술 후 예후의 관찰을 위해 시행된 예이며, (d)는 요관협착 부위의 확장 후 조영제의 하행을 관찰하는 영상의 예이다.

(5) 이미 삽입된 신우강의 PCN catheter를 이용한 선행성요로조영검사인 경우 배액도관(drainage catheter)을 통해 조영제를 주입한다.

방사선투시하에 바로 누운자세(supine position)와 양쪽 사방향자세(both oblique position) 촬영을 하고, 요관으로 조영제의 하행을 확인하기 위해 촬영테이블을 세우면서 관찰하거나 선자세(erect position)에서 촬영한다.

(6) 콩팥깔때기와 요관이 폐쇄된 환자에서 조영제의 과다한 주입을 삼가하며 주입된 조영제는 배출시킴을 원칙으로 한다. 조영제를 배출시키지 않을 경우 패혈증(septicemia) 등 부작용의 우려가 있다. 이밖에도 선행성신우조영검사는 천자성 기흉, 요낭종(urinoma) 등의 합병증이 동반될 수 있다.

8 경피적 신루설치술
Percutaneous nephrostomy : PCN

경피적 신루설치술은 요로의 폐쇄와 감염 등이 있는 환자를 대상으로 초음파와 방사선투시하에 콩팥의 집합계에 배액도관을 설치하는 시술이다. 최근의 신루설치술은 소변의 배출을 위한 배액도관의 설치는 물론이고, 요로계 질환의 진단 및 중재적 치료의 접근경로로 이용되는 경우가 많다. 이는 외과적 수술에 비해 신속하고 효과가 좋으며, 콩팥실질의 손상이 적고 전신마취에 대한 부담이 없는 장점이 있기 때문이다.

1) 시술목적

(1) 요관의 폐쇄가 신부전으로 이행하거나 패혈증이 우려되는 경우 이를 완화시켜줄 목적으로 시행한다.

(2) 요로폐쇄에 의한 물콩팥증(수신증)과 감염에 의한 콩팥농양(renal abscess) 등에 의한 콩팥기능 저하 환자에게 배액도관을 설치하여 콩팥기능의 회복가능성을 평가할 수 있다.

(3) 설치된 신루(PCN catheter)는 소변의 배액 이외에 콩팥내시경(nephros-copy), 스텐트삽입(stent insertion), 요로협착의 확장(stricture dilatation), 생검(biopsy), 결석제거(stone removal) 등을 위한 접근경로로 이용된다.

2) 시술기구

시술기구로는 천자바늘(Chiba or Trocar needle), 안내철심(guide wire), 확장관(dilator), 배액도관(drainage catheter), 고정기구(stabilizer) 등이 필요하다.

3) 시술방법

(1) 환자를 엎드린 자세에서 시술하고자하는 쪽의 콩팥 부위를 소독한다. 천자부위를 lidocaine으로 국소마취 한 다음, 초음파나 방사선투시로 확인하면서 천자바늘(puncture needle)을 콩팥깔때기 안에 경피적으로 천자한다.

(2) 천자바늘 중간의 탐침을 제거하여 소변의 배출이 확인되면 약 30%로 희석된 조영제 3~5 ml 정도를 주입하여 천자의 성공여부를 방사선투시로 확인한다.

원하는 위치에 천자침의 삽입이 확인되면 계속해서 소변을 충분히 배출시고 조영제를 주입하며 콩팥깔때기, 콩팥술잔, 요관 등의 형태 및 폐쇄부의 원인과 범위를 관찰하면서 투시 중 촬영한다.

(3) 배액도관의 삽입을 위해 안내철심을 삽입하고 점차적으로 굵은 확장관(dilator)을 번갈아 가며 삽입하여 알맞은 크기의 경로를 확보한 다음, 배액도관을 설치하고 고정기구(stabilizer)로 고정한다. 배액도관의 설치가 끝나면 조영제를 주입하며 투시 중 촬영 또는 KUB 촬영을 한다.

(4) 신루를 통한 중재적 시술이 필요한 경우 시술기구의 출입과 콩팥실질 손상의 방지를 위하여 알맞은 크기의 쉬스(sheath)를 삽입해 주어야 한다.

(5) 이상의 시술과정은 반드시 방사선투시하에 시행되어야 하며 출혈, 감염, 누공 등의 합병증에 주의해야 한다. 배액도관을 고정시킨 후 막히거나 빠지지 않게 보존할 수 있도록 환자 및 보호자에게 관리 요령을 교육시켜야 한다.

4) 배액방식

경피적경로를 이용한 배액도관의 설치 방식에는 요를 외부로 배출시키는 외류법(external drainage)과 협착된 요관을 통과시켜 방광으로 배출시키는 내류법(internal drainage), 그리고 두 가지 배액방식을 동시에 이용하는 내-외류법(internal-external drainage)이 있다. 일반적으로 외류법을 이용한 배액방식을 많이 이용한다.

(1) 내부배액을 위해서는 double-J 카테터(nephro-ureterostomy stent)를 설치하고, 외부배액에는 주로 pig-tail 형태의 신루설치용 배액카테터(PCN drainage catheter)를 사용한다.

(2) 장기간 배액도관을 설치하고 지내거나 콩팥내시경(nephroscopy) 등의 중재적 시술을 위한 신루의 설치는 처음의 pig-tail catheter에서 굵기가 굵고, 부드러우며, 가격이 저렴한 Foley catheter나 Malecot catheter 등으로 교체해 주기도 하며 배액도관은 보통 1개월 정도마다 교체해 주어야 한다.

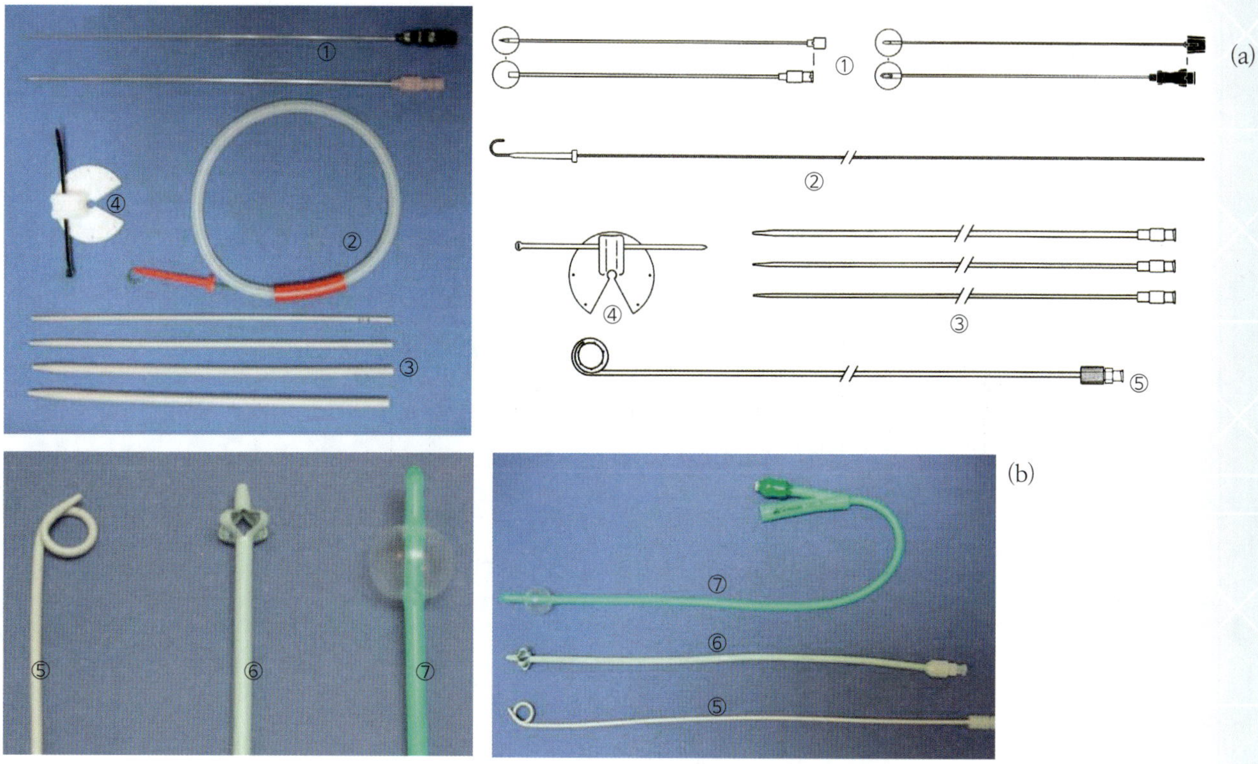

① 천자바늘(Chiba and Trocar needle) ② 안내철심(guide wire) ③ 확장관(dilator)
④ 고정기구(stabilizer) ⑤ pig-tail drainage catheter ⑥ Malecot catheter ⑦ Foley catheter

그림 4-21. PCN 시술기구(a)와 카테터(b)

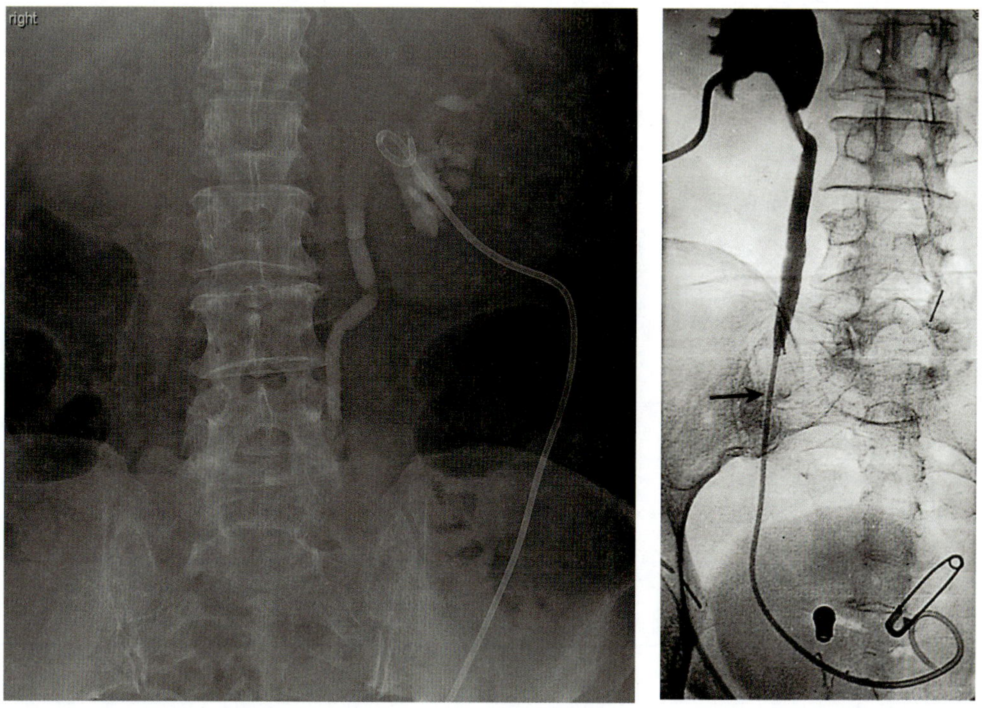

(a) 외류법 (b) 내·외류법

그림 4-22. 신루설치영상

9 방광조영검사
Cystography

방광조영검사는 조영제를 충만시켜 방광의 기능 및 형태학적 이상을 관찰하는 검사로 조영제의 주입방식에 따라 배설성방광조영검사(excretory cystography)와 역행성방광조영검사(retrograde cystography)로 구분된다.

조영제는 검사목적에 따라 음성조영제(air)와 양성조영제(iodine contrast)를 이용하여 다양한 검사방식을 적용할 수 있으나, 최근에는 방광내시경(cystoscopy)과 더불어 수용성요오드조영제만을 단독으로 사용하는 역행성방광조영검사가 주로 시행되므로 본 장에서는 이를 주로 다루기로 한다. 방광조영검사의 종류와 목적은 표 4-3과 같다.

표 4-3. 방광조영검사의 종류 및 검사방법

종류	검사방법
역행성방광조영검사 (Retrograde cystography)	요도를 통해 방광에 카테터를 삽입하여 조영제를 충만 시키면서 검사한다. 가장 일반적인 검사로 방광의 형태학적 이상을 관찰할 수 있다.
배설성방광조영검사 (Excretory cystography)	배설성요로조영검사(IVU 등) 후 300~500 ml의 물을 섭취하고 30~60분 후에 방광의 충만상을 촬영한다. 요로계 손상이 의심되는 환자에게 주로 적용된다. 외상(trauma)환자에서 CT 촬영 후의 KUB 촬영도 한 예이다.
중복방광조영검사 (Poly cystography)	조영제를 50~250 ml까지 단계적으로 서서히 주입하며 관찰한다. 방광내 질환 및 주변조직과의 유착 등을 확인한다. 역행성방광조영검사 시 방사선투시로 확인하며 조영제를 주입하므로 현재는 별도로 시행되지 않는다.
지연방광조영검사 (Delayed cystography)	조영제 200~300 ml로 방광을 충만시킨 후 5, 15, 30분 등의 간격으로 필요에 따라 지연촬영한다. 역행성방광조영검사에서 발견되지 않은 방광요관역류의 관찰이 목적이다.
공기방광조영검사 (Air cystography)	200~300 ml의 공기만을 주입하여 방광을 팽만시키며 관찰한다. 석회화된 질환의 감별에 유리하다.
방광이중조영검사 (Double contrast cystography)	수용성 요오드 조영제 약 20 ml와 공기 200~250 ml를 주입한다. 이중조영효과에 의한 방광의 점막관찰에 효과적이다.

1) 검사목적

방광조영검사는 종양(bladder tumor), 결석(bladder stone), 곁주머니(게실, diverticulum), 샛길(누공, fistula), 방광염(cystitis), 방광요관역류(vesicoureteral reflux; VUR), 양성전립샘비대(benign prostatic hyperplasia; BPH) 등에 의한 형태학적 변화를 알 수 있으며 충격에 의한 방광의 손상(bladder rupture)과 곧창자암(rectal cancer), 자궁암(uterus cancer), 전립샘암(prostate cancer) 등 주변 기관의 종양에 의한 전이여부를 관찰하기 위하여 시행한다.

2) 전처치

방광 내의 소변은 주입된 조영제와 희석되어 선명한 촬영상을 얻을 수 없으므로 검사 전에 배뇨(voiding)를 하게 한다. 배설성조영검사 후의 방광검사 또한 검사 전 배뇨를 원칙으로 해야 하며 방광배뇨도관(foley catheter)이 설치된 경우 방광의 소변을 비운 후 검사가 종료될 때까지 배뇨도관을 막아 방광에 조영제가 모일 수 있도록 해야 한다.

3) 조영제

수용성 요오드 조영제와 생리식염수를 희석한 조영제 300 ml 정도를 준비하여 사용한다. 조영제의 농도가 진할 경우 방광 내 결석과 작은 병변의 관찰이 어려우며 조영제를 낭비하게 된다.

4) 검사방법

(1) 환자에게 검사에 대한 설명을 충분히 한 후 KUB로 단순촬영(scout image)을 실시한다.

(2) 감염예방을 위하여 외요도구와 주변을 소독하고 소아의 경우 6~8 F, 성인의 경우 12~14 F의 Foley catheter 또는 Nelaton tube를 방광에 삽입하여 조영제를 주입할 수 있도록 한다.

(3) 희석하여 준비된 조영제를 주입하는 데는 두 가지 방법이 있다.
첫째는 방광에 삽입된 카테터를 환자로부터 약 100 cm 높이의 용기와 연결하여 중력을 이용하여 점적으로 주입하는 방법이고, 두 번째 방법은 주사기를 이용하여 손으로 서서히 주입하여 방광을 충만시키는 방법이다. 주사기를 이용하여 직접 주입할 경우 무리한 압력에 의한 방광의 손상에 주의하여 서서히 주입하여야 한다. 가능하다면 중력을 이용한 주입방식을 이용하도록 한다.

(4) 조영제가 주입되는 동안 방광의 변화를 방사선투시를 이용하여 관찰하고 필요한 경우 투시 중 촬영을 하도록 한다.

(5) 방광에 조영제가 충만되면 삽입된 카테터를 제거하고 방사선투시로 관찰하며 충만 상태(bladder filling)에서 정면상(AP projection), 사방향촬영상(both oblique projection), 측면상(lateral projection)으로 투시 중 촬영한다.

(6) 충만상태의 촬영이 종료되면 배뇨 후(post voiding) 투시 중 촬영 또는 KUB 촬영을 하고 검사를 종료한다. 배뇨 후의 촬영으로 방광의 기능을 알 수 있으며, 잔뇨의 정도, 전립샘의 종대, 방광 내 작은 종양 등의 관찰이 가능하다. KUB 촬영은 방광요관역류 환자 및 방광손상 환자에서 투시 중 촬영으로 포함되지 않는 콩팥과 조영제의 유출정도를 관찰하는데 유리하다.

5) 기타 검사방법

방사선투시를 이용한 방광조영검사 이외에 배설성조영검사 후, 또는 투시장치를 이용할 수 없는 경우에는 아주 드문 경우지만, 일반촬영장치를 이용한 검사를 시행할 수도 있는데, 촬영방법은 표 4-4와 같다.

표 4-4. 일반촬영장치를 이용한 촬영방법

바로누운 정면촬영 (Supine AP projection)	다리방향(caudal) 5°로 촬영하여 방광의 정면 영상을 얻는다.
양쪽 사방향촬영 (Both oblique projection)	좌우사방향(LPO)과 우후사방향(RPO) 45°로 촬영한다. 방광의 측면상과 방광요관의 역류, 방광경부 등의 관찰에 유용하다.
엎드린자세촬영 (Prone projection)	머리방향(cranial)10~15°로 촬영한다. 방광경부와 전립샘의 음영을 관찰에 이용된다.
측면촬영 (Lateral projection)	옆으로(90°) 누운 자세에서 촬영한다. 방광 전·후벽의 관찰이 용이하며, 방광질누공(vesicovaginal fistula), 곧창자암(rectal cancer) 등과 같이 주변장기와 연관된 질환의 파악에 유리하다.
Chassard Lapine projection	웅크리고 앉은 자세에서 촬영한다. 방광의 후면과 요관의 하부를 관찰할 수 있다.
배뇨 후 검사 (Post voiding)	배뇨 후 촬영을 한다. 잔뇨의 정도, 방광내 작은 병변, 전립샘의 종대 등을 관찰할 수 있다.

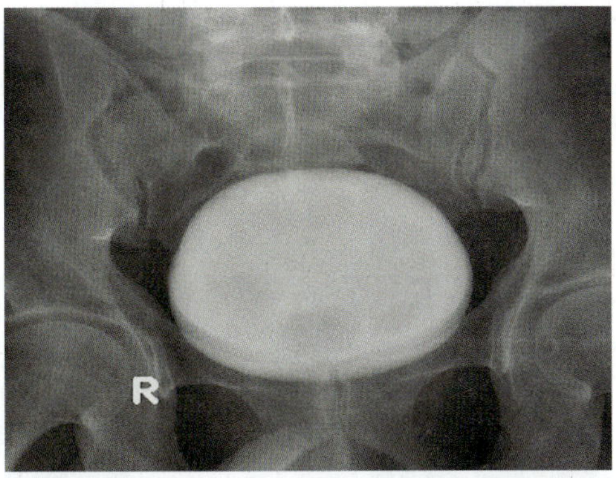

(a) 정면영상

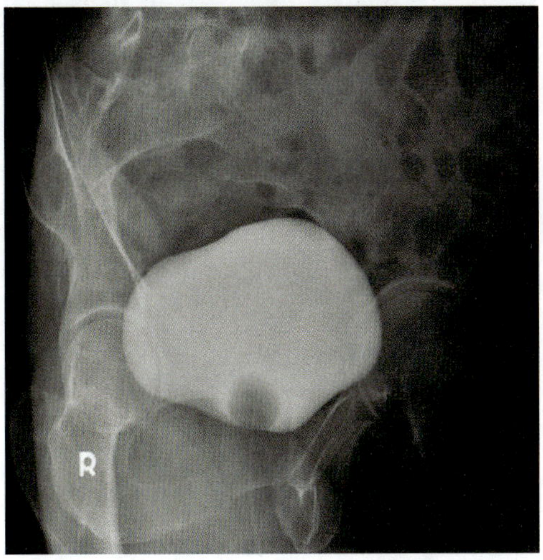

(b) 사방향영상(사위영상)

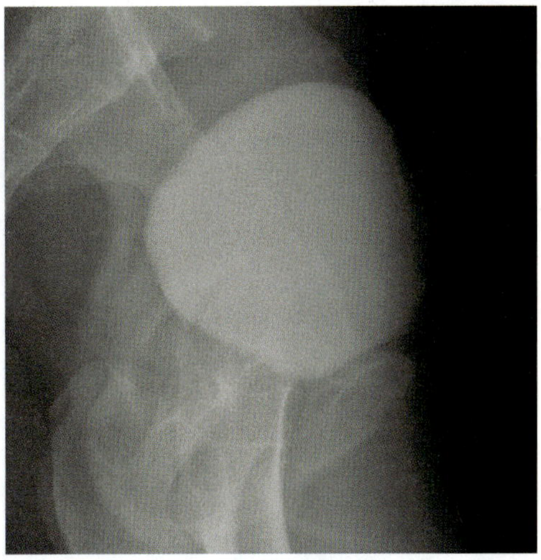

(c) 측면영상

그림 4-23. **방광조영 충만상**

6) 임상증례

(1) 방광손상(Bladder rupture)

방광의 손상은 교통사고와 외상이나 흉기 등 외부의 충격에 의하여 발생되며 외과 및 산부인과적 수술과 비뇨기계의 내시경적 시술 시에도 발생될 수 있다. 역행적 조영제의 주입에 의한 충만 영상과 배뇨 후 KUB 촬영으로 조영제의 유출을 확인한다. 복강으로 유출된 소변은 복막의 자극과 감염으로 복막염을 일으킬 수 있다.

(2) 방광염(Cystitis)

방광염은 주로 대장균, 포도상구균, 장구균(enterococci) 등의 세균이 방광에 감염되어 발생하게 된다. 항문과 회음부가 근접하고 요도가 짧은 여성에서 발생확률이 높으며, 남성에서는 전립샘염의 연장으로 발생되는 경우가 많다. 방광염은 방광

점막의 부종과 궤양을 가져오며 지속될 경우 방광 근육층이 변형(비후)된다. 급성 방광염(acute cystitis)에서 보다는 만성방광염(chronic cystitis)에서 방광의 형태학적, 기능적 이상을 가져오게 된다.

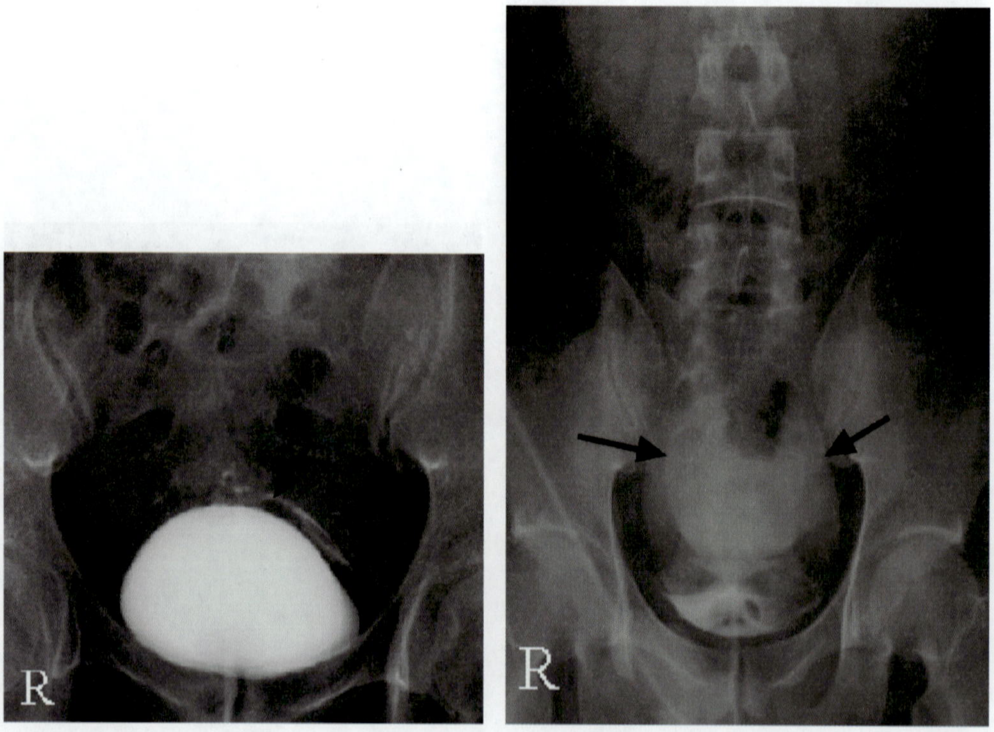

(a) (b)

그림 4-24. 방광손상

(a) 방광충만 정면영상에서 화살표 부위에 손상에 의한 조영제의 유출이 관찰된다. (b) 배뇨 후 KUB 촬영영상에서 골반강 내에 유출되어 남아있는 조영제를 관찰할 수 있다.

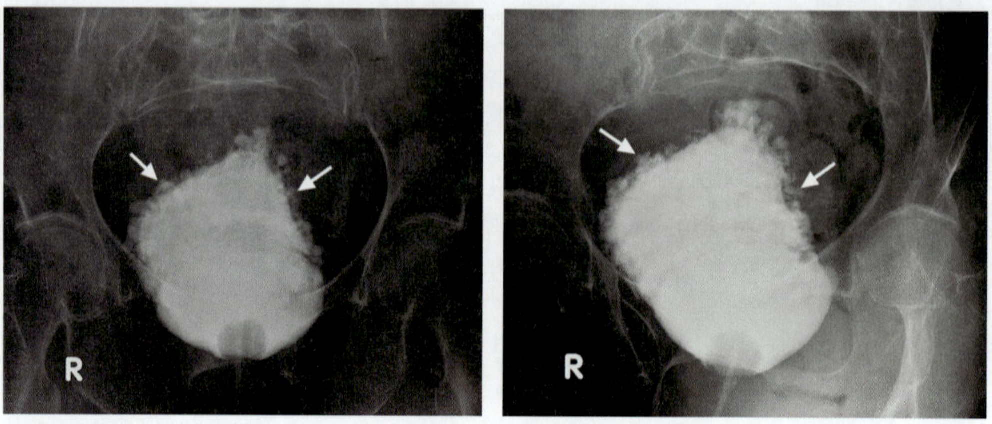

(a) (b)

그림 4-25. 방광염

방광염의 정면영상(a)과 사방향영상(b), 방광상부의 방광염에 의한 부종 및 궤양과 비후로 거칠어진 점막이 관찰된다.

3) 방광결석(Bladder stone)

방광결석은 상부요로결석이 방광내로 유입되어 커지는 속발성 결석과 신경인성 방광 등에 의한 요로폐쇄 환자에서 소변의 저류에 의해 발생되는 원발성 결석으로 구분된다. 방광결석의 주성분은 요산, 수산염, 인산염 등으로 방사선 비투과성 결석은 단순검사에서도 잘 나타난다.

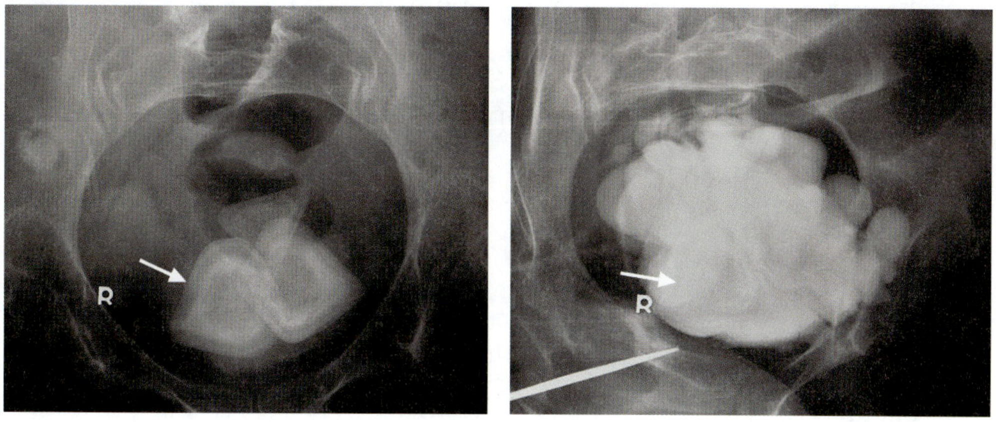

(a) (b)

그림 4-26. 방광결석

(a) 신경인성방광 환자의 방광조영검사 영상으로 조영제주입 전 영상에서 골반강 내에 비투과성 거대 방광결석들이 관찰되며, (b) 동일한 환자의 조영제 주입 후 영상에서 만성방광염에 의해 비후된 방광의 모양 가운데에 방광결석을 확인할 수 있다.

10 배뇨중방광요도조영검사
Voiding cystourethrography : VCU

임상에서 VCUG로 불려지는 배뇨중방광요도조영검사(VCU)는 역행성방광조영검사와 같은 방법으로 방광에 조영제를 주입하고, 방사선투시하에 배뇨를 시키면서 하부요로계의 기능과 형태학적 이상을 관찰하는 검사이다. 경정맥요로조영검사(IVU)와 병행하여 시행할 경우에는 반드시 VCUG를 먼저 시행해야 하는데, 이유는 IVU 시행 후 콩팥 등 요로계에 남아있는 조영제와 방광요관역류에 의한 조영제의 구분이 어렵기 때문이다.

1) 검사목적

(1) 방광요관역류(vesicoureteral reflux; VUR)와 신경인성방광(neurogenic bladder) 환자에서 하부요로계의 배뇨기능을 관찰하기 위해서 주로 시행한다. 방광요관역류는 하부요로계의 해부학적 이상과 요로계의 감염(urinary tract infection; UTI)이 가장 큰 원인이다.

(2) 배뇨중방광요도조영검사를 실시하는 다른 목적으로는 후부요도판막(posterior urethral valve), 요도게실(urethral diverticulum), 잔뇨(residual urine), 방광과 질의 샛길(vesicovaginal fistula), 방광과 결장의 샛길(vesicocolic fistula) 등의 관찰을 들 수 있으며 콩팥이식수술이 예정된 환자에서도 시행된다.

2) 전처치

검사 전 배뇨하여 소변과 주입된 조영제의 희석이 없도록 한다. 소아의 검사 중 강한 몸부림과 울음에 의한 복압상승으로 음식물이 역류(vomiting)되는 경우가 있으므로, 소아는 검사가 시작되기 최소 2시간 전부터 금식하여 음식물의 역류를 방지해야 한다.

3) 조영제

수용성 요오드 조영제와 생리식염수를 30% 정도로 희석하여 연령과 환자의 상태에 따라 방사선투시로 관찰하며 50 ml ~ 500 ml 정도 주입한다.

4) 검사방법

(1) 환자 및 보호자에게 검사방법 등을 충분히 설명하여 안심을 시킨 후 KUB로 단순촬영(scout image)을 실시한다.

(2) 외요도구와 주변을 소독한 후 Foley catheter 또는 Nelaton tube를 방광에 삽입하여 조영제를 주입할 수 있도록 한다. 소아환자의 경우 움직임이 심하여 검사의 진행이 쉽지 않으므로 보호자나 동료들의 도움을 받아 무리함 없이 검사를 진행해야 한다.

(3) 환자로부터 약 100 cm 높이의 조영제가 담긴 용기와 방광에 삽입된 카테터를 연결하여 중력을 이용하여 배뇨를 느낄 때까지 점적으로 주입한다.

(4) 방광에 조영제가 충만되면 삽입된 카테터를 제거하고 방사선투시로 관찰하며 충만 상태(bladder filling)에서 정면상(AP projection), 양쪽 사방향상(both oblique projection), 측면상(lateral projection)으로 투시 중 촬영하여 방광의 이상 유무를 확인한다.

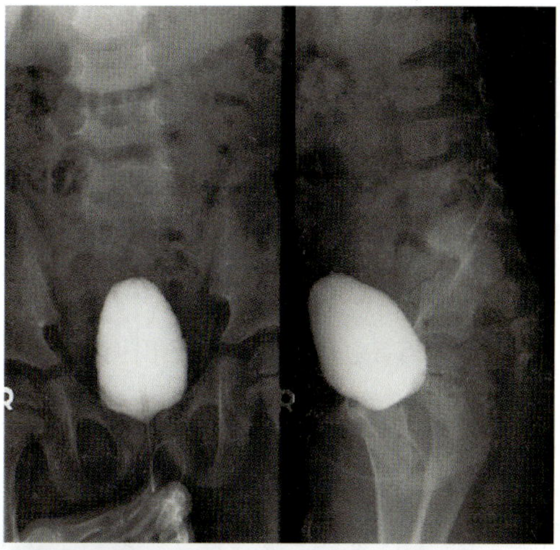
(a)

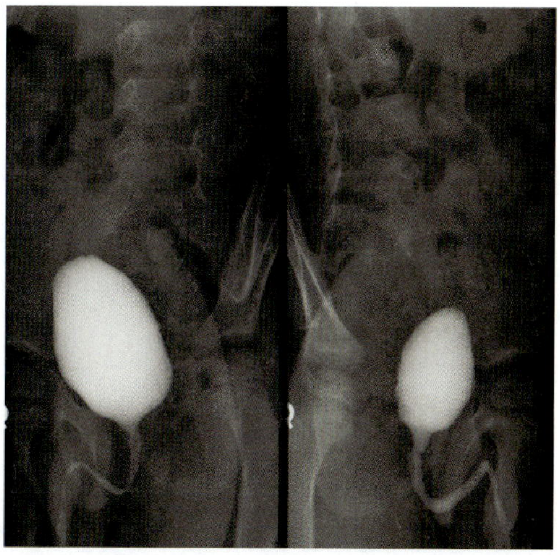
(b)

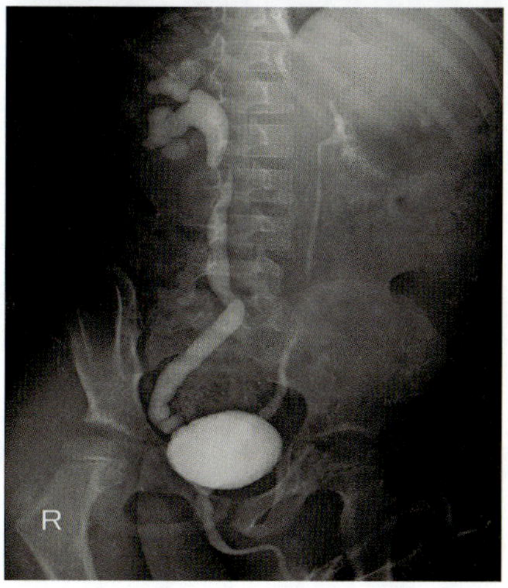

(c)

그림 4-27. 배뇨중방광요도조영검사 영상

(a) 소아환자의 VCU검사에서 조영제와 연결된 넬라톤튜브를 통하여 방광에 조영제를 충만시키며 관찰하는 정면영상과 측면영상, (b) 조영제의 충만 후 배뇨를 시키는 양쪽 사방향영상, (c)는 배뇨 시 방광요관역류 영상으로 좌,우 양측 요관으로 역류된 조영제가 콩팥까지 역류됨을 관찰할 수 있다.

(5) 충만상의 촬영이 끝나면 배뇨 중에 정면상(AP projection)과 양쪽 사방향상(both oblique projection)을 촬영한다. 촬영 시에는 가능하면 콩팥과 요도를 함께 포함하도록 해야 한다. 긴장한 여자 환자나 어린이, 신경인성방광(neurogenic bladder)환자 등의 경우 배뇨가 쉽지 않으므로 방광을 손으로 압박하거나 검사실의 조명을 낮추는 등의 방법으로 배뇨를 유도해야 한다. 배뇨 중 방사선투시에서 방광요관역류가 발견된 경우 역류된 조영제가 방광으로 하행하기 전에 촬영하도록 한다.

(6) 배뇨검사가 끝나면 KUB로 배뇨 후(post voiding) 촬영을 하여 상부요로계로의 역류여부와 잔뇨 등을 확인한다.

(7) 신경인성방광(neurogenic bladder)환자의 검사
배뇨조절이 되지 않는 신경인성방광 환자의 경우 Valsalva maneuver를 시행하거나 손으로 방광상부를 압박하여 배뇨기능의 정도를 평가한다.

5) 임상적 증례

(1) 방광요관역류

방광요관역류는 소변이 방광으로부터 요관을 통하여 거꾸로 올라가는 것을 말한다. 원인으로는 방광요관접합부(UVJ)의 선천성 기형 및 염증이 대표적이다. 요로감염(urinary tract infection; UTI)은 요도를 통해 방광 내로 들어간 대장균 등이 소변의 역류로 요관을 통해 콩팥에 도달하여 콩팥염 등을 일으키는 것으로 배뇨중 방광요도조영검사의 대표적인 적응증이다. 방광요관역류는 역류정도에 따라 5개의 등급으로 분류된다(표 4-5, 그림 4-28).

표 4-5. **방광요관역류(VUR)의 등급(grade)별 분류(요관역류의 국제분류법)**

Grade	분 류
Grade Ⅰ	하부요관까지 역류된 경우
Grade Ⅱ	콩팥깔때기, 콩팥술잔부위까지 역류가 되고 요관의 확장은 없는 경우
Grade Ⅲ	콩팥깔때기, 콩팥술잔부위까지 역류가 되고 요관과 콩팥깔때기, 콩팥술잔에 경한 확장이 동반된 경우
Grade Ⅳ	콩팥깔때기, 콩팥술잔부위까지 역류가 되고 콩팥술잔의 곤봉형 변형과 중등도의 요관 확장이 동반된 경우
Grade Ⅴ	콩팥깔때기, 콩팥술잔부위까지 역류가 되고 콩팥술잔의 심한 변형과 함께 요관이 심하게 확장되어 사행주행(tortuosity)하는 경우

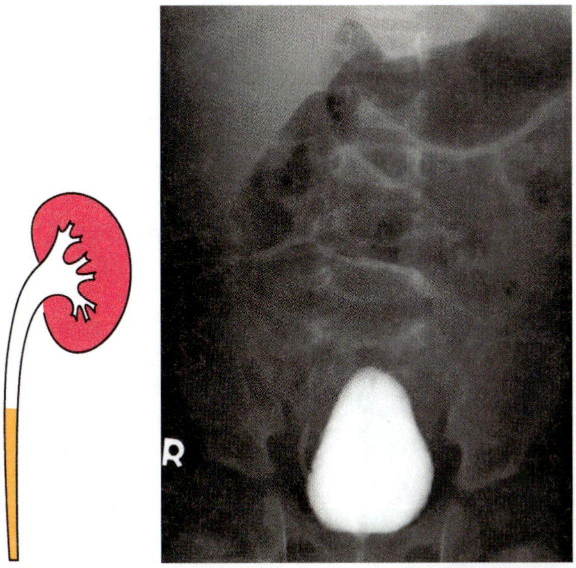

(a)

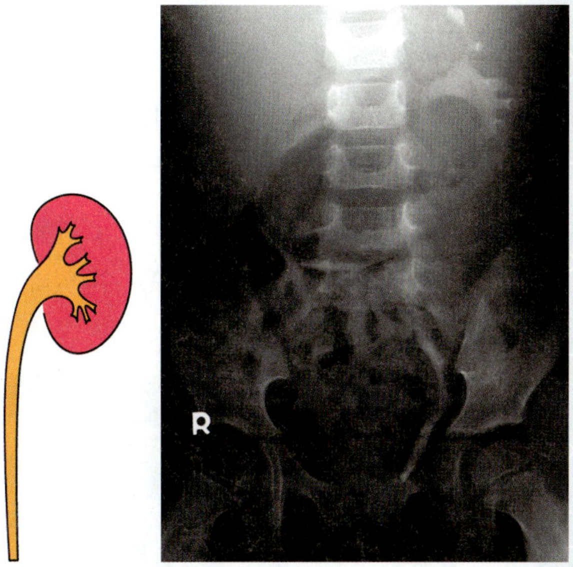

(b)

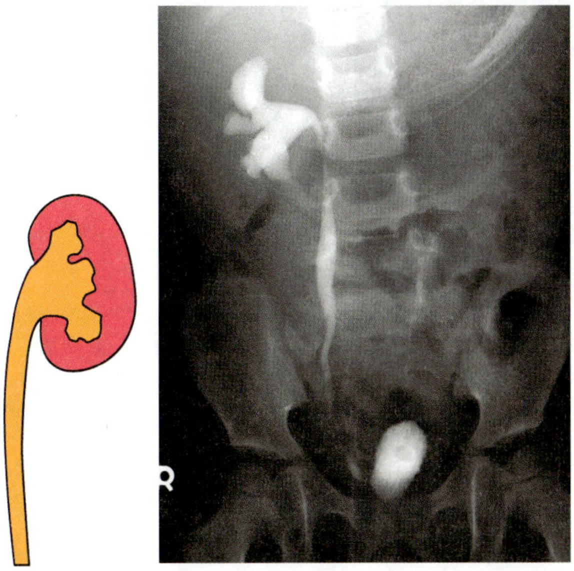

(c)

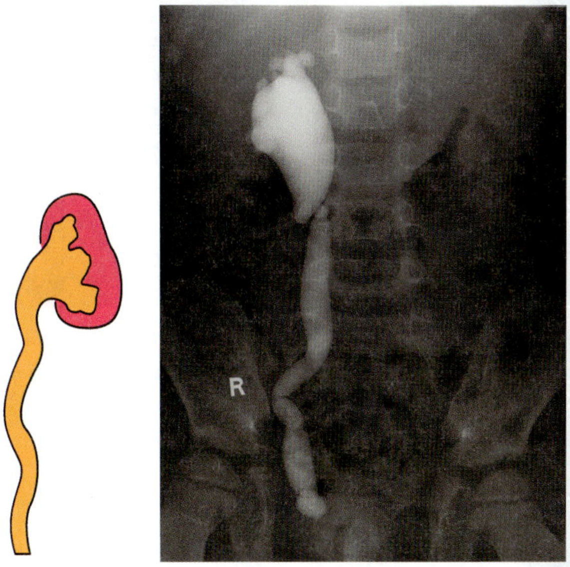

(d)

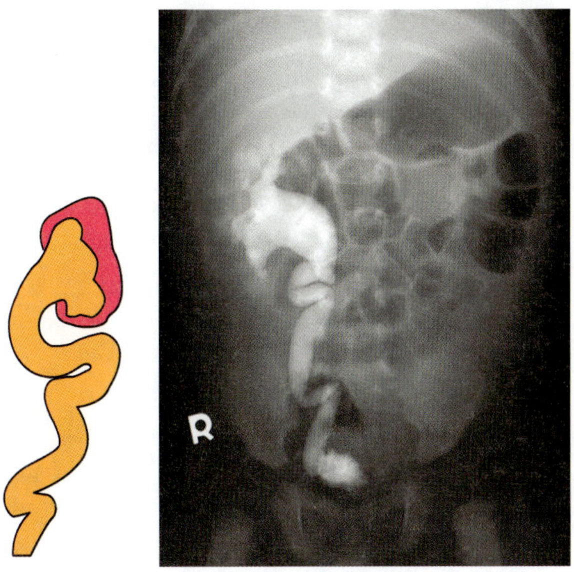

(e)

그림 4-28. 방광요관역류(Vesicoureteral reflux ; VUR)의 등급별 분류와 영상

(a) Grade Ⅰ
(b) Grade Ⅱ
(c) Grade Ⅲ
(d) Grade Ⅳ
(e) Grade Ⅴ

(2) 방광곁주머니(Bladder diverticulum)

방광곁주머니(방광게실)는 불완전한 방광근육의 형성에 의한 선천성방광곁주머니와 방광내압의 증가 등에 의한 후천성방광곁주머니로 구분된다. 방광의 어느 위치에서나 형성될 수 있으며, 근육의 수축력 저하에 따른 잔뇨의 발생은 요로감염과 방광요관역류의 원인이 될 수 있다(그림 4-29).

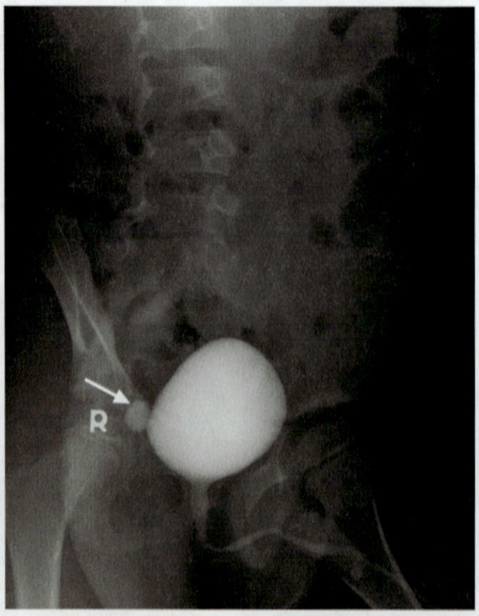

그림 4-29. 방광곁주머니의 배뇨중방광요도조영검사 영상
소아환자의 배뇨중방광요도조영검사 영상에서 화살표 부위의 방광곁주머니가 관찰되고 있다.

11 비드체인 방광요도조영검사
Metallic bead-chain cystourethrography : CCU

비드체인 방광요도조영검사는 군번줄과 유사한 20 cm 정도의 금속성구슬줄(metallic bead chain)을 요도를 통하여 방광에 삽입한 후 검사를 진행하게 된다.

이 검사는 주로 해부학적 위치변화에 따른 복압성 요실금(stress incontinence)의 진단에 이용되는데, 요실금이란 본인의 의사와는 관계없이 소변이 불수의적으로 유출되는 것으로 정의된다. 정상인의 배뇨는 배뇨근, 요도조임근 및 골반저 근육의 지지가 정상적으로 작용할 때 이루어진다. 그러나 반복되는 분만 및 비만과 변비 등에 의한 만성적인 복압증가 및 노화현상 등은 골반근육의 약화와 이완을 가져오게 되며, 이러한 이유는 요실금의 가장 주된 원인으로 알려져 있다.

1) 검사목적

복압성요실금(stress incontinence)의 원인을 진단하기 위해서 시행한다.

복압성요실금(stress incontinence)은 요실금의 분류 중 가장 흔한 형태로 70~80%가 이에 속한다. 요실금에는 절박성요실금(urge incontinence), 신경병적 요실금(neuropathic incontinence), 선천성요실금(congenital incontinence), 일류성요실금(overflow incontinence) 등이 있다.

모든 연령층에서 발생되지만 특히 중년이후의 여성에서 발생빈도가 높은 것으로 알려져 있다. 대표적인 증상으로는 기침이나 재채기를 할 때, 달리기나 줄넘기를 할 때, 계단을 오르내릴 때, 앉았다 일어설 때 등과 같이 복부에 힘이 가해질 때 소변이 흘러나오는 것을 들 수 있다.

2) 전처치

검사 전 배뇨로 소변과 주입된 조영제의 희석이 없도록 한다.

3) 조영제

수용성 요오드 조영제와 생리식염수를 30% 정도로 희석하여 300 ml 주입한다.

4) 검사기구

금속성구슬줄(metallic bead-chain), 폴리 카테터(foley catheter), 드레싱 세트(dressing set), 관장용 주사기(enema syringe), 젤리(lubricant jelly), 조영제와 생리식염수 등을 준비한다.

5) 검사방법

(1) 환자에게 검사방법 등을 충분히 설명한 후 KUB로 단순촬영(scout image)을 실시한다.

(2) Foley catheter를 방광에 삽입하고 조영제를 주입한 다음, Foley catheter를 제거한다.

(3) 조영제 주입 후 금속성 구슬줄을 핀셋을 이용하여 요도를 통해 방광경부(bladder neck)까지 삽입하여 방광 내에 위치시키고 바깥쪽 부분은 넙다리부에 tape로 고정시킨다.

(4) 방사선투시하에 방광의 위치와 금속성 구슬줄을 확인하고 환자의 자세를 변화시켜가면서 촬영한다.

6) 검사 및 평가

(1) 검사

조영제와 금속성 구슬줄의 삽입 후 환자를 입위(erect position)로 위치시키고 검사를 진행한다.

① 선자세 정면촬영(Erect AP projection)
: 안정상태(rest studies)와 긴장상태(stress studies)에서 촬영한다.

② 선자세 측면촬영(Erect lateral projection)
: 안정상태(rest studies)와 긴장상태(stress studies)에서 촬영한다.

③ 선자세에서 측면 배뇨촬영(Erect lateral voiding projection)
: 배뇨상태를 촬영한다.

(2) 평가

① 선자세 정면상과 측면상의 안정상태와 긴장상태의 영상에서 각각 요도방광후면각(posterior urethrovesical angle; PUVA)을 측정하여 이상 유무를 평가한다. 통상 PUVA가 100° 내외를 정상으로 판단한다.

② 선자세의 측면 배뇨 시 금속성 구슬줄이 배뇨와 함께 빠져나오는지 확인한다.

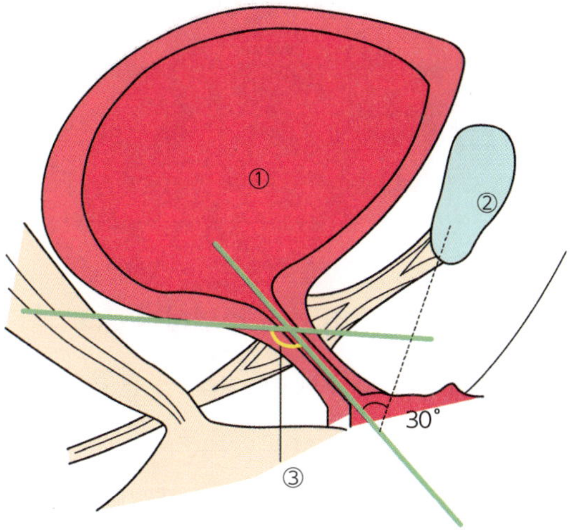

① 방광(Urinary bladder)
② 두덩결합(치골결합, Symphysis pubis)
③ 요도방광후면각(PUVA)

그림 4-30. **요도방광후면각(PUVA)**

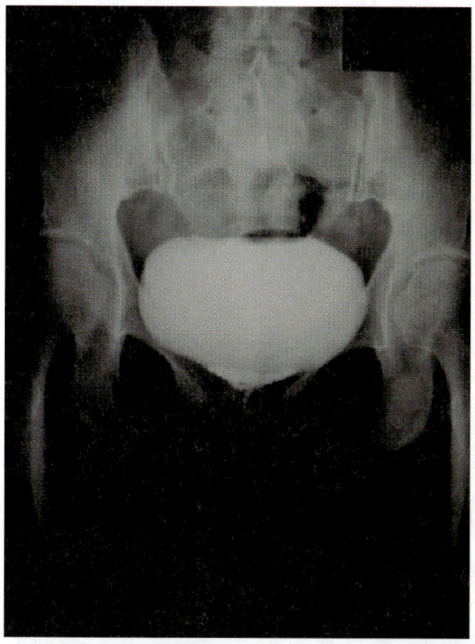

(a)

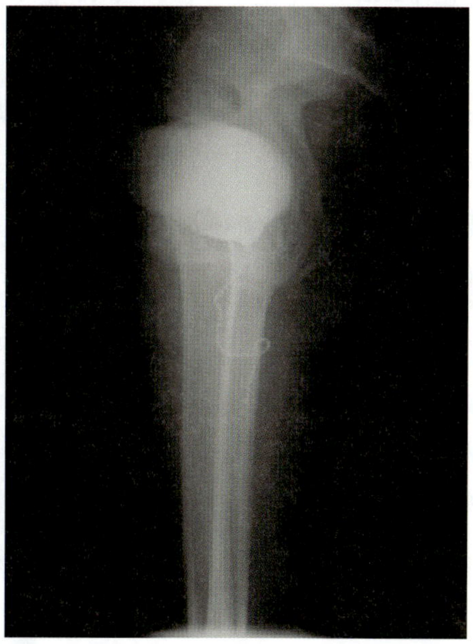

(b)

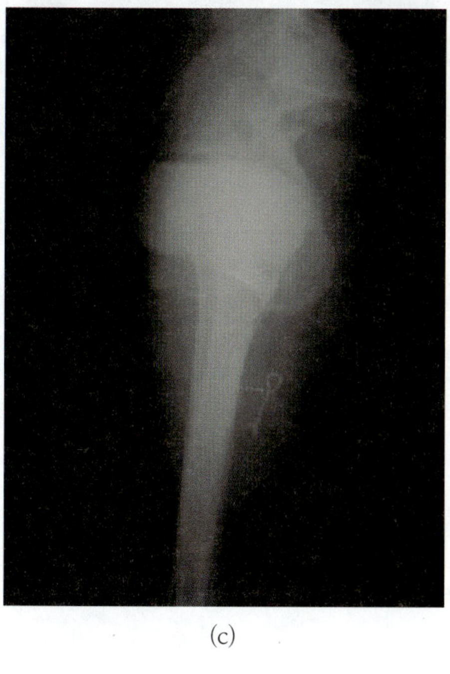

(c)

그림 4-31. **비드체인 방광요도조영검사 영상**
(a) 안정상태 정면영상
(b) 안정상태 측면영상
(c) 배뇨 중 측면영상

12 역행성요도조영검사

Retrograde urethrography : RGU

역행성요도조영검사는 수용성 요오드 조영제를 역행적으로 주입하여 요도의 형태학적 이상을 관찰하는 검사이다. 요도의 길이가 15~20 cm 정도로 길고 손상이 많은 남성이 주로 적응 대상이 된다. 여성의 요도는 3~4 cm 정도로 이 검사를 시행하기에 적합하지 않으나 풍선카테터(balloon catheter)를 이용하여 간혹 시행하거나 배뇨중요도검사로 대행한다.

남성의 요도는 전립샘부(prostate portion), 막성부(membranous portion), 해면체부(cavernous portion)의 세 부분으로 구분된다(그림 4-32).

전립샘부는 방광의 내 요도구에서 하행하여 전립샘을 관통하는 2.5~3 cm 정도의 부분으로 하부에 사정관(ejaculatory duct)이 개구한다.

막성부는 전립샘부와 해면체부 사이의 요생식격막(urogenital diaphragm)을 관통하는 요도 중 가장 좁은 부위로 길이는 2~2.5 cm 정도이다. 막성부를 둘러싸고 있는 횡문근은 수의적 작용에 의한 외요도조임근(external urethral sphincter)의 역할로 배뇨에 관련을 한다.

해면체부는 음경요도(penile urethra)를 구성하는 15 cm 정도의 가장 긴 부위로, 이 중 가장 넓은 구부를 망울요도(bulbous urethra)라 하고 외요도구에 근접하여 조금 넓어져 있는 부위를 요도 배오목(fossa navicularis)이라 한다.

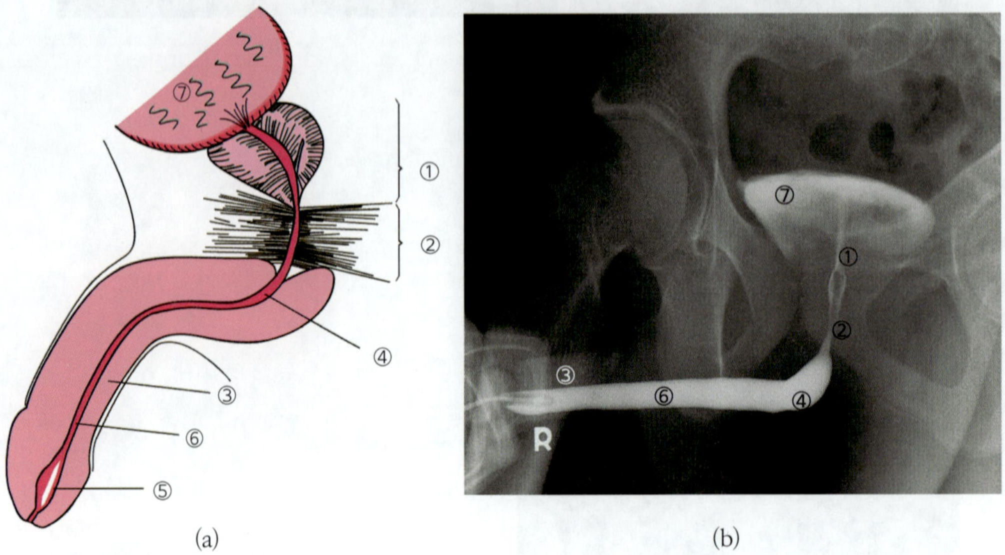

① 전립샘부(prostate portion) ② 막성부(membranous portion) ③ 해면체부(cavernous portion)
④ 망울요도(bulbous urethra) ⑤ 요도 배오목(fossa navicularis)
⑥ 음경요도(penile urethra) ⑦ 방광(bladder)

그림 4-32. 남성요도의 해부학적 구조(a)와 영상(b)

1) 검사목적

(1) 요도의 염증과 협착(stricture), 샛길(누공, fistula), 사고에 의한 손상(rupture), 기형(anomaly), 종양(tumor), 결석(stone), 곁주머니(게실, diverticulum) 등의 관찰과 조영제 주입 시 방광경부의 변화를 알 수 있다.

(2) 조영제의 역행적 주입에 의한 요로조영검사는 대칭성원추의 이완으로 하부요도(penile uretra)의 관찰에 유리하다. 그러나 요도의 상부는 방광경부와 외요도조임근에 조여져 있어 요도의 이완에 한계가 있으므로 조영제의 방광유입 이외에 전립샘부의 요도를 관찰하기에는 어려움이 따른다. 그러므로 후부요도판막의 진단과 같은 상부요도의 관찰을 위해서는 외요도조임근의 수의적 이완을 이용한 배뇨방광요도조영(VCU)을 시행하는 것이 바람직하다(표 4-6).

표 4-6. 역행성요도조영검사(RGU)와 배뇨성요도조영검사(VCU)의 비교

	RGU	VCU
검사방법	역행성	배뇨성
상부요도	수축	이완
하부요도	이완	수축

2) 전처치

별도의 전처치는 필요하지 않다.

3) 조영제

수용성 요오드 조영제와 생리식염수를 50% 정도(1 : 1)로 희석하여 사용한다.

4) 검사방법

(1) 환자에게 검사에 대한 설명을 한 후 촬영대에 눕도록 하고 외요도구와 주변을 소독한다. 필요한 경우 국소 마취제(lidocain)를 젤리(lubricant jelly)와 혼합 후 주입하여 통증을 완화시킨다.

(2) 조영제의 주입

조영제의 주입방법에는 Foley catheter를 이용하는 방법과 Urethrographic

clamp를 이용하는 방법 등이 있다. 조영제의 주입 시 환자가 긴장하지 않도록 유도해야 한다.

① Foley catheter를 이용한 검사방법은 6~8F의 폴리카테터를 요도의 배오목(fossa navicularis)까지 삽입한 후 0.5~1 ml의 생리식염수로 풍선(balloon)을 팽창하고 주입하거나, 귀두의 상방을 거즈로 묶은 후 14~16 F 폴리카테터를 3~4 cm로 잘라 30 ml 주사기와 연결하여 조영제를 주입하는 방법이 일반적이다. 조영제의 주입은 환자의 상태에 따라 여러 가지 방법이 적용될 수 있으며 넬라톤튜브(Nelaton catheter)가 이용되기도 한다.

② Urethrographic clamp를 이용한 조영제의 주입은 기구의 끝부분에 조영제가 담긴 주사기를 연결하여 기구내의 공기를 빼내고 기구의 노즐(nozzle)을 요도구에 삽입한 후, 귀두의 상방을 clamp로 잡고 기구를 잡아당기며 조영제를 주입하는 방법이다.

(3) 자세 및 검사

방사선 투시 하에 조영제의 주입을 확인하며 정면(AP projection)과 사방향(oblique projection)영상을 촬영해야 한다. 촬영영상에는 반드시 요도의 전장이 포함되어야 한다.

① 정면(AP projection) 촬영 시에는 양쪽 넙다리부를 가능한 밀착시키고 안쪽 연부조직을 따라 음경(penis)을 잡아당겨 상·하부요도의 영상이 동일한 농도로 나타날 수 있게 해야 한다. 촬영은 조영제가 방광경부를 지나 방광 내에 지속적으로 유입될 때 시행해야 하며 조영제의 주입은 촬영이 완전히 이루어질 때까지 계속되어야 한다. 그러나 조영제를 너무 빨리 또는 세게 주입하면 과다한 압력에 의하여 조영제의 정맥역류가 일어날 수 있으므로 저항을 고려한 주입이 요구된다.

② 사방향(oblique position) 촬영은 환자의 체위를 30° 정도 변형한 우후사방향(RPO)촬영을 주로하며 필요한 경우 좌후사방향(LPO) 촬영을 추가한다.

③ 사방향(oblique position) 검사 시 음경(penis)을 잡아당겨 요도전체가가 펴진 상태로 촬영되어야 한다. 사방향촬영 영상에서 요도 전체의 해부학적 형태를 관찰하기 유리하므로 정면방향촬영보다 진단적가치가 높은 영상을 얻을 수 있다.

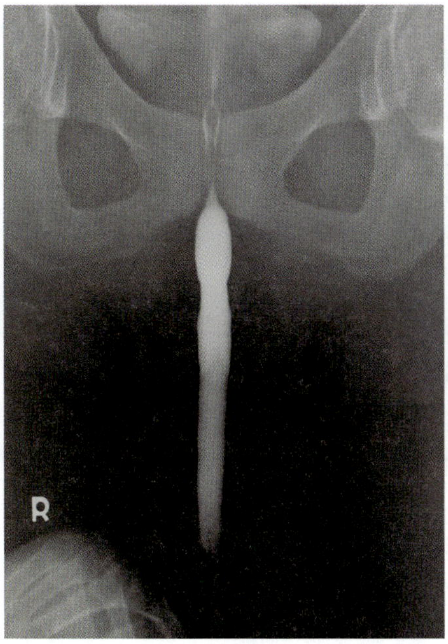

(a)

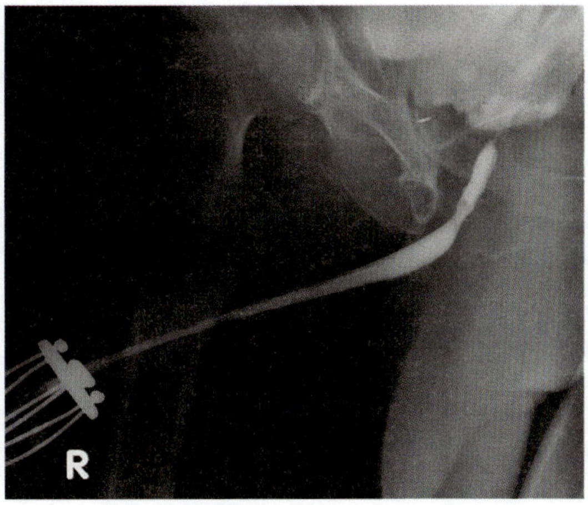

(b)

그림 4-33. **역행성요도조영검사 영상**
카테터를 사용한 정면영상(a)과 urethrographic clamp를 사용한 사방향영상(b).

5) 임상적 증례

(1) 요도협착(Urethra stricture)

요도협착의 원인은 선천성 요도협착(congenital urethral stricture)과 후천성 요도협착으로 구분된다. 후천성 요도협착의 원인은 감염 또는 외상이며, 요도 카테터를 장기간 유치하거나 임균성요도염 등의 합병증으로 발생하기도 한다. 요도협착의 치료에는 요도확장술과 내시경요도절개술이 이용된다.

(2) 요도손상(Urethra rupture)

요도손상은 교통사고, 추락 등에 의하여 막성부 요도에 주로 발생되는 후부요도 손상과 타박 및 기마성 손상(straddle injury) 등과 같은 직접적인 충격으로 망울요도(구부요도)가 손상되는 전부요도손상으로 분류된다.

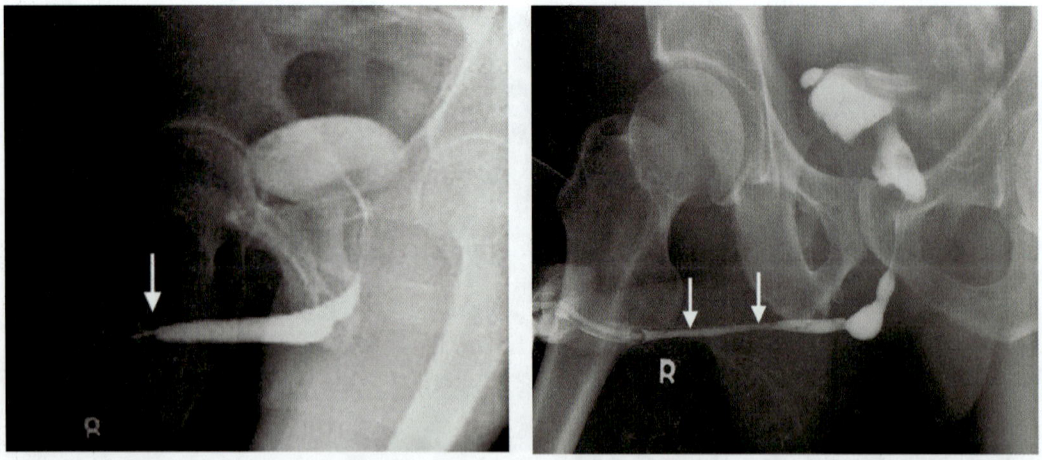

(a) (b)

그림 4-34. 요도협착의 역행성요도조영검사 영상

해면체부에 요도협착이 관찰된다(a, b).

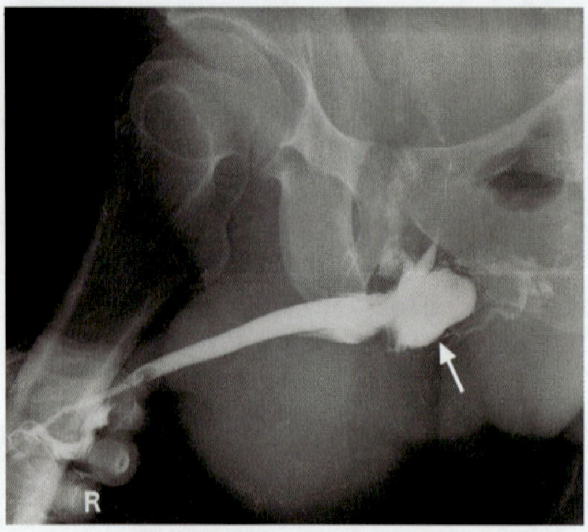

그림 4-35. 요도손상의 역행성요도조영검사 영상

외상에 의한 구부요도의 손상으로 손상된 망울요도(구부요도)의 조영제 누출이 관찰된다.

5

생식기계

Reproductive system

1. 남성생식기계 조영검사(Male reproductive system)
2. 여성생식기계 조영검사(Female reproductive system)

1 남성생식기계 조영검사

Male reproductive system

1) 해부학적 구조(Anatomy)

남성의 생식기는 고환(testis), 부고환(epididymis), 정관(ductus deferens), 정낭(seminal vesicle), 전립샘(prostate), 요도구선(bulbourethral gland), 음경(penis), 음낭(scrotum) 등으로 구분된다.

고환은 음낭 내에 위치하여 정자(sperm)를 생성하는 한 쌍의 실질기관으로 크기는 길이가 4 cm, 넓이와 폭이 2.5 cm 정도로 타원형의 구조이다. 고환의 실질은 다수의 정세관(seminiferous tubules)이 집합된 것으로 이들 정세관이 모여 고환망(rete testis)을 형성한다. 고환망에서는 12~15개의 굴곡된 고환수출관(ductus efferent)이 나와 부고환의 두부(caput epididymis)로 이행한 다음, 서로 모여 부고환관(ductus epididymis)이 되고 정관으로 이어진다.

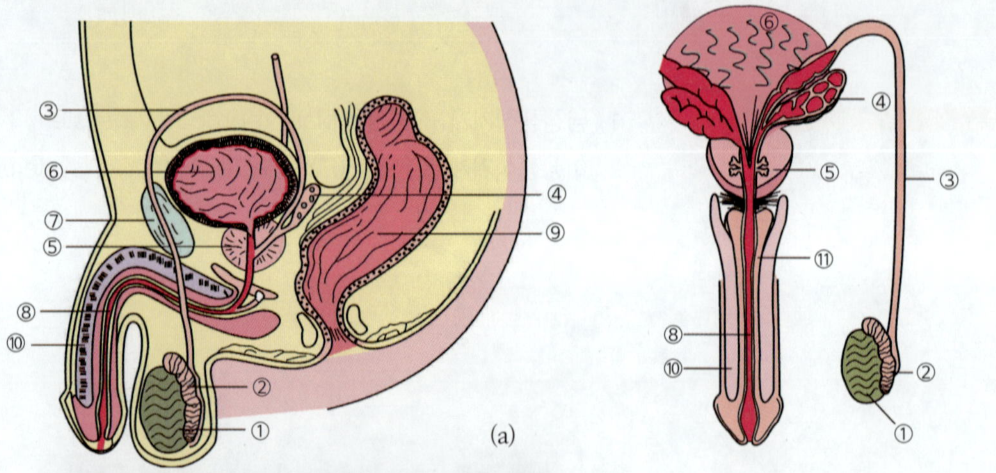

(a)

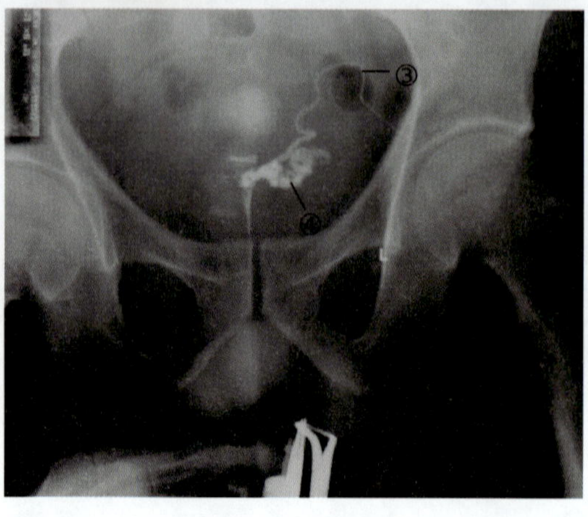

(b)

① 고환(testis)
② 부고환(epididymis)
③ 정관(ductus deferens)
④ 정낭(seminal vesicle)
⑤ 전립샘(prostate)
⑥ 방광(urinary bladder)
⑦ 치골결합(pubic symphysis)
⑧ 요도(urethra)
⑨ 곧창자(rectum)
⑩ 음경해면체(corpus covernosa)
⑪ 요도해면체(corpus spongiousm)

그림 5-1. 남성생식기의 해부학적 구조(a)와 영상(b)

부고환에서는 정자를 저장하고 분비물을 가함으로써 정액(semen)을 구성하여 정관으로 이동시킨다.

정관은 정자를 운반하는 40~45 cm의 관으로 부고환관의 하단에서 시작되어 샅굴(서혜관, inguinal canal)을 지나 골반강으로 들어가며 방광의 후면에서 정관팽대부(ampulla)를 형성한 후 정낭과 연결되고 전립샘을 지나 사정관(ejaculatory)으로 이어진다.

정낭은 고환에서 생산된 정자를 일시적으로 저장하고 스스로도 정액을 분비하여 정자와 혼합한다. 정낭의 형태는 약 4~5 cm 길이의 주머니모양으로 안쪽은 여러 개의 소실(小室)로 나누어져서 표면이 불규칙하고 둥그렇게 팽대되어 있다.

부생식선인 전립샘과 요도구선의 알칼리성 분비물은 살균작용 등으로 요도와 정자를 보호하며 사정(ejaculation)에 앞서 분비되어 정자의 이동과 활동을 돕는다.

음경은 양쪽으로 두 개의 음경해면체(corpus cavernosa)와 기저부에 한 개의 요도해면체부(corpus spongiosum)로 구성되며 음경근(penile root), 음경체(penile body), 귀두(glans penis)의 세 부분으로 나누어진다.

2) 정낭조영검사(Seminal vesiculography)

정관의 조영검사는 검사 부위에 따라 정낭조영검사(seminal vesiculography), 부고환조영검사(epididymography) 또는 정관-부고환조영검사(epididymo-vasography)로 구분된다. 그러나 이들의 검사목적과 방법이 유사하여 일반적으로 정낭조영검사(seminal vesiculography)로 불려지므로 본 장에서는 이를 중심으로 기술하고자 한다.

(1) 검사목적

주로 남성불임증환자에서 정관, 정낭, 사정관 등 정로(seminal tract)의 폐쇄 유무 확인하기 위해서 시행한다. 또한 정로의 염증성 질환 및 종양(tumor)의 진단, 전립샘암에서 고환으로의 침윤여부, 발육상태, 모양, 크기의 관찰 등에 이용된다.

(2) 전처치

검사 전 배뇨와 배변을 실시하여 골반강 안의 가스(gas) 및 변 등에 의한 영상의 장해요인을 가능한 제거한다.

(3) 조영제

수용성 요오드조영제와 생리식염수를 50%(1 : 1) 정도로 희석하여 사용한다.

(4) 검사방법

검사방법으로는 요도경을 이용하여 사정관에 카테터를 삽입하고 조영제를 주입하는 방법과 음낭을 절개하고 정관을 노출시켜 조영제를 주입하는 방법이 있다. 일반적으로 후자인 음낭절개방식이 많이 이용되므로 이를 기술한다.

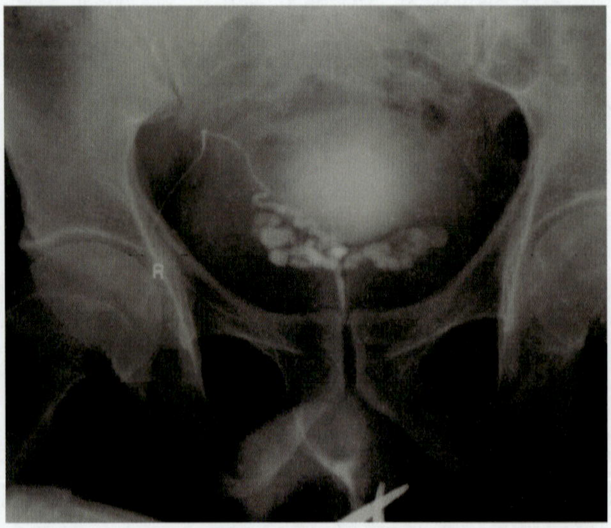

그림 5-2. 정낭조영검사의 영상
음낭 상부를 절개한 후 정관에 조영제를 주입하는 영상이다.

① 환자에게 검사방법에 관한 설명을 하고 검사대 위에 바로누운자세(supine position)로 위치시킨다.
② 음낭과 주변부위를 소독한 후 음낭상부를 절개하여 정관(ducts deferens)을 노출시킨다.
③ 노출된 정관 내에 24 G needle 또는 카테터(catheter)를 삽입하고 조영제를 주입한다.
④ 조영제는 목적에 따라 정낭방향과 부고환방향으로 1~2 ml를 서서히 주입한다.
⑤ 조영제의 주입 과정을 방사선투시로 관찰하며 필요에 따라 환자의 자세를 정면에서 사위로 변형시켜가며 순간 촬영한다.
⑥ 조영제의 주입 30분 후에 지연촬영을 하여 조영제의 배설상태 등을 확인한다.

3) 음경해면체조영검사(Cavernosography)

발기부전(impotence)은 발기가 되지 않거나 발기가 된 후에도 지속적으로 유지되지 못하는 것을 의미한다. 발기부전의 원인은 심리적 정신적 원인에 의한 '심인성 발기부전'과 신경인성(neurogenic), 동맥성(arteriogenic), 음경해면체성(cavernosal, venogenic), 내분비성(hormonal) 발기부전으로 구분되는 '기질성 발기부전'으로 나누어진다. 또한 당뇨병환자나 신장질환자, 혈압강하제 및 교감신경차단제와 같은 약물부작용 등에 의해서도 발생할 수 있다.

남성의 발기부전에 대한 방사선학적 검사에는 도플러 초음파(doppler sonography), 음경혈관조영검사(penile angiography), 전립샘조영검사(prostatography) 등이 있으며, 특히 도플러 초음파의 발달로 최근에는 음경해면체조영검사는 거의 시행하지 않는다.

(1) 검사목적

음경의 발기기능장애 환자에서 그 원인을 찾기 위하여 시행한다.

(2) 조영제

수용성 요오드조영제를 사용한다.

(3) 검사방법

① 음경전체를 소독한 후, 귀두의 약 1 cm 상방 해면체 강(cavity)에 나비바늘(butterfly needle)을 삽입하고 조영제를 서서히 주입한다.

② 조영제의 주입 시 방사선투시로 관찰하고 필요시 순간 촬영한다.

③ 촬영은 정면상(AP projection), 양측 사방향상(both oblique projection) 등을 촬영하고 필요한 경우 KUB를 촬영한다.

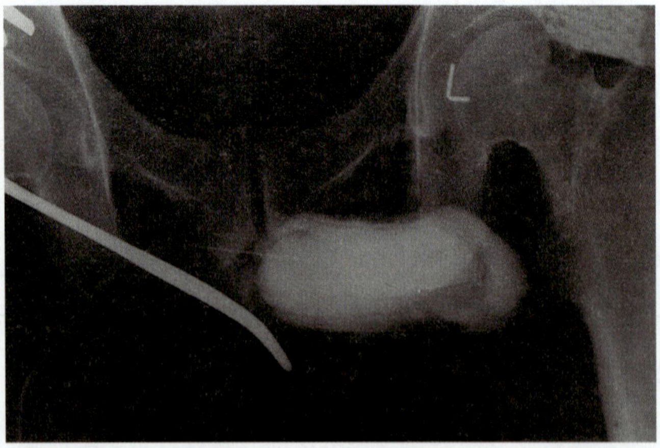

(a)

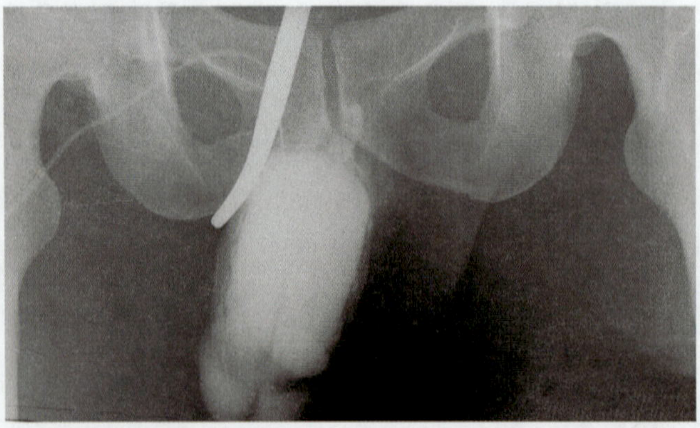

(b)

그림 5-3. 음경해면체조영검사의 영상

(a) 사방향영상
(b) 정면영상

2 여성생식기계 조영검사
Female reproductive system

1) 해부학적 구조(Anatomy)

여성의 생식기는 외부생식기(external reproductive organ)와 내부생식기(internal reproductive organ)로 구분된다. 외부생식기는 외음부(valva)와 질(vagina)이 해당되고 내부생식기는 자궁(uterus), 자궁관(uterine tube), 난소(ovary)로 구성된다.

(1) 자궁(Uterus)

자궁은 골반강 내의 방광과 곧창자 사이에 위치한 내부생식기관으로 자궁목부(자궁경부, cervix), 자궁몸통(body) 및 자궁바닥(fundus)으로 나누어지며 성인에서의 크기는 길이 7~8 cm, 폭 4~6 cm, 두께는 3~4 cm 정도로 평상시에는 약간 전굴 또는 후굴 되어있다.

자궁목부는 질 내강 상단의 윗부분인 자궁목부 질상부(supravaginal portion)와 질에 돌출되어있는 자궁목부 질부(pars or portio vaginalis)로 구분되며, 자궁목관 내부의 협부(isthmus)를 경계로 상부를 자궁몸통(corpus or body)라 한다.

사춘기 이전의 자궁의 목은 몸통에 비하여 크고 가임여성과 경산부(multipara)에 접어들면서 난소호른몬의 자극으로 몸통부가 목부보다 커지게 되며, 폐경기 이후에 이르러서는 다시 자궁목부의 비율이 커지게 된다.

자궁의 바닥은 자궁공간(uterine cavity)의 기저(base)를 이루며 양쪽의 외측에 난관으로 연결된다.

(2) 난관 또는 자궁관(Uterine tube or oviduct or salpinx)

자궁관은 난소와 자궁 사이가 연결되어 난자를 운반하는 한 쌍의 근막성관(musculomembranous canal)으로 길이는 10~12 cm 정도이다. 부분별로 자궁공간과 연결되는 간질부(intermural), 관이 좁으며 자궁쪽의 1/3에 해당하는 협부(isthmus), 관의 중간부분 2/3 정도로 다소 넓은 부분인 팽대부(ampulla), 그리고 자궁관의 끝부분에 넓어진 부분인 술부(fimbria) 등 네 부분으로 구분된다.

난관내강 점막섬모상피의 섬모운동과 난관벽 평활근의 연동운동은 난자가 자궁으로 이동하는데 도움을 주며, 팽대부에서 정자와 난자가 만나 수정을 하여 자궁으로 이동하여 착상을 하게 된다. 그러므로 내부생식기의 염증에 의한 난관의 협착은 불임의 한 원인이 된다.

(3) 난소(Ovary)

난소는 난포를 생산 및 성숙시키고 호르몬을 분비하는 여성의 성선(genital gland)기관으로 성인에서의 크기는 길이 2.5 cm, 폭 2 cm, 두께 1 cm 정도이다. 난소의 실질은 바깥쪽의 겉질(cortex)과 안쪽의 속질(medulla)로 나누어지는데, 겉질에는 발육단계별 난포(ovarian follicles)가 존재하고 속질에는 혈관과 신경이 분포한다. 성숙된 난포는 난소의 표면을 빠져나와 복강 내로 배란(ovulation)을 하게 된다.

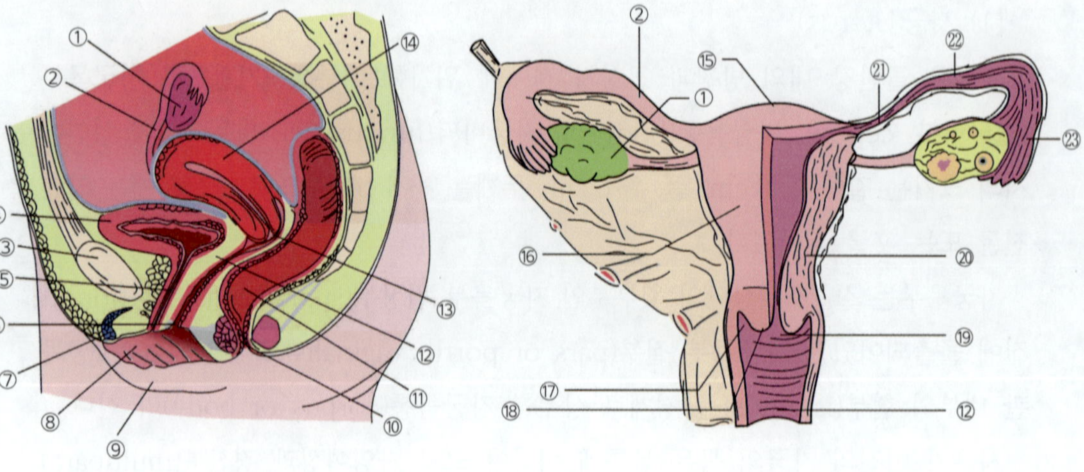

(a)

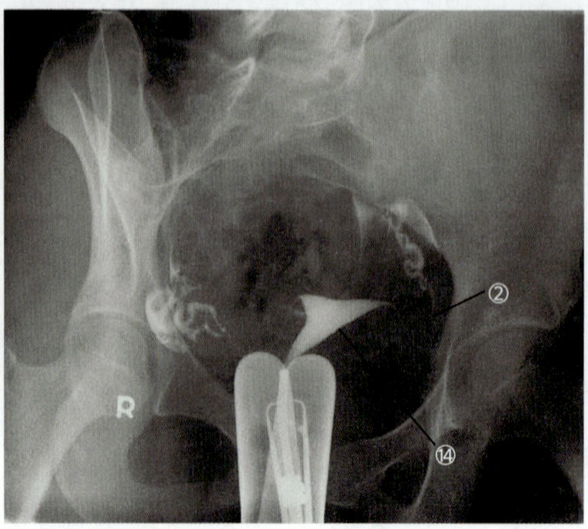

(b)

① 난소(ovary)
② 자궁관(uterine tube)
③ 치골결합(pubic symphysis)
④ 방광(urinary bladder)
⑤ 요도(urethra)
⑥ 질구(vaginal orifice)
⑦ 음핵(clitoris)
⑧ 소음순(labium minus)
⑨ 대음순(labium majus)
⑩ 항문(anus)
⑪ 곧창자(rectum)
⑫ 질(vagina)
⑬ 자궁목(uterine cervix)
⑭ 자궁(uterus)
⑮ 자궁바닥(fundus of uterus)
⑯ 자궁몸통(body of uterus)
⑰ 외측질원개(lateral fornix)
⑱ 자궁목부(cervix)
⑲ 외장궁구(external os)
⑳ 자궁벽(wall of uterus)
㉑ 난관협부(ishmus of oviduct)
㉒ 난관팽대부(ampulla of oviduct)
㉓ 난관난관술부(fimbria of oviduct)

그림 5-4. 여성생식기의 해부학적 구조(a)와 영상(b)

2) 자궁난관조영검사(Hysterosalphingography : HSG)

자궁난관조영검사는 자궁목부로 조영제를 주입하여 자궁과 자궁관의 형태학적 기능적 이상유무를 진단하는 검사이다. 최근 초음파와 전산화단층촬영(CT)의 발달로 적응 범위가 다소 축소되고 있으나 불임의 해부학적 원인을 진단하는 데 높은 가치를 지니고 있으므로 여전히 시행되는 예는 많다.

(1) 검사목적

① 자궁강의 유착(synechia)과 자궁관의 폐쇄 등에 의한 불임(infertility)의 원인을 확인하기 위하여 시행되는 예가 가장 많다.

② 자궁과 자궁관의 위치와 모양 및 크기의 측정과 살버섯(polyp), 점막하종양(submucosal tumor), 염증성 질환, 습관성 유산 등의 진단에 이용된다. 또한 난관의 수술 후와 복원수술 전에 상태확인을 위하여 시행되기도 한다.

③ 자궁난관조영검사는 여성 불임의 원인을 진단한다. 드물게 불임여성에서 검사 후 다른 처치 없이 임신이 가능해 지는 등 치료의 효과가 나타나기도 하는데, 이는 조영제의 주입압력과 기계적인 움직임으로 자궁관의 가벼운 유착이 풀리고, 조영제가 자궁관을 세척함과 동시에 난관의 점막섬모를 자극하여 운동을 원활하게 하기 때문으로 알려져 있다. 그러므로 조영제가 복강 내에 유입될 때까지 목적에 맞게 가능한 충분히 주입하도록 해야 한다.

(2) 전처치

검사 30분 전에 진경제(buscopan)를 근육주사하여 자궁관의 운동성을 최소화해야 하며 심장질환자와 녹내장환자는 가능하면 주사하지 않도록 한다. 영상의 장해와 생식기의 눌림을 방지하기 위하여 가능하면 검사당일 배변을 할 수 있도록 하고, 검사 전에는 반드시 배뇨하도록 한다.

(3) 검사시기 및 금기

① 검사시기

가장 적당한 검사 시기는 월경출혈이 끝난 7일 후이다. 이 시기는 자궁내막이 증식하기 전으로 자궁공간의 확장과 조영제의 소통이 원활하여 시술이 용이하며, 난자의 방사선 피해가 비교적 적은 시기이다. 또한 초기임신을 배제할 수 있는 시기이다.

여성생식기에 대한 방사선학적 검사는 생리 개시 후 10일 이내에 실시하는 10 day rule(radiographic 10 day rule phase)에 따르는 것이 안전하다(그림 5-5).

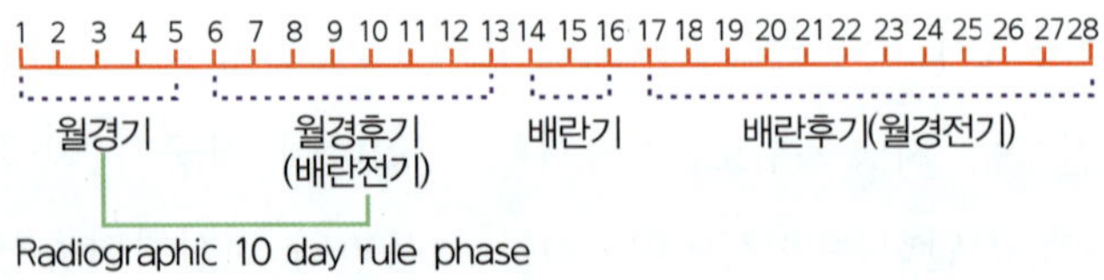

그림 5-5. Radiographic 10 day rule phase

② 금기

현재 임신 중이거나 가능성이 있는 경우, 생식기의 출혈 또는 심한 염증이 있는 경우, 그리고 월경기간 및 배란기와 배란 후기에는 검사를 시행하지 않아야 한다.

(4) 조영제

수용성 요오드조영제 30 ml를 준비한다.

과거에는 유용성조영제(lipiodol)를 사용하기도 하였으나 급성자궁관폐쇄 등의 부작용과 수용성조영제의 발달에 따라 최근에는 유용성조영제를 사용하지 않는다.

(5) 검사기구

Speculum, Tenaculum, Uterine sound, Cannula, Forceps 등의 기구가 들어있는 자궁난관조영세트(HSG set)가 사용되며, 필요한 경우 Foley catheter가 사용된다. 원활한 시술을 위하여 별도의 조명장치(side lamp)가 필요하다(그림 5-6).

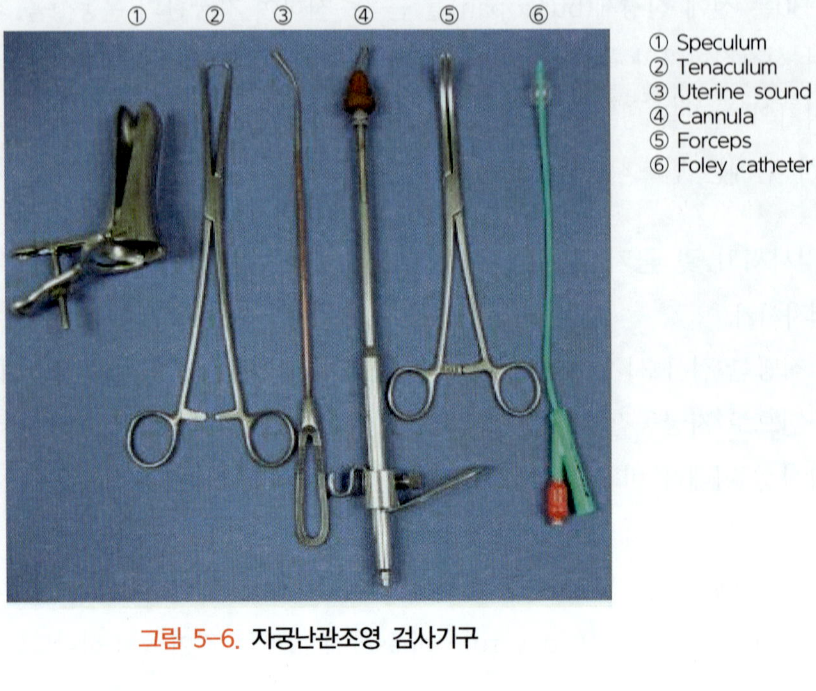

그림 5-6. 자궁난관조영 검사기구

(6) 검사방법

자궁난관조영검사의 조영제 주입방법에는 자궁 내 삽입기구를 이용하는 방법과 Foley catheter를 이용하는 방법이 있다. 일반적으로는 자궁 내 삽입기구를 이용하는 경우가 많으며 자궁목부의 심한 이완으로 기구삽입검사가 불가능하거나 수술 후 검사의 경우 Foley catheter를 이용하기도 한다.

① 환자에게 검사에 대한 설명과 함께 전처치 여부를 확인한 후 촬영대에 눕도록 하고 단순촬영(scout image)을 시행한다.

② 환자를 Lithotomy position으로 위치시키고 질(vagina)구와 주변을 소독한다.

③ Speculum을 질 내부로 삽입하여 자궁목부 질부(portio vaginalis)가 기구의 중앙에 위치하도록 고정시키고 질 내부를 소독한다.

④ Uterine sound로 자궁목부의 길이와 방향을 파악한 후, Cannula 끝의 길이를 조절한다.

⑤ Tenaculum으로 자궁목부 질부를 집은 후 자궁의 방향에 맞추어 Cannula를 자궁목부의 질상부(supravaginal portion)로 삽입한다.

⑥ Tenaculum과 Cannula와 연결된 주사기를 각각 양손에 잡고 조영제를 조금 주입하여 자궁의 모양을 확인하고, Tenaculum을 서서히 잡아당겨 전굴 또는 후굴된 자궁의 모양을 가능한 바르게 편다. 이때 주입되는 조영제가 흘러나오지 않도록 Cannula의 고무패킹으로 자궁 구를 막아주어야 하며 조영제의 주입 시 공기(air)가 들어가지 않도록 주의하여야 한다.

⑦ 모든 준비가 완료되면 환자의 자세를 변형하며 조영제를 주입하고 순간 촬영을 한다.

⑧ Foley catheter를 이용하여 검사할 경우, 질의 내부를 소독 한 후 10 F Foley catheter를 자궁목관(cervical canal)에 삽입 한 후 생리식염수로 풍선을 부풀려(ballooning) 고정시키고 조영제를 주입하며 순간촬영을 한다. 이 경우 자궁을 잡아당기는데 한계가 있으므로 자궁강의 형태를 바르게 펴서 관찰하기 어려운 단점이 있다. 그러나 Tenaculum 등 기구사용에 의한 출혈 및 통증과 이에 따른 감염의 부담 등을 줄이기 위하여 Foley catheter를 사용하기도 한다.

⑨ 검사방법

바로누운자세(supine position)에서 방사선투시하에 조영제를 주입하며 자궁공간과 자궁관의 조영제 유입이 확인되면 순간 촬영을 한다. 최초의 영상은 복강 내로 유입된 조영제로 인한 겹침을 방지하기위하여 조영제가 자궁관을 통과하는 즉시 촬영하도록 한다. 정면자세에서 자궁과 자궁관의 상태가 확인되면 필요에 따라 양측 사방향(both oblique)자세에서 촬영을 하고, 마지막으로 조영제를 자궁공간 내에 가득 채운 후 Cannula를 빼냄과 동시에 촬영하여 자궁목부를 관찰할 수 있도록 한다.

⑩ 지연촬영(Delay radiography)

조영제 주입 15~30분 후 정면상(AP projection)으로 지연촬영을 하여 주입된 조영제의 배출과 복강 내 유입을 확인한다.

(7) 합병증 및 후 처치

Cannula, Tenaculum, Speculum 등의 기구와 조영제의 사용으로 심한통증, 출혈, 염증, 자궁천공, 알레르기 반응 등이 있을 수 있으므로 기구의 제거 시 출혈 유무를 확인하고 출혈이 있는 경우 지혈 후 검사를 종료하도록 하며, 필요한 경우 감염의 방지를 위하여 항생제를 투약한다.

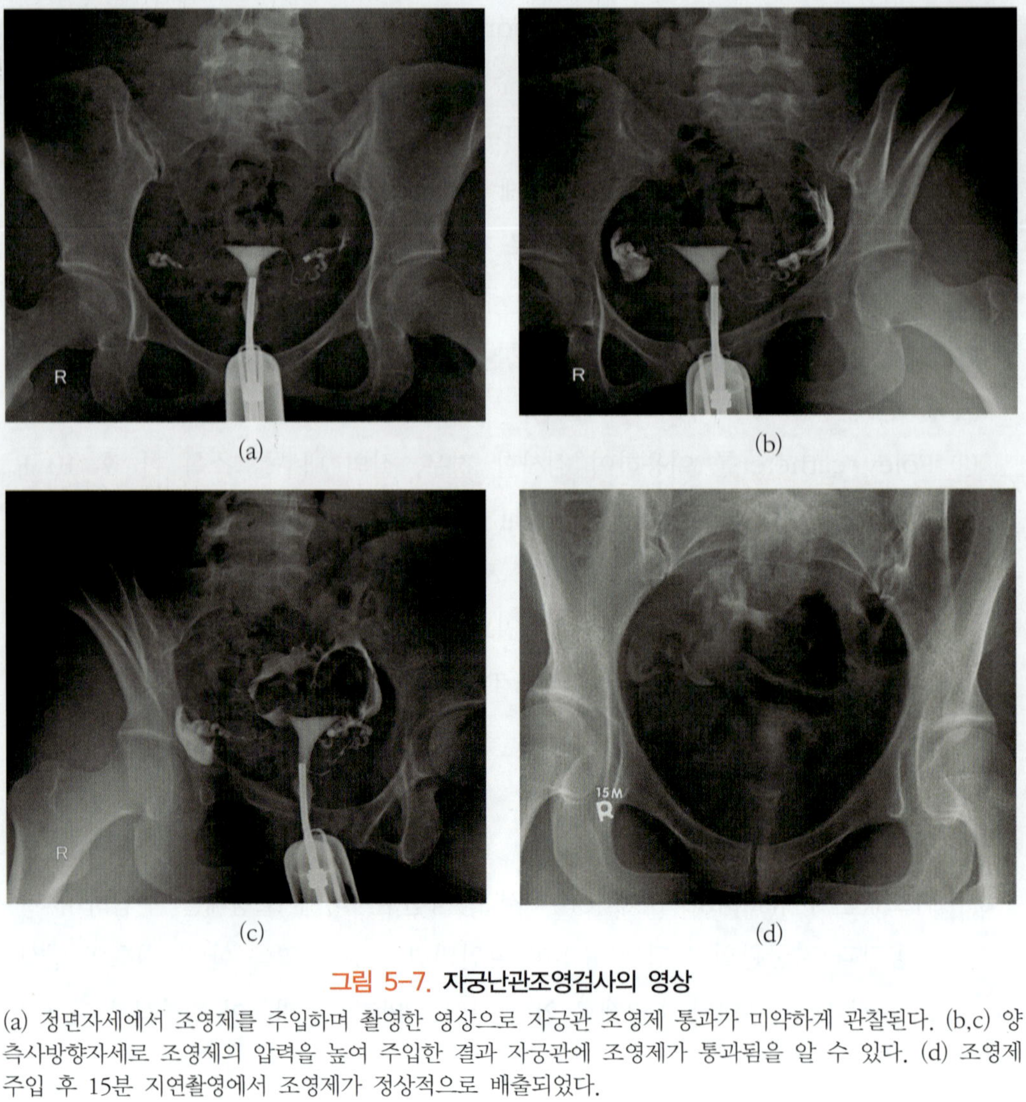

(a) (b) (c) (d)

그림 5-7. **자궁난관조영검사의 영상**

(a) 정면자세에서 조영제를 주입하며 촬영한 영상으로 자궁관 조영제 통과가 미약하게 관찰된다. (b,c) 양측사방향자세로 조영제의 압력을 높여 주입한 결과 자궁관에 조영제가 통과됨을 알 수 있다. (d) 조영제 주입 후 15분 지연촬영에서 조영제가 정상적으로 배출되었다.

(8) 임상증례

① 자궁내 유착증(Uterine synechia)

자궁내 유착증은 과도한 소파수술과 심한 자궁내막염, 그리고 자궁근종과 제왕절개술 등 자궁수술 후 봉합의 이상이 원인으로 알려져 있다. 증상은 무월경과 과소월경 및 습관성유산 등으로 나타나며 이를 진단하기 위해서는 자궁내시경(hysteroscope)과 자궁난관조영검사가 이용된다.

② 자궁관수종(Hydrosalpinx)

자궁관수종은 자궁관염 등에 의한 자궁관 끝부분의 폐쇄로 인하여 폐쇄된 자궁관에 액체가 고이는 것을 말한다. 자궁관수종은 자궁관의 팽대를 가져오게 된다.

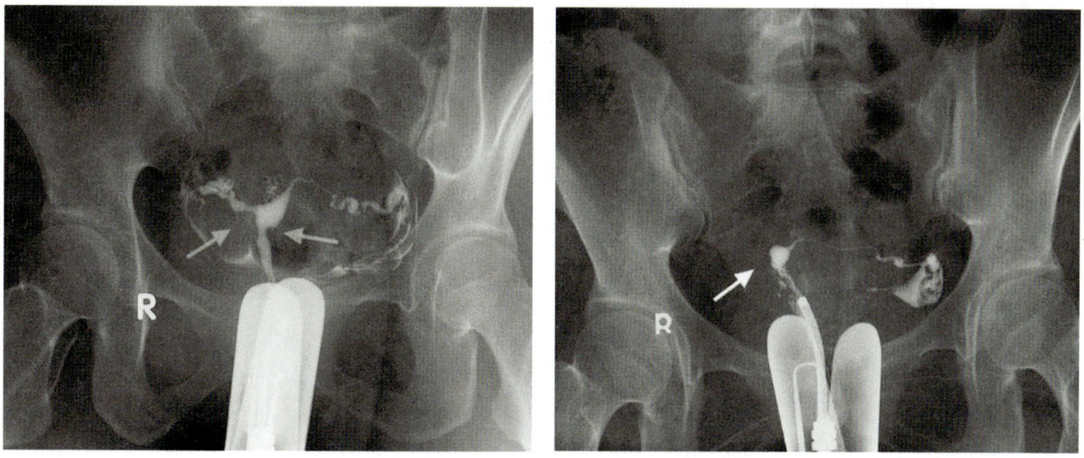

(a) (b)

그림 5-8. 자궁내 유착증의 자궁난관조영검사 영상

(a) 영상에서 자궁내면의 일부가 유착되어 있는 것이 관찰되며, (b) 영상은 유착의 정도가 심하여 자궁의 형태가 불분명하고 우측난관이 폐쇄되었음을 알 수 있다.

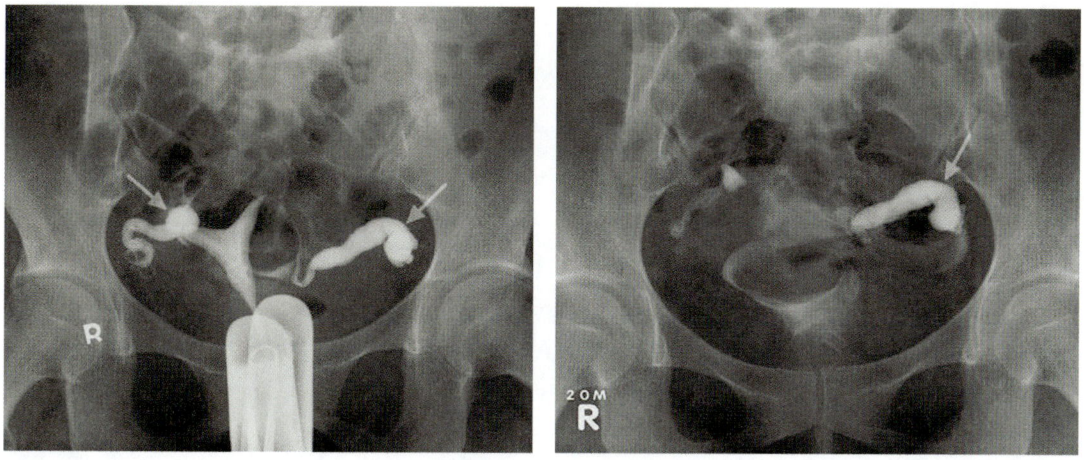

(a) (b)

그림 5-9. 자궁관수종의 자궁난관조영검사 영상

(a) 양측자궁관의 폐쇄로 인한 자궁관수종이 관찰 된다. (b) 동일한 환자의 영상으로 조영제 주입 20분 후 지연촬영을 하였으나 팽대부의 조영제가 배출되지 않았다.

6 호흡기계

Respiratory system

1. 인두 및 후두조영검사(Pharyngolaryngography)
2. 연하조영검사(Swallowing study)
3. 기관지조영검사(Bronchography)

:: 개요

히포크라스(hippocrates)는 심장을 냉각시켜 주는 것이 호흡의 목적이라고 주장하였는데 이를 호흡생리의 효시로 볼 수 있다. 이후 Galen은 횡격막 및 흉벽의 운동에 관하여 많은 업적을 남겼으며, 그리고 여러 학자들의 연구에 의해 호흡의 주목적은 조직에 산소를 공급하고 이산화탄소를 제거하는 가스의 교환이라는 것이 규명되었는데, 생체에서는 호흡, 순환, 수분 및 전해질의 평형, 대사, 체온 등이 서로 밀접한 관계에 있기 때문에 어느 한 계통의 변화는 다른 계통을 통한 보상작용에 의하여 항상성(homeostasis)을 유지하게 된다.

프랑스의 C, 베르나르가 체액의 상태는 환경이 변화하여도 일정하게 유지되는 조절기능이 있다고 발표하였고 미국의 W.B 캐논은 이 생각을 더 발전시켰다. 예를 들어 혈액 속에 있는 단백질이나 당질 등은 식사의 종류에 거의 영향을 받지 않고 대개 일정한 값을 유지한다. 이와 같은 체내의 안정된 상태를 단순한 물리 화학적 평형상태와 구별하기 위하여 설정한 개념이며 신체의 모든 장기는 소화기, 순환기, 호흡기의 협조에 의하여 얻어지는데 그 전체적인 조절은 자율신경계와 내분비계에 의하여 이루어진다는 것이다.

따라서 대사 정도에 따라 일정한 범위 내에서 산소의 공급 및 이산화탄소의 제거가 이루어지도록 호흡이 조절되는데 이를 위해서는 폐환기, 폐관류의 배분, 확산, 가스의 운반, 그리고 호흡운동에 관여하는 신경 근육계의 작용 등이 상호보완적으로 균형을 이루어야만 된다는 것을 알 수 있다.

최근 호흡기 질환에 대해서도 의료공학 발달에 힘입어 눈부신 발전을 이루어 최신 기자재를 이용한 호흡기 질환의 진단방법 또한 괄목할 만한 성과를 거두고 있다. 특히 폐기능검사(pulmonary function test) 방법의 발전으로 호흡기 질환의 생리, 기능학적 진단에 큰 도움을 주고 있고 흉부 X-선 사진이나 CT 등의 발달로 형태학적 진단방법 역시 놀랄 만한 발전을 이루었다. 그 외 면역학적 진단방법, 기관지내시경(bronchoscopy)을 이용한 진단방법 등으로 병변부위를 육안으로 직접 볼 수 있고 필요한 경우 조직학적 소견까지 얻을 수 있어 호흡기 질환의 진단이 과거보다 훨씬 용이하게 되었다는 것을 알 수 있다.

호흡기계 조영검사로는 인·후두조영검사(pharyngolaryngography), 연하조영검사(swallowing study), 기관지조영검사(bronchography) 등이 있다.

1 인두 및 후두조영검사
Pharyngolaryngography

1) 해부학적 구조

인두(pharynx)와 후두(larynx)는 전·후로 연결되어 있어 주위와의 관계를 파악하기 위해 대부분 인·후두검사를 병행하여 실시한다. 인두는 약 12 cm의 쌈지모양을 한 복잡한 구조의 관으로 코안(비강)과 구강을 후두와 식도로 연결하며 위인두(코인두), 중인두(입인두), 아래인두(후두인두)로 구분한다.

중인두와 아래인두는 상부소화기의 일부로써 호흡기와 소화기의 통로이다.

- 위인두 : 코인두(nasopharynx)라고도 하며 두개저부터 물렁입천장(연구개, soft palate) 하단까지이다.
- 중인두 : 입인두(구인두, oropharynx)라고도 하며 물렁입천장 하단부터 후두덮개(후두개, epiglottis) 끝까지이다.
- 아래인두 : 후두인두(laryngopharynx)라고도 하며 후두덮개 끝(설골 높이)에서부터 윤상인두근까지이다.

인두(pharynx)는 인두공간(pharyngeal cavity), 후두개곡(vallecula), 후두안뜰(laryngeal vestibule), 후두덮개(epiglottis), 조롱박오목(이상와 : pyriform fossa)로 구성되어 있고, 후두덮개(epiglottis)는 연하된 음식이 기관(trachea)으로 이행하는 것을 방지하며 조롱박오목과 더불어 탄력성이 좋다. 조롱박오목은 튜울립의 대칭성 형태로 인·후두조영검사를 하면 이중조영상으로 나타나 인두암의 평가

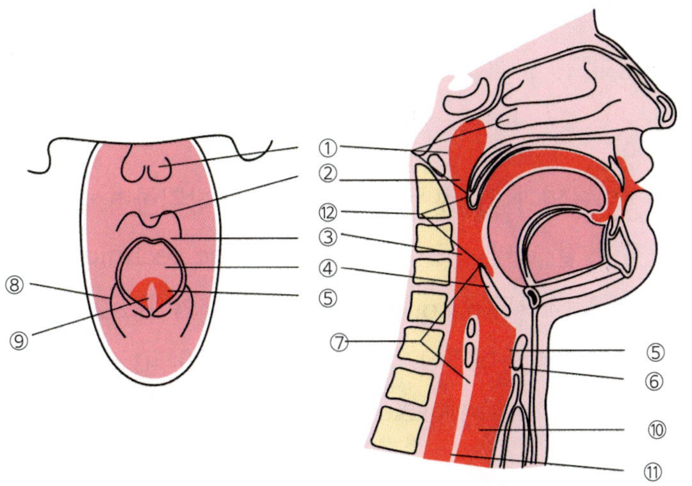

그림 6-1. 인·후두(Pharyngolaryngography)의 사위횡단면(a)과 종단면(b)

에 효과적이다. 목젖(uvula)은 단단입천장(hard plate)의 하측 후방에서 물렁입천장(soft plate)의 일부를 이루고 있으며 이것의 부적절한 운동성에 따라 연구개폐쇄부전(velopharyngeal insufficiency : VPI)과 수면성 무호흡(sleep apnea)이 발생하기도 한다.

후두(larynx)는 길이가 약 4 cm의 기관이고 허파로 출입하는 공기의 통로로써 발성기로 작용한다. 내부에는 후두강이 있으며 후두덮개, 후두개 추벽, 후두안뜰, 후두실을 거쳐 기관으로 이어진다. 후두는 사춘기 남성일 때 방패연골(thyroid cartilage)의 성장이 빠르게 진행되어 후두융기(Adam's apple)를 이루고 성문열(rima glottidis)이 거의 두 배가 된다. 후두의 연골은 후두덮개연골(epiglottis cartilage), 방패연골(thyroid cartilage), 반지연골(cricoid cartilage)이 각각 하나씩, 모뿔연골(arytenoid cartilage), 잔뿔연골(corniculate cartilage), 쐐기연골(cuneiform cartilage)이 각각 두 개씩 모두 9개의 연골로 이루어져 있다.

2) 검사목적

사실상의 음성조영검사(air filling negative contrast study)로 공기를 흡입 또는 배출하면서 촬영하여 인두편도의 이상증대(adenoid abnormal enlargement), 후두덮개의 탄력성 평가(epiglottis flexibility), 조롱박오목의 탄력성 평가(pyriform sinus flexibility), 성대의 내·외전 평가(vocal cord opening & closure)에 대한 해부학적 구조와 기능적인 변화를 관찰하기 위해 시행한다.

3) 검사방법

(1) 단순 촬영(Simple image)

인·후두(pharyngolaryngography) 부위를 전후자세(AP position)와 측면자세(lateral position)로 Scout 촬영한다.

① 전후방향촬영(AP projection)

턱을 펴서(chin extension) 하악음영과 인·후두 음영의 중복을 방지하며, Long scale contrast로 하여 연부조직이 잘 나타나도록 한다(soft tissue technique).

흡기하면서 촬영하되, 중심 X선은 코인두(nasopharynx)의 경우 외이도 2.5 cm 아래, 입인두(oropharynx)는 하악각에 맞추어 촬영하고, 아래인두(laryngopharynx)는 후두융기(Adam's apple) 부분에 맞추어 촬영한다.

② 측면촬영(Lateral projection)

환자는 옆으로 선 자세에서 촬영하며, 연부조직 촬영법(soft tissue technique)으로 흡기하면서 촬영한다. 중심 X선은 정면촬영과 같다.

③ 소아 측면촬영

소아 목측면촬영(neck lateral view)은 아데노이드(adenoid)의 비대에 의한 인두편도염(adenoiditis)을 보고자 촬영한다.

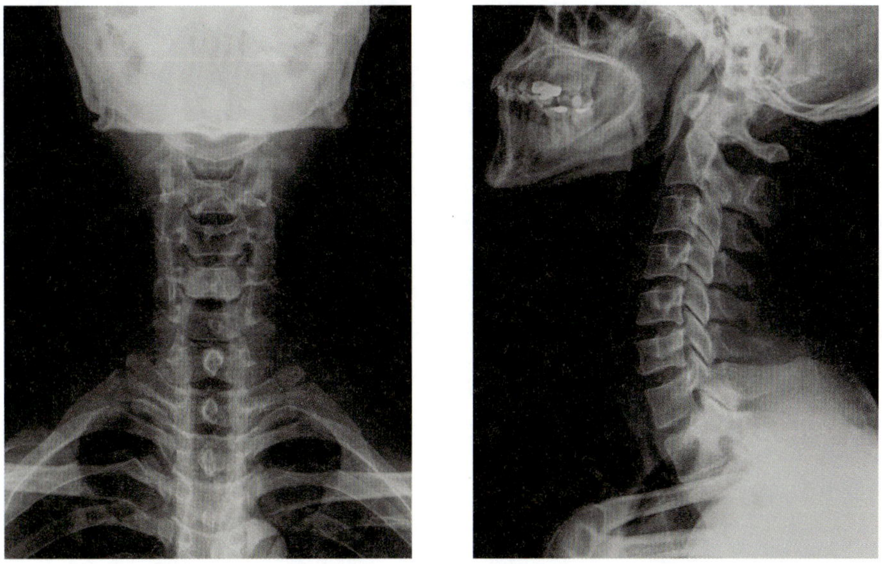

(a) (b)

그림 6-2. 인·후두(Pharyngolaryngography) 단순정면상(a)과 측면상(b)

인·후두와 기관(trachea)이 공기로 충만되어 검게 관찰된다.

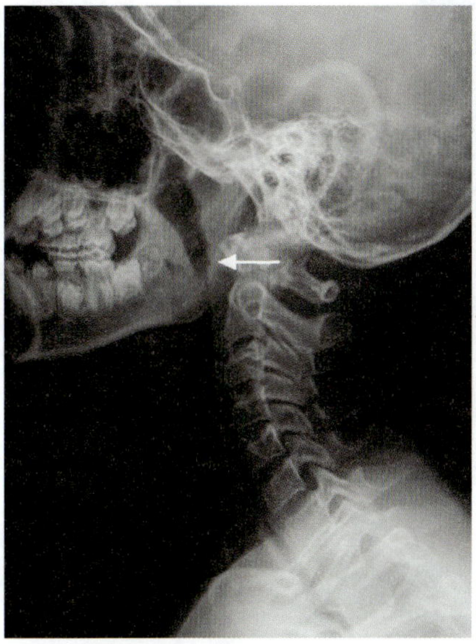

그림 6-3. Adenoid의 비대

Adenoid 비대로 기도가 좁아져(화살표) 있어 호흡곤란과 코골이 증상을 보인다.

(2) 인두 및 후두조영검사(Pharyngolaryngography)

인두 및 후두조영검사(pharyngolaryngography)는 인·후두암의 평가에 유용하게 적용된다. 최근 컴퓨터단층촬영(CT)과 자기공명영상(MRI)에 의한 검사법이 증가하고 있으나, 인·후두조영검사는 인·후두의 운동성을 평가하기 위해 조영제를 연하시켜 Valsalva법(valsalva maneuver) 또는 변형 Valsalva법(modified valsalva maneuver)을 시행함으로써 후두덮개(epiglottis)와 조롱박오목(이상와 : pyriform fossa)의 운동성을 적은 비용으로 관찰할 수 있다.

① 조영제

과거에는 점도가 높은 hytrast 10~15 ml를 사용하였으나, 현재는 황산바륨($BaSO_4$)과 발포제를 사용한다.

② 검사방법

- **들숨법(흡기법, Inspiration)** : 흡기시는 성문이 열려 두께를 볼 수 없고, 성대의 움직임이나 좌우대칭성 점막면의 성상 등을 관찰함으로써 병변을 파악할 수 있다. 성대의 벌린모습을 관찰하기 위한 검사이다(외전모습).
- **날숨법(호기법, Expiration)** : 성대의 모은모습을 관찰하기 위한 검사(내전모습)

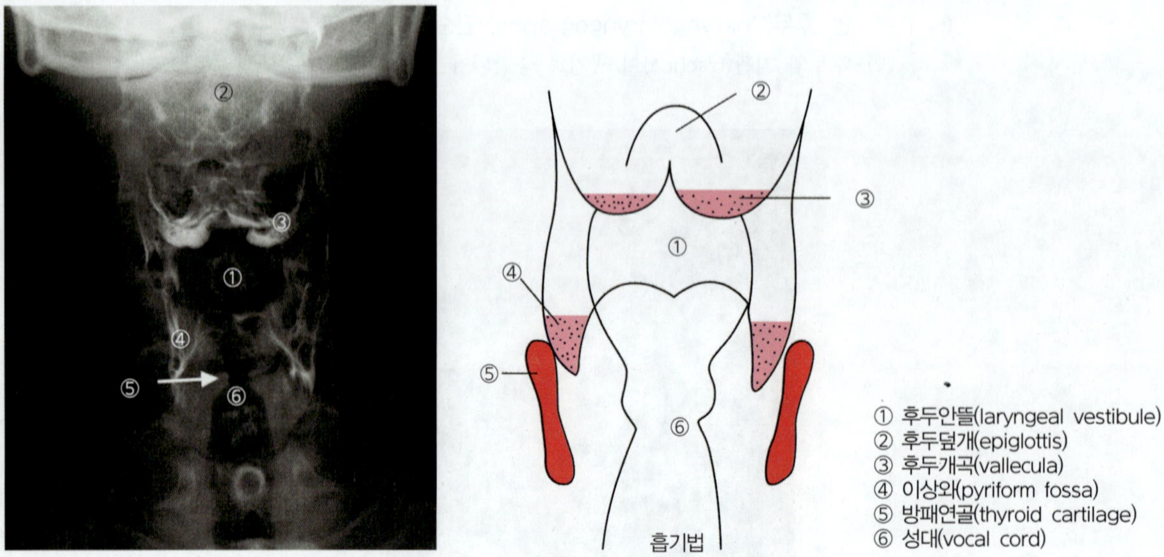

그림 6-4. 들숨법, 흡기시 인·후두의 변화 영상

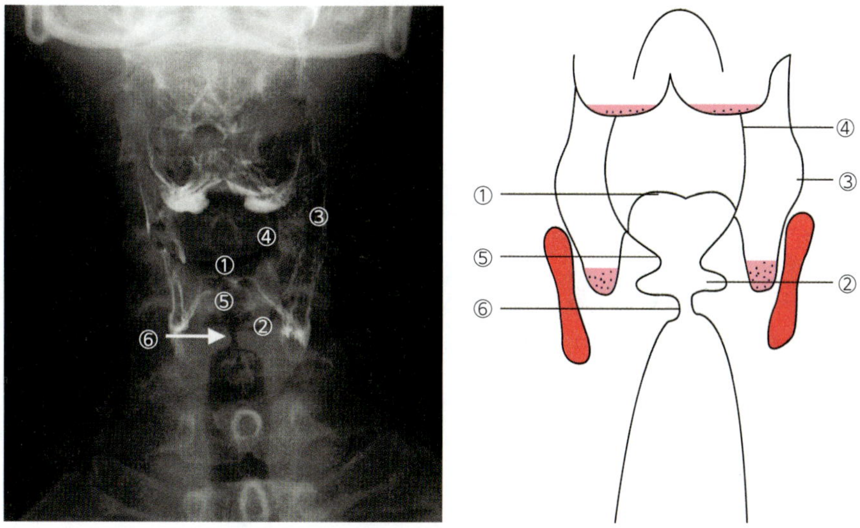

그림 6-5. E-발성법, 발성시 인·후두 변화 영상

- **E-발성법(E-phonation)** : 발성시에는 거짓성대(false cord)와 후두안뜰이 좁아지고 성문이 닫히므로 성대의 두께를 확인할 수 있으며 성대의 윤곽을 동적인 영상으로 관찰하기 위한 검사방법이다.
- **Valsalva법(Valsalva maneuver)**

호흡을 내쉰상태(호기상태)에서 의식적으로 성문을 강하게 닫고 코와 입도 완전히 막으며 하복부(아랫배)에 힘을 준다. 성대(vocal cord), 후두실(ventrical), 거짓성대(false cord), 후두안뜰(laryngeal vestibule)이 모두 좁게 나타난다. 이 방법은 후두덮개의 탄력성을 검사하기 위한 방법이다.

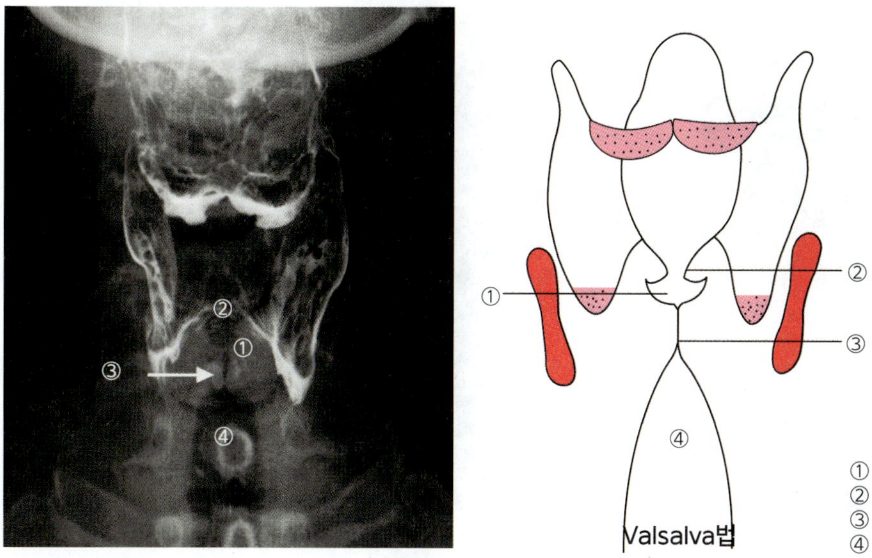

그림 6-6. 발살바 시 인·후두 변화 영상

– **변형 Valsalva법(Modified Valsalva maneuver)**

이 방법은 조롱박오목(이상와 : pyriform fossa)의 탄력성을 보기 위한 것으로 변형 Valsalva Ⅰ과 Ⅱ가 있다. ① 변형 Valsalva Ⅰ은 들숨상태(흡기상태)에서 하복부에 힘을 주고 볼을 볼록하게 하여 인두, 후두, 기관의 내압을 높이는 방법이고 ② 변형 Valsalva Ⅱ는 들숨상태에서 하복부에 힘을 주고, 코를 막아 피리 부는 것과 같이 입으로 조금씩 공기를 내뿜으면서 spot촬영하는 방법이다. 이 경우 인·후두와 이상와는 전후, 좌우로 확장되고 성대와 거짓성대는 흡기법과 Valsalva법의 중간 정도로 이완된다.

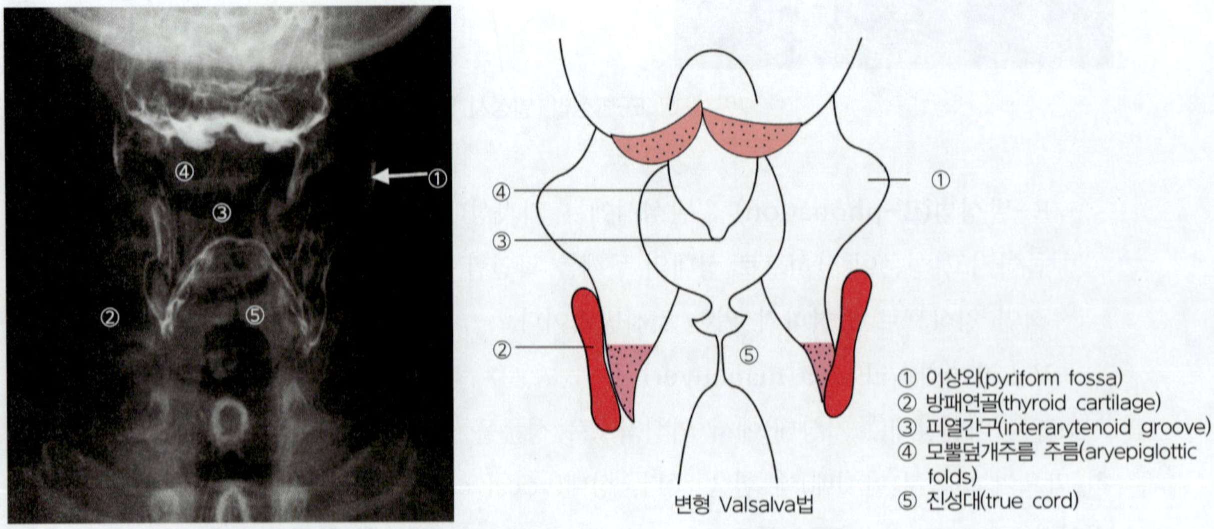

그림 6-7. 변형 발살바 시 인·후두변화 영상

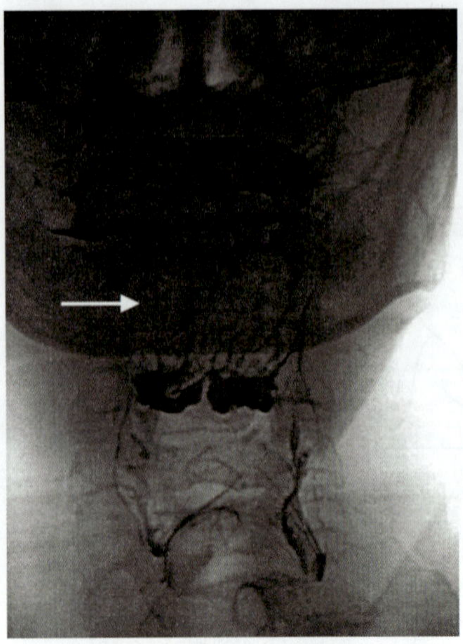

그림 6-8. 인·후두암

Rt. lingual tonsil cancer로 인·후두부의 충만결손상(화살표)을 볼 수 있다.

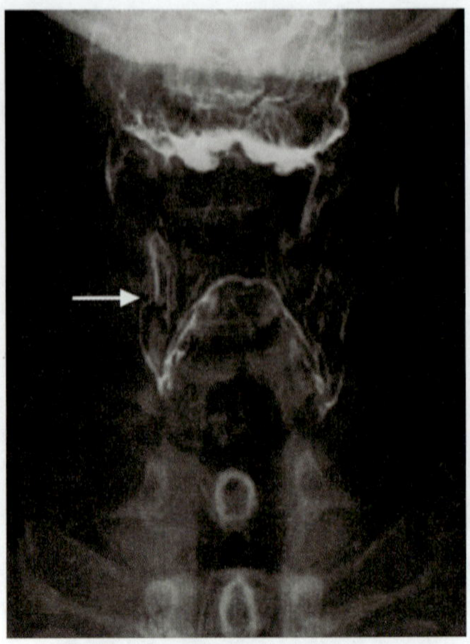

그림 6-9. 조롱박오목(이상와 : Pyriform fossa) 압흔

우측 방패연골에 조롱박오목(이상와 : pyriform fossa)이 눌려 불규칙한 음영으로 관찰된다(화살표).

③ 후처치

검사 후 4시간 이상 NPO시키며 다량의 물을 섭취한다.

④ 인·후두의 해부학적 구조와 기능적인 변화를 관찰할 수 있다.

(3) 전자 방사선법(Xeroradiography)

Xeroradiography는 넓은 관용도와 주변 강조효과를 갖는 물렁조직(soft tissue)의 검사에 유용하며 주로 목(neck), 유방(breast), 타액선조영검사(sialography) 등에 이용된다.

Aluminium에 cerenium의 감광유제가 도포된 건판(plate)을 사용하여 촬영한 후 건식현상 과정을 거치는 방식으로, 검사방법은 단순촬영법과 같으며 현상과정만 다르다. 방사선이 미리 충전된 셀레늄(cerenium)표면에 선택적으로 노출되어 잠상이 형성된다. 이 판에 대전되어 있는 열가소성의 미세한 분말(toner)이 방전된 영역에 부착되며, 판위에 부착되어있는 분말이 가공된 종이 영상 수용체에 전사된다. 그 후, 이 판은 영상이 제거되고 저장된다. 그러나 물렁조직(soft tissue)인 유방조직에서는 낮은 대조도의 영상이 나타나며, 또한 40~55 kVp의 높은 관전압이 사용되므로 Film-Screen 유방영상과는 비교할 수 없어 현재 임상에서는 사용하지 않는다.

(4) 단층촬영법(Tomography)

단순촬영 또는 조영촬영 후 의심되는 부위의 미세한 병변을 자세히 관찰하기 위해 필요한 부위를 0.5~1.0 cm 간격으로 단층촬영하며, 특히 성대의 평가에 적응력이 양호하였으나, 현재 임상에서는 많이 쓰이지 않는다.

2 연하조영검사
Swallowing study

1) 삼킴곤란(연하곤란, Swallowing difficult)

연하조영검사는 비 투과성 물질인 조영제와 음식물 등을 혼합하여 삼킴작용과 흡인(aspiration) 등을 관찰하고 필요한 경우 투시 중 촬영을 통하여 순간 정지영상을 얻어내는 검사이다.

그러나 정상 연하에서는 음식덩이의 인두통과시간이 매우 짧아 투시 중 촬영으로 그 과정을 담아내기 어려운 단점이 있다.

연하조영검사는 1983년에 Modified barium Swallow(MBS)로 발표된 이래 비디오투시 연하검사(Videofluoroscopic swallowing study : VFSS)로 명명되어 삼킴곤란 및 흡인을 진단하는 표준검사로 널리 이용되고 있다. 최근에는 컴퓨터 동시 캡쳐방식(Computer Capturing Method)을 이용함으로써 보다 정량적(quantitative)인 분석이 가능해졌다.

정상적인 삼키는 구강기(oral phase), 인두기(pharyngeal phase), 식도기(esophageal phase)의 조화를 이루는 일련의 과정으로 이루어진다. 입안에서의 자극이 뇌줄기를 통해 시상으로 전달되고 대뇌의 감각겉질로 전달되어 운동겉질을 통해 뇌줄기의 입천장반사가 유발되는데, 특히 뇌졸중환자에서는 병변의 위치에 따라 각기 다른 양상의 삼킴작용이 일어나게 된다.

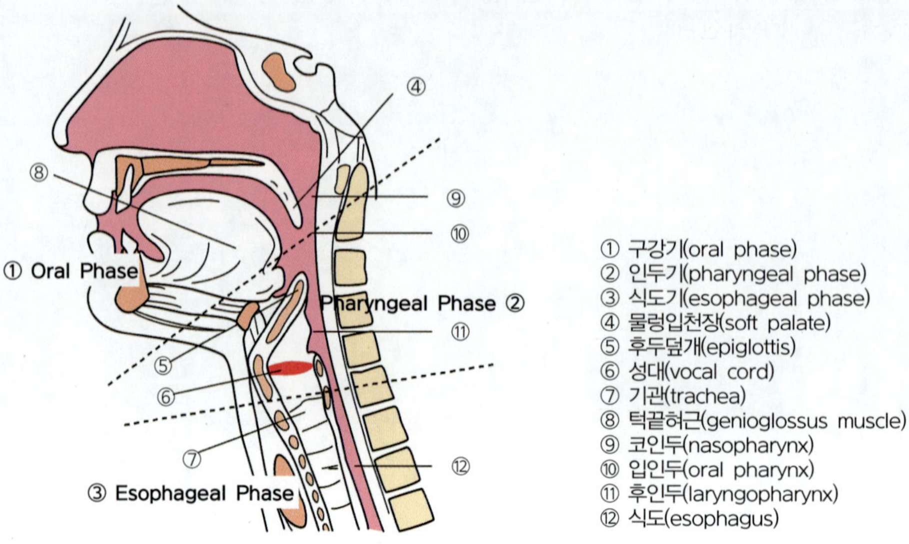

그림 6-10. 삼킴작용에 따른 구역의 구분

연하장애는 어떤 단계에서 문제가 발생했는가에 따라 나타나는 증상들이 다르다.

(1) 구강단계 : 침 흘림 씹는 기능저하로 음식물이 입안에 고여 있다.
(구강의 감각 감소 및 안면 비대칭)

(2) 인두단계 : 먹은 음식이 코로 역류된다.
음식을 먹거나 직후 사레 들리거나 기침이 심하다.
(구역, 구토 반사없음)

(3) 식도단계 : 식도역류로 인한 트림이나 소화불량 발생 음식물이 기도로 들어가 폐렴이 발생한다.

뇌졸중환자에 있어서의 삼킴곤란(dysphagia)은 흔하고 심각한 합병증의 하나이다. 음식물의 삼킴 시 숨길로 음식물이 들어가는 삼킴흡인(silent tracheal aspiration)은 흡인성 폐렴 등을 발생시켜 심한 경우 사망의 원인이 되기도 하므로 조기 발견하여 식이를 조절하는 것이 중요하다.

2) 검사목적

(1) 뇌병변으로 삼킴곤란(dysphagia)이 있거나 신경계통에 문제가 있어 장애를 일으킨 환자를 대상으로 연하장애를 평가하는 데 있다.

(2) 연하조영검사의 분석은 주로 음식물이 숨길로 넘어가는 흡인(aspiration), 구순 폐쇄기능(lip closure), 음식덩이 형성기능(bolus formation), 씹기 및 저작기능(chewing and mastication), 삼킴 실행증(apraxia of swallow) 삼키기반사가 일어나기 전 음식덩이가 입안에 남아 있는 음식덩이 잔여물 정도 등으로 이루어진다.

(3) 숨길흡인은 정도에 따라 진성대 위로만 조영제가 통과하는 후두통과(laryngeal penetration)와 진성대 아래로 조영제가 통과하는 숨길흡인(tracheal aspiration)으로 나뉘어 분류되며, 조영제와 첨가물 변화에 따라 발생되는 흡인의 정도에 맞게 환자 개개인에 적합한 식이와 자세 등을 결정하게 된다.

3) 전처치

특별한 전처치는 필요하지 않다.

4) 조영제 및 재료

황산바륨($BaSO_4$) 250% w/v에 쌀밥, 삶은 계란 노른자, 카스테라 등과 혼합하여 고형식(solid)으로 사용하고, 떠먹는 요구르트 등과 혼합하여 반고형식(semi solid)으로 사용한다.

유동식(fluid)은 황산바륨을 35% w/v로 물에 희석하여 사용하며 맛을 높이기 위해 백설탕 등을 혼합하기도 한다.

5) 검사방법

(1) 방사선투시촬영장치의 검사대(table)를 세운 후 검사의자에 환자를 옆으로 앉은자세로 유지하여 동영상 녹화를 시작한다.
 검사대상의 대부분이 뇌병변이나 신경계 이상 환자로서 자의적인 움직임이 불가능하므로 보호자의 도움이 필요하다.

(2) 우선 침을 한번 삼키도록 하여 입안과 인두·후두부의 움직임을 관찰한다.

(3) 반고형식(semi solid)을 한 스푼 먹인 후 삼킴과정을 관찰하며 특별한 이상이 없을 경우, 3회 정도 반복하고, 숨길흡인이 발생할 경우 검사를 중지한다.

(4) 고형식(solid)을 한 스푼 먹인 후, 씹기(저작)와 음식덩이의 형성 및 삼킴기능 등을 관찰한다.

(5) 유동식(fluid)을 5 ml, 10 ml의 순서로 먹인 후, 숨길흡인이 발생되지 않으면 컵으로 한 모금 마시도록 한다.

(6) 측면자세(lateral position) 검사를 종료한 후, 필요한 경우 전후자세(AP position)를 반복하여 검사한다.

6) 후처치

검사 중 조영제가 숨길흡인 되었거나, 검사 후 인두(pharynx) 부위에 남아 있을 경우 기침을 시켜 뱉도록 하거나, 흡입장치로 조영제와 첨가물을 제거하여 기도흡인으로 인한 흡인성 폐렴 등을 예방하도록 한다. 검사실에는 유사시에 대비하여 흡입장치와 산소를 준비해야 한다.

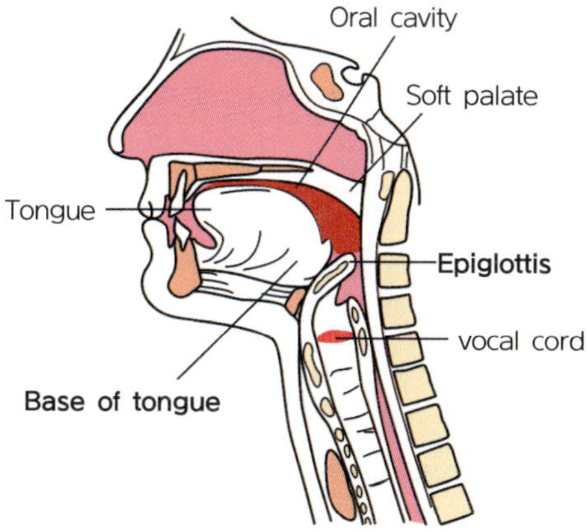

(a)

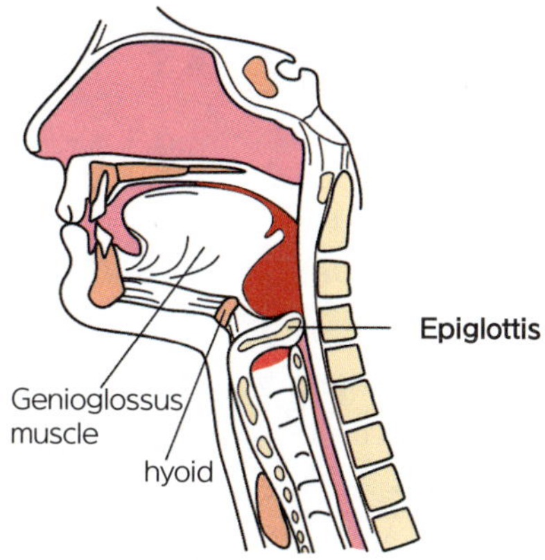

(b)

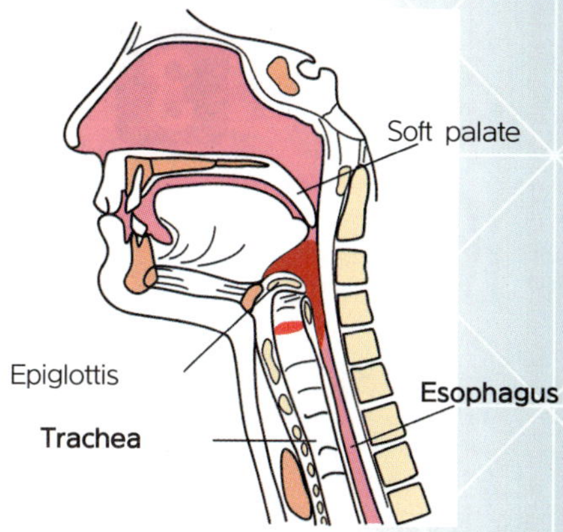

(c)

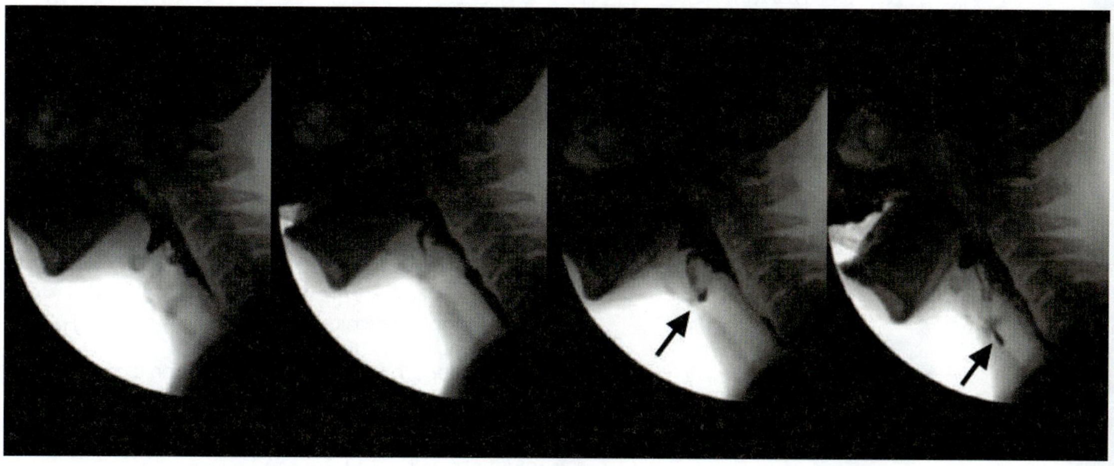

(d)

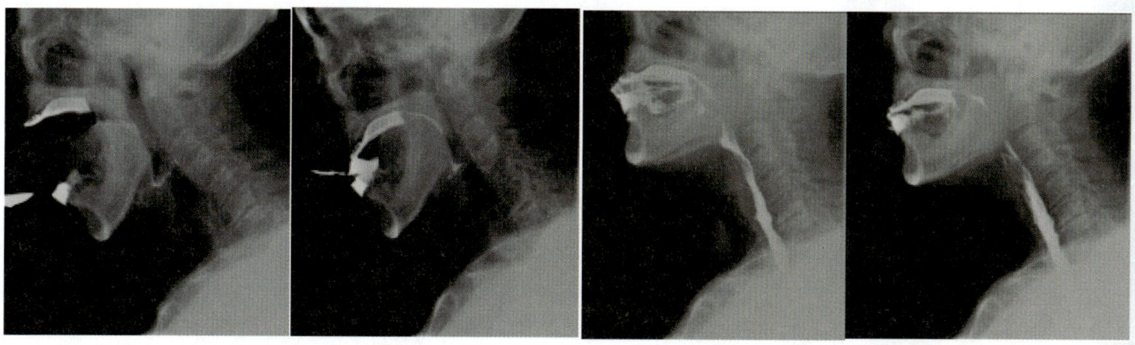

(e)

그림 6-11. 연하조영검사(Swallowing study)의 삼킴 과정(a,b,c)과 영상(d)

(a) 혀와 단단입천장(경구개)에 의하여 밀려 넘겨진 음식덩이가 코로 올라가지 않도록 물렁입천장(soft palate)이 인두 뒤벽에 붙는다.
(b) 쐐기뼈(hyoid)의 상승과 함께 인·후두근이 위로 당겨 올려지며 후두덮개(후두개, epigottis)가 닫힌다.
(c) 상부식도괄약근(upper esophageal sphincter)이 열리면서 음식물이 식도로 내려가는 모습이다.
(d) 삼킴곤란 환자의 컴퓨터 동시캡쳐 방식을 이용한 연하조영검사(swallowing study) 영상으로 반고형식(semi solid)을 삼키는 과정에서 숨길흡인(tracheal aspiration)이 관찰된다.

3 기관지조영검사
Bronchography

1) 해부학적 구조

기관(trachea)은 15~20개의 기관연골(tracheal cartilages)로 구성된 공기의 통로로써 길이 11~12 cm, 직경 2~2.5 cm의 관강구조이다. 식도의 전방에 위치하며 제 6목뼈 높이(반지연골 하연)에서 시작하여 심장의 뒤쪽 제 5등뼈에서 왼·오른기관지(Lt, Rt, bronchus)로 분지된다.

기관지(bronchus)는 두 개의 굵은 가지로 구성되어 있으며, 오른 기관지(Rt, bronchus)는 왼 기관지에 비해 굵고, 짧고(2.5 cm), 각이 작으며(24°), 상엽, 중엽, 하엽으로 3개엽으로 분지되고 이물질이 들어가기 쉽다. 왼 기관지(Lt, bronchus)는 오른 기관지 보다 가늘고, 길며(5~6 cm), 각이 크고(46°) 왼허파는

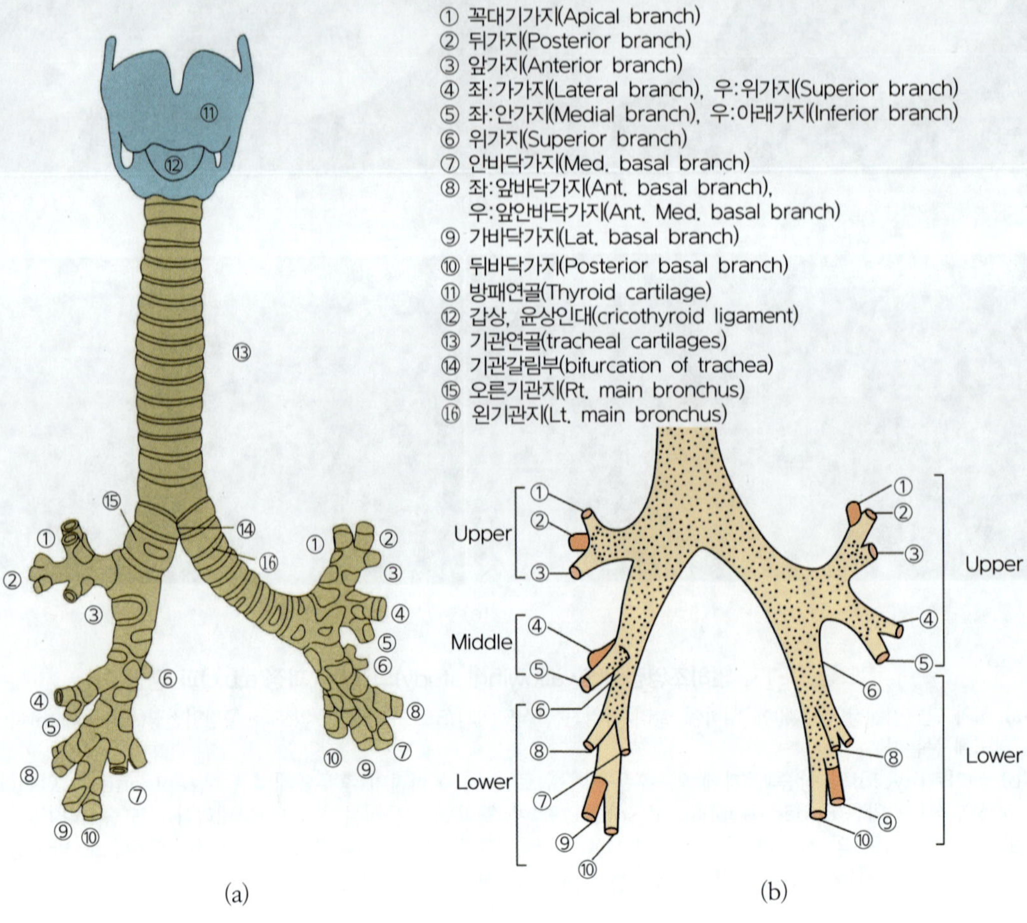

그림 6-12. 기관지의 해부학적 구조(a) 엽기관지 및 구역기관지의 구조(b)

심장이 왼쪽으로 치우쳐 있기 때문에 면적이 작아 상엽, 하엽 2개엽으로 분지된다. 오른 기관지는 상엽에서 3구역, 중엽에서 2구역, 하엽에서 5구역을 분지하여 모두 10구역으로 나뉘며, 왼 기관지는 상엽에서 5구역 하엽에서 5구역을 분지하여 모두 10구역으로 나뉜다.

왼·오른 기관지의 분지부는 다음과 같다.

(1) 오른 기관지(Rt. bronchus)

- 상엽(Superior lobes) : ① 꼭대기구역(apical segments)
  ② 뒤구역(posterior segments)
  ③ 앞구역(anterior segments)
- 중엽(Middle lobes) : ④ 가쪽구역(lateral segments)
  ⑤ 안쪽구역(medial segments)
- 하엽(Inferior lobes) : ⑥ 위구역(superior segments)
  ⑦ 안쪽바닥구역(medial basal segments)
  ⑧ 앞바닥구역(anterior basal segments)
  ⑨ 가쪽바닥구역(lateral basal segments)
  ⑩ 뒤바닥구역(posterior basal segments)

(2) 왼 기관지(Lt. bronchus)

- 상엽(Superior lobes) : ①② 꼭대기구역(apical posterior segments)
  ③ 앞구역(anterior segments)
  ④ 윗구역(superior lingual)
  ⑤ 아래구역(inferior lingual)
- 하엽(Inferior lobes) : ⑥ 꼭대기구역(superior(apical) segments)
  ⑦ 안쪽바닥구역(medial basal segments)
  ⑧ 앞바닥구역(anterior basal segments)
  ⑨ 가쪽바닥구역(lateral basal segments)
  ⑩ 뒤바닥구역(posterior basal segments)

2) 검사목적

과거에는 기관지 내로 조영제를 주입하여 기관지 기형, 기관지 확장증(bronchiectasis), 폐암(lung cancer), 폐종양(pulmonary tumor), 객혈(hemoptysis), 만성 폐렴(chronic pneumonia), 기관지 확장증(bronchiectasis), 무기폐(atelectasis) 등 기관지의 폐쇄여부와 변위, 변형, 분지, 주행이상 등의 질환을 알아보기 위해 시행되었지만, 최근에는 전산화단층촬영(CT) 발달로 인하여 거의 시행하지 않는다. 한편 내시경이 고성능화됨에 따라 기관지내시경검사(bronchoscopy)는 허파로 통하는 기관지를 직접 관찰함으로써 각종 호흡기 질환에 대한 조직검사를 병행할 수 있고, 폐암이 기관지(bronchus)까지 침범된 것을 알 수 있다(그림 6-15).

3) 전처치

(1) 가래가 많은 환자는 검사 24~48시간 전부터 항생제를 투여하여 배출시킨다.

(2) 기관지 분비물을 억제하기 위해 검사 30분~1시간 전에 Atropine 0.5 mg, Luminal 100 mg을 근육주사(IM)한다.

(3) 검사 전 4~8시간 이상 금식한다.

4) 조영제

조영제를 편측에 15~20 ml 주입하며 원칙적으로 한쪽 검사를 시행한 다음 1~2주 후에 반대측 검사를 시행하는 것이 원칙이다. 조영제를 사용할 때는 일정한 점도를 유지하고 기관지 점막의 자극을 최소화하기 위하여 체온 정도로 데워서 사용한다.

5) 검사기구

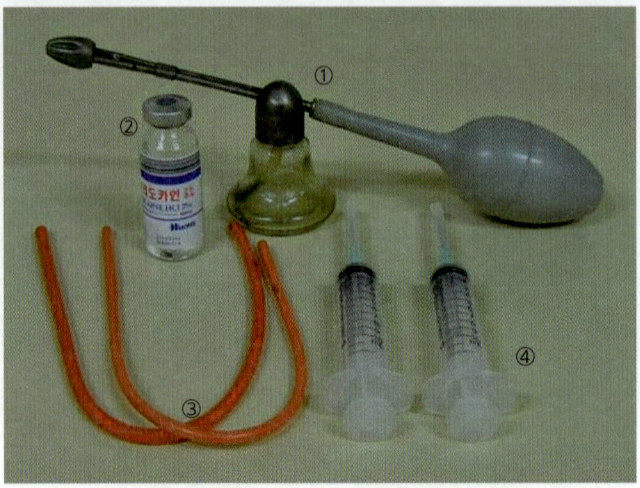

① Lidocaine spray
② Lidocaine
③ Nelaton catheter
④ Syringe 10 cc, 2 EA

그림 6-13. 기관지조영(Bronchography) 검사기구

6) 검사방법

- 경피적 기관천자법 : 후두하의 기관을 천자하고 직접 조영제를 주입하는 방법
- Catheter법 : nelaton catheter를 성대간극에서 기관에 넣고 주입하는 방법 최근에는 컴퓨터단층촬영(CT)과 기관지내시경(Fiberoptic bronchoscopy)의 발달로 Catheter법에 의한 기관지조영검사(broncography)는 감소하고 있는 추세이다.

(1) Scout으로 흉부후전자세(Chest PA), 측면자세(lateral)를 촬영한다.

(2) 조영제를 일정한 점도로 유지하고 기관지 점막의 자극을 최소화하기 위하여 체온 정도로 따뜻하게 데워서 사용한다.

(3) 환자를 투시대에 시술자와 마주보고 앉도록 하고 긴장을 풀어준다.

(4) 시술자는 1% Lidocaine을 spray를 이용하여 흡기시 인·후두 편도선에 국소마취 시킨다. 이 때 Lidocaine의 량은 20 ml 이하로 한다.

(5) 국소마취가 끝난 후 nelaton catheter의 끝에 조영제를 소량 묻혀 marking하고 jelly를 묻힌 후, 코로 삽입하여 후두부위에 catheter의 끝을 고정시킨다.

(6) 흡입시 Lidocaine을 소량씩 catheter를 통해 주사기로 주입하여 인두, 성대를 마취시킨다.

(7) 환자가 기침 또는 흡기하는 순간을 이용하여 투시하에 catheter를 기관분기부 상부 3~4 cm 정도까지 삽입하고, 환자를 반선자세(semi-erect)에서 검사하려는 쪽을 아래로 하여 nelaton tube를 통해 조영제를 주입한 후 심호흡을 시킨다.

(8) 이때 흡기 또는 기침을 하도록 하여 조영제가 기관지에 골고루 분포되도록 조절하고, 조영제의 주입량은 편측에 15~20 ml 주입하며 원칙적으로 한쪽검사 1~2주 후에 반대측을 검사한다.

(9) 투시 상에서 골고루 분포되었다고 판단되면 환자의 자세를 변환시키면서 필요한 부위 전후면, 사방향, 측면자세(AP or PA, Oblique, Lateral projection)를 순간촬영한다.

(10) Spot 촬영이 끝난 후 주사기로 catheter를 통해 조영제를 최대한 제거시키고, 환자에게 기침을 시켜 조영제를 뱉어내게 한다.

(11) 투시가 끝나고 기관지 단순촬영(routine)이 필요한 경우에는 일반 흉부촬영보다 6~8 kVp 증가시켜 전후면, 사방향, 측면자세(AP or PA, Oblique, Lateral projection)를 촬영한다.

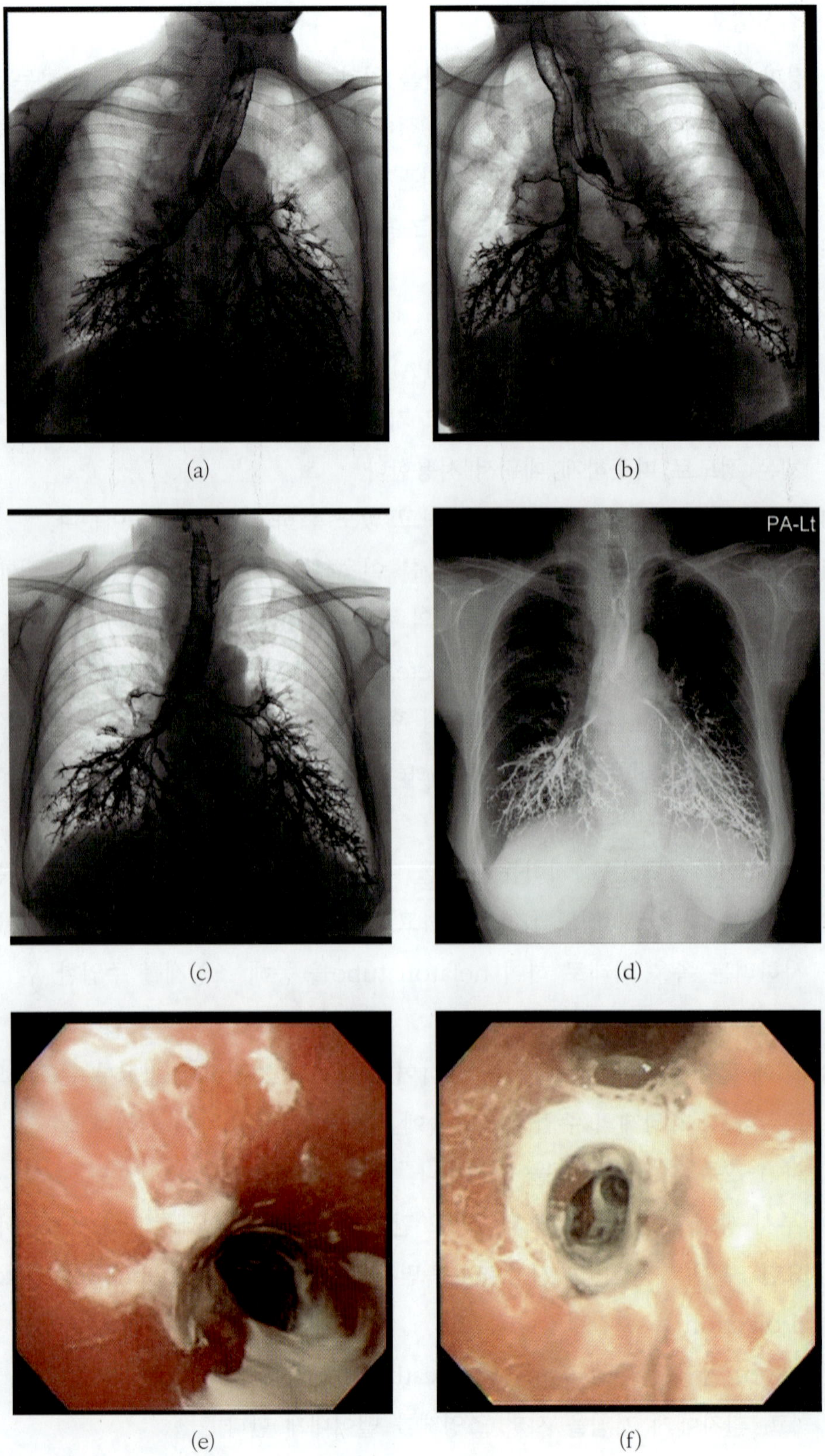

그림 6-14. 기관지조영검사(Bronchography)영상

a, b, c 영상은 기관지조영검사의 정면상과 사위상을 볼 수 있다.
d는 흉부후전촬영으로 기관지검사가 끝나면 기침을 하여 주입된 조영제를 최대한 배출시켜 기관지폐렴(bronchopneumonia)을 방지한다.
e, f는 기관지내시경검사(bronchoscopy)로 조영제가 남아있는 것을 알 수 있다.

7) 후처치

(1) 검사가 끝나면 기침을 하여 주입된 조영제를 최대한 배출시킨다.

(2) 인·후두의 국소마취로 인해 음식이 기도로 넘어가는 것을 방지하기 위해 검사 후 6시간 정도 금식시킨다.

8) 기관지내시경검사(Bronchoscopy)

기관지내시경검사(bronchoscopy)는 허파로 통하는 기관지를 직접 관찰함으로써 각종 호흡기 질환을 진단할 수 있는 검사이다. 각혈이나 혈담, 기침 등 흉부 X선 영상에 나타난 이상 소견들의 정확한 감별진단을 위해 시술한다.

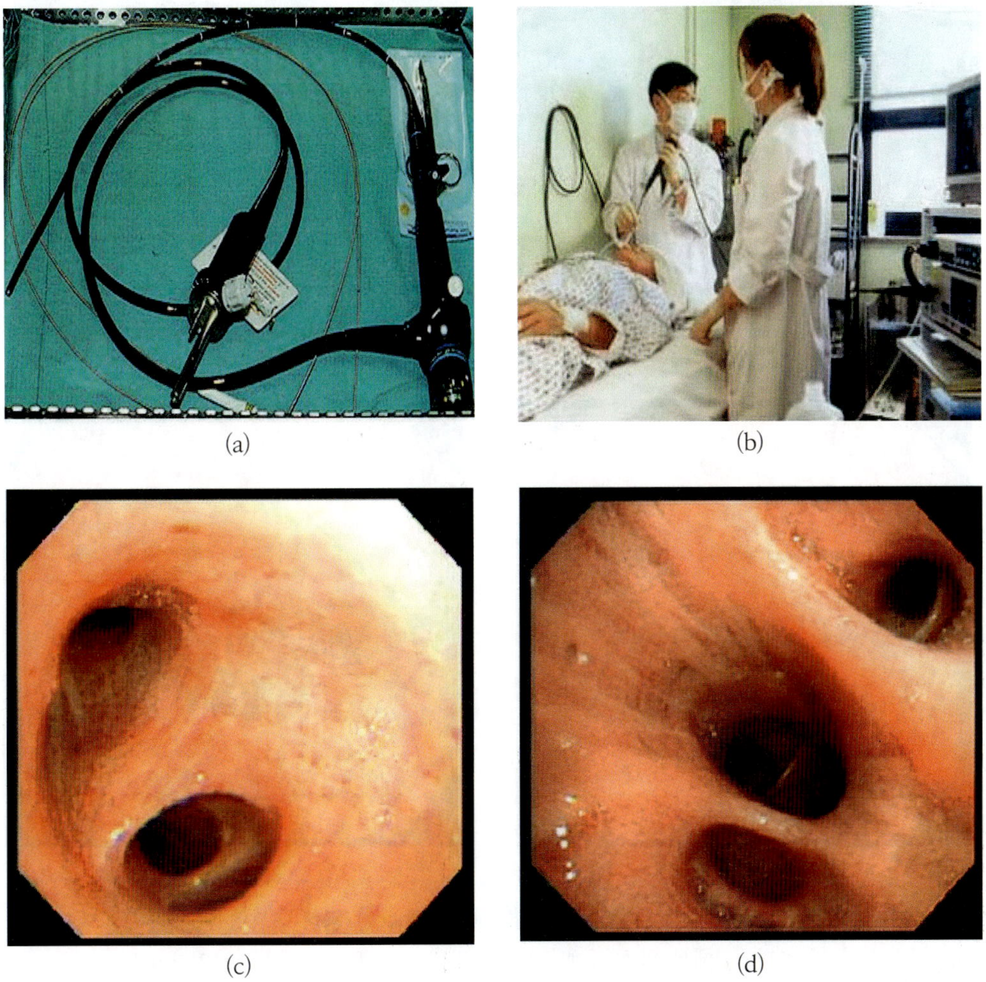

그림 6-15. 기관지내시경검사(Bronchoscopy)의 시술 모습
기관지내시경검사의 시술모습과 검사기구(a, b), 정상 기관지 모습(c, d)

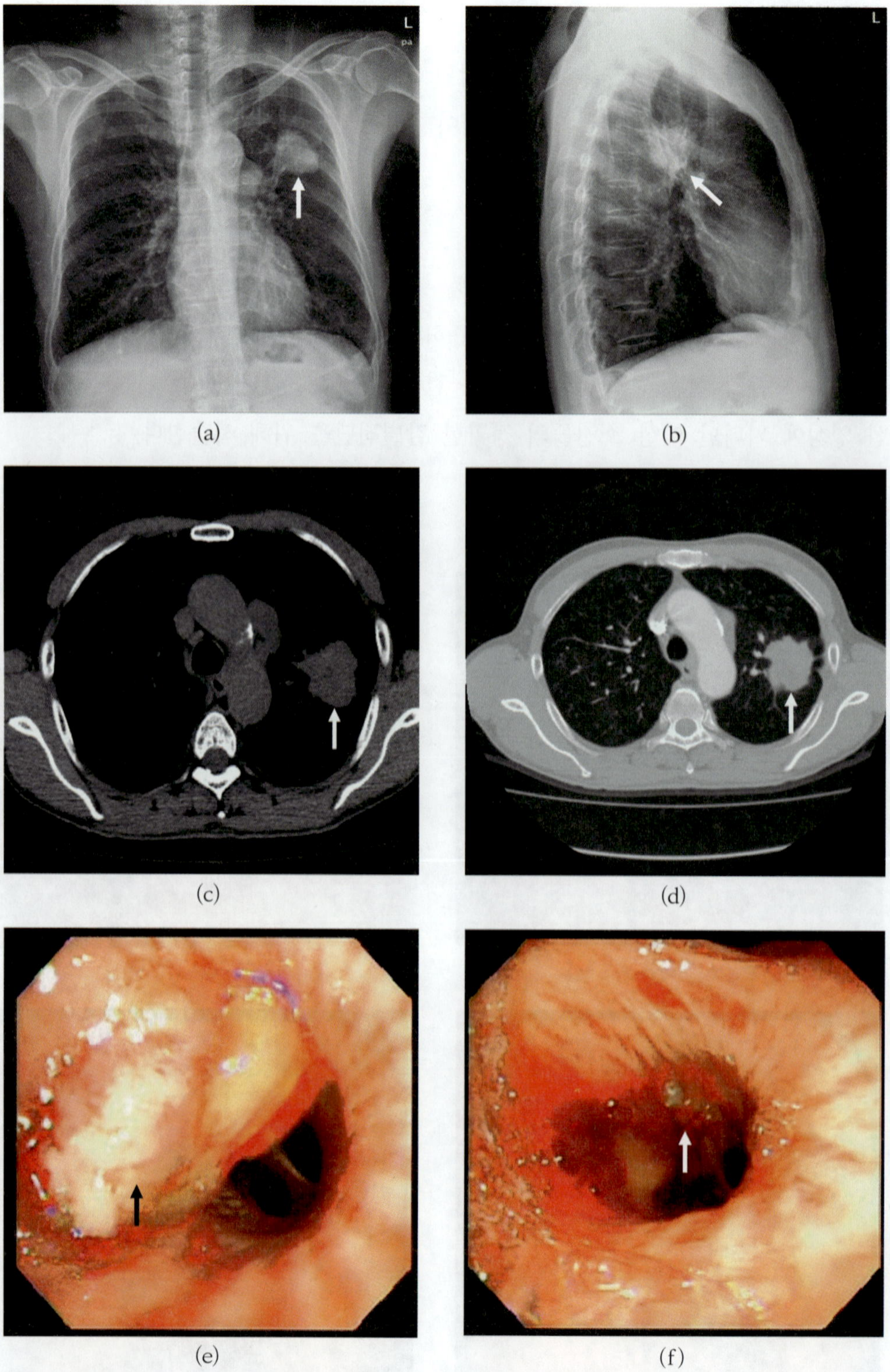

그림 6-16. 폐암(Lung cancer) 영상

흉부후전 및 측면촬영에서 왼쪽 폐에 충만결손(filling defect) 소견을 보인다(a, b).
Chest CT 영상에서도 약 5 cm의 폐암 소견을 보인다(c, d).
기관지 내시경검사(bronchoscopy)에서 폐암이 기관지(bronchus)까지 침범된 것을 알 수 있다(e, f).

허파의 말초부위에 병변이 있는 경우는 기관지내시경으로 직접 관찰이 어려우므로 기관지 분비물을 채취하여 세포검사, 미생물검사 등을 함으로써 진단을 할 수 있다. 또한 의용과학의 발달로 내시경이 고성능화됨에 따라 기관지내시경검사(bronchoscopy)가 점차 증가하는 추세이다.

(1) 임상증례

기관지내시경(bronchoscopy)은 기관지 내에 병소가 있는 경우, 질환이 기관지를 따라 얼마나 퍼져있는 지 확인할 수 있는 유일한 검사이고 조직검사를 병행할 수 있어 폐암(lung cancer) 전이를 진단하는데 필수적인 검사이다.

7 골·관절계

Articular system

1. 척수강조영검사(Myelography)
2. 추간판조영검사(Discography)
3. 관절강조영검사(Arthrography)

:: 개요

현대 신경계 질환의 하나인 골·관절계에 관한 발자취는 여러 사람들의 각고의 노력과 끈임 없는 연구 정신으로 이루어져 이들의 노력을 살펴보는 것도 매우 의미 있는 일이라 하겠다.

1899년 Spiller는 우연히 척수의 지각신경 경로를 알아냈고 Dandy가 기뇌실 조영술을 고안하게 되었고, Sicard와 Forestrier는 요통환자에 진통제인 리피오돌(lipiodol)을 요부에 주입하다가 이 약이 엑스선에 투과가 안 된다는 사실을 우연히 발견하여 옥화 리피오돌(iodized lipiodol)을 요부 지주막하강에 주사함으로써 척수조영술을 개발하게 되었다.

지금은 보편화된 수술인 수핵탈출증에 대한 개념도 Mixter와 정형외과 의사인 Barr에 의해 구체적으로 정립되어 이후 수없이 행하여지고 있는 디스크 수술의 근간이 되었다.

Cushing의 제자인 Dandy는 수두증의 현대적 개념을 정립했고 기뇌실 조영술(pneumoventriculogram), 기뇌조영술(pneumoencephalogram) 등과 같은 획기적 진단법을 발견했으며 청신경 초종과 송과체 종양의 완전 적출술, 뇌신경근 절제술, 동맥류 경부 결찰 등의 신경외과적 수술을 시행하여 한 단계크게 발전시킨 인물로 기록되고 있다.

우리나라 신경계 질환에 대한 발전을 살펴보면 1961년부터 진료 및 연구에도 활발한 활동이 이루어졌으며 외국의 석학들이 학회에 초청되어 그들의 발전된 선진의술을 국내에 알리는 계기가 되었으며, 이에 자극 받아 1963년에는 뇌정위수술(stereotaxic surgery)이 처음 시행 발표되었고 1977년 국내에 EMI CT가 도입되어 그동안 침습적 진단법에 의존하던 환자 진료에 일대 혁신을 이루었으며 1982년 뇌혈류(CBF)측정기가 도입되었고 이어 두개강 뇌압 측정기 같은 기구가 속속 도입되어 환자치료, 예후측정 및 연구에 활발히 이용되었다.

1988년에는 MRI가 도입되어 CT를 능가하는 새로운 신경외과학계의 비약을 예고했고 1990년에는 감마나이프가 국내에 처음으로 도입되면서 그동안 난공불락으로 여겨졌던 뇌심부 뇌혈관질환 및 뇌종양, 기능성 질환에 활발히 이용되어 좋은 성과를 이루고 있다.

근래 CT, MRI, PET 등의 진단기구의 발전과 함께 수술현미경을 이용한 신경미세술의 비약적 발전, 두개저 수술, 중재적 신경방사선과학, 정위적 방사선 수술로 발전하고 있다.

미래에는 이러한 현재의 학문적 바탕 위에 가능한 신경계에 최소한의 침습 및 손상을 주는 미세 침습적수술, 혈관내 수술치료, 감마나이프나 기타의 정위적 방사선수술이 더욱 더 비약적으로 발전할 것이며 분자생물학의 눈부신 발전으로 유전자를 이용한 유전자 치료법(gene therapy)이 뇌종양 및 신경질환의 예방 및 치료에 활발히 이용될 것으로 전망되고 있으며, 급속한 전자의료기의 발달로 골·관절계 질환인 척수강조영술(myelography), 추간판조영술(discography), 관절강조영술(arthrography)에 대한 관심과 연구가 지속적이고도 획기적으로 발전할 것으로 기대된다.

1 척수강조영검사
Myelography

1) 해부학적 구조

척수(spinal cord)는 척수경질막(spinal dura mater), 척수 거미막(arachnoid), 척수연질막(spinal pia mater) 등 3겹으로 된 뇌척수막(meninges)으로 보호되고 있다. 척수경질막은 가장 외측을 구성하는 피막으로 그 외엽은 척주관과 머리뼈안의 골막으로 이행한다. 거미막은 척수경질막의 내면으로 신경과 고유혈관의 분포가 거의 없는 약한 막으로 결합조직의 섬유다발로 결합되어 있는데 이 내부를 거미막밑공간(subarachnoid space)이라고 하며 뇌척수액(cerebrospinal fluid : CSF)이 흐른다. 척수연질막은 척수와 뇌의 표면을 덮고 있는 얇은 막으로 미세혈관의 분포가 풍부한 막이다. 척수는 목부위와 허리부가 팽대되어 있으며 31쌍의 척수신경이 전외측구와 후외측구에서 상하 1열로 분지되어 전외측구는 몸통, 팔, 다리를 후외측구는 등쪽의 근육과 피부를 지배한다. 이들 신경은 목신경 8쌍, 가슴신경 12쌍, 허리신경 5쌍, 꼬리신경 1쌍으로 나뉘어진다. 척수의 안쪽은 H자 형태의 회색질(gray substance)과 백색질(white substance)이 싸고 있고 회색질의 전후상하에 앞뿔, 뒤뿔, 앞기둥, 뒤기둥의 돌출부가 있다.

추간판탈출증(disc herniation)이란 속질핵이 추간판 외층의 섬유테를 팽륜시키거나 탈출하여 밀려나온 것을 말하며 이로 인해 신경뿌리를 압박하여 다리에 심한 통증을 호소하게 되는데 직립보행을 하는 인간 또는 기린의 목에서 발생한다.

최근 컴퓨터단층검사(CT)만으로는 진단에 큰 도움이 안되는 경우가 많아서 척수강조영 후 CT검사(postmyelography CT)을 시행하기도 하였으나, 대부분 자기공명영상(MRI)검사로 대체되고 현재는 감소 추세에 있다.

2) 검사목적

척수강조영검사(Myelography)는 컴퓨터단층촬영(CT)이나 자기공명영상(MRI)이 발전하기 전까지는 척수주위 병변을 검사하는 가장 중요한 진단 방법이었다. 거미막밑공간(지주막하강 : subarachnoid space)에 조영제를 주입하여 거미막밑공간 통과 상태와 충만결손(filling defect)의 유·무를 관찰하여 척수 및 척수경막내외의 병변을 진단하는 방법이다.

한편 자기공명영상(MRI)은 연부조직의 대조(contrast)가 뛰어나고 횡단면영상(transverse or axial image) 뿐만 아니라 관상면영상(coronal image)과 시상면영상(sagittal image) 3차원영상(3-D) 등 원하는 어떠한 단면의 영상도 얻을 수 있는 장점이 있기 때문에 많이 시행하며 다음과 같은 검사에 유용하게 적용된다.

(1) 추간판 탈출증(herniation of disc)
(2) 척수와 압박된 신경뿌리의 범위(spinal cord & nerve root compression)
(3) 척수종양(spinal cord tumor), 동정맥기형(AVM : Arterio-venous malformation)
(4) 척수 거미막밑공간유착증(subarachnoid space의 adhesion)
(5) 척수 공동증(syringomyelia)
(6) 척추관 협착증(spinal stenosis)

MRI 검사로 진단이 정확하지 않거나 고리판절제술(hemiparyial laminectomy) 및 추간반절제술(discectomy)을 시행하기 전이나 시행 후 환자의 증상이 남아 있어 어느 한 가지 방법으로는 확인할 수 없는 경우 추가로 척수강조영술(myelography)을 시행하기도 한다.

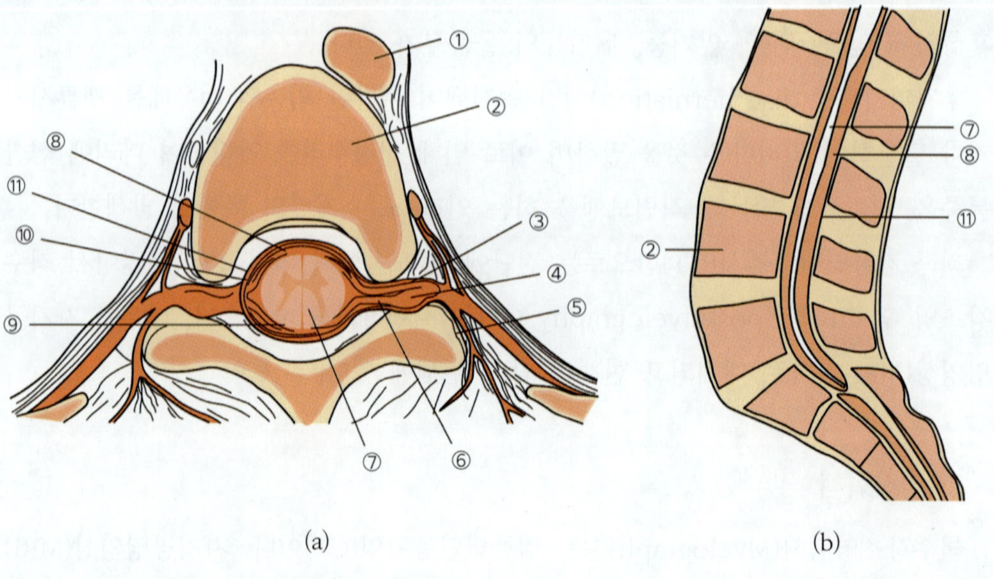

① 대동맥(aorta) ② 척추뼈몸통(추체, vertebral body) ③ 앞뿌리(ventral root) ④ 척수신경(spinal cord) ⑤ 뒤가지(dorsal ramus) ⑥ 뛰뿌리(dorsal root) ⑦ 척수(spinal cord) ⑧ 거미막밑공간(지주막하강, subarachnoid space) ⑨ 연질막(pia mater) ⑩ 거미막(지주막, arachnoid) ⑪ 경질막(dura mater)

그림 7-1. 척주(a)와 척수(b)의 횡단면

3) 전처치

환자가 긴장하거나 불안해 할 수 있으므로 검사에 대한 전 과정을 환자에게 상세히 설명해 주어야 하며, 또한 검사 후에 발생할지 모르는 부작용에 대해서도 설명을 해주고 환자의 동의서(Permision)를 받아야 한다. 검사 당일은 금식한다.

4) 조영제

(1) 과거에는 유용성조영제인 Lipiodol, Pantopaque 등을 사용하였으나, 흡수되지 않아 두통(headache)의 원인이 되기도 하고 검사 후 조영제를 제거해야 하는 불편한 점이 있어 사용하지 않는다.

(2) 수용성 비이온성조영제를 사용한다.
수용성조영제는 유용성에 비해 섬세한 변화의 관찰이 우수하며 22 G 주사침의 사용이 가능하기 때문에 요추천자성 두통(postpuncture headache)이 적고 검사 후 조영제를 제거하지 않아도 되는 장점이 있다.

(3) 척수강조영후 CT촬영(postmyelography CT)은 수용성조영제 10~20 ml를 주입하고 90~120분 후에 시행하며, 거미막밑공간 내에 조영제가 주입되어 있으므로 척추간판이나 주위조직으로부터 척수낭(dural sac)을 구별할 수 있고 진단의 정확성을 높일 수 있기 때문에 추간판탈출증(herniation of disc), 척수구멍증(syringomyelia), 척수거미막밑공간유착증(subarachnoid space의 adhesion) 등의 진단에 유효하다.

5) 금기사항

(1) 전신감염 혹은 척수 및 주변 척수막 조직에 국소감염이 있으면 검사를 시행하지 않는다.

(2) 뇌척수액내(cerebrospinal fluid : CSF) 출혈

(3) 거미막염(arachnoiditis)

(4) 두개강내 압력(intracranial pressure) 상승 환자에게는 여러 가지 합병증을 유발시킬 수 있으므로 주의하고 뇌척수액은 뽑지 않는 것이 안전하며, MRI 촬영이 금기로 되어 있는 환자에게도 주의한다.

6) 검사기구

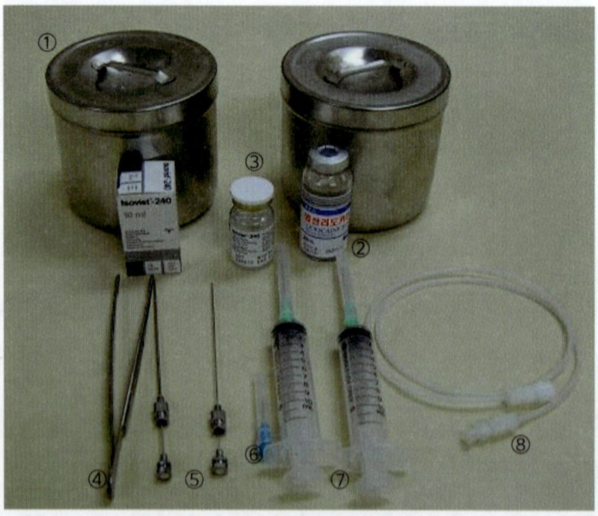

① Betadine, alcohol
② 국소마취제(Lidocaine)
③ 수용성 조영제(Isovist 10 cc)
④ Pincette
⑤ Spinal needle(18 G, 22 G)
⑥ Needle(26 G)
⑦ Syringe 10 cc 2 EA
⑧ Connector(연결선)

그림 7-2. 척수강조영 검사 기구

7) 검사방법

(1) 단순촬영(scout image)을 한다.

단순 엑스선 촬영은 가장 간단하고 저렴한 비용으로 목이나 허리에 통증이 있는 환자에게 우선적으로 시행하는 방법으로 전후상(AP), 측면상(lateral) 사방향상(oblique) 등이 있으며 척추의 역동적인 운동을 보기 위해서는 편자세(extention), 굽힌자세(flexion)를 촬영하기도 한다.

(2) 요추천자는 일반적으로 옆으로 누운자세(lateral decubitus position)로 하며 새우등처럼 허리를 구부려(modified Sim's position) 가시돌기(spinous process) 사이가 벌어지게 하면 척추강의 천자가 용이하다.

(3) 엎드린 자세(prone position)로 할 경우에는 복부에 베개를 받쳐주어 천자(Puncture)하는데 도움을 줄 수 있도록 척추강을 최대한 넓혀준다.

(4) 천자부위를 소독하고 lidocaine으로 국소 마취한다.

(5) 척수 천자침(spinal needle 22 G)으로 L_2~L_3 또는 L_3~L_4 disc space를 통하여 검사하고자 하는 병소부위를 피해 천자하여야 한다. 천자침은 가시돌기 사이로 끝을 약간 머리 방향으로 기울여 진행시키면 천자침이 황색인대를 지나면서 갑자기 저항이 없어지고 이어서 거미막밑공간(지주막하강 : subarachnoid space)까지 들어가게 된다.

(6) 천자침이 거미막밑공간(subarachnoid space)에 삽입되어 뇌척수액(cerebrospinal fluid : CSF)이 잘나오는지 확인한다.

(7) 천자침을 360도 회전시켜 각 방향에서 척수액이 배액되는 것을 확인하고 복압의 유도를 위해서 헛기침을 시키거나 아랫배에 힘을 준다(뇌척수액압의 정상치는 50~180 mmH_2O이며, 척수액압을 측정하여 200 mmH_2O 이상은 검사하지 않는다).

(8) 뇌척수액(CSF)을 채취하여 세포분석(cytology)을 의뢰하고 배액된 척수액만큼 거미막밑공간(subarachnoid space)의 최소팽창을 고려하여 서서히 조영제를 주입 한다. 이때 조영제가 희석 되는 것을 감안하여 조영제는 목부위 검사시 조영제 농도가 높은 것을 선택한다.

(9) 검사 중 환자의 머리는 척추보다 높은 체위를 유지한다.

(10) 조영제의 주입이 완료되면 spinal needle을 제거하고 환자를 조심스럽게 엎드린자세(prone position)로 한다.

(11) 투시하에서 조영제의 흐름을 유도하여 병변부위에 조영제를 모아 허리뼈(요추, L−spine)의 경우 엎드린자세, 양쪽사방향자세, 측면자세(PA, both oblique, lateral projection)로 촬영하며, 추가로 폄자세(extention), 굽힘자세(flexion projection)를 촬영하기도 한다. 이때 가장 중요한 것은 조영제가 희석되지 않고 검사하고자 하는 부위로 진하게 모일 수 있도록 하는 것이다.

(12) 검사 시 촬영대를 head up, down으로 기울이면서 head down시 뇌실내로 조영제가 유입되지 않도록 턱을 펴서 머리를 뒤로 젖히게 하며 엎드린자세, 양쪽사방향자세, 횡단면측면(PA, both oblique, trans lateral view) 촬영을 실시한다.

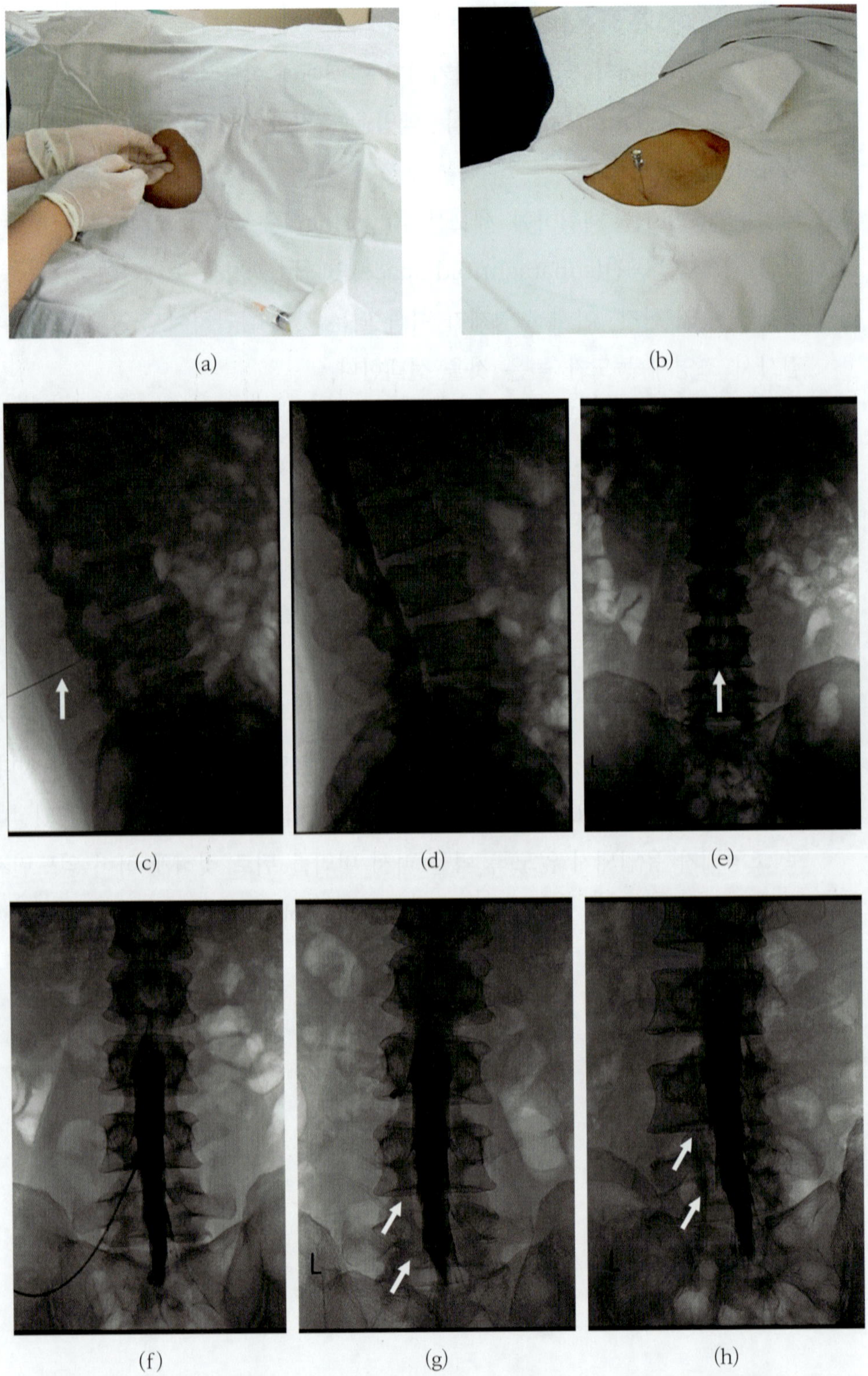

그림 7-3. 거미막밑공간(Subarachnoid space)까지 천자한 모습과 조영제주입 영상
일반적으로 옆으로 누운자세(lateral decubitus position)와 엎드린자세(prone position)로 요추 천자를 한다(a, b). 천자침(spinal needle 21~22G)(c, e의 화살표)은 가시돌기 사이를 통해 거미막밑공간(subarachnoid space)까지 천자 후, 뇌척수액(cerebrospinal fluid : CSF)이 나오는지 확인한 후 조영제를 천천히 주입한다(c, d, e, f). 추간원반 탈출증(intervertebral disc herniation) 수술 후, 통증이 지속되어 L-4,5 신경뿌리(never root)가 막혀 압박을 받고 있는 것을 볼 수 있다(g, h).

8) 후처치

척수강조영검사의 합병증으로는 가장 흔한 것이 허리(요추)천자성 두통(postpuncture headache)이 일어나며 이는 조영제 주입시의 척수액의 누출로 인한 것으로 2~3일간 가만히 누워 있으면 회복되나, 검사를 시행한 후 6~12시간 사이에 가장 많이 나타난다. 이는 조영제의 대뇌거미막밑(대뇌지주막하) 농도가 가장 높아지는 시간이기 때문이다. 이러한 조영제는 촬영 후 24시간이 지나면 소변으로 완전히 배출되어 증상도 사라지게 되므로 환자에게 다음과 같은 사항을 주의시킨다.

(1) 천자부위에 모래주머니(sand bag)를 대고 바로 누운 자세로 체중을 이용하여 압박시키고 움직이지 않게 주의시킨다.

(2) 환자의 머리는 척추보다 높게 하여 이동한다.

(3) 병실로 옮겨 vital sign을 check 한다.

9) 임상증례

(1) 척추관 협착증(Spinal stenosis)

척추관 협착증이란 여러 가지 원인에 의해 중앙에 위치한 척추관, 신경뿌리가 주행하는 후관절의 전내측에 있는 신경근관 또는 척추뼈사이구멍이 좁아져서 말총(cauda equina) 혹은 신경뿌리를 침범하여 간헐적 파행을 비롯한 복합된 신경증상이 나타나는 질환이다. 척추관 협착증은 원인에 따라 여러 가지로 분류될 수 있는데 크게 선천성과 후천성으로 나누어지며 그 중에서 많이 발생하는 것은 후천성 질환인 퇴행성 변화에 의한 것과 척추 전방전위증(spondylolisthesis)을 동반하는 형이다.

① 퇴행성 척추관 협착증(Degenerative spinal stenisis)

척추간판은 20~30세 이후에는 수핵에서 퇴행성 변화가 시작되는데 이때 섬유테도 퇴행하여 척추골몸통에 부착된 곳이 단열되고 이 부위의 추체 골막이 박리되어 추체로부터 반응성 골증식에 의한 골극이 형성되며 척추관은 전후, 좌우 사방에서 좁아지며 여기에 척추가 전방(anterolisthesis) 또는 후방(retrolisthesis)으로 전위되어 척수와 신경근을 직접 압박하거나 혈류장애를 일으켜 증상을 초래한다. 운동량이 많은 목뼈와 허리뼈에서 잘 발생되고 등뼈에서는 매우 드물다.

② 척추 전방전위증(Spondylolisthesis)

척추 후궁의 협부에 편측 혹은 양측성 결손이 있는 경우를 척추분리증(spondylolisis)이라 하며, 척추골몸통이 아래 추체에 대해 전방으로 전위된 것을 척추 전방전위증이라고 한다.

(2) 척추사이원반 탈출증(Herniation of intervertebral disc)

흔히 디스크라고 부르는 것은 척추사이원반 탈출증을 말하며 척추뼈 사이에는 충격방지를 위한 완충조직이 있고 이 완충조직은 원판같이 생겼으며 이것을 추간판이라고 부른다. 운동량이 많은 목뼈와 허리뼈에 가장 많이 발생된다.

① 목뼈 척추사이원반 탈출증(Cervical disc herniation)

퇴행성 변화가 오면 Luschka 관절 상하에서 돌기(골극, spur) 또는 뼈돌기(osteophyte)가 발생하여 척추뼈사이구멍을 좁히기 때문에 척추뼈사이구멍을 통과하는 신경근을 압박한다. 일반적으로 C5-6, C6-7 목뼈사이가 다른 부위보다 퇴행성 변화율이 높다(그림 7-4).

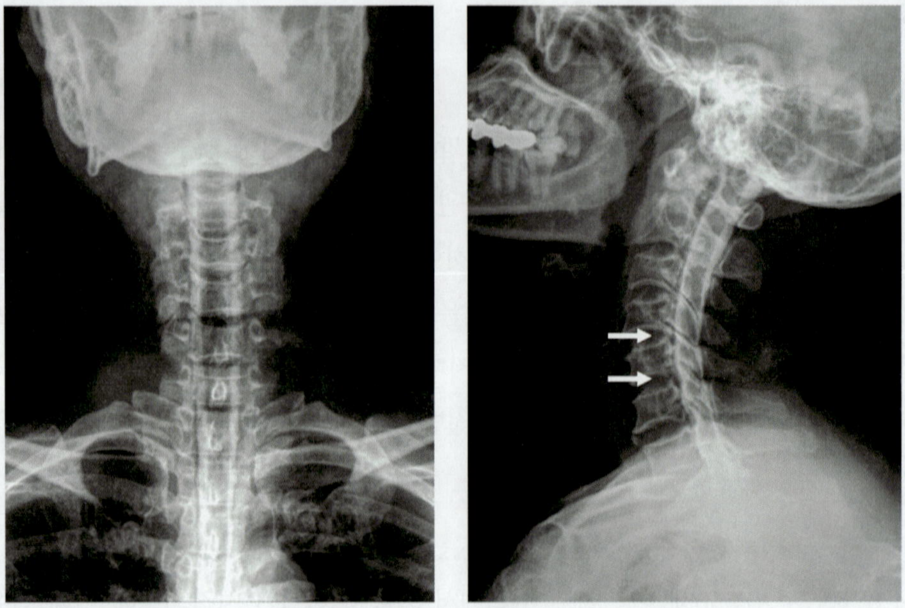

(a) (b)

그림 7-4. 목뼈 척수강조영검사(Cervical myelography)

단순촬영목뼈손상이 있을 경우에는 반드시 C7까지 나오도록 촬영해야 하며, C5~C7까지 퇴행성 변화에 의한 돌기(골극, spur)와 뼈돌기(골돌기체, osteophyte)가 발생하여 신경뿌리가 압박을 받고 있어 약간의 추간원반 탈출증(disc of herniation)소견을 보인다(a, b).

② 등뼈-허리뼈 척추사이원반 탈출증(Thoracic-Lumbar disc herniation)

등뼈 척추원판 탈출증은 등뼈의 운동이 많지 않고 상대적으로 작은 속질핵 때문에 다른 척추원판 탈출증에 비해서 드물게 발생한다. T11-T12 등뼈사이에서 호발하고 수핵의 석회화나 뼈끝판의 돌기(spur) 형성을 동반하는 경우가 많다(그림 7-5).

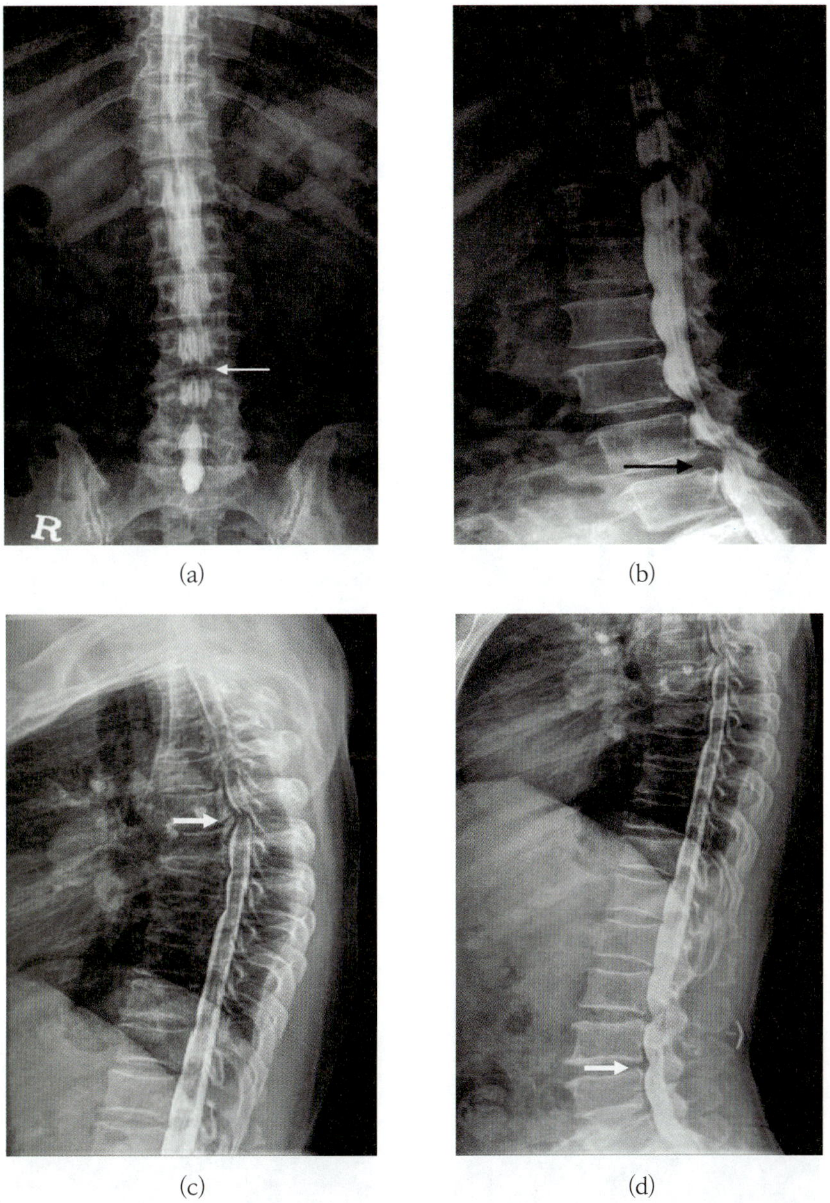

그림 7-5. 등뼈-허리뼈 척수강조영검사(Thoracic-Lumbar myelography)

T5~T6사이 추간원판 탈출증(disc of hreniation)으로 뇌척수액(cerebrospinal fluid : CSF) space가 좁아져 있으며, 특히 L2~L4에서 심하게 압박되어 있는 소견을 보인다(a, b ,c, d).

③ 허리뼈 척추원반 탈출증(Lumbar disc herniation)

허리뼈의 구조물은 상체의 무게를 지탱하면서 충격을 흡수할 뿐만 아니라, 연령이 증가함에 따라 수핵의 수분량이 감소되고 탄력성을 잃게 되며 척추원반 섬유테가 균열을 일으키는 등의 퇴행성 변화가 시작된다. 특히, L4-5, L5-S1에 집중되고 직접 외상을 받거나 무거운 물건을 들 때 격렬한 운동 추락사고 등에 의하여 손상이 가해지면 척추원반의 퇴행은 더욱 진행된다(그림 7-6).

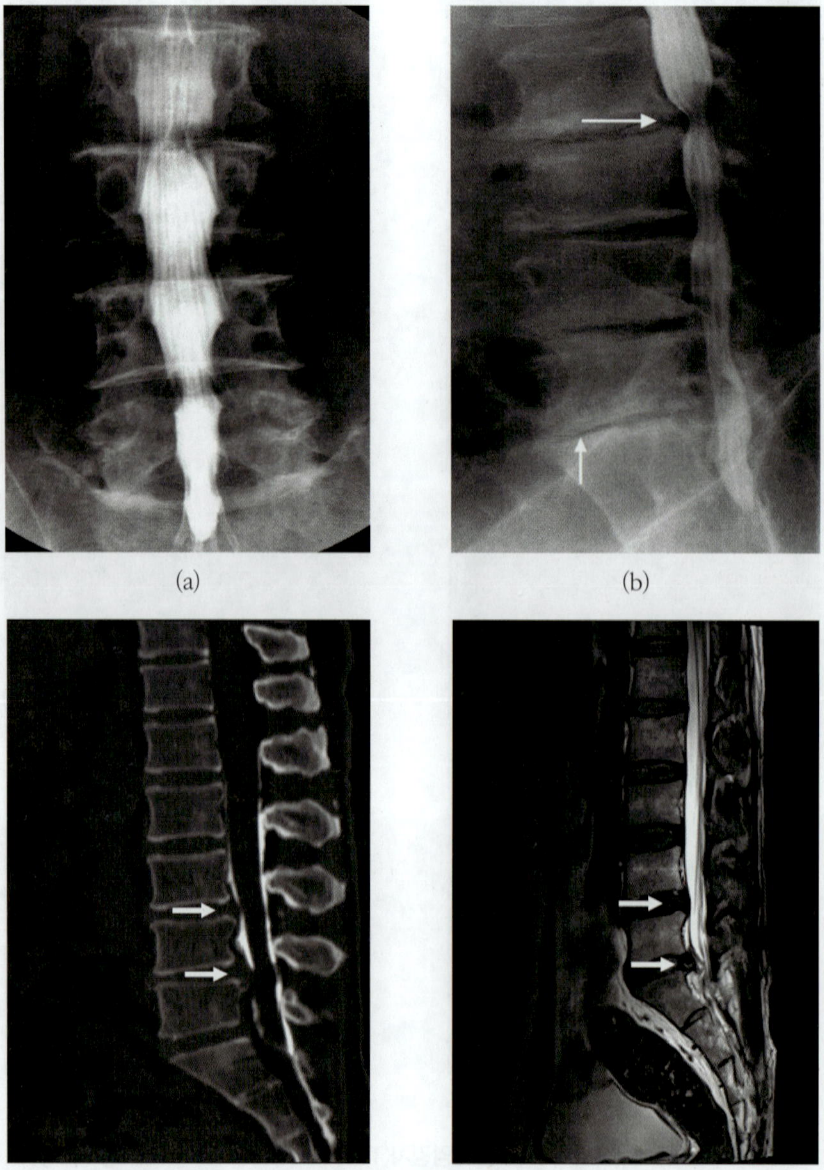

(a) (b) (c) (d)

그림 7-6. 허리뼈 척수강조영검사(Lumbar myelography)

L2-L4까지 척추원판 탈출증(disc of herniation)과 L4-5, L5-S1에서 퇴행성요추 척추관 협착증(degenerative spinal stenosis)을 볼 수 있다(a, b). CT검사 후 재구성 영상(reconstructed image)과 MRI T2영상을 볼 수 있다(c, d).

④ 척추압박골절(Compression fracture)

척추 압박골절이란 골다공증으로 인해 약해진 척추뼈가 충격에 의해 깡통처럼 찌그러지고 주저앉는 척추질환을 말한다. 폐경이후 호르몬 분비가 줄어들면서 골밀도가 떨어지는 50대 이후 여성에게 많이 나타나지만 60~70대 이후 남성에게도 흔히 발생할 수 있다.

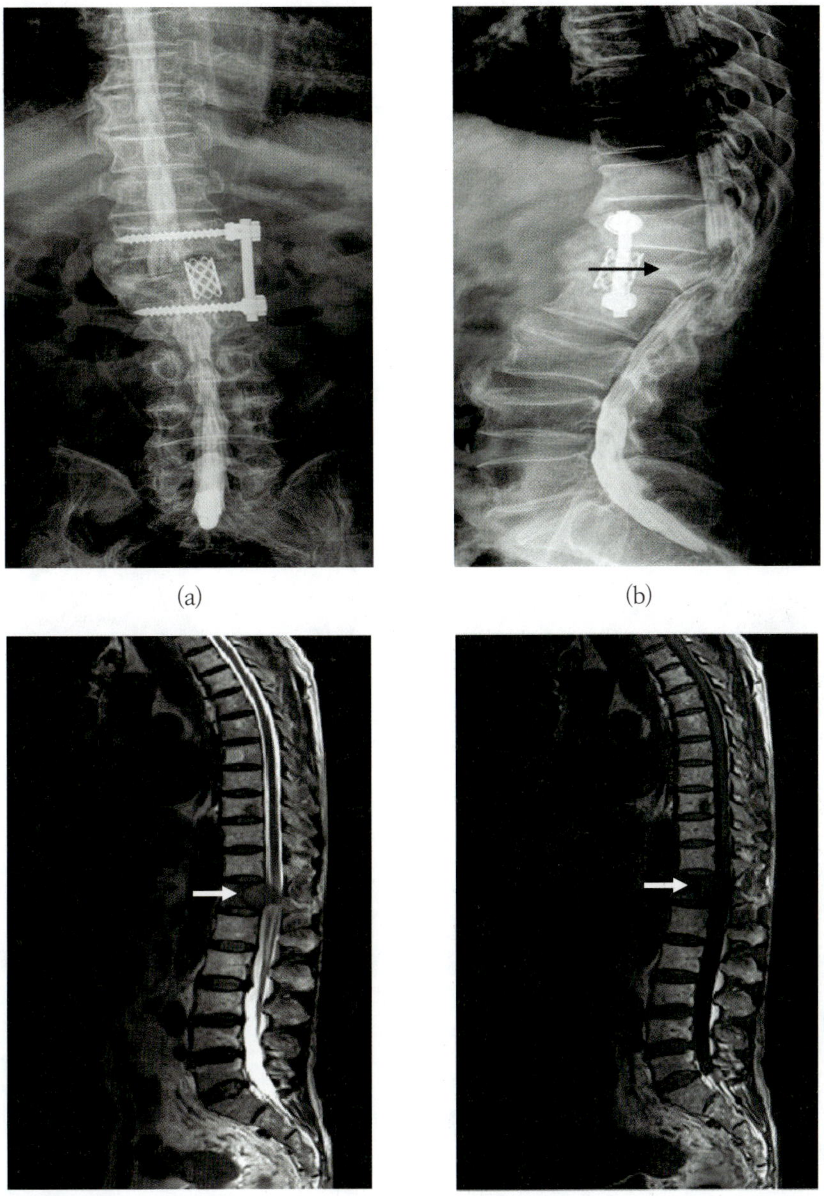

(a) (b) (c) (d)

그림 7-7. 등뼈-허리뼈 척수강조영검사(Thoracic-Lumbar myelography), MRI 시상면 영상(sagittal image)

L-1 척추압박골절(compression fracture) 때문에 금속척추고정술로 신경감압(neural decompression)을 해 준 것을 볼 수 있다(a, b).
MRI T-L spine 시상면 영상으로 척추종양으로 압박되어 있는 것을 볼 수 있다(c, d).

척추 압박골절의 증상으로는 꼼짝할 수 없을 정도로 등과 허리에 통증이 나타나며, 돌아눕기도 힘들고 자리에서 일어나거나 걸으면 심한 통증이 온다. 허리가 약해져 몸이 점점 앞으로 굽으며 가슴, 아랫배, 엉덩이까지 통증이 뻗어나간다.

척추 압박골절의 진단으로는 보통 방사선검사(X-ray)를 통해 척추뼈가 찌그러진 상태를 확인한다. 보다 정밀한 검진 및 신경압박 유무를 확인하기 위해 MRI 검사를 추가로 시행한다. 외상없이 척추압박골절이 발생하는 경우는 대부분 골다공증 때문인 것으로 볼 수 있다.

2 추간판조영검사
Discography

1) 해부학적 구조

척추(vertebra)와 척추사이원반(intervertebral disc)은 태생기 수주일경에 척삭(notochord)에서 발생하여 척삭 주위에 종으로 나타나기 시작하고 태아가 점차 성장함에 따라 척추를 생성할 부위의 척삭은 퇴화하여 사라지지만 척추사이원반으로 변화될 척삭의 일부는 중앙에서 흔적으로 남아 있다가 주변의 내층(inner layer)과 함께 수핵(nucleus pulposus)으로 발달하고 외층(outer layer)은 섬유테(annulus fibrosus)로 된다.

척추뼈몸통으로 되는 부위의 중심부는 점차 골화가 일어나고 척추사이원반과 척추뼈몸통의 경계부위는 연골성 테(cartilaginous rim)가 생성되어 척추와 척추사이원반이 된다. 사람의 척추는 24개의 운동분절을 갖고 있으며 척추사이원반은 최상부의 고리뼈(atlas), 중쇠뼈(axis)간 운동분절을 제외한 23개의 운동분절이 척추사이원반으로 연결되어 있다.

척추사이원반의 수핵은 단백-다당류(protein-polysaccharide)의 기질 및 교원섬유(collagen fibers)로 구성된 반고체성 겔(gel)형태로 되어 있으며 척추사이원반의 수핵 성분은 연령에 따라 점점 감소되는데 척추사이원반이 퇴행성 변화를 일으키게 되면 수핵은 점점 단단해지고 탄력을 잃게 된다. 수핵을 둘러싸고 있는 섬유테는 12개 정도의 동심성(concentric) 섬유성 층판(lamella)으로 구성되고 척추사이원반의 외층을 형성한다. 섬유테(annulus fibrosus)는 전방에서는 앞세로인대(anterior longitudinal)와 후방에는 뒤세로인대(posterior longitudinal)와 붙어 있다. 앞세로인대는 비교적 넓어 척추뼈몸통 및 척추사이원반 전면의 대부분을 덮고 있어 뒤세로인대보다 두 배 정도 강하며 뒤세로인대는 후외측부의 보호지지가 매우 약하다.

척추원판 탈출증(herniation of intervertebral disc)은 연령이 증가함에 따라 척추사이원반의 퇴행성 변화로 인하여 탄력성이 소실되면서 충격흡수 역할을 감당하지 못하여 중압이 가해질 때 척추사이원반이 파열되거나 후방쪽(뒤세로인대)으로 탈출하여 신경을 압박함으로써 증상을 일으킨다. 척추사이원반(intervertebral disc)을 추간판이라고도 한다.

2) 검사목적

추간판조영검사(discography)는 X-선 투시로 확인하면서 목부위 혹은 허리부위에서 천자침을 원하는 수핵(nucleus pulposus) 내에 삽입한 다음 조영제를 주입하고 엑스선 촬영을 하여 척추간판의 상태를 검사하는 방법이다. 섬유테(annulus fibrosus)는 전방에서는 앞세로인대(anterior longitudinal)와 후방에는 뒤세로인대(posterior longitudinal)가 붙어 있다. 뒤세로인대는 후외측부의 보호지지가 매우 약하므로 대부분 뒤세로인대쪽으로 수핵이 탈출되어 신경뿌리(nerve root) 또는 경질막낭(dural sac)을 압박하여 허리통증과 다리쪽으로 내려가는 다리방사통(radiating leg pain or sciatica)의 원인이 되므로 무거운 물건을 들어올리는 행위와 같은 무리한 허리운동은 삼가야 한다. 추간판조검사는 허리통증을 가지고 있는 경우가 대부분이므로 다음과 같은 질환을 진단하는데 시행한다.

(1) 척수강조영검사에서 발견되지 않은 척추사이원반 내 장애(internal disc lesion)의 진단

(2) 척추사이원반의 퇴행성 변화(degenerative change of disc)

(3) 척추사이원반 탈출 상태 확인(herniation of disc)

(4) 수핵 파열 유무(nuclens pulposus의 rupture)

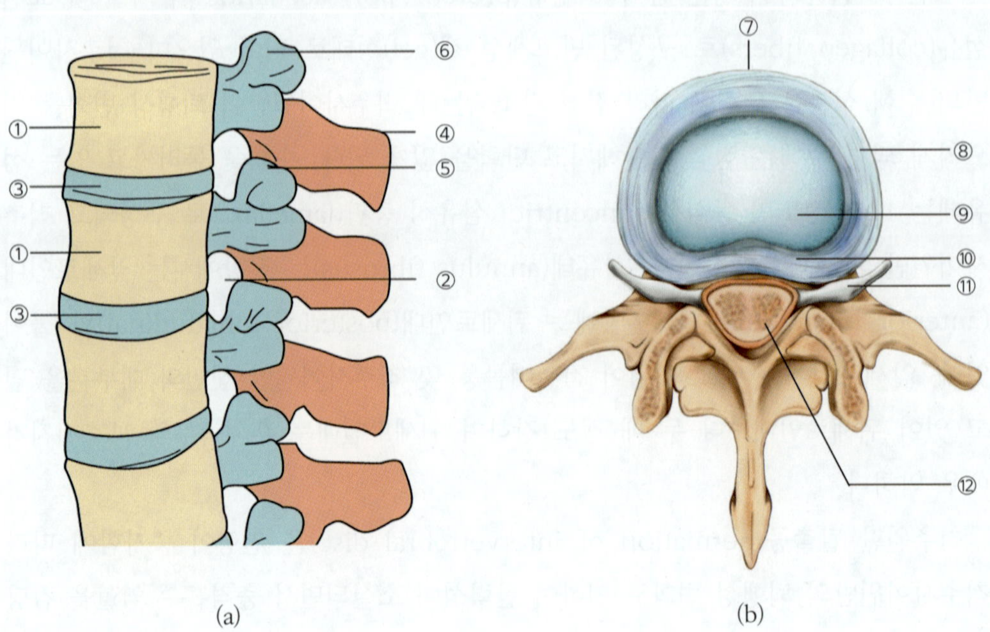

① 척추뼈몸통(vertebral body) ② 척추뼈사이구멍(intervertebral foramen) ③ 척추사이원반(intervertebral disc) ④ 가시돌기(spinal process) ⑤ 아래관절돌기(inferior articular process) ⑥ 위관절돌기(superior articular process) ⑦ 앞세로인대(anterior longitudinal ligament) ⑧ 섬유테(annulus fibrosus) ⑨ 수핵(nucleus pulposus) ⑩ 뒤세로인대(posterior longitudinal ligament) ⑪ 신경근(nerve root) ⑫ 척수(spinal cord)

그림 7-8. 척추 뼈의 단면구조(a, b)

(5) 화학적 수핵용해술(chemo nucleolysis)을 시행하기 직전에 척추사이원반의 상태를 확인하는 방법으로 이용되기도 한다.

3) 전처치

검사에 대한 전 과정을 환자에게 설명해 주어야 하며 또한 검사 후에 발생할지도 모르는 부작용에 대해서도 설명을 해주고 환자의 동의서(permision)를 받아야 한다. 검사 당일은 금식한다.

4) 조영제

수용성 비이온수용성조영제(1~5 ml)를 사용한다.

5) 검사기구

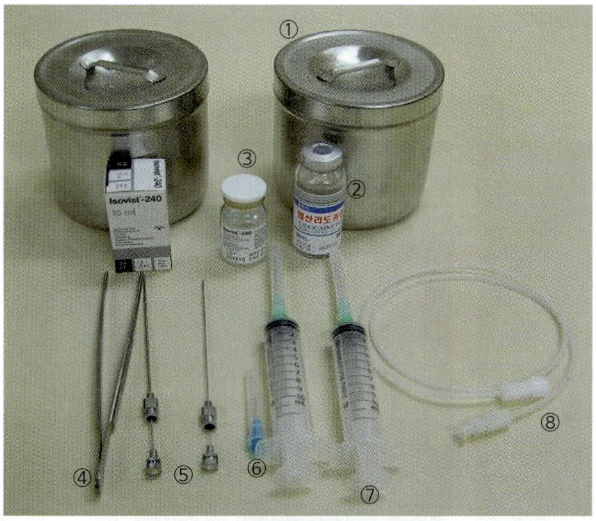

① Betadine, alcohol
② 국소마취제(Lidocaine)
③ 수용성 조영제(Isovist 10 cc)
④ Pincette
⑤ Spinal needle(18G, 22G)
⑥ Needle(26G)
⑦ Syringe 10 cc 2EA
⑧ Connector(연결선)

그림 7-9. **추간판조영의 검사 기구**

6) 검사방법

(1) 단순촬영(scout image)은 바로누운자세(AP view)와 측면상(lateral view)을 촬영한다.

(2) 환자는 측면누운자세(lateral decubitus position)로 하여 새우등처럼 허리를 구부려(modified Sim's position) 척추강의 천자를 용이하게 굴곡시킨다.

(3) 병소가 있는 천자부위를 소독하고 Lidocaine으로 국소 마취한다.

(4) 병소가 있는 척추사이원반 부위(disc level)를 척수용 천자침(spinal needle

20~22 G)으로 천자한다.

(5) 투시하에 천자침을 통해 수용성조영제 1~1.5 ml를 주입하여 척추사이원반 내부(intervertebral disc)의 병소를 확인하고 촬영한다. 이때 정상일 경우에는 작은 솜뭉치(cotten ball)형태의 조영상이 관찰된다.

(6) 천자용주사침을 제거하고 그 부위를 압박한다.

(7) 바로누운자세(AP)와 측면자세(lateral)를 routine 촬영하고 필요에 따라 옆으로선자세(erect lateral) 또는 flexion and extention view를 촬영한다.

7) 후처치

천자의 실수로 혈관 손상에 의한 천자부위의 혈종이 생길 수 있으므로 환자에게 충분한 설명을 하여 주의를 시킨다.

(1) 천자부위를 모래주머니(sand bag)로 압박하고 움직이지 않도록 주의한다.

(2) 병실로 옮겨 vital sign을 check한다.

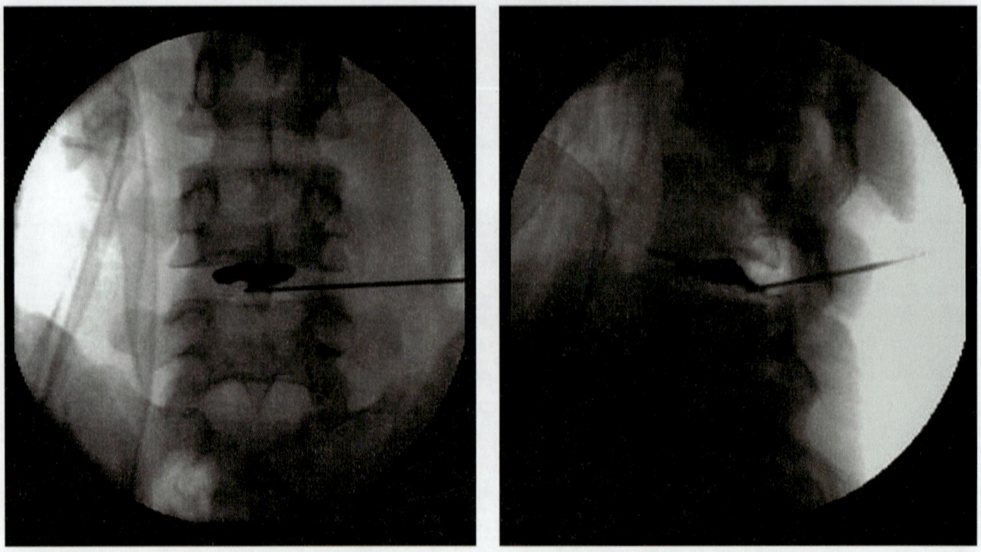

(a) (b)

그림 7-10. 정상 추간판(척추사이원반) 조영상(a : 정면상, b : 측면상)

L4-L5사이 천자침이 삽입되어 있는 것을 볼 수 있으며 정상적인 작은 솜뭉치(cotton ball) 형태의 조영상이 관찰된다(a, b).

8) 임상증례

척추사이원반 탈출증(herniation of intervertebral disc)은 허리뼈에서 가장 흔하게 발생하고 다음이 목뼈이며 등뼈에서는 매우 드물게 발생된다.

탈출 방향은 후측방탈출형(posterolateral herniation), 내측탈출형(medial herniation), 중앙탈출형(central herniation), 측방탈출형(foraminal farlareral herniation) 순으로 많이 발생한다. 수술의 방법을 선택하는데 있어서 연령, 임상경과, 신경학적 소견 및 영상진단 소견 등을 고려해야 하며, 다음과 같은 수술방법이 있다.

(1) 요추후궁절제술 및 척추사이원반제거술(Hemiparyial laminectomy and discectomy)

완전후궁절제술과 편측 후궁절제술이 있으나 대부분은 편측부분 후궁절제술에 의한 척추사이원반제거술을 많이 한다.

(2) 화학적 수핵용해술(Chemonucleolysis)

단백질 용해 효소제인 카이모파파인(chymopapain)을 척추사이원반 탈출증을 일으킨 척추 수핵 내에 주입하여 척추사이원반핵을 용해시키는 방법이다.

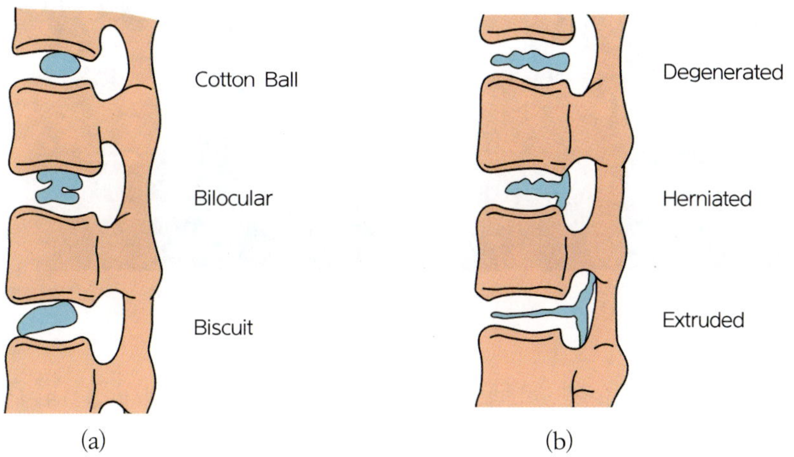

그림 7-11. 척추사이원반 조영 모식도(a : 정상, b : 비정상)

(3) 경피적 수핵제거술(Percutaneous removal of disc)

경피적으로 관을 통해 수핵을 제거하는 방법으로 직접적으로 압력을 빨아내고 절제하는 수핵제거기(nucleotome), 레이저광을 이용하는 방법(laser discectomy), 내시경을 이용하는 방법(arthroscopic microdiscectomy) 등이 있다.

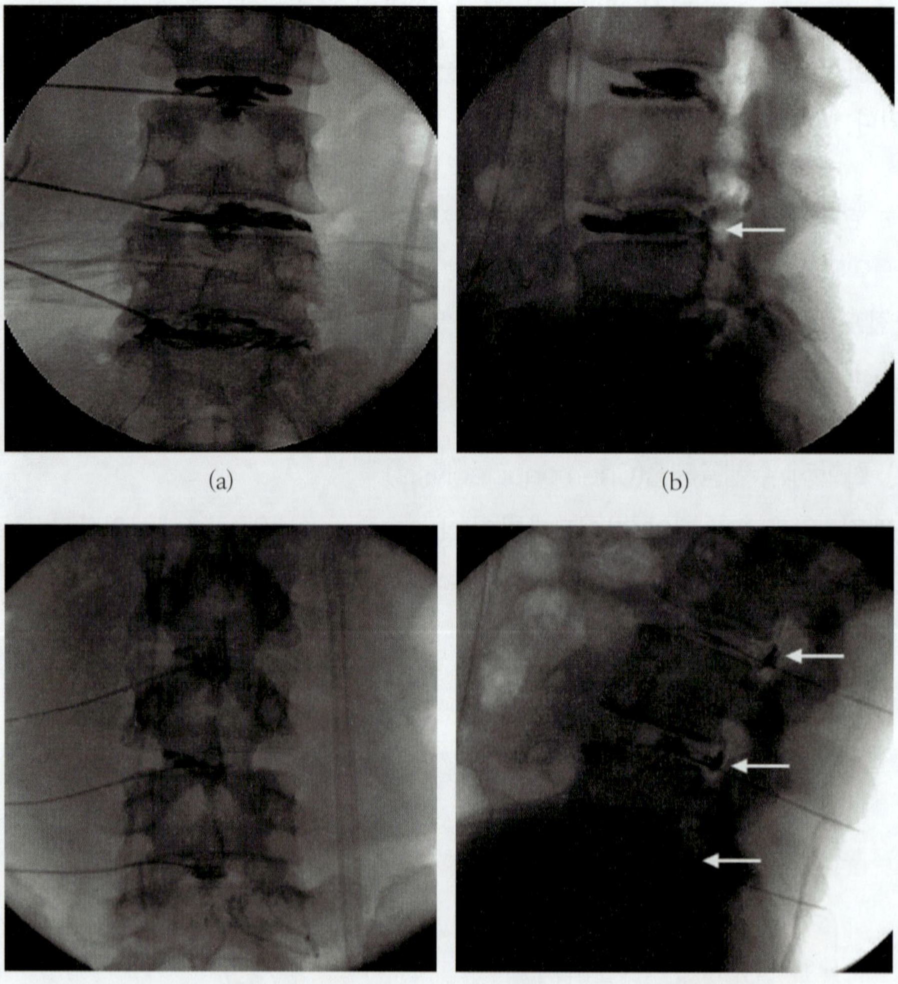
(a) (b) (c) (d)

그림 7-12. 추간판조영검사

a,b에서 L4-L5에 척추사이원반이 파열된 것이 관찰되며(화살표), c,d에서 L3, L4, L5 사이의 척추사이원반이 모두 파열되어 조영결손상으로 보인다(화살표).

3 관절강조영검사
Arthrography

1 슬관절조영검사(Knee arthrography)

1) 해부학적 구조

무릎관절(knee joint)은 먼쪽 넙다리뼈(distal femur)와 몸쪽 정강뼈(proximal tibia), 그리고 무릎뼈(patella)에 의해 구성되는 관절안으로 폄과 굽힘, 회선 및 내·외 회전운동을 한다. 관절강의 내부는 완충작용을 하는 관절주머니(articular capsul)와 관절반달(articular meniscus)이 있어 관절오목을 이루며 무릎뼈인대(patella ligament)와 십자무릎인대(cruciate ligament)로 단단히 연결되어 있다. 관절강은 관절을 싸고 있으며 전방은 무릎뼈 연골연이고 후방은 넙다리의 안쪽·바깥쪽관절융기(medial, lateral condyle)에서 정강뼈의 관절하까지이다. 관절반달은 가쪽반달(lateral meniscus)과 안쪽반달(medial meniscus)로 구분되며 가쪽반달은 작고 윤상이며 안쪽반달은 가쪽반달을 감싸고 있는 형태로 넓고 크며 외상에 의해 손상을 입기 쉽다. 그리고 십자무릎인대는 앞십자인대(anterior cruciate ligament)와 뒤십자인대(posterior cruciate ligament)가 교차하면서 넙다리뼈와 정강뼈를 연결한다. 슬관절조영검사는 관절강(articular cavity)에 조영제를 주입하

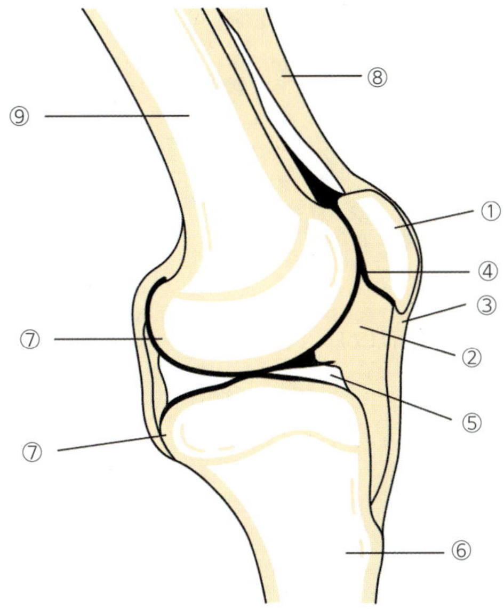

① 무릎뼈(patella)
② 관절안(articular cavity)
③ 무릎인대(patellar ligament)
④ 윤활막(synovial mambrane)
⑤ 가쪽반달(lateral meniscus)
⑥ 정강뼈(tibia)
⑦ 관절연골(articular cartilage)
⑧ 무릎관절근(articularis genus muscle)
⑨ 넙다리뼈(femur)

그림 7-13. 무릎관절의 해부학적 구조

여 안쪽·가쪽반달(medial & lateral meniscus)과 십자인대(cruciate ligament), 그리고 관절안의 이상 유, 무를 관찰하는 검사이다.

2) 검사목적

MRI는 고주파에너지를 이용하기 때문에 인체에 방사선에 의한 해가 없어 CT보다 더욱 비침습적이다. 또한 해상력과 회백질-백질간의 대조도가 탁월하고, 환자가 움직이지 않고 가만히 누워있는 자세에서도 가로면영상(transverseor or axial image) 뿐만 아니라 양질의 관상면영상(coronal image)이나 시상면영상(sagittal image) 등을 얻을 수 있는 장점이 있다. 따라서 슬관절조영검사는 대부분 MRI 검사 전에 조영제가 관절강(articular cavity)에 잘 들어갔는지 확인하는 차원에서 이루어지고 있다.

(1) 반달판의 손상(meniscus tear)

(2) 십자인대(cruciate ligament)의 손상을 비롯한 연골, 관절주머니(articular sac) 상태를 진단한다.

3) 조영제

조영제는 수용성 조영제 5~10 ml와 공기 30~50 ml 사용하여 이중조영검사(double contrast)를 하며 Epinephrine(1 : 1,000) 0.1 ml 혼합하여 사용하기도 한다. 조영제를 관절강 내에 주입한 후 다리를 구부렸다 폈다 하여 조영제가 관절강 내에 잘 퍼지게 무릎관절 운동을 한 다음, 투시하에서 촬영을 시행한다.

4) 전처치

특별한 전처치 필요 없음

5) 검사기구

(1) 관절조영 세트(spinal neddle set)

(2) 십자인대 지지대(cruciate ligament supporter)

(3) lead mark : MA, MP, LA, LP

(4) 납장갑(lead gloves)

(5) 탄력붕대(elastic band) 등

6) 검사방법

환자가 긴장하거나 불안해 할 수 있으므로 검사에 대한 전 과정을 환자에게 설명해 주어 심리적 안정을 취하게 한 후 검사를 시행하며, 최근에는 관절강조영검사(Arthrography)는 대부분 자기공명영상(MRI)검사 전에 조영제가 관절강(articular cavity)에 잘 들어갔는지 확인하는 차원에서 저격촬영(spot)이 이루어지고 있으며 조영제 주입 후 바로 자기공명영상(MRI)검사를 시행함으로써 관절강조영검사는 점차 줄어들고 있다. 관절강 내부의 구조를 알기 위해 아직도 다음과 같은 방법으로 일부 검사를 실시하기도 한다.

① 무릎관절 정면상과 측면상을 scout 촬영한다.

② 바로누운자세에서 검사부위를 소독하고 2% lidocain으로 천자부위를 국소 마취한다.

③ 천자침 20~22 G needle로 무릎뼈(Patella) 상방 2/3선에서 무릎뼈와 넙다리뼈 먼쪽부(distal femur) 사이의 관절강(articular cavity) 바깥쪽면 또는 안쪽면을 천자한다.

④ 약 5~10 ml Air를 주입한 후 저항 없이 들어가고 나오는 것으로 천자침이 관절강 내에 있는지 확인한다. 천자부위의 청결을 유지하면서 주사기 바늘을 무릎관절에 주입하여 관절액 10 ml 정도를 뽑아서 외견상 정상인지 비정상인지 확인한다. 만약 비정상 활액 배출 시에는 가능한 모두 뽑아내고 관절염이 의심될 경우 세균배양을 의뢰한다.

⑤ 수용성 조영제와 epinephrine을 주입하고 Air를 약 20~50 ml 주입한 후 주사침을 제거한다.

⑥ 탄력붕대(elastic band)로 무릎관절 상방을 묶어 무릎위주머니(Suprapatella bursa)의 Air를 무릎관절 강내로 모이게 한다.

⑦ 환자의 무릎을 폈다 굽혔다(extension, flexion)시켜 Air와 조영제가 관절강 내에 골고루 퍼지게 하여, 이중조영효과가 나타나도록 한다.

⑧ 투시상에서 관절반월(articular meniscus)을 앞뿔(anterior horn)과 뒤뿔(posterior horn)로 나누어서 순간 촬영(spot radiography)하면서 관찰한다.

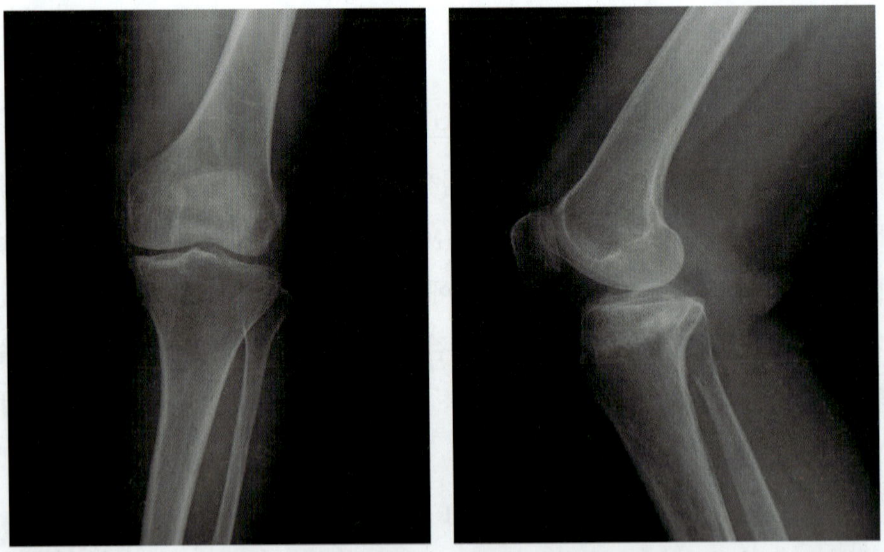

(a) (b)

그림 7-14. 무릎관절의 scout 영상(a : 정면상, b : 측면상)

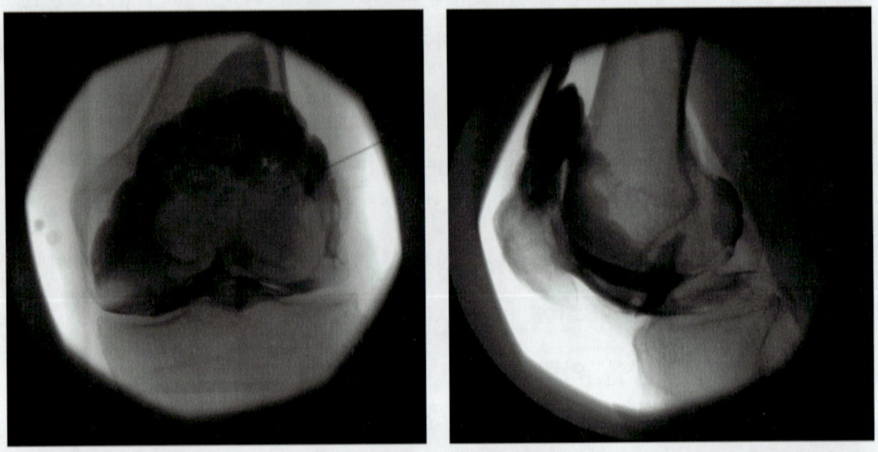

(a) (b)

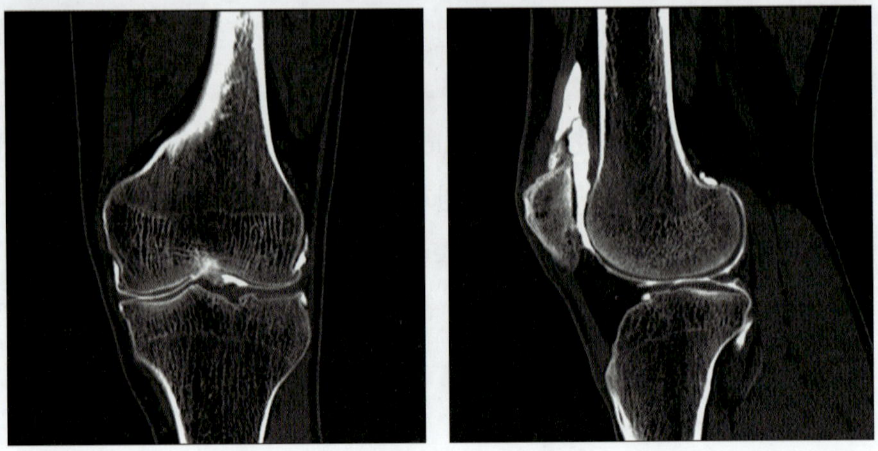

(c) (d)

그림 7-15. 슬관절조영상(a : 정면상, b : 측면상)

무릎관절 바깥쪽면을 천자 한 후 투시조영 정면, 측면영상(a, b) 무릎관절 컴퓨터단층촬영의 관상면 및 시상면 영상(c, d)

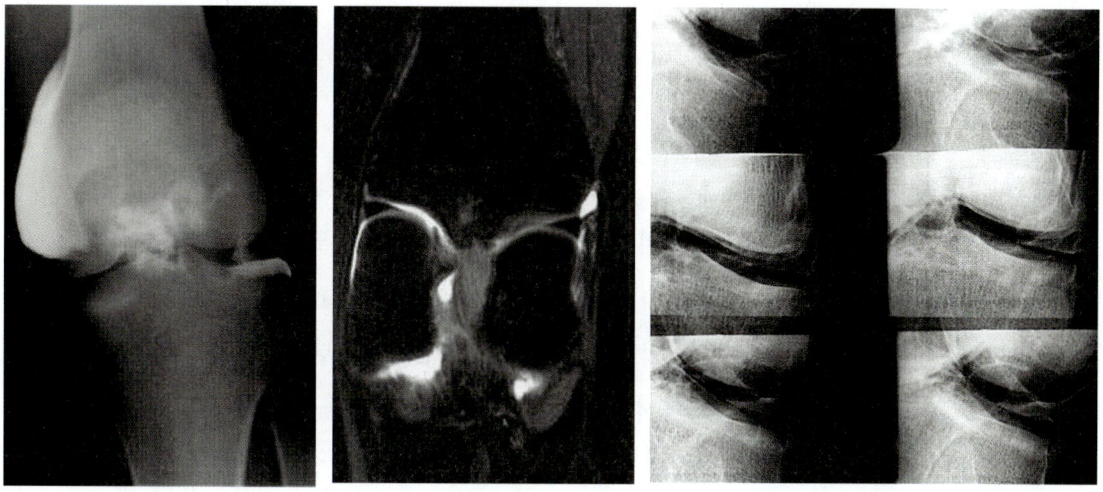

(a) (b) (c)

그림 7-16. 슬관절조영상(a : 정면상, b : MRI 관상면영상(coronal image), c : 순간 촬영(spot radiography))

- 내·전측 활막의 관찰(medial meniscus anterior hone : MA)
  안쪽돌림(internal rotation) 0°, 30°, 60°, 90° 촬영한다.
- 내·후측 활막의 관찰(madial meniscus posterior hone : MP)
  가쪽돌림(external rotation) 0°, 30°, 60°, 90° 촬영한다.
- 외·전측 활막의 관찰(lateral meniscus anterior hone : LA)
  가쪽돌림(external rotation) 0°, 30°, 60°, 90° 촬영한다.
- 외·후측 활막의 관찰(lateral meniscus posterior hone : LP)
  안쪽돌림(internal rotation) 0°, 30°, 60°, 90° 촬영한다.

⑨ 정면상(AP), 측면상(lateral) 또는 옆방향상(translateral)을 routine 촬영한 후 압박붕대(elastic band)를 감아주어 검사를 종료한다.

⑩ 움직이지 않게 주의시킨 후 병실로 옮겨 vital sign을 check 한다.

2 견관절조영검사(Shoulder arthrography)

1) 해부학적 구조

어깨관절(shoulder joint)은 위팔뼈머리와 어깨뼈관절오목 사이의 구관절로 신체 관절 중 운동범위가 가장 넓어 전·후운동 범위가 90~120°, 회전운동 범위가 90° 정도이다. 관절두는 관절구의 1/3을 차지하며 상부는 부리어깨인대, 부리위팔인대, 외측은 세모근, 후면은 가시위근, 가시아래근, 작은원근 등으로 지지되어 있다. 부리위팔인대는 위팔뼈머리의 하방 탈구를 방지하고 관절위팔인대는 관절낭을 내부에서 지지한다. 관절낭은 견관절 탈구시 손상 받기 쉬우며 특히 상·하부가 약하다.

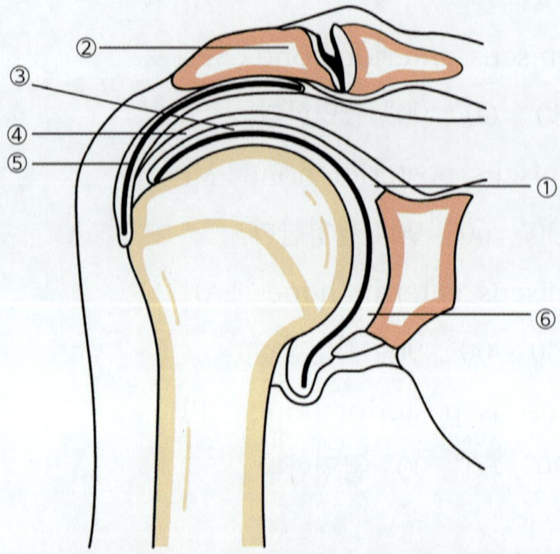

① 오목테두리(glenoid abrum)
② 견봉(acromion)
③ 윤활막(synovial membrane)
④ 관절주머니 인대(capsular ligament)
⑤ 삼각근밑주머니(subdeltoid bursa)
⑥ 어깨뼈 관절강(glenoid cavity of scapula)

그림 7-17. 어깨관절의 해부학적 구조

2) 검사목적

현재 관절강조영검사(Arthrography)는 대부분 MRI 검사 전에 조영제가 관절강(articular cavity)에 잘 들어갔는지 확인하는 차원에서 순간촬영(spot)이 이루어지고 있으며 조영제 주입 후 바로 자기공명영상(MRI)검사를 시행함으로써 관절강조영검사는 점차 줄어들고 있다.

(1) 근육둘레띠(rotator cuff)의 파열유무

(2) 반복적 탈구에 의한 조직 손상의 정도

3) 조영제

검사는 단일조영과 이중조영으로 나누어 사용할 수 있으며 단일조영검사는 수용성 조영제를 10~12 ml 정도 사용한다. 이중조영검사는 수용성 조영제 3~4 ml와 공기 10 ml를 사용한다. 이중조영검사 시 환자가 선 자세에서 근육둘레띠(rotator cuff)의 하부를 더 잘 볼 수 있다.

4) 검사기구

(1) 관절조영 세트(spine needle set)

(2) Lead mark : IR(internal rotation), EX(external rotation), AX(axial) 마크

(3) 납장갑(lead gloves)과 탄력붕대(elastic band) 등

5) 검사방법

① 바로누운자세에서 부리돌기(coracoid process)를 중심으로 견관절 정면(AP)과 축방향(Axial)을 단순촬영(scout image) 한다.

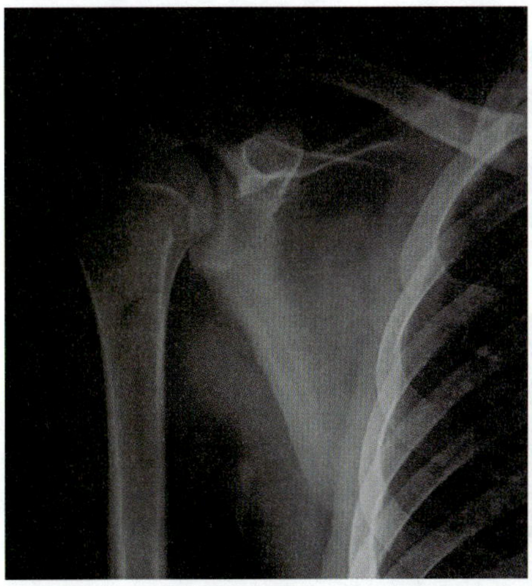

(a)

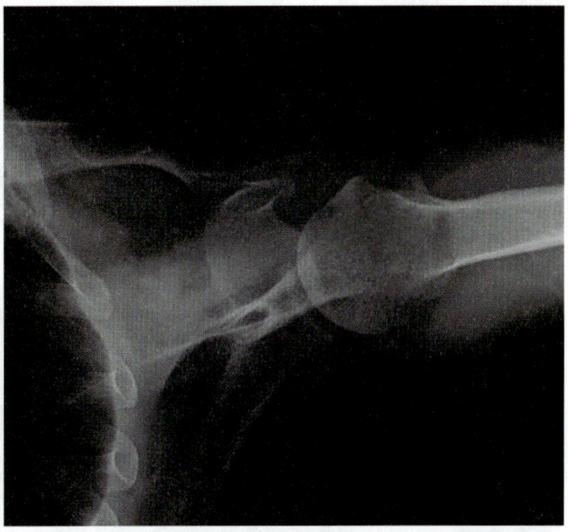

(b)

그림 7-18. 어깨관절의 Scout image(a : 정면상, b : 축면상)

② 천자부위를 소독하고 국소마취 한다.

③ 천자부위는 어깨관절오목(glenohumeral joint)이다.

④ 천자를 확인하고 수용성 조영제 3 ml와 공기 10 ml를 주입하고 주사침을 제거한다.

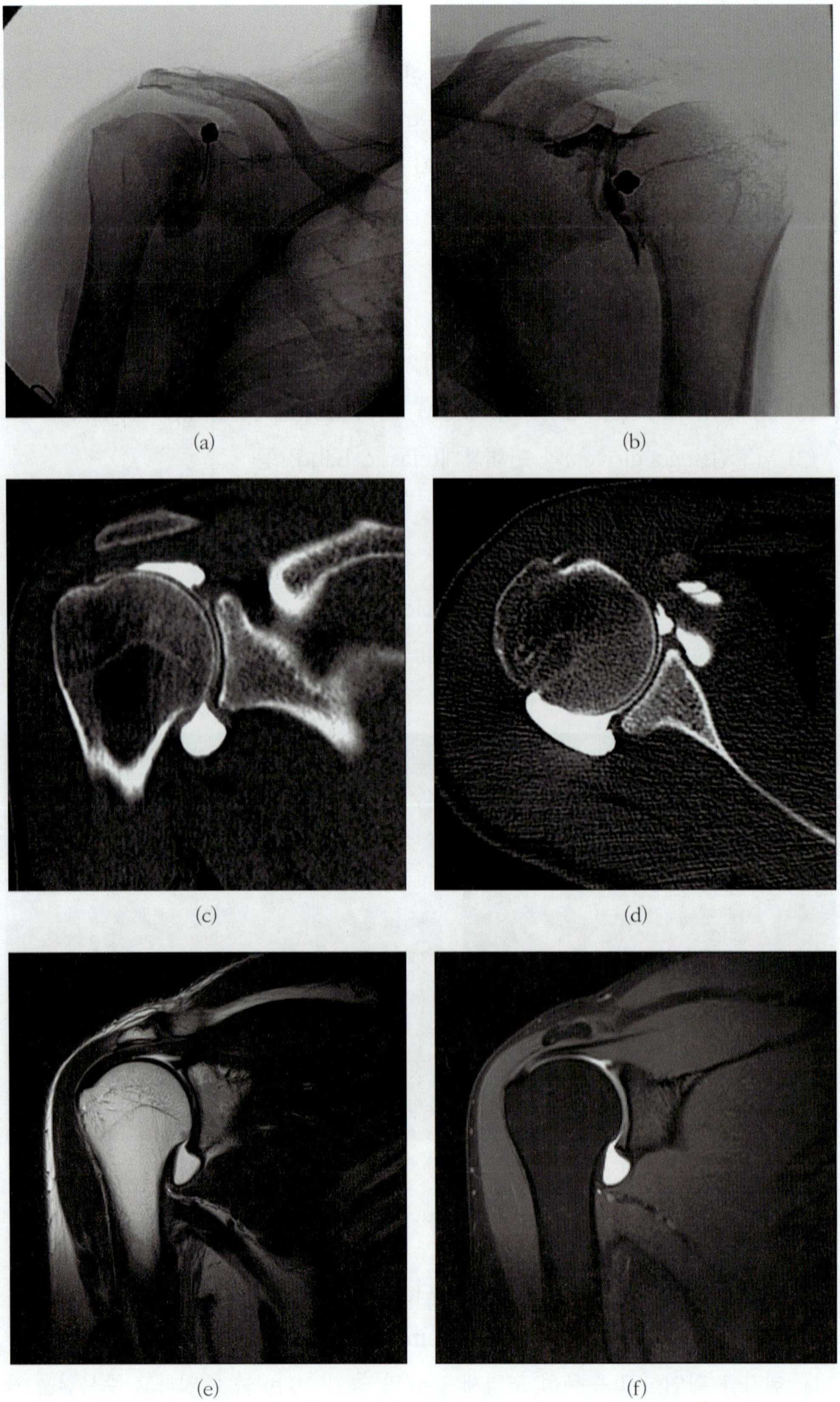

그림 7-19. 어깨관절조영 영상

어깨관절의 좌, 우 투시조영 (a, b), 컴퓨터단층촬영 영상(c, d), 자기공명영상 T2 & T1영상(e, f)

⑤ 관절운동을 하여 관절강에 조영제를 혼합시킨다.

⑥ 검사는 선 자세에서 안쪽돌림, 가쪽돌림(upright internal rotation, external rotation), 바로누운 자세에서 안쪽돌림, 가쪽돌림(supine internal rotation, external rotation), 축방향상(axial projection), 접선촬영(tangential projection)을 한다.

3 주관절조영검사(Elbow arthrography)

1) 해부학적 구조

팔꿉관절(elbow joint)은 위팔뼈의 하단(distal humerus)과 노·자뼈의 상단(proximal ulnar & radius) 사이를 이루는 복합관절로 위팔자관절, 위팔노관절, 몸쪽·노자관절로 싸여 있다. 몸쪽·노자관절은 안쪽곁인대, 가쪽곁인대, 그리고 노뼈머리띠인대로 지지되며 안쪽곁인대는 심한 내전을 방지하고 가쪽곁인대는 팔꿉관절의 심한 외전을 방지한다. 그리고 노뼈머리띠인대는 노뼈의 탈골을 방지한다. 팔꿉관절의 굴신 운동범위는 150° 이다.

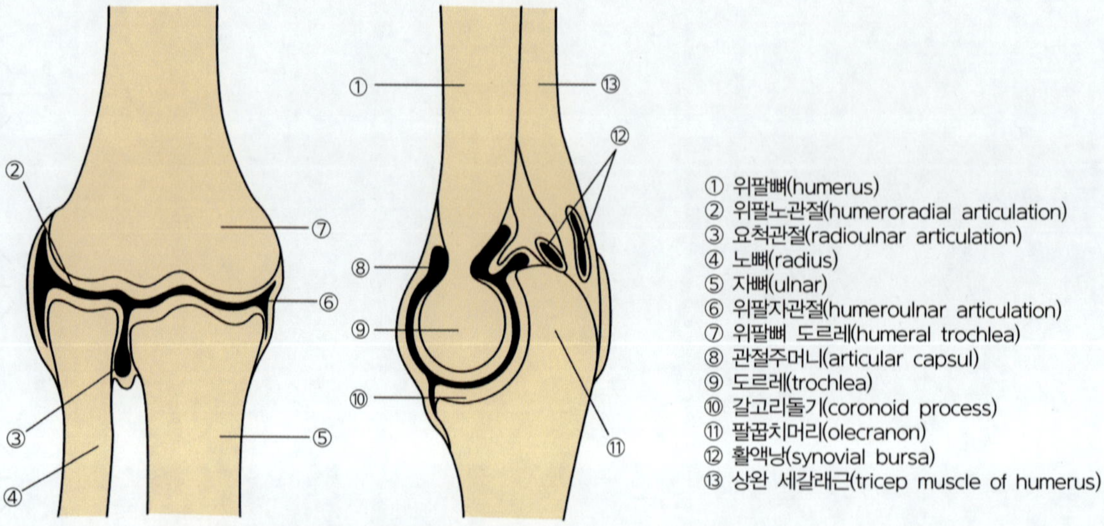

그림 7-20. 팔꿉관절의 해부학적 구조

2) 검사목적

조영제 주입 후 바로 자기공명영상(MRI)검사를 시행함으로써 관절강조영검사는 점차 줄어들고 있다. 팔꿉관절강과 인대의 이상유무(joint capsule & ligament의 abnormality)를 알 수 있다.

3) 조영제

이중조영검사는 수용성 조영제 3~5 ml와 음성조영제 공기를 5~10 ml 사용한다.

4) 검사기구

(1) 관절조영 세트(spine needle set)

(2) 납장갑(lead gloves)과 탄력붕대(elastic band) 등

5) 검사방법

(1) 팔꿉관절 정면(AP)과 측면(lateral)을 단순촬영(scout image) 한다.

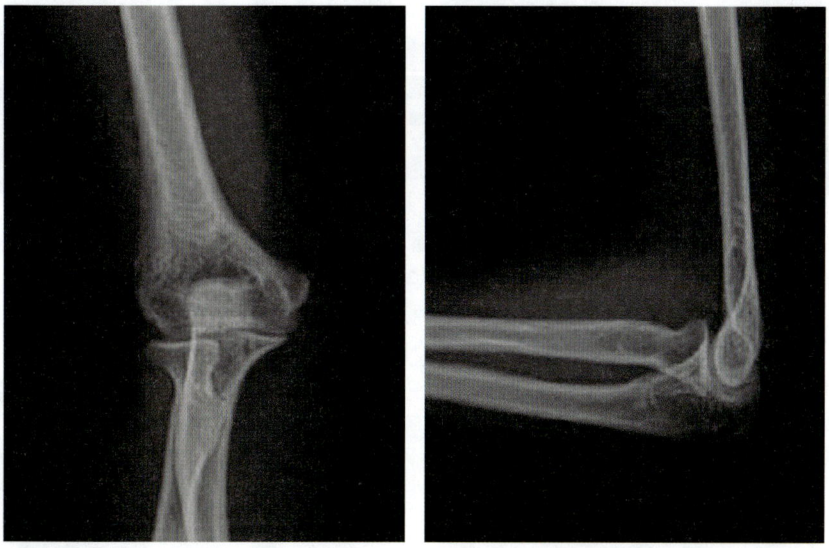

(a) (b)

그림 7-21. 팔꿉관절의 Scout image(a : 정면상, b : 측면상)

(2) 바로누운자세에서 천자부위를 소독하고 국소 마취한다.

(3) 천자침으로 팔꿉관절강을 천자한다.

(4) 공기를 2~3 ml 주입하여 관절강을 확인한다.

(5) 수용성 조영제 3~5 ml와 공기 5~10 ml를 주입한다.

(6) 팔꿉관절 운동을 하여 조영제를 관절강에 혼합시킨다.

(7) 촬영은 정면상(AP), 안쪽돌림(internal rotation), 가쪽돌림(external rotation), 측면상(lateral)을 촬영한다.

4 각 부분별 검사

1) 수관절조영검사(Wrist arthrography)

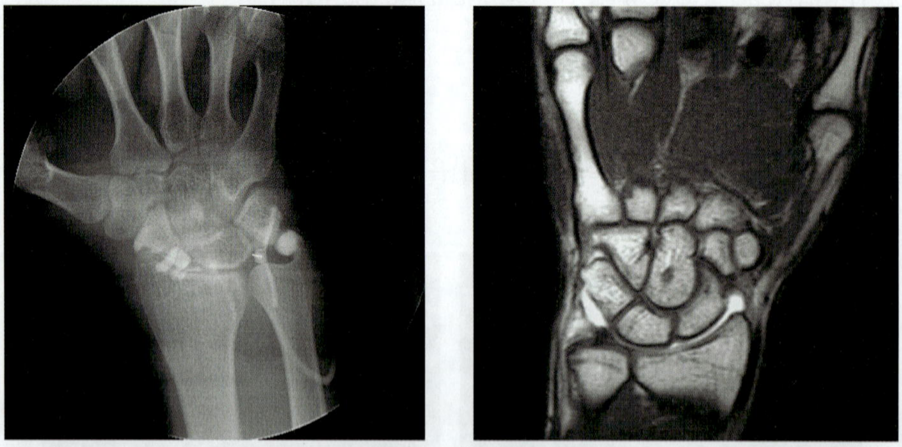

(a) (b)

그림 7-22. 수관절조영상(a : 정면상, b : MRI-T2영상)

2) 고관절조영검사(Hip arthrography)

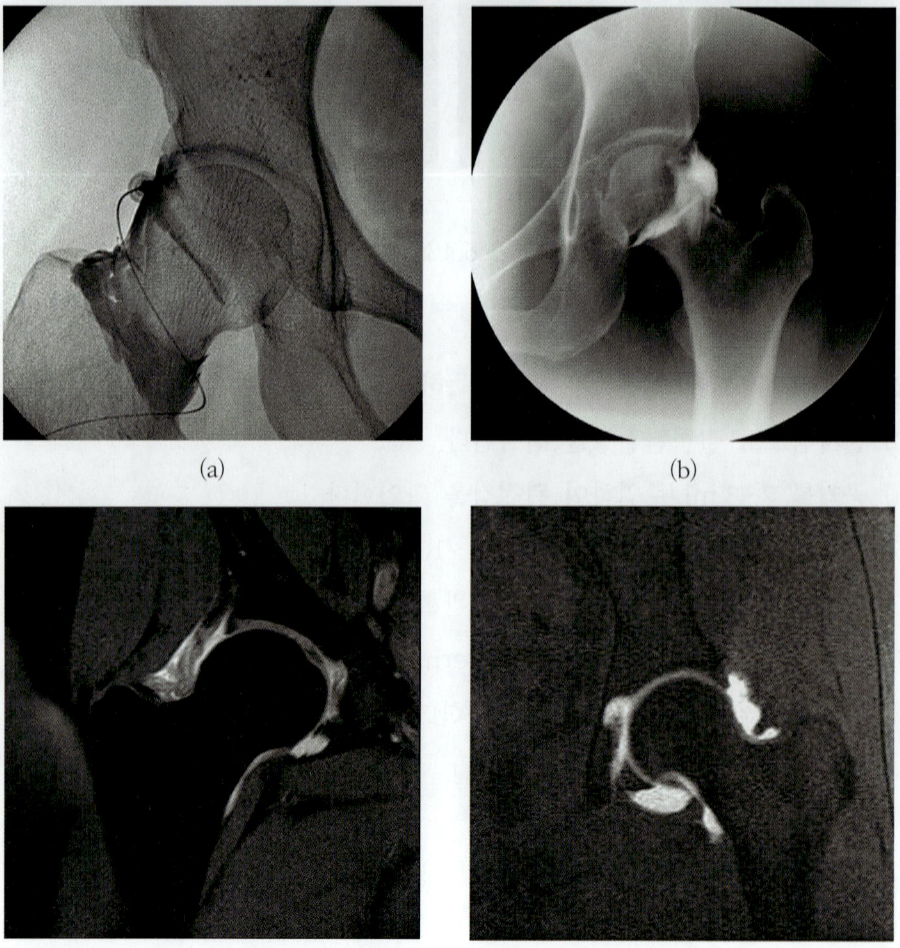

(a) (b)

(c) (d)

그림 7-23. 고관절조영검사(Hip arthrography)

a : Rt-정면상, b : Lt-정면상, c, d : MRI-T1영상

8 기타

Other

1. 누낭조영검사(Dacryocystography)
2. 타액선조영검사(Sialography)
3. 누공조영검사(Fistulography)

1 누낭조영검사
Dacryocystography

1) 해부학적 구조

눈물기관(lacrimal apparatus)은 눈물샘과 눈물관으로 이루어져 있다. 눈물샘(lacrimal gland)에서 분비된 장액성의 눈물은 안구의 건조를 방지하고 이물을 제거하는 역할을 하며, 눈물관은 눈물이 이동하는 통로이다. 안구의 상부 약간 외측에 위치한 누선에서 분비된 눈물은 안구를 적시고 눈물구멍(punctum)에서 위·아래눈물세관(superior·inferior canaliculus)으로 나뉘어 내측으로 가서 눈물주머니(lacrimal sac)로 개구한다. 눈물주머니는 비근 양측의 눈물주머니 오목에 있는 작은 주머니 형태로 눈물구멍을 육안으로 관찰할 수 있으며, 중력에 의해 눈물구멍에서 코눈물관(nasolacrimal duct)으로 하행하여 눈물이 흘러 들어가다가 아래콧길(inferior nasal meatus)에서 개구한다. 눈물샘에서 분비된 눈물의 배출경로는 다음과 같다.

상·하누선(sup. inferior. lacrimal gland) – 배설관(excretory duct) – 눈알(eye ball) – 눈물구멍(punctum) – 위·아래눈물소관(sup. inferior. canaliculus) – 눈물주머니(lacrimal sac) – 코눈물관(nasolacrimal duct) – 아래콧길(inf. naso meatus)

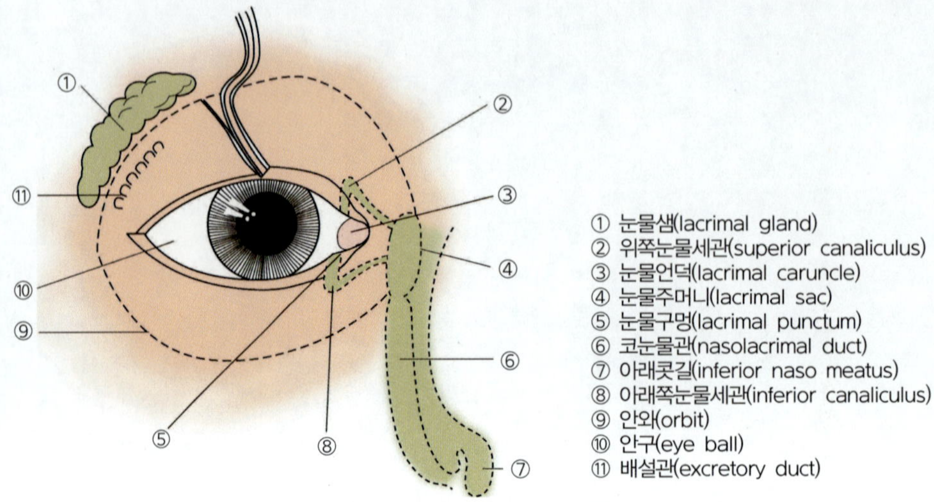

그림 8-1. 눈물주머니, 눈물관의 해부학적 구조

2) 검사목적

눈물흘림(epiphora) 환자의 눈물길의 폐색과 협착 유·무 위치를 변화를 관찰하기 위하여 하는 검사방법으로서 ① 안과검사 : Jon's Ⅰ, ⅡTest, ② 핵의학검사 : Dacryocystoscintigram(DSG), ③ 영상의학과검사 : Dacryocystography(누낭조영검사) 등을 시행하고 있다. 하지만 누낭조영검사는 코눈물관의 중재적 시술 및 수술을 시행하기 전에 환자의 눈물주머니, 코눈물관의 협착, 확대 및 위치변이 등 해부학적 구조를 관찰하는 중요한 검사로서 시술 후에도 환자의 증상을 점검하는 추적검사(Follow up study)의 기본이 된다.

누낭조영검사(Dacryocystography)는 눈물구멍을 통하여 조영제를 주사하여 눈물흘림(epiphora), 코눈물관폐쇄증(nasolacrimal duct obstruction), 코눈물관협착증(nasolacrimal duct stenosis)의 해부학적 구조를 관찰하는 검사방법이다.

3) 조영제

과거에는 경제적인 측면을 고려하여 주로 이온성조영제(ionic contrast media)를 사용하였으나 최근에는 삼투압이 낮고 친수성(hydrophilicity)이 높으며 분자의 화학독성이 낮아 부작용의 우려가 적은 비이온성조영제(non ionic contrast media)를 많이 사용하며 한쪽 눈에 시행할 경우 약 1~3 ml 정도를 사용한다.

4) 검사기구

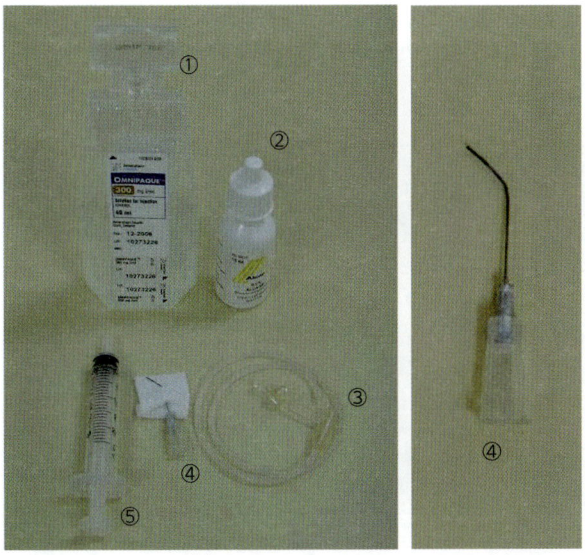

(a) (b)

① 비이온성 조영제(non ionic contrast media)
② Proparacaine
③ 연결기(connector)
④ Dacryo needle(Heelon needle)
⑤ Syringe 10 cc

그림 8-2. 누낭조영 검사기구(a)와 Heelon needle(b)

5) 검사방법

특히 눈 가까이에 주사침을 대므로 환자가 긴장하거나 불안해 할 수 있으므로 검사에 대한 전 과정을 환자에게 설명해 주어야 하며, 목으로 조영제가 넘어가 삼켜도 문제가 없다는 것을 환자에게 충분히 설명하여 심리적 안정을 취하게 한 후 다음과 같은 방법으로 검사를 실시한다.

(1) 환자는 바로 누운 자세를 취한다.

(2) 투시하에서 코눈물관(nasolacrimal duct)을 중심으로 단순촬영(scout)하며 안와 정면상과 측면상(Orbit AP, Lat.)을 촬영한다.

(3) 안구에 Tetracaine 또는 Proparacaine을 1~2방울 떨어뜨려 국소마취 한다.

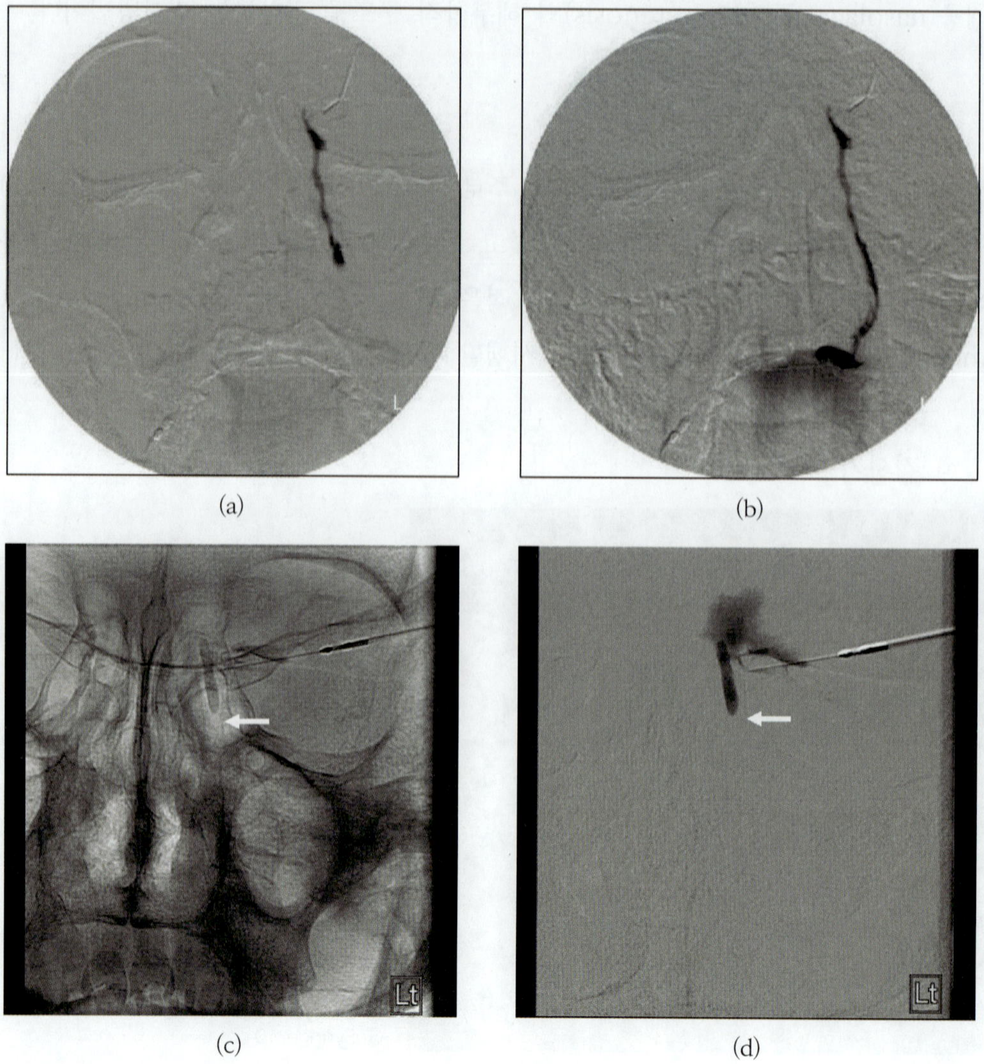

(a) (b) (c) (d)

그림 8-3. 누낭조영영상

영상 a, b는 정상적으로 코눈물관으로 조영배출이 되는 것을 알 수 있다.
c, d 영상은 왼쪽 코눈물관이 폐색되어 있는 것을 DSA영상으로 잘 관찰된다.

(4) 눈물구멍확장기(punctal dilator)로 아래쪽눈물세관(inferior canaliculus)을 확장시킨다.

(5) 주사침(Heelon needle)과 연결관(connector)에 공기가 들어가지 않도록 생리식염수를 채워 공기를 제거한다.

(6) 확장된 아래쪽눈물세관에 26~30 G 주사침(Heelon needle)을 삽입한다.

(7) 투시하에 비이온성 조영제를 1.0 ml 주입하여 코눈물관(nasolacrimal duct)을 관찰하면서 정면, 사방향, 측면자세(AP, Obl, Lat.)를 촬영한다. 필요에 따라 Water's position으로 촬영할 수도 있다. 특히 사방향 15°(Oblique position 15°) 돌려서 주로 촬영하나 필요 시 다른 각도에서 촬영 하거나 앉은자세(sitting position)에서 추가로 순간 촬영할 수 있다.

(8) 조영제 주입 후 10~20분 지연촬영을 하여 눈물관의 협착 또는 폐쇄여부를 관찰한다.

(9) 지연촬영(delay radiography)이 끝나면 코눈물관에 생리식염수를 주입하여 세척한 후 검사를 종료한다.

6) 코눈물관계의 중재적 시술(Interventional studies)

(1) 비루관 스텐트삽입술(Stent insertion of nasolacrimal system)

코눈물관(nasolacrimal duct)의 협착(stenosis) 또는 폐쇄(obstruction)에 대한 수술적 치료의 단점인 전신마취, 수술 전 입원, 수술 후 얼굴 흉터 등을 보완한 것이 코눈물관계의 중재적시술인 스텐트삽입술(stent insertion of nasolacrimal

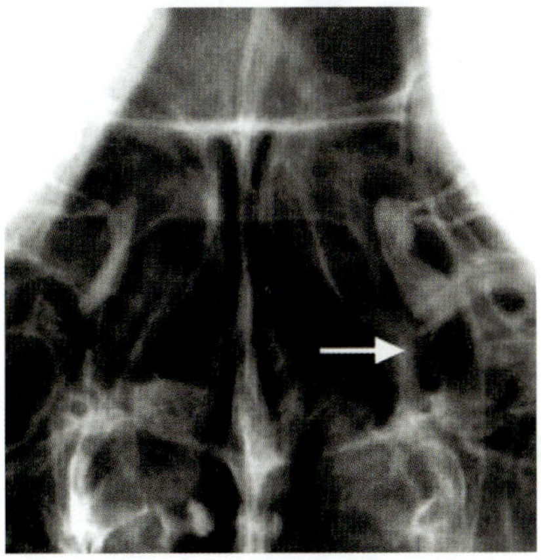

(a)

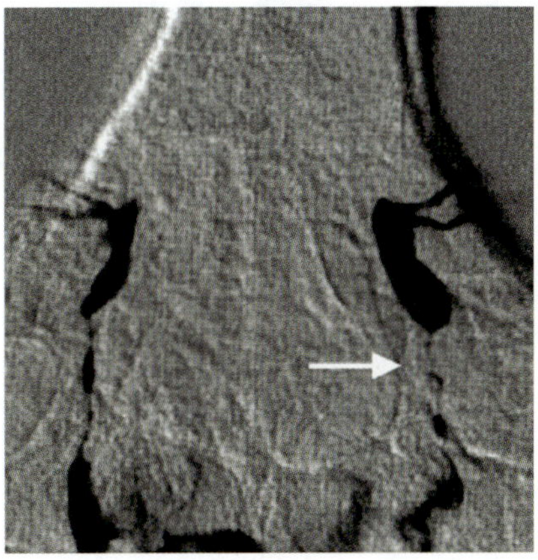

(b)

그림 8-4. **코눈물관 협착증(Nasolacrimal duct stenosis) 영상**
양쪽 모두 좁아져 있는 것을 알 수 있다(화살표).

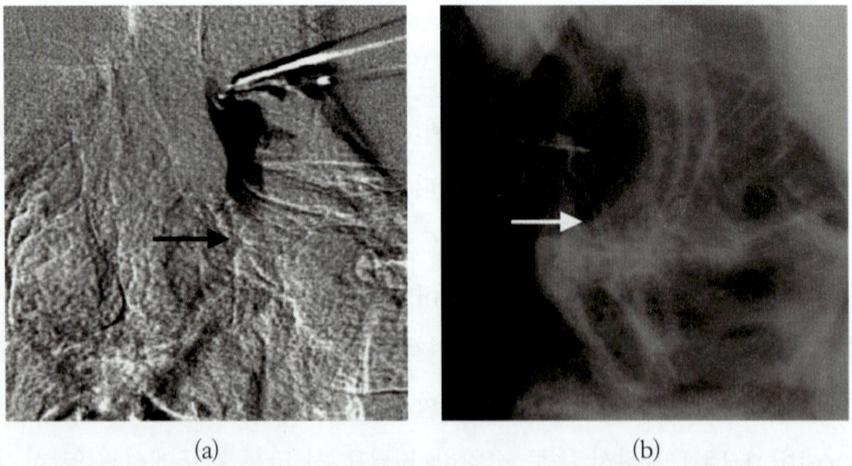

그림 8-5. 비루관 스텐트삽입술(Stent insertion of nasolacrimal system)
a : 화살표 부위에 코눈물관이 폐색되어 충만 결손상(filling defect)이 관찰되며,
b : 폐색된 부위에 스텐트를 삽입하였다(화살표).

system)이다. 아직까지 스텐트삽입술에 대한 긴 기간 추적검사가 이루어지지는 않았지만, 많은 연구자들이 비수술적인 치료방법인 중재적 시술에 대해 유용성을 인정하고 있으며, 이에 대한 연구가 국내·외로 활발히 진행되고 있다.

7) 누낭신피그래피(Dacryoscintigraphy : DSG)

방사선추적자로서 sodium pertechnetate를 포함한 시약을 눈에 점안한 후 감마카메라로 눈물의 방사선추적자가 위쪽눈물세관(sup. canaliculus)과 눈물주머니

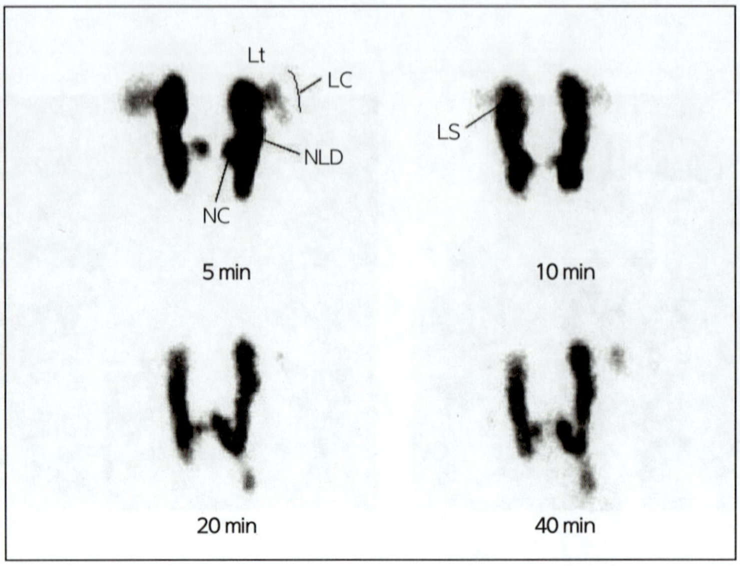

그림 8-6. 정상 누낭신티그라피(Normal dacryoscintigraphy)
LC(Lacrimal canaliculi), LS(Lacrimal sac), NLD(Nasolacrimal duct), NC(Nasal cavity)

(lacrimal sac), 코눈물관(nasolacrimal duct)을 거쳐 코 안으로 흘러 내려가는 것을 촬영한다.

8) 임상증례

(1) 눈물샘염증(Dacryoadenitis) : 눈물샘에 생기는 염증으로 급성과 만성의 두 가지가 있는데 극히 희귀한 질병이다.

(2) 눈물흘림(Epiphora) : 눈물이 비루관계를 통해 정상적으로 배액되지 않는 증상으로 장기간 계속될 경우는 누낭염(Dacrcystitis) 등의 원인이 될 수 있다. 이러한 증상은 주로 코눈물관계의 폐색이나 협착에 의해 발생된다.

2 타액선조영검사
Sialography

1) 해부학적 구조

침샘(salivary gland)은 타액을 분비하여 구강 내 건조와 감염을 방지한다. 침샘은 귀밑샘(parotid gland), 턱밑샘(submandibular gland), 혀밑샘(sublingual gland)의 큰침샘과 입술샘, 볼샘, 입천장샘, 어금니샘, 혀샘의 작은침샘이 있어 점액, 장액, 혼합액을 분비하여 타액(saliva)을 이룬다. 타액선은 좌우 3쌍으로 구성되어 있는데 해부학적 위치를 보면 다음과 같다.

- **귀밑샘(이하선 : Parotid gland)**은 가로 3~4 cm, 세로 4~5 cm, 두께 2~3 cm로 가장 큰 침샘이며 광대뼈(zygoma), 아래턱뼈 오름가지 및 빗목근(sternomastoid muscle)이 형성하는 역삼각지대로 Stenson's duct를 개구하여 순장액선을 분비한다. 침샘구멍(orifice)은 귀의 바로 밑에 위치하며 입 속의 상치열의 제 2큰어금니 맞은편에 있어 때때로 유행성 이하선염(mumps)이 발생하면 그 근막이 몹시 긴장되기 때문에 심한 통증을 유발한다.

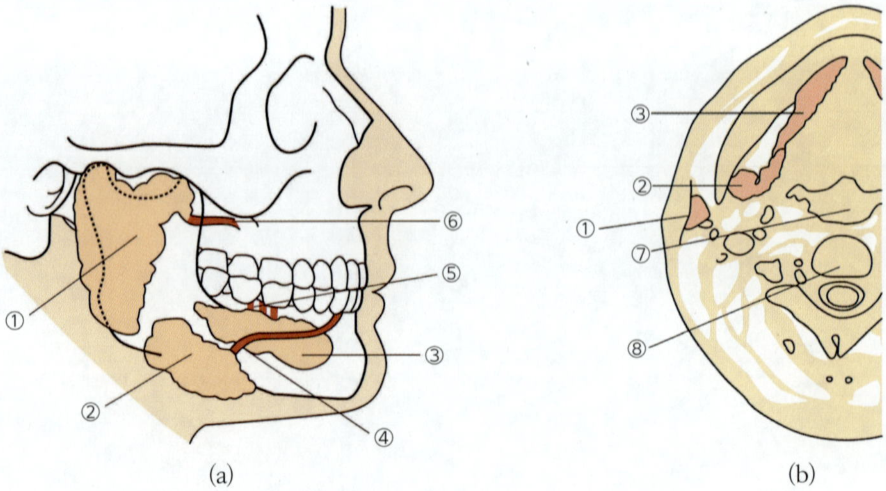

① 귀밑샘(parotid gland) ② 턱밑샘(submandibular gland) ③ 혀밑샘(sublingual gland)
④ Wharton's duct ⑤ Rivinus duct ⑥ Stensen's duct ⑦ 입인두(oropharynx)
⑧ 목뼈(crevical spine)

그림 8-7. 침샘의 측면(a)과 횡단면(b)의 구조

- **턱밑샘(악하선 : Submandibular gland : SMG)**은 길이 2.5 cm, 두께 1.5 cm의 타원형태로 아래턱뼈와 두힘살근 사이의 오목한 부위에 위치하며, 길이 2~3 cm 정도의 Wharton's duct를 개구하여 장액성과 일부 혼합성의 타액을 분비한다. 침샘구멍(orfice)은 아래턱뼈의 각진 부분 속에 위치하고 혀의 밑에 위치하며 혀의 언덕과 연결된다.
- **혀밑샘(설하선 : Sublingual gland)**은 입안바닥의 점막 아래, 턱목뿔근의 위에 있으며 길이 3~4 cm, 두께 1 cm의 작은 편도(almond)형태의 침샘으로 8~18개의 개구부를 통해 설하의 측면으로 개구하면서 Rivinus duct를 이루고 이중 1~2개는 Wharton's duct와 연결되어 있다. 침샘구멍(orfice)은 가장 작고 혀 밑에 위치하며 턱밑샘 분비관에 합류되기도 한다.

2) 검사목적

타액선조영검사(Sialography)는 조영제를 침샘의 관(duct)에 투여하여 침선의 외관 및 타액관의 사전 평가를 할 수 있는 검사로 귀밑샘(parotid gland) 또는 턱밑샘(submandibular gland : SMG)에서 타액선관 체계(ductal system)를 평가하는 유일한 검사이다. 이 검사로 타액관 결석(stone), 타액관 협착(stenosis), 타액관 확장(sialectasia), 침흘림증(sialosis), 종양(tumor), 곁주머니(diverticulum), 침샘샛길(salivary fistulae)에 대한 중요한 정보를 얻을 수 있어 검사를 시행한다. 타액선조영술은 초음파검사(sono)의 발달로 과거에 비하여 선호도가 낮지만 침선의 만성 염증과 결석에 대한 검사로는 아직도 좋은 검사이다. 타액선조영술은 캐뉼러 삽입을 할 수 없는 혀밑샘(sublingual gland)과 소 침샘에는 시행할 수 없고 급성염증이 있거나 요오드(iodine)에 과민한 환자에게는 시행하지 말아야 한다.

3) 전처치

특이할 만한 사항 없음.

4) 검사기구

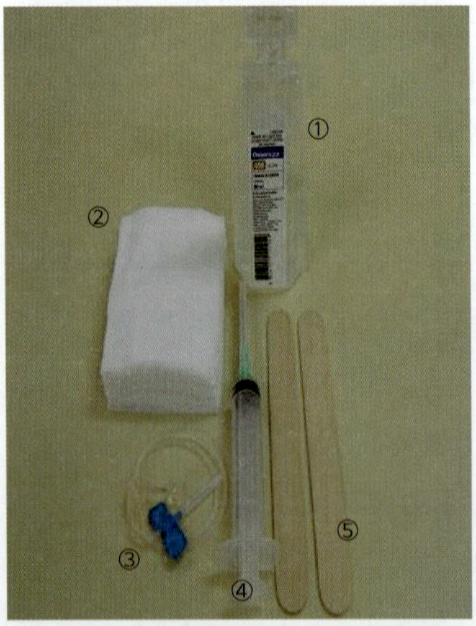

(a)

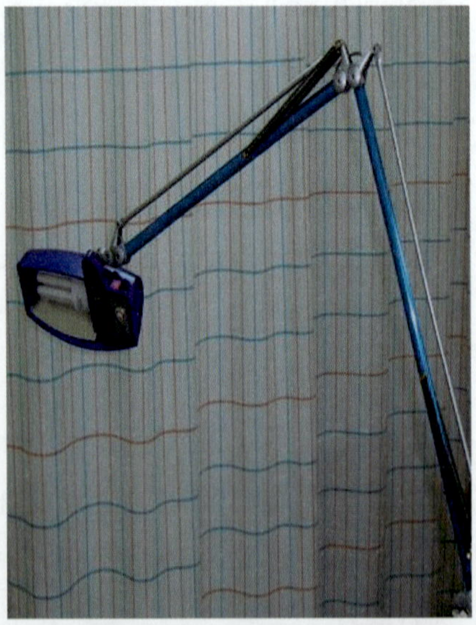

(b)

① 비이온성조영제(non ionic CM) ② Gauze ③ Sialo needle 26G ④ Syringe10 cc
⑤ Tongue depressor(설압자)

그림 8-8. 타액선조영(Sialography) 검사기구(a)와 Side lamp(b)

5) 조영제

요오드(Iodine)를 함유한 수용성조영제 1.0~3.0 ml를 주입한다.

과거에는 이온성조영제(ionic contrast media)를 사용하였으나 높은 삼투압과 혈액 중의 이온화에 의한 부작용의 빈도가 높아, 현재에는 삼투압이 낮고 친수성이 높으며 분자의 화학독성이 낮아 부작용의 우려가 적은 비이온성조영제(non ionic contrast media)를 많이 사용하고 있다.

6) 검사방법

(1) 검사하고자 하는 침샘을 중심으로 정면, 사방향, 측면자세(AP, obilque, lateral position)로 조영 전에 단순촬영한다.

(2) 환자는 바로누운자세(supine position)로 하고 턱을 들어 올린 자세에서 입을 크게 벌린다. 침샘구멍(orifice)을 잘 찾기 위하여 lemon, orange juice 같은 신 음식을 연상한다.

(3) 침샘구멍(orifice)을 설압자(Tongue depressor)로 누르면서 배출구를 확인한다.

(4) 검사하고자 하는 침샘구멍에 검사용 sialoneedle을 삽입하고 빠지지 않게 입술로 살며시 물게 한다. 이때 혀를 움직이거나 침을 삼키면 sialo needle이 빠질 수 있으므로 주의한다.

(5) 투시하에 검사하고자 하는 침샘구멍을 통하여 귀밑샘(parotid gland), 턱밑샘(submandibular gland), 혀밑샘(sublingual gland)에 1 : 1로 희석한 수용성 조영제 1.0~3.0 ml 정도를 샘꽈리(선방, acinus)까지 서서히 주입하면서 관찰한다.

(6) 타액관(salivary duct) – 엽(선엽, lobe) – 소엽(선소엽, lobule) – 샘꽈리(선방, acinus)로 이행하는 것을 AP, oblique, lateral 자세로 변환시켜 가며 투시 하에 촬영한다.

(7) 귀밑샘(parotid gland), 턱밑샘(submandibular gland), 혀밑샘(sublingual gland)을 검사한다.

A) **귀밑샘(이하선 : Parotid gland)**의 침샘구멍(orifice)은 귀(EAM)의 바로 밑에 위치하며 입 속의 상치열의 제 2큰어금니(제 2대구치) 맞은편에 있다. 정면상(AP)보다 먼저 측면과 사방향으로 검사를 하면 Stenson's duct 내에 조영제가 들어가는 것을 잘 볼 수 있어 관찰이 쉬우며 서서히 좌우로 돌리면서 촬영한 후 정면(AP position) 촬영한다.

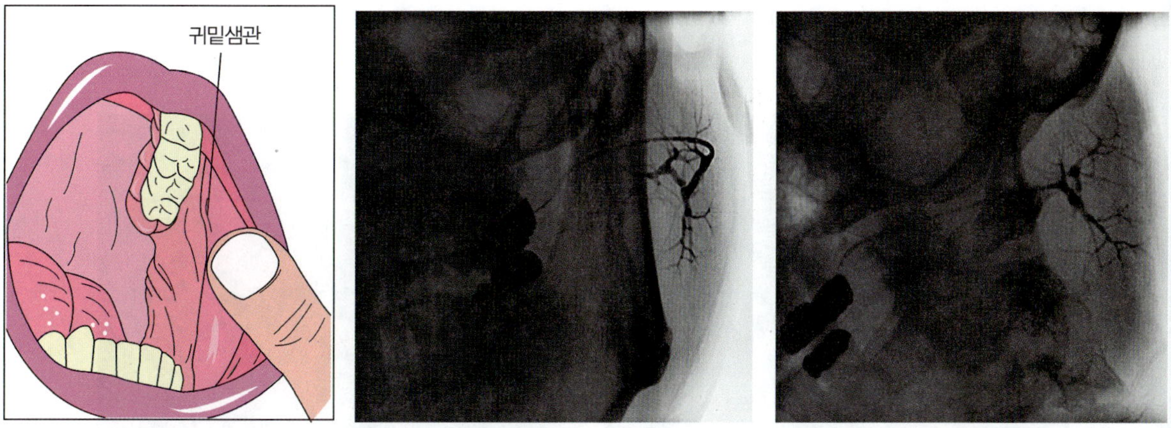

(a) (b) (c)

그림 8-9. 귀밑샘(이하선 : Parotid gland) 영상
귀밑샘(parotid gland)의 분비구(orifice)의 모식도이며, b와 c는 귀밑샘 정면과 사방향 영상이다, 화살표한 부위에 Stenson's duct가 잘 관찰된다.

B) **턱밑샘(악하선 : Submandibular gland)**의 침샘구멍(orifice)은 아래턱뼈의 각진 부분 속에 위치하며 혀의 밑에 있다. 턱을 펴서(extension) 조영제를 서서히

주입하면서 먼저 옆으로 측면상과 사방향상을 촬영한 후, 똑바로 돌리면서 촬영하면 wharton's duct를 잘 볼 수 있다(lateral, oblique, AP position).

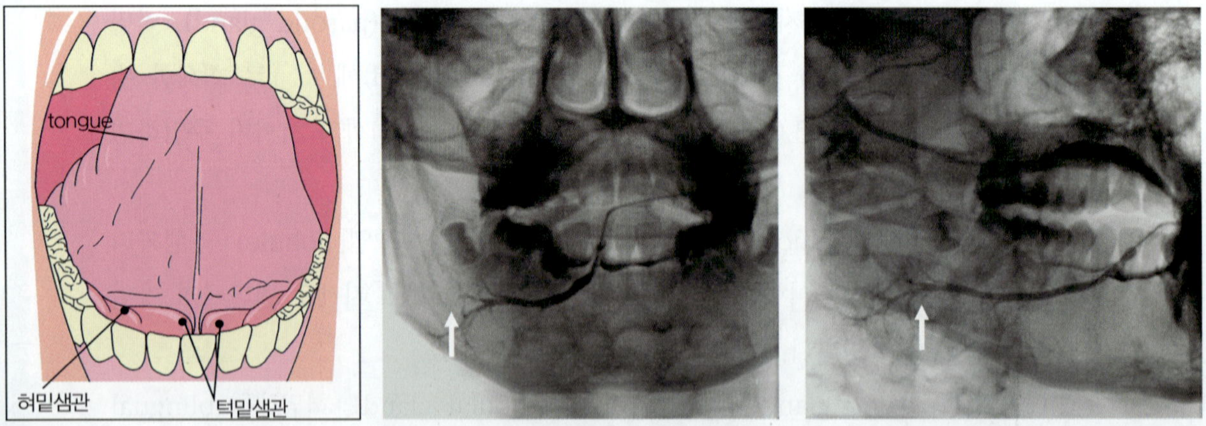

그림 8-10. 턱밑샘(악하선 : Submandibular gland, SMG) 영상

턱밑샘(submandibular gland)의 분비구(orifice)의 모식도이며, b와 c는 턱밑샘 정면과 사방향 영상이다, 화살표한 부위에 Wharton's duct가 잘 관찰된다.

C) **혀밑샘(설하선 : Sublingual gland)**의 침샘구멍(orifice)은 가장 작고 혀 밑에 위치하며 턱밑샘 분비관에 합류되기도 한다. 먼저 측면 또는 사방향 촬영을 하고나서 턱밑끝수직촬영법(submentovertical) 위치로 하여 입을 벌리고(open mouth) 중심선속은 미간치조선과 제 2큰어금니 중간에 구강내 선속(intraoral projection)으로 입사한다.

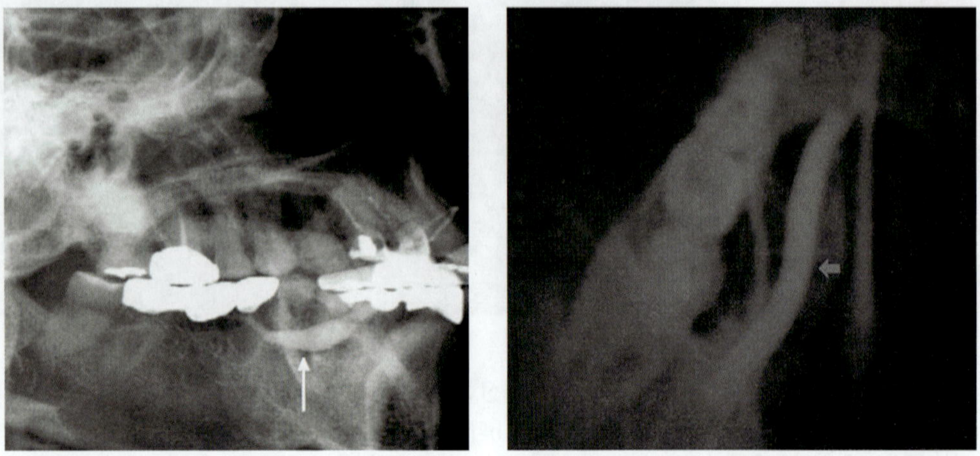

그림 8-11. 혀밑샘(설하선 : Sublingual gland) 영상

a는 혀밑샘(sublingual gland)의 사방향 영상이며, b는 턱밑끝수직촬영(submentovertical)으로 화살표한 부위에 Rivinus duct가 잘 관찰된다.

7) 지연검사(Delayed radiography)

(1) 침샘의 폐쇄유무와 샘꽈리(acinus)의 파괴유무를 관찰하기 위해 배출검사를 시행한다.

(2) 배출검사는 lemon, orange juice 같은 신 음식을 섭취하고 5~10분 후에 지연촬영(delayed radiography)하여 병변에 의한 배출기능이 장애를 받고 있는지 확인한 후 검사를 종료한다.

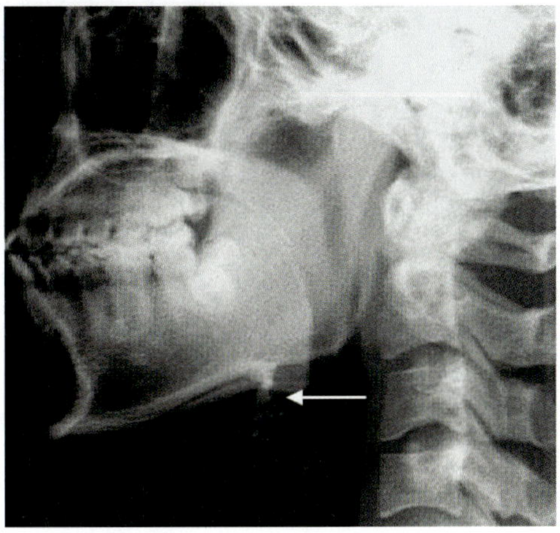

그림 8-12. 턱밑샘(SMG)의 지연촬영상(Delayed radiography)

8) 후처치

특별한 후처치가 필요 없음.

9) 임상증례

(1) 침돌(Salivary stone)

① 침돌의 성분은 탄산칼슘(calcium carbonate)과 인산칼슘(calcium phosphate)이며 80%에서 석회화를 보인다.

② 발생부위는 주로 턱밑샘(submandibular gland)에서 발생한다.

③ 형태는 원형 및 타원형을 이룬다.

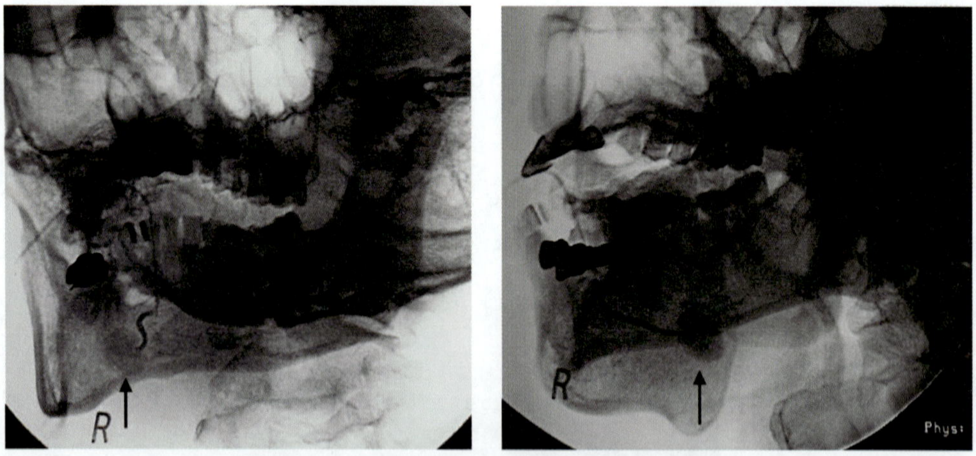

(a) (b)

그림 8-13. 턱밑샘 침돌

a와 b는 정면상과 사방향상으로 침돌(salivary stone)에 의해 Wharton's duct가 막혀 있다.

(2) 타액선염(Sialadenitis)

① 발생부위는 선엽 내 말단 침샘구멍과 샘꽈리(acinus)에서 주로 발생한다.

② 침샘구멍의 폐쇄, 협착으로 인해 선방(acinus)에 조영제가 남아 있다.

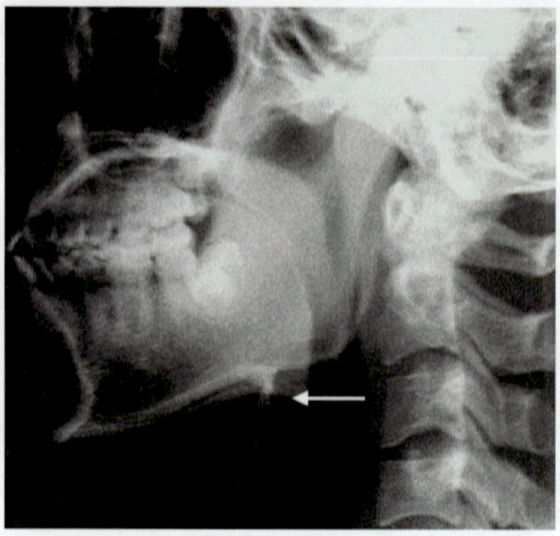

그림 8-14. 타액선염(Sialadenitis)

턱밑샘이 염증으로 인하여 일부 배출기능에 장애를 받고 있다.

(3) 다형성 선종(Pleomorphic adenoma)

다형성 선종은 침샘에서 발생하는 양성종양으로, 3군데의 주침샘(major salivary gland)중 귀밑샘(parotid gland)에 가장 많이 발생하며, 귀 밑 부분이나 목 위쪽에 커다란 멍울이 만져져지게 되면서 알게 되는 수가 많다.

다형성 선종은 양성종양이지만 많은 비율에서 점차 악성화하는 종양이어서 발견되면 수술적 치료가 원칙이다. 또한 양성종양이지만 치료 후 재발하는 경우도 많고 얼굴표정에 가장 중요한 신경인 7번째 안면신경을 침범하여 얼굴표정이 비대칭으로 나타나기도 하며, 심지어는 주변조직 침범하여 원격전이가 발생되어 치료 후에도 매우 세심하게 살펴야 하는 종양이다.

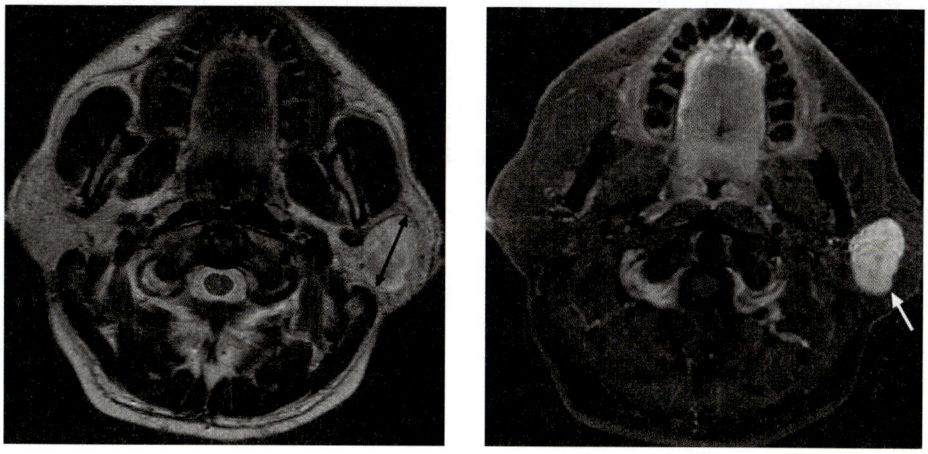

(a) (b)

그림 8-15. 다형성 선종

a의 MRI axial영상과 b의 조영제(GD-DTPA) 사용 후 영상에서 좌측 귀밑샘에 조영 증강된 32×23 mm의 종양이 관찰된다.

3 누공조영검사
Fistulography

1) 해부학적 구조

샛길(fistula)이란 두 개의 내장 사이, 내장에서 신체 표면, 두 개의 혈관 사이에 통해 있는 비정상적인 통로를 말한다. 장과 방광의 샛길(enterovesical fistula)은 일반적으로 장관계 질환에 의하여 발생되는데, 가장 흔한 원인은 구불주름창자 게실염, 결장암 및 Crohn's 질환이며 그 외 관통성 손상, 방광암, 자궁경부암에 의한 질환이 많다. 또한 방광과 질의 샛길(vesico vagimed fistula)은 대부분이 자궁 적출술(hysterectomy) 혹은 부인과적 수술 후에 발생되며, 그 외 자궁경부암 혹은 방광암, 방사선요법, 난산(dystocia) 등에 의해 많이 발생된다. 국내의 경우 자궁탈출(uterine prolapse)의 치료 목적으로 화학제를 사용하여 발생한 경우가 가끔 있고, 결핵성 원인에 의한 경우, 외상에 의한 경우, 선천적인 경우 등이 있으며 무엇보다 샛길의 원인과 원발부를 탐색하는 것이 중요하다.

- 항문샛길(Anal fistula) : 항문(anus)과 피부 표면 사이의 누공을 말한다.
- 위샛길(Gastric fistula) : 위장(stomach)으로 연결되는 비정상적인 통로를 말한다.

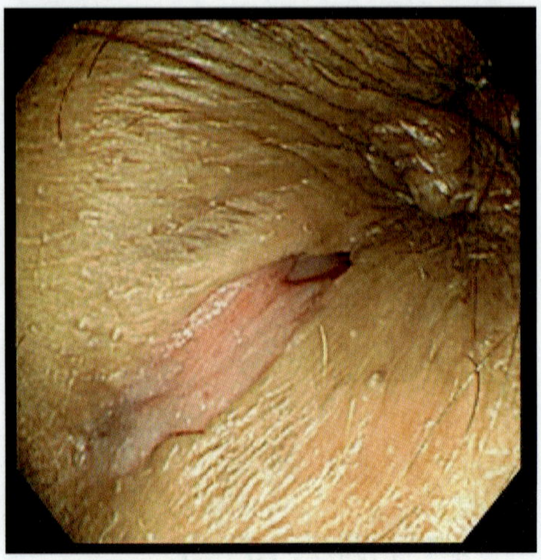

(a)

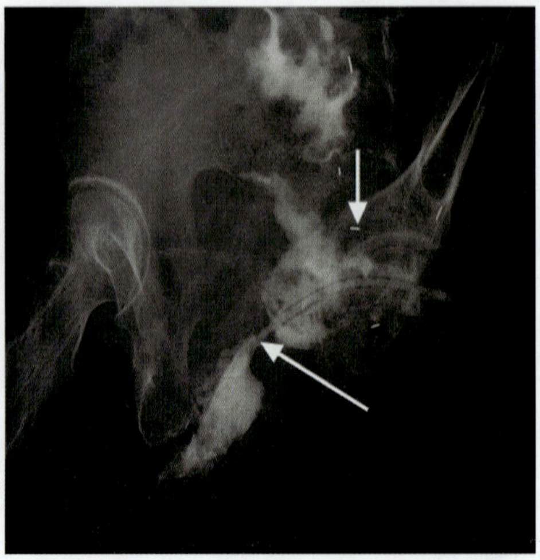

(b)

그림 8-16. 곧창자 샛길(Rectocutaneous fistula) 영상

a는 피부와 직장, 항문주위샛길(Perianal fistula)을 볼 수 있다.
b는 cyber knife 치료를 받기위해 fiducial(표적자) gold seed가 삽입된 상태(작은 화살표), cyber knife 치료 후 곧창자 샛길이 관찰된다(큰 화살표).

- 기관지식도샛길(Tracheoesophageal fistula) : 기관에서 식도로 이어진 비정상적인 통로
- 동·정맥샛길(rteriovenous fistura) : 동맥과 정맥에 동루를 형성한 것을 말한다.
- 경동맥·해면정맥굴샛길(Carotidcavernous fistula) : 목동맥과 해면정맥굴의 혈관 사이에 동루가 형성된 것이다.
- 방광·질 샛길(Vesicovaginal) : 방광과 질 사이에 샛길이 생겨 소변이 질로 나오는 것을 말한다. 그 원인으로는 외과적 수술의 손상, 분만시 방광손상, 피임기구의 방치, 암의 침윤, 암의 방사선 요법 등이다.
- 요도·질 샛길(Urethrovaginal) : 요도가 손상되어 질벽 사이에 샛길이 생긴 것으로 주로 분만으로 인해 발생될 수 있다.
- 요관 · 질 샛길(Ureterovaginal) : 요관과 질 사이의 샛길이 형성된 것을 말한다.
- 장과 질 샛길(Enterovaginal) : 장(직장)과 질 사이의 샛길로 심한 경우 질로 대변이 새어 나오고, 경한 경우는 가스가 배출된다. 주로 외과적 수술, 방사선 요법 등이 원인이다.

2) 검사목적

샛길의 자연 치유는 희귀하며 수술적 교정이 항상 필요하므로 수술 전·후 샛길의 형성 및 Passage 확인, 샛길의 원발부 탐색 및 샛길의 방향, 크기, 길이의 진단을 위해 누공조영검사를 한다. 샛길의 개구부는 보통 일반 X선 촬영에서는 잘 보이지 않으므로 샛길을 통해서 작은 도관(nelaton catheter)을 통과시켜 장내로 조영제를 직접 주입하여 누공조영검사(Fistulography)를 할 수 있다. 또한 샛길 부위를 생검하여 종양의 존재 유무를 확인한다.

3) 전처치

영상의 질을 높이기 위해 장내 가스발생을 사전예방 하기 위해 검사전 4 hr 금식(NPO, Nothing by Mouth)시킨다. 또한 방광 검사 시 방광을 비운다.

4) 조영제

수용성조영제와 Normal saline을 1 : 3으로 희석하여 사용하며, 위·장관계는 gastrografin을 주로 사용한다.

5) 검사방법

(1) 샛길부위를 중심으로 단순촬영(scout image) 한다.

(2) 외부샛길 부위를 소독하고 오염(contamination)을 방지한다.

(3) 샛길을 통해 일반적으로 작은도관(nelaton catheter를 삽입시킨다.

(4) 투시하에 조영제를 주입하면서 원발부와 샛길의 방향, 깊이를 관찰한다.

(5) 투시하에 관찰하면서 순간(spot)촬영한다.

(6) 투시가 끝나면 경우에 따라 샛길부위를 중심으로 routine 촬영한다.

6) 후처치

특별한 사항 없음.

7) 임상증례

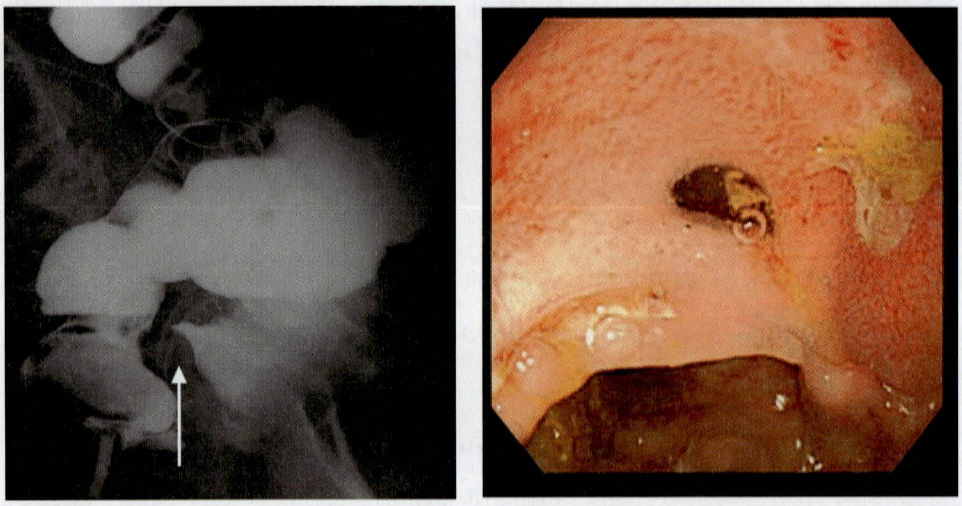

(a) (b)

그림 8-17. 직장방광루(Rectovesical fistula) 영상
a는 대장조영술에서 Gastrografin을 사용하여 직장과 방광샛길이 보인다.
b는 대장내시경검사에서 샛길쪽으로 소변이 흘러나오는 것을 볼 수 있다.

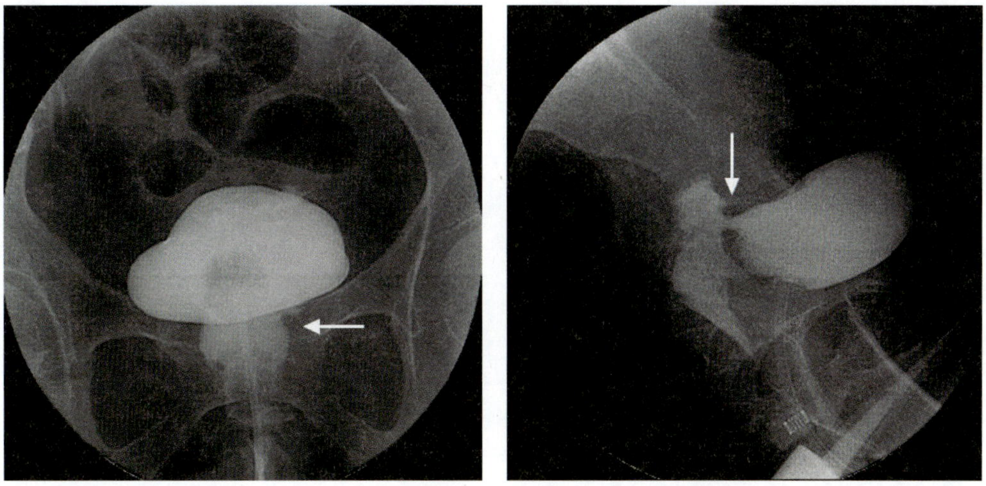

(a) (b)

그림 8-18. 방광질루(Vesicovaginal fistula)
정면상과 측면상에서 방광후벽에서 질 위쪽으로 조영제가 유입되는 것이 관찰된다(화살표).

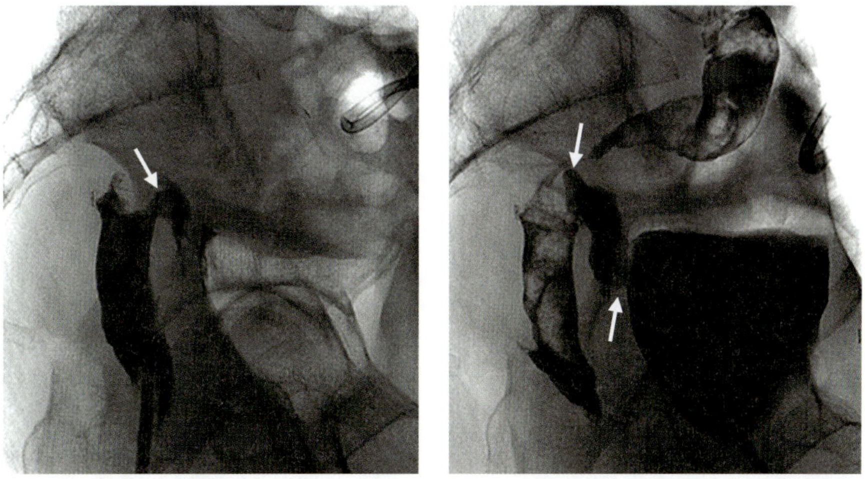

(a) (b)

그림 8-19. 직장과 질(Recto-vaginal) & 직장과 방광샛길(Recto-vesical fistula) 영상
a, b는 Rectum을 통해 gastrografin으로 검사를 시행, rectum의 anastomotic site 직하방 anterior wall에 fistula tract가 있고 이를 통해 contrast는 bladder를 채움. 직장과 방광(Rectovesical fistula) & 직장과 질샛길(Recto-vaginal fistula)을 볼 수 있다.

9 유방 엑스선 검사

Mammography

1 Mammography의 개요

20세기말 유방촬영학은 진단영상학에서 전문분야로 아주 중요한 위치를 확립하였다. 1960년 중반까지 일반 방사선 촬영 장치가 사용되다가 1965년 프랑스의 Charles Gros에 의해 최초로 유방 장치가 개발되었고 1967년 CGR사에서 Senographe라는 상업용 유방 촬영 장치를 개발해 상용화되었으며 1972년 Dupont사의 Film-Screen시스템이 유방 촬영에 도입되었다. 이를 시작으로 1974년 3M사에서 희토류계 증감지에 이어 1975년 Kodak에서 Fast min-R film, screen을 개발하여 사용함에 따라 유방촬영은 적은 방사선으로 고화질의 영상을 만들어내는데 성공하였다. 그러나 점차 장비의 발전을 가져오게 되어 현재는 Film-Screen방법에서 CR 또는 Digital Radiography로 점차 변화되는 추세이다. 유방촬영은 유방의 저에너지 엑스선을 이용하여 유방암의 진단 및 조기 발견에 큰 도움이 되고 있으며 평균적으로 증상이 없는 유방암 환자의 80~90%의 높은 진단율을 가지고 있다.

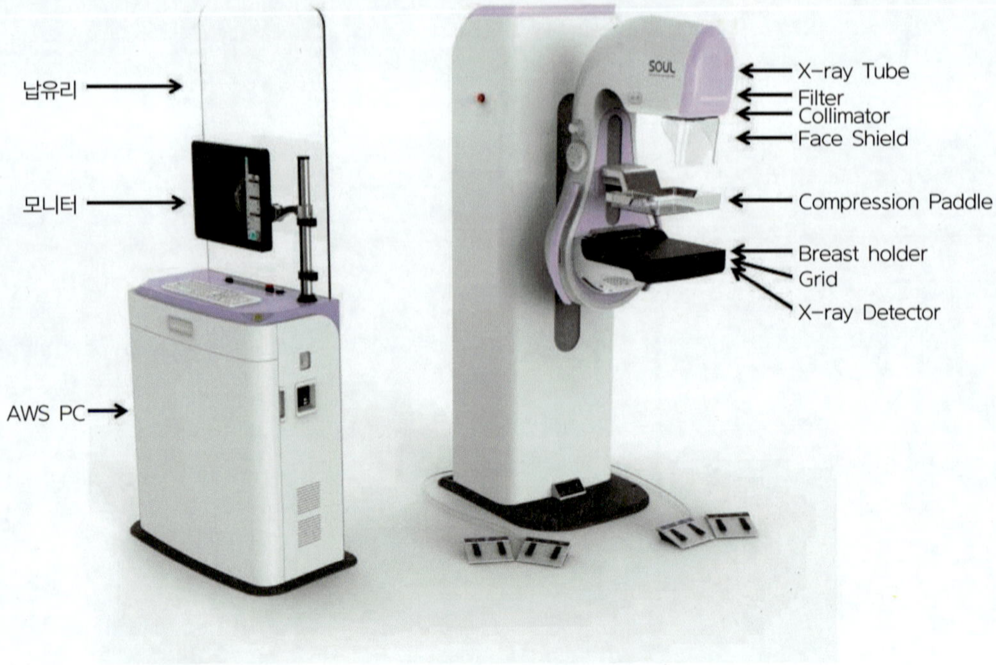

그림 9-1. 유방촬영용 엑스선장치의 구성

2 유방촬영 장치

유방은 연부조직과 유사한 낮은 고유밀도로 구성되어 있으므로 25~28 kV의 저관전압과 150~200 mAs의 고관전류를 이용하여 조직 간의 대조도 차이를 높여야 한다. 따라서 피사체 투과 최소 관전압과 높은 선량 발생에 적합한 Molybdenum(몰리브텐늄) 또는 Rhodium target(로디움 타깃)을 사용하여 낮은 에너지의 엑스선속 발생이 유리하도록 해야 하므로 최상의 유방영상을 얻기 위해서는 전용장치기기가 필요하다.

1) 동작 원리

엑스선 발생기에서 높은 전압 공급에 의해 높은 속도로 가속되는 전자의 흐름이 엑스선 튜브에서 양극과 충돌하였을 때 저에너지 엑스선이 발생되고 엑스선을 압박된 유방에 조사하고, 유방을 통과하면서 조직별 흡수선량의 차이로 인해 나타나는 엑스선을 검출기 또는 필름으로 기록해 유방 영상을 획득한다.

2) 장치 구성

유방촬영용 엑스선장치는 엑스선 발생부(엑스선 tube), 검출부(Detector), 기기부로 구성되어 있다. 엑스선 발생부는 엑스선을 발생시키는 장치이고 검출부는 인체를 투과한 엑스선의 강도를 측정하는 장치이다. 기기부는 Control consol 장치와 유방 압박 장치가 있다.

3) 엑스선 저지극(Target)

(1) 타깃 재질

15~20 keV 범위의 특성선은 지방조직과 섬유조직 간 감약의 차이를 매우 효과적으로 최적화 한다. 타깃 물질의 선택은 일반적으로 융해온도와 특성선 방출에너지의 2가지 요소에 의해 결정된다.

표 9-1. 타깃 물질과 특성 에너지

타깃 물질	융해온도	특성선 에너지
몰리브데늄(Mo)	2,617℃	17~19 KeV
텅스텐(W)	3,410℃	유방촬영 장비용으로 부적합
로듐(Rh)	1,966℃	20~23 KeV

대부분의 엑스선 튜브는 양극(Anode)재료로 텅스텐을 사용하는 반면, 유방 촬영용 엑스선장치는 최적의 유방 영상을 얻기 위한 방사선 스펙트럼을 만들 수 있는 몰리브데늄(Molybdenum) 양극과 함께 이중 소재 양극을 사용한다. 몰리브데늄(Molybdenum)은 유방촬영에서 오랜 시간 사용되어 왔다. 이 타깃(target)이 생성하는 특성방사선 최대치의 범위는 17.4~19.6 keV으로 필름/증감지형이 유방촬영에 이상적이다. 또한 적절한 범위의 특성방사선 스펙트럼이 형성됨으로써 고대조도의 고화질 영상을 얻을 수 있다. 또한 몰리브데늄 여과판은 대조도를 더욱 높이는데 사용되고 이상적 특성 범위 이하, 그리고 이상의 흡수선량에 의해 환자에게 흡수되는 피부선량을 감소시킨다.

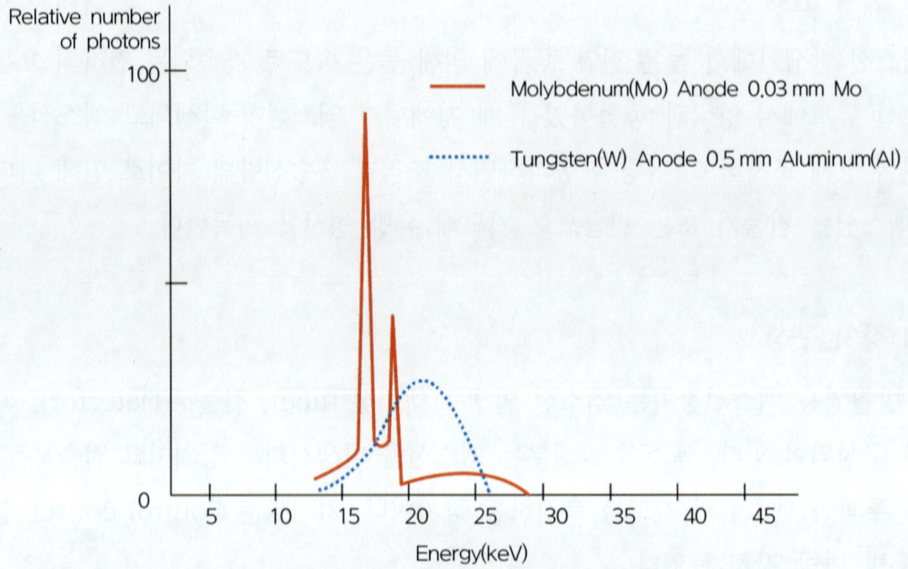

그림 9-2. Courtesy Eastman Kodak co
(Recent advances in screen-film mammography emission spectrum, 1983)

4) 저지극의 크기(Target : Focal Spot Size)

유방촬영 전용 장비에 사용하는 초점 크기 단위는 일반 방사선 사진의 초점크기보다 작다. 기하학적 구조와 결부된 초점의 크기는 전용장치의 사용으로 개선된 해상력을 나타낸다. 이것은 미세석회화의 발견과 유방의 세밀한 구조적 구별에 중요한 역할을 한다. 유방전용 검사 장비는 보통 두 가지 크기의 초점을 가진다. 대초점(0.3 mm)은 유방촬영의 일반적인 목적으로, 그리고 소초점(0.1 mm)은 확대영상(Magnification)에 사용된다.

5) 필터(Filter)

엑스선을 사용하는 기기는 환자의 불필요한 방사선 노출을 줄이기 위해 엑스선을 여과 할 수 있는 알루미늄 또는 이와 동등한 재료를 사용하는데, 유방촬영용 엑스선장치는 대조도를 향상하기 위해 몰리브덴을 표준 필터로 사용한다. 필터는 조사야 크기와 모양을 결정하고 피폭을 감소할 수 있다.

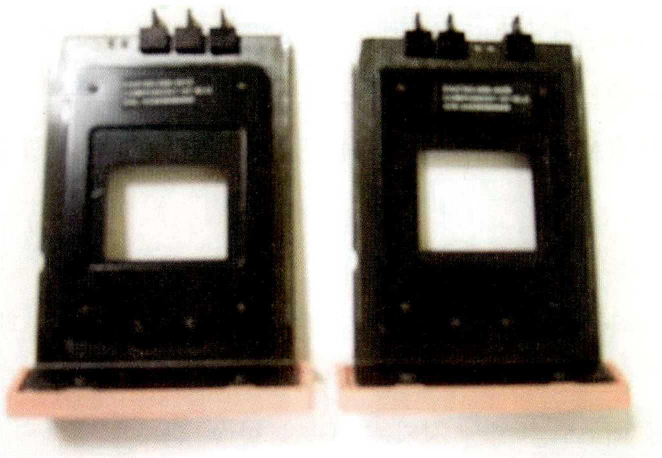

그림 9-3. 0.03 mm의 몰리브덴 필터

6) 관전압(kV)

유방촬영시의 주요 과제는 조직간의 흡수차가(피사체 대조도) 거의 없는 구조적 특성을 극복하여 영상의 대조도를 최적화하는 것이다. 관전압은 영상의 대조도를 결정하기 때문에 유방 촬영에서 중요한 노출 요소이다.

두께가 두껍고 밀도가 높은 유방이 엑스선에 노출되면 많은 연선이 유방 조직에 흡수되므로 적절한 필름 농도를 유지시키기 위해서는 노출 시간과 관전류량을 증가시켜야 한다. 그러나 노출시간을 증가시키면 환자피폭의 우려와 노출시간 증가에 따른 불선예도(Blurring)가 생길 수 있으므로 관전압을 1~2 kV 증가 시키는 것이 더욱 바람직하다. 현재는 유방의 상태에 따라 적절한 관전압을 자동으로 보상하는 Auto-kV selector를 장착한 장비가 사용되고 있다. 필름/증감지 유방촬영 시스템의 관전압 가용 범위는 보통 22~35 kV이며 35 kV를 넘지 않도록 하고 있다.

7) 관전류(mAs Values)

(1) 시간(Time)

시스템에서 촬영 시 노출 시간을 2초로 제한하고 있으며 이는 촬영 중 환자의 움직임에 의한 재검사의 발생을 최소화하기 위함이다.

(2) mA

저관전압과 짧은 노출 시간을 이용한 유방 촬영에서의 영상의 농도는 보통 관전류 값에 의해 좌우된다. 일반적인 회전 양극관을 사용할 때 관전류는 대초점(0.3 mm) 사용시는 100 mA를 소초점(0.1 mm) 사용시는 25 mA를 권고하고 있다. 자동 노출 조절장치(AEC)를 사용하면 더욱 정확한 관전류량을 정할 수 있다.

8) 유방촬영용 격자(Grids)

격자(grid)는 최근 유방촬영 장비의 기본사양이며, 피사체를 투과한 저 에너지 beam을 흡수할 뿐 아니라 산란선 발생을 낮추며, 특히 두껍고 밀도가 높은 유방에 있어 피사체 대조도를 향상 시키는 기능을 한다. 환자에 대한 피폭선량을 줄이고 최상의 영상을 얻기 위해서 중간물질은 나무, 알루미늄 등을 사용하나 최근에는 카본(carbon)을 많이 사용하고 있다.

이동형 격자(Reciprocating or Moving grid)는 엑스선 노출시간 동안 움직임을 통해 격자선을 효과적으로 흐리게 만들어 유방영상의 재현성을 높이게 되므로 유방촬영의 적정 격자비는 5 : 1을 권장하고 있다. 또한 고정형 격자(Stationary grid)는 미세석회화에 대한 분별력을 저하시키는 단점이 있어 사용하지 않고 있다.

9) AEC(Automatic Exposure Control)

대부분 유방촬영 장치에는 자동노출 장치가 기본적으로 장착되어 있다. AEC는 필요한 필름 농도를 얻기 위해 엑스선 조사를 제어하는 장치로서 각 환자에게 적정한 조사선량을 결정하는 것을 감으로 판단하지 않아도 된다.

AEC의 사용 목적은 유용한 사용범위 내에서 같은 필름 농도를 형성하여 유방조직의 형태에 따라 정확도가 향상되고 불필요한 조사를 막을 수 있다. Sensor 위치는 Chest wall쪽 가까이에 위치하여 중앙으로 이동할 수 있다.

10) 확대(Magnification)

일반 유방촬영에서는 확대촬영기법은 사용하지 않으나, 미세석회화 또는 부분적 구조의 세부묘사를 위해서는 확대기법을 사용하며 일반적으로 임상에서는 1.5~1.8배의 확대비가 많이 사용된다.

*** 확대비 = 초점과 필름과의 거리(FFD) / 초점과 피사체와의 거리(FOD)**

확대기술은 확대판에 유방을 위치시켜 피사체와 필름간의 거리(OFD)를 증가시켜 영상을 획득하는 방법을 말한다.

(1) 소초점 사용(0.1 mm)

소초점의 사용으로 가하학적 불선예도는 최소화 할 수 있으나 관전류가 높아져 노출 시간이 증가하게 된다.

(2) Air gap technique

유방확대 검사에서는 필름과 유방과의 거리를 두어 산란선이 공기 중으로 산란됨으로써 영상의 대조도에 미치는 영향을 줄인다.

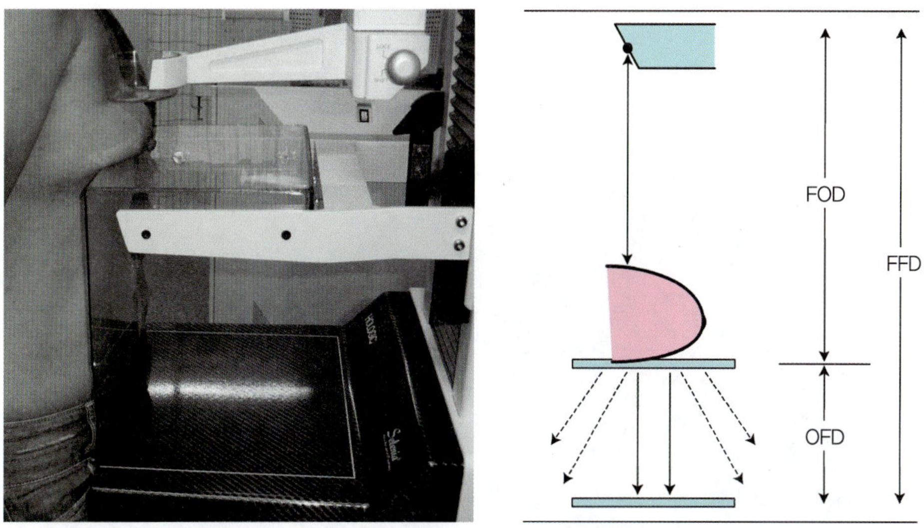

(a) (b)

그림 9-4. **확대(Magnification)검사의 산란선 흡수**
a : 확대 촬영 장치, b : 확대시 산란선 흡수

(3) Non-gride 사용

유방이 엑스선관 가까이 위치함에 따라 조사선량은 증가하고 산란선은 감소하므로 bucky는 사용하지 않는다.

11) 영상 획득 방식

유방촬영용 엑스선장치는 영상 획득 방식에 따라 아날로그, 디지털(컴퓨터) 유방촬영 엑스선 장치로 분류하고 있다.

(1) 아날로그 유방촬영용 엑스선장치(Film Screen Mammography Equipment)

필름을 통해 엑스선을 검출하는 시스템으로써 디지털 시스템에 비해 비용이 저렴하고 해상력이 우수하여 micro calcification 발견이 용이하다. 하지만 필름 현상이 필요하고 필름 보관을 위한 장소가 필요하다. 또한 디지털에 비해 엑스선 조사량이 높고 영상의 질에 한계가 있다.

(2) 컴퓨터 유방촬영용 엑스선장치(Computed Mammography Equipment)

엑스선 검출에 필름 스크린 대신 컴퓨터 검출기(IP : Image plate)를 사용하고 있다. 다양한 노출 범위에 일정한 감도와 노출에 대해 선형적인 특성을 가지고 있다.

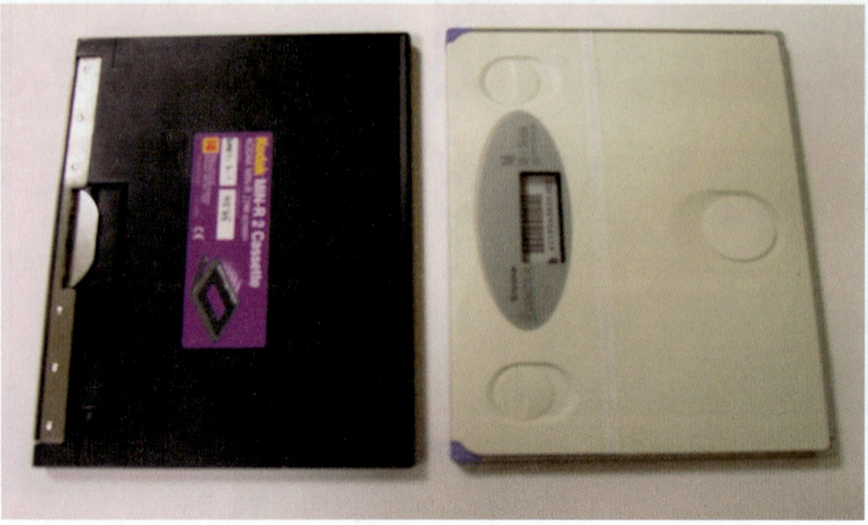

그림 9-5. 필름 카세트와 IP 카세트

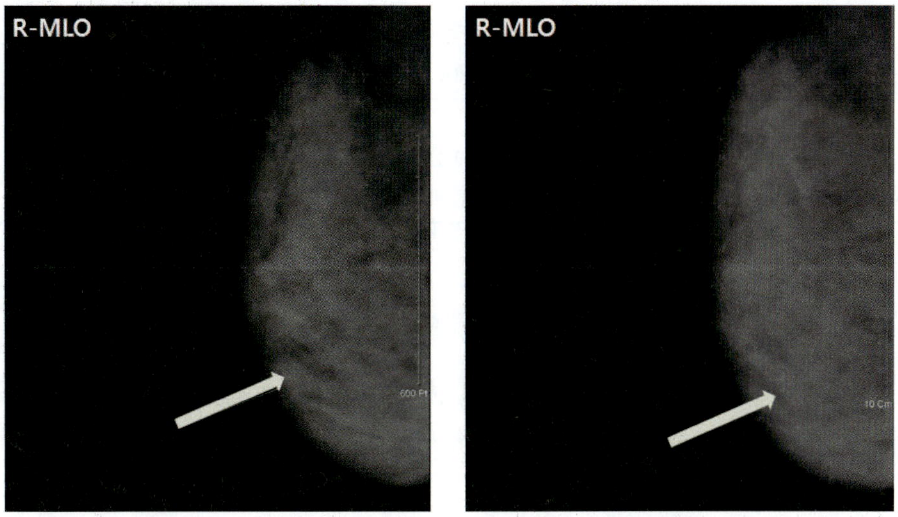

(a) (a)

그림 9-6. 필름과 IP로 촬영한 영상
a : Film b : IP

3 화질에 영향을 미치는 요소

1) 엑스선 영상의 대조도(Contrast)

구조물과 주변 조직 간의 농도 차이, 즉 경계간의 농도변화를 대조도라 하며 피사체 대조도와 필름대조도로 구분되어진다.

피사체 대조도	• 유방조직 내 흡수 차 유발인자(두께, 크기, 밀도, 원자번호, 대조도 물질) • 엑스선 질 좌우인자(Target 재질, KVP, 여과) • 산란선 관련 인자(kVp, Collimation, Air-gap, Grid, 유방 압박정도)
필름 대조도	• Film type • 현상조건(화학약품, 온도, 시간)

2) 엑스선 영상의 불선예도(Blurring)

방사선 영상의 정보는 구조물의 정보를 섬세하게 표현하는 선예도에 의해 결정되며 선예도가 저하되는 경우를 불선예도(Blurring)라고 표현한다. 방사선 영상의 불선예도는 구조물의 광학적 농도변화를 초래하게 된다.

움직임에 의한 불선예도 (Motion Blurring)	기하학적 불선예도 (Geometric Blurring)	스크린/필름에 의한 불선예도
• 유방 압박 정도 • 조사 시간 • 환자의 협조	• 초점 크기 • 초점과 물체와의 거리 • 물체와 필름과의 거리	• 스크린 관련 인자 • 필름 관련 인자

3) 압박(Compression) 효과

산란선을 최소화하고 대조도를 높이기 위해 압박대(compression paddle)를 사용하며, 압박촬영(compression radiography)시 이점은 다음과 같다.

(1) 피사체의 움직임을 방지하여 기하학적 불선예도를 줄일 수 있다.

(2) 유방의 전체적인 두께를 감소시켜 산란선을 줄일 수 있고 대조도가 향상된다.

(3) 유방 내·외측의 두께가 같아져 전체적으로 균일한 농도를 얻을 수 있다.

(4) 구조의 분리에 의한 종양음영에 대한 정확한 평가(양성 & 악성 구분)를 할 수 있다.

4 유방 해부학적 구조

유방은 물렁조직(soft tissue), 선조직(glandular tissue), 근육조직(muscular tissue), 연결조직(connective tissue)으로 구성되어 있으며 세로직경(craniocaudal diameter)이 제 2갈비뼈부터 6~7번째 갈비뼈까지 12~15 cm, 가로직경이 복장뼈 외측면에서 겨드랑이(axilla)까지이며 세로직경보다 크다. 2번째 갈비뼈 외측부에 유방의 꼬리부(breast tail)가 있고 중심부에 젖꼭지(nipple)와 젖꽃판(areola)이 있으며 갈비뼈 6~7번째 높이에 유방하극(inframammary crease)이 있다. 유방의 조직성분, 형태, 크기는 나이와 사람에 따라 차이가 있다. 젊은 여성일수록 조직의 밀도가 조밀하며 폐경기(monopausal) 이후의 여성은 조직의 밀도가 낮고 지방조직이 많다. 따라서 젊은 여성일수록 고도의 촬영기술이 요구되며 지방조직이 많은 노인의 경우 촬영시 피부를 잡아당겨 압박할 필요가 있다. 유방의 구역은 젖꼭지를 중심으로 상하좌우 4구역으로 나누며 이를 사분구역(Quadrant system)이라고 한다. 젖꼭지를 중심으로 상외측(UOQ : upper outer quadrant),

하외측(LOQ : lower outer quadrant), 상내측(UIQ : upper inner quadrant), 하내측(LIQ : lower inner quadrant)이라고 한다. 유방 질환의 정확한 검사를 위해서는 해부학적 구조와 조사방법을 잘 이해하여야 하며 병소부위와 젖꼭지를 포함한 그 주위 조직 전체가 가능한 많이 포함될 수 있도록 검사하여야 한다. 유방은 갈비뼈를 덮은 원형의 굴곡된 형태를 하고 있고, 카세트(cassette)는 평면으로 되어 있기 때문에 하나의 필름상에 유방 전체를 나타내는 것은 불가능하다. 따라서 가능한 조사방법을 적절히 사용하여 사각지역을 줄일 필요가 있다. 한편 유방암(breast cancer)은 대개 상외측에 위치하기 때문에 검사시 겨드랑이부(axillary area)를 포함한 외측상부를 신장시켜 충분히 포함시켜야 한다.

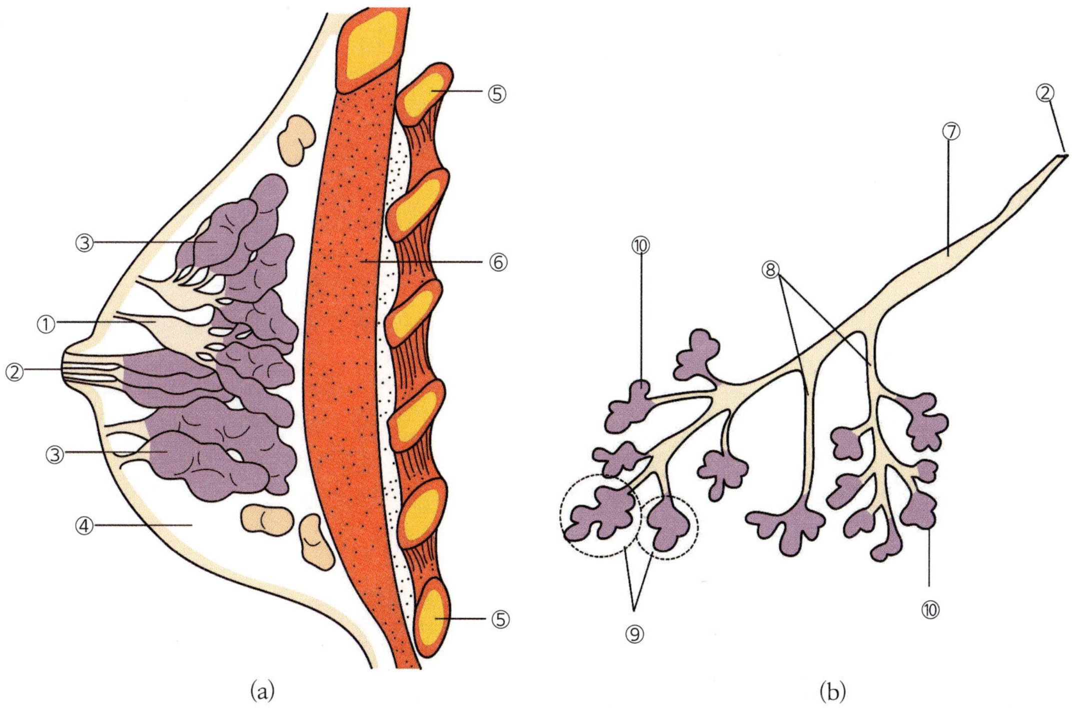

① 유관(mammary duct) ② 젖꼭지(nipple) ③ cooper's 인대 ④ 지방(fat) ⑤ 갈비뼈rib)
⑥ 큰가슴근(pectoralis major) ⑦ 유관팽대부(ampulla) ⑧ 유관의 주가지(main branches of duct)
⑨ 젖샘엽(lobule) ⑩ 샘꽈리(acini)

그림 9-7. 유방의 종단면(a)과 유선의 구조(b)

5 유방 진단

Mammography의 유방암 진단의 정확도는 일반적으로 85~90%가 되나 우리나라 여성은 유방이 작고 특히 젊은 여자에서는 과밀도 유방실질 때문에 진단율이 다소 떨어진다. 일반적으로 유방진단에는 유방촬영술(Mammography), 초음파검사를 병행하여 많이 실시하며 세침세포검사(FNAC : Fine Needle Aspiration Cytology), 조직검사(biopsy) 등을 추가하여 진단을 할 수 있으며 초음파검사는 위치를 알아내고 종양이 물혹(cyst)인지 딱딱한 고체성(Solid)인지 구분하는데 도움이 된다. 최근에는 컴퓨터촬영(CT) 및 자기공명영상(MRI), 종양표지인자(CEA, CA15-3) 등도 유방암의 진단 및 전이를 진단하는데 이용된다. 양전자방출단층촬영(PET : positron emission tomography) 검사법은 비용이 많이 들지만 암 재발 부위 등을 진단해 낼 수 있는 장점이 있으며 암조기 진단 목적으로도 각광을 받고 있다.

기 술	내 용
Bioelectric Imaging	피부 표면의 전극 어레이를 이용하여 저전류를 체내에 도입하고 유방위의 비침습 센서를 이용하여 전계를 측정
Breast Thermography	유방에 흐르는 혈액의 온도를 추적하고 신생 혈관 영역을 식별
Computer Aided Detection (CAD)	컴퓨터알고리즘은 암과 관련된 물리적 특성을 반영하여 유방 엑스 ray 영상의 영역을 식별하는 데 사용됨
Contrast Enhanced Mammography	요오드 조영제를 투여하여 엑스선 영상을 획득. 영상은 종양의 급속한 성장에 따라 증가된 혈관조직, 높은 혈류 속도의 영역을 강조
Magnetic Resonance Imaging (MRI)	자기장 내에서 핵입자에서 방출된 신호에 의해 생성된 이미지. 유방 종양은 조영제의 흡수를 증가시킴. 해당 방법은 다중 악성 종양, 침윤성 소엽 암, 재발 암, 고밀도의 가슴을 가진 고위험 여성에 대한 검진에 유리함
Near Infrared Optical Imaging	근적외선의 유방 투과율을 측정
Nuclear Imaging	PET이나 단일 광자 영상(scintimam-mography)을 이용. 종양이 정상 조직보다 대사율이 높기 때문에 인체 내 신진 대사량과 영역을 식별하기 위해 방사성 추적기를 사용
Tomosynthesis and 3D Imaging	단층 슬라이스를 생성할 수 있도록 영상처리와 함께 다양한 각도에서 많은 영상을 획득(일반적으로 약 ±15도에서 11개의 영상 획득) 이러한 방법은 중복 구조의 간섭을 감소시킴 예비 연구에 따르면, 이러한 방법은 검진용과 비슷한 방사선조사량에 2D 영상에서 획득할 수 없는 개선된 병변 가시성을 제공함
Ultrasound	초음파진단은 일반적으로 유방촬영술에 사용되지만, 최근 연구는 치밀한 조직의 가슴을 가진 여성에 대한 검진 용도로의 사용이 증가할 가능성을 시사하고 있음

자료 : Emerging Technologies in Breast Cancer Detection, Hologic.

임상적으로 유방은 젖꼭지(nipple)를 중심으로 가로와 세로로 4등분(Quadrant system)하며 유방 조직을 시계방향으로 표시한다(12, 3, 6, 9시).

- 상외측(UOQ : Upper Outer Quadrant) • 상내측(UIQ : Upper Inner Quadrant)
- 하외측(LOQ : Lower Outer Quadrant) • 하내측(LIQ : Lower Inner Quadrant)

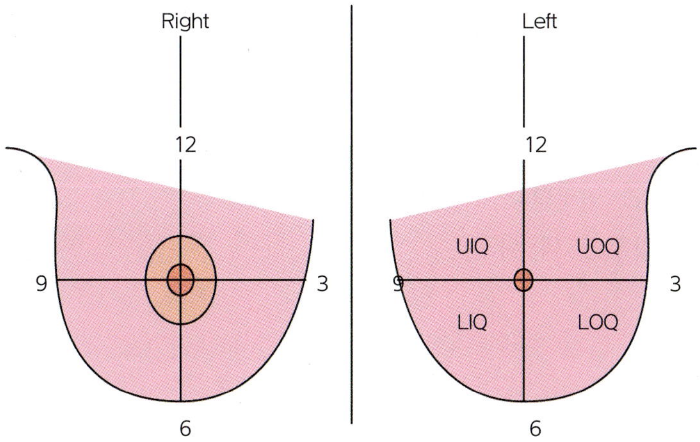

그림 9-8. **유방조직 시계방향 표시와 4분할 위치구분**

1) 유방 자가 진찰법(Breast Self-Examination : BSE)

(1) 거울 앞에 서서 관찰 및 촉진하기

① 피부의 함몰

② 젖꼭지 함몰 또는 유두 모양의 변화

③ 젖꼭지의 궤양 및 습진

④ 젖꼭지분비물 분비

⑤ 유방크기의 비대칭

⑥ 피부의 부스럼, 종기, 홍반 : 염증성 유방암

(2) 누워서 촉지 하기

① 유방조직의 표면 상태를 느끼고 힘을 주어 누르면서 조직의 단단한 정도를 느껴 본다.

② 주변과 구별되는 멍울이 느껴질 때는 그곳을 중점적으로 촉지해 본다.

③ 양성은 표면이 매끈하고 조직도 부드러운 반면 암은 표면이 거칠고 각이져 있으며 딱딱한 것이 특징이다.

④ 유방촉진을 끝낸 후 젖꼭지와 젖꽃판 부위를 짜보아 비정상적 분비물이 나오는지 관찰한다.

2) 유방암의 위험인자

현재 유방암의 원인에 관하여는 다른 암과 마찬가지로 명확하게 밝혀진 것은 없다. 그러나 유방암이 발생된 환자를 역학 조사한 결과 임신이나 월경과 관련된 사항이 많은 것으로 보아 여성호르몬과 관련되어 있음을 짐작할 수 있게 한다.

① 유방암의 가족력이 있는 경우(모친이나 자매가 유방암)

② 독신으로 사는 여성

③ 평생 임신한 적이 없는 경우

④ 첫 출산이 늦은 경우(35세 이후)

⑤ 초경연령 빠른 경우(12세 이전)

⑥ 폐경 늦은 경우(55세 이후)

6 유방검사 목적

우리나라에서도 식생활, 생활습관이 서구화되면서 유방암이 늘고 있는 추세이며, 서양에 비해 젊은 층에 유방암이 많은 것이 특징이며, 유방암의 조기진단을 위해서는 유방 엑스선 촬영이 중요하므로, 유방증상이 없어도 35세 이상 여성은 매년 1회 정기검진을 권장한다. 유방 엑스선 촬영은 방사선을 이용한 일차적 선별검사의 하나로서, 여러 가지 검사법 가운데 가장 많이 시행되고 있는 유방진단법이다.

이 검사의 장점은 우선 검사가 간단하고, 비용이 저렴하며 다양한 유방질환 소견 가운데 석회화 병변을 진단하는데 효과적인 것으로 알려져 있고, 유방암 및 여러 유방질환의 발견, 즉 촉지 불능 유암(nonpalpable mass), 양측성 유암의 발견, 암의 크기 및 침윤정도, 석회화(calcification)의 식별, 생검(biopsy) 부위의 결정에 유리하며, 작은 병변이 있는 경우 촉진보다는 유방사진에서 발견율이 매우 높다.

7 유방검사 종류

엑스선을 이용하는 유방검사는 다음과 같이 분류한다.

1) 단순유방검사(Simple mammography)

① 전체압박법(full compression)

② 부분압박법(spot compression)

③ 확대촬영법(magnification)

2) 유관조영검사(Duct mammography)

3) 유방기체조영검사(Pneumomammography)

4) 위치결정검사(Mammolocalization)

1) 단순유방검사(Simple mammography)

유방검사는 생리 후 약 7일 후에 실시함을 권고 한다. 유방학적으로 생리 전에는 지방과 섬유조직의 비율의 변화가 거의 나타나지 않고 체액과 혈액 성분의 물질이 가득 차 있어 환자가 검사하는데 심한 불편을 호소하고 영상에도 영향을 받기 때문이다.

(1) 전체 압박법(Full compression)

유방을 전체적으로 압박하는 방법이다. 압박대(compression paddle)를 사용하여 충분히 유방이 포함될 수 있도록 압박함으로써 두께 감소로 인한 산란선의 감소와 유방 전체의 두께가 균등해짐으로 균일한 농도를 얻을 수 있어서 미세한 병소의 관찰에 유용하다. 이 방법은 모든 조사방법에서 이용되고 있다.

일반적으로 유방촬영검사에서 상하방향 촬영법(craniocaudal projection : CC)과 내외사방향 촬영법(mediolateral oblique projection : MLO)을 기본으로 검사한다.

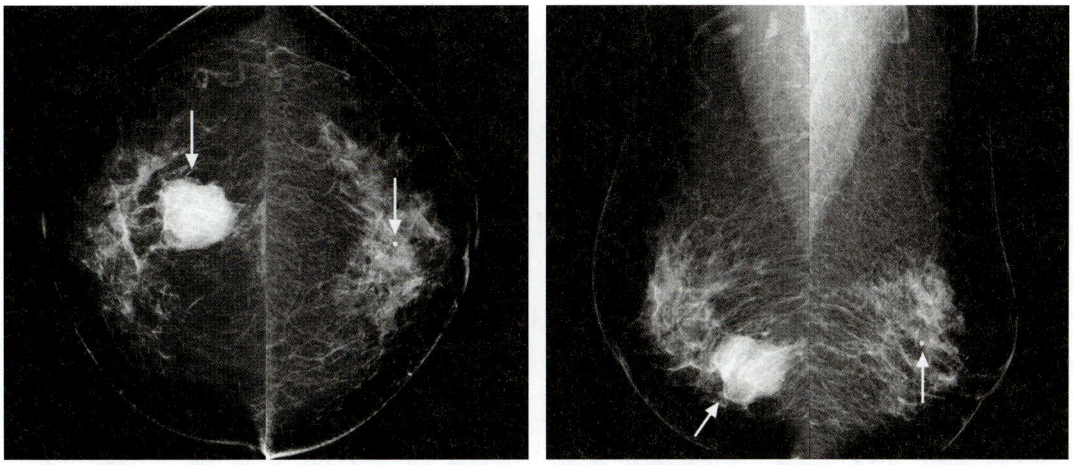

(a) (b)

그림 9-9. **유방압박촬영법**

a : CC, b : MLO촬영으로 유방암과 미세석회화(microcalcification) 병변이 관찰된다(화살표).

① 상하방향촬영법(Craniocaudal projection : CC))

머리에서 다리 방향으로 조사하는 방법으로 전체적인 유방을 관찰할 수 있으며 주로 안쪽부의 관찰이 우수하다. Chest wall쪽의 큰가슴근(pectoral muscle)의 일부가 사진의 posterior에 포함되어 보이게 되면 좋은 압박이다(그림 9-7).

- 모든 안쪽조직이 포함되어야 한다.
- 유두가 가운데 위치해야 한다.
- 큰가슴근(pectoral muscle)을 가능하면 포함시킨다.

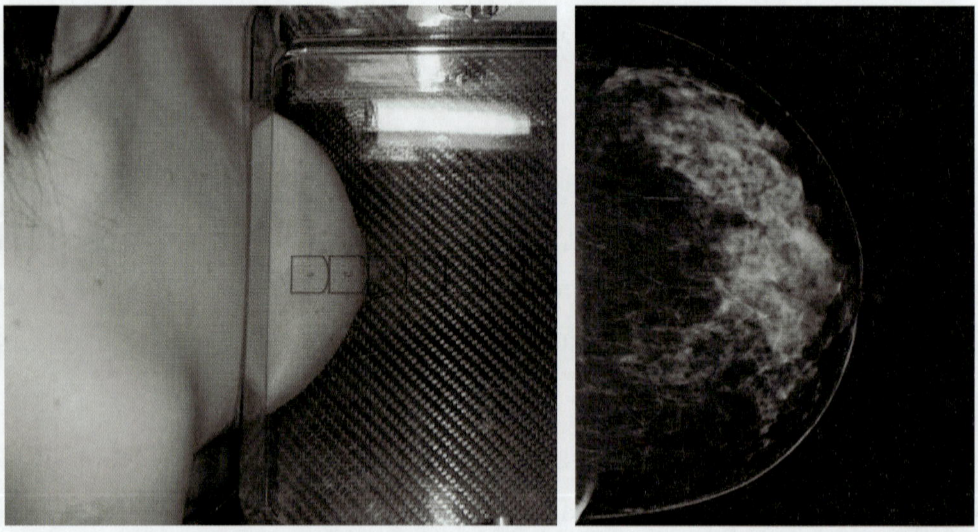

(a) (b)

그림 9-10. 상하방향촬영법(Craniocaudal : CC)

② 내외사방향촬영법(Mediolateral oblique projection : MLO)

안쪽에서 가쪽으로 비스듬하게 조사(30~60°)하는 방법으로 90° 측방향 촬영(lateral projection)보다 좋은 이유는 더 많은 breast tissue를 포함시킬 수 있는 것과 compression이 더 잘 되기 때문이다. 주로 UOQ(upper outer quadrant)와 겨드랑이꼬리(axillary tail)의 관찰에 효과적이다(그림 9-8).

- 유방조직을 가장 많이 포함시킬 수 있는 촬영법이다.
- 큰가슴근을 평행하게 펼쳐서 압박하고 젖꼭지선 밑까지 포함시킨다(화살표).
- 유방 아래 주름(Inframammary fold : IMF)이 펼쳐져서 사진에 포함되어야 한다(화살표).
- 유방조직의 손실 없이 젖꼭지의 측면 윤곽이 나타나야 한다.
- 압박이 너무 약해서 유방이 밑으로 쳐지면 안 된다.

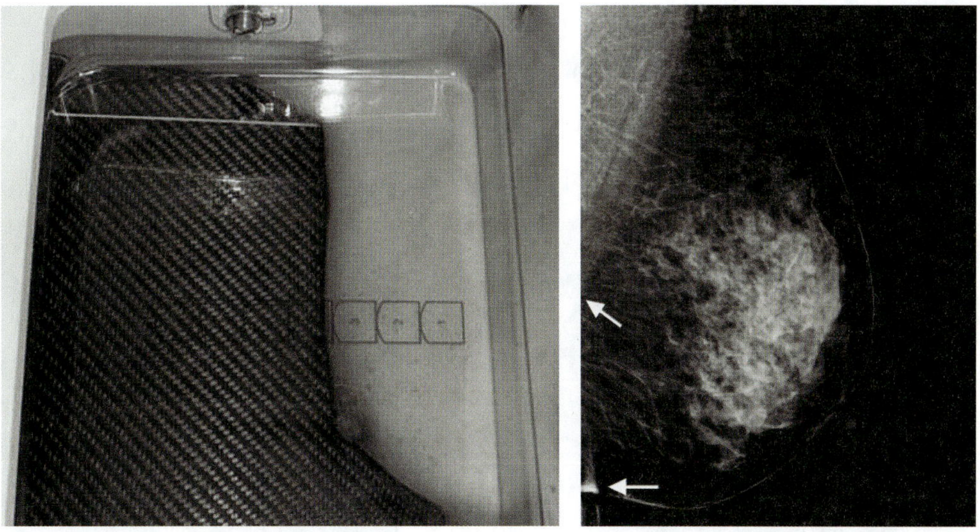

(a) (b)

그림 9-11. 내외사방향촬영법(Mediolateral oblique : MLO)

③ 외내사방향촬영법(Lateromedial oblique projection : LMO)

가쪽에서 안쪽으로 비스듬하게 조사(30~60°)하는 방법이다. 주로 유방 안쪽부의 병소를 관찰하는 데 효과적이다.

④ 내외방향촬영법(Mediolateral projection : ML)

안쪽에서 가쪽으로 수평조사(90°)하는 방법이다. 상내측(UIQ : Upper inner quadrant)과 유방 아래의 흉벽 가까운 병소의 관찰에 효과적이다.

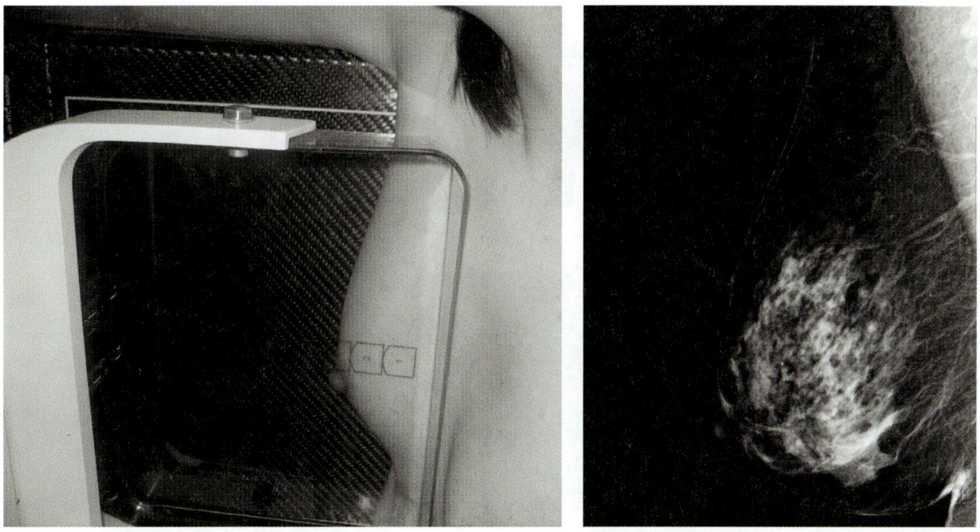

(a) (b)

그림 9-12. 내외방향촬영술(Mediolateral : ML)

⑤ 외내방향촬영법(Lateromedial projection : LM)

가쪽에서 안쪽으로 수평조사(90°)하는 방법이다. 겨드랑이꼬리(axillary tail)의 관찰과 야윈 환자에게 효과적이다. 특히 Medial lesions는 ML보다는 film이 medial portion에 놓이게 되어 더 잘 보이게 된다.

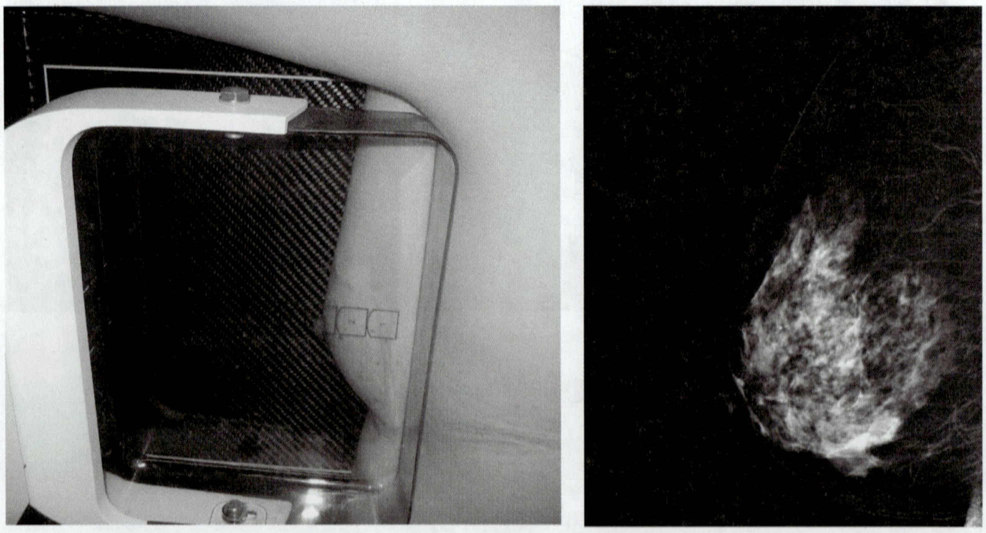

(a) (b)

그림 9-13. 외내방향촬영술(Lateromedial : LM)

(2) 부분 압박법(Spot compression)

이 방법은 유방을 국소적으로 압박하는 방법이다. 관찰 대상 부위만을 선택적으로 압박함으로써 주위조직을 분리시키고 조직이 밀집된 병소부위(suspicious area)의 이상 유무를 판별하는 데 적합하다.

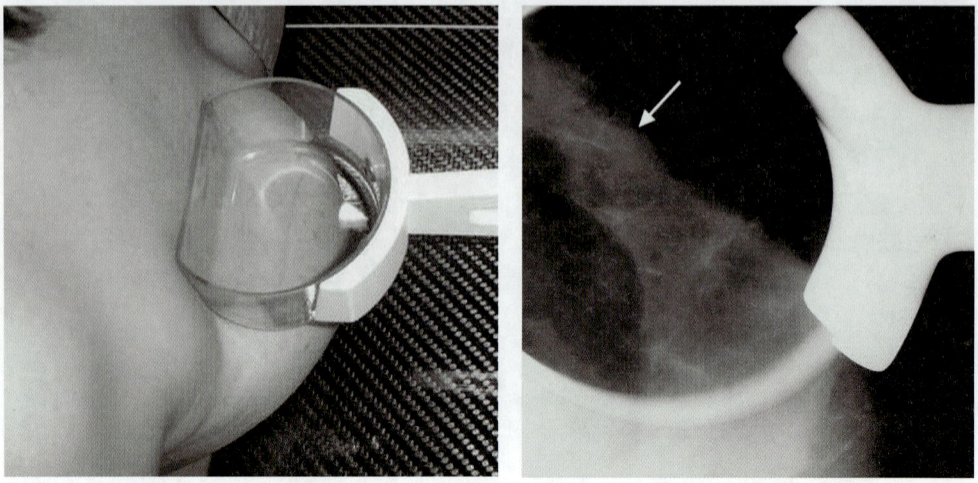

(a) (b)

그림 9-14. 부분 압박법(Spot compression)

- 더 강한 압박으로 병소와 유방조직을 잘 분리시켜 선명한 영상을 볼 수 있다.
- 확대촬영법과 병행하여 석회화(calcification)나 종괴(mass)를 더 잘 보기 위함이다.

(3) 확대 촬영법(Magnification method : M)

전체압박 또는 부분압박을 하고 압박된 유방과 카세트와의 간격을 증가시킴으로써 피사체를 확대시키는 방법이다. 확대촬영은 모든 조사방법에서 이용할 수 있다. 피사체와 필름간의 거리(OFD)가 증가하면 기하학적 불선예도가 생기며 이를 보상

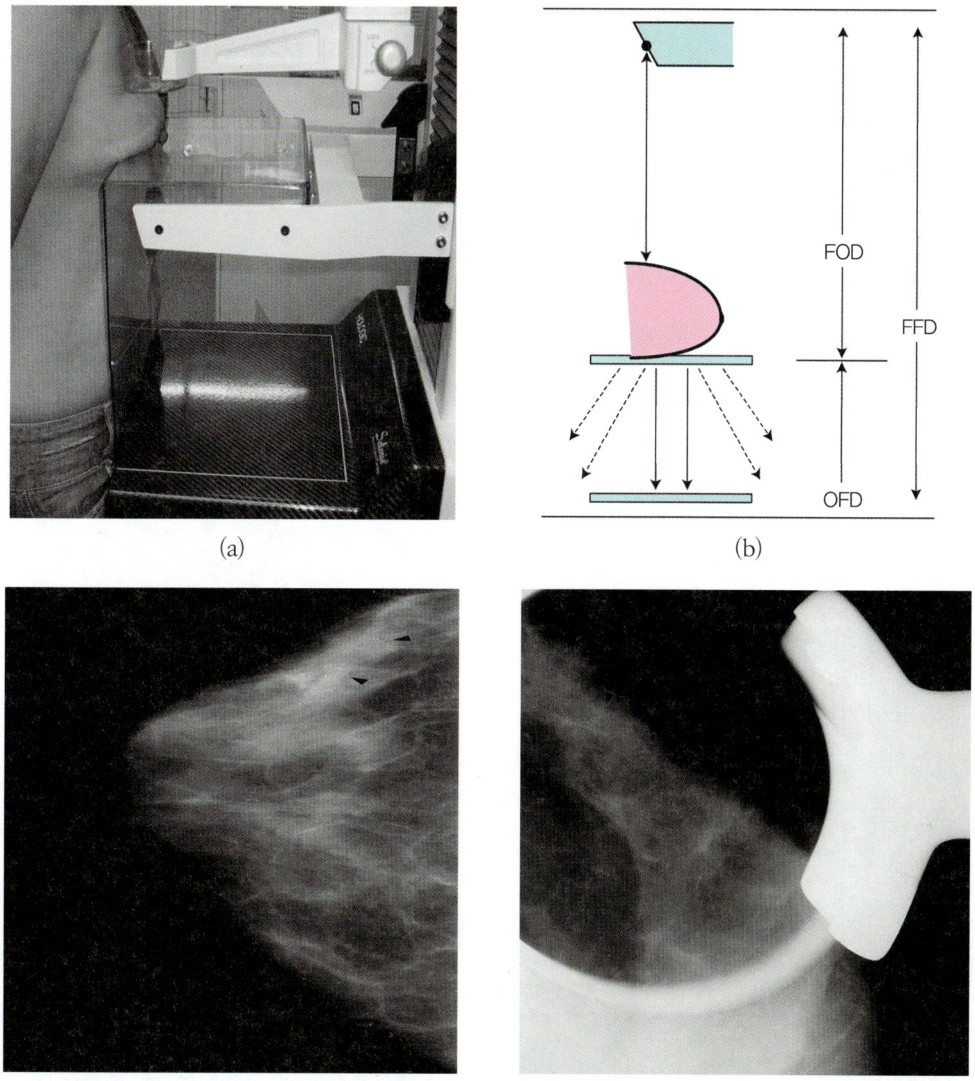

(a) (b) (c) (d)

그림 9-15. 확대 촬영법

a는 확대촬영장치를 이용하여 확대촬영을 하는 그림이며 b는 산란선을 모식화한 것이다. c는 화살촉 부위에 석회화 병변이 관찰되고 d는 석회화 부위를 확대 촬영한 것이다.

하기 위해 가능한 소초점을 사용한다. 일반적으로 확대촬영에 이용되는 초점크기(focal spot size)는 0.1이다. 보통 확대율은 1.5~1.8배이며 확대율이 클수록 소초점을 사용하지 않으면 안 된다. 확대촬영은 석회화(Calcification)된 병소의 식별능력이 우수하며 이를 잘 관찰하기 위해서 환자는 촬영하는 동안 움직이지 않아야 한다. 움직임을 최소화하기 위해 조사시간을 줄여야 하는 데 이를 줄이기 위해서는 관전압(kVp)을 증가시켜야 하고 관전압을 높이면 산란선이 증가하기 때문에 이를 모두 만족시킬 수는 없다.

- 작은 병소나 mass의 가장자리와 유방조직을 분리시켜 더 선명한 사진을 얻기 위함이다.
- 석회화(Calcification)의 수와 모양을 더욱 정확히 보기 위함이다.
- 필름의 농도는 적당해야 한다.

2) 유관조영검사(Ductomammography)

유관조영검사(ductomammography)는 비수유기에 한쪽에 젖꼭지 분비물이 있을 때 적용한다. 양쪽 모두 젖 색깔의 분비물이 보인다면 검사하지 않는다. 그러나 양쪽 모두에 점성 또는 출혈성 젖꼭지분비물(nipple discharge)이 있는 환자에게 적용되며 젖꼭지분비물을 채취하여 병리학적 검사도 이루워지며 종괴(mass)가 만져질 경우 세침세포검사(FNAC : Fine Needle Aspiration Cytology)도 이루어진다.

(1) 검사목적

① 유방암(Cancer)
② 유두종(Papilloma)
③ 유두종증(Papillomatosis)
④ 유도관 확장증, 유관폐색의 이상 유·무를 관찰(ductectasia, duct obstruction)
⑤ 유선염 또는 유방 농양의 환자에게 시행하면 염증을 악화시킬 수 있으므로 주의를 한다.

(2) 검사기구

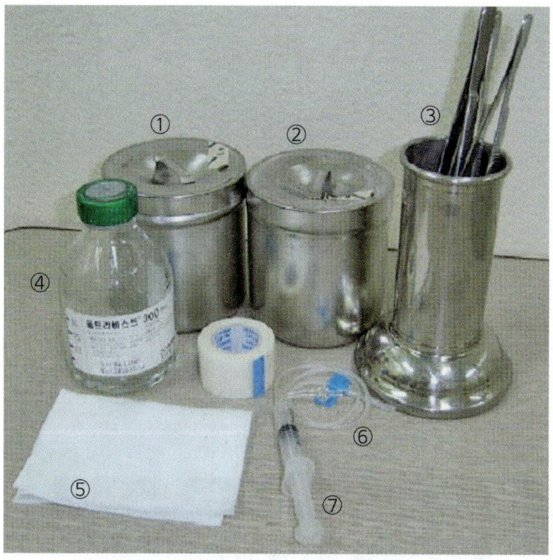

① aspiration set
② skin cleansing agent(vetadine, alcohol)
③ forcep
④ 수용성 조영제 : 1~3 ml
⑤ gauze
⑥ IV cannular 26 G
⑦ 10 ml syringe

그림 9-16. **유관조영검사(Ductomammography)의 검사기구**

(3) 검사방법

① 검사측 유방의 젖꼭지(nipple) 및 젖꽃판(areola) 주위를 소독한다.

② 환자는 앉거나 누운자세로 검사를 받는다.

③ 분비물이 나오는 유관을 국소적으로 적당하게 눌러 개구부의 위치를 알 수 있도록 한다.

④ 조영제 주입하기 전에 바늘 내에 공기 방울을 제거해야 한다.

⑤ 투시하에 전용 needle이나 끝이 뭉툭한 26~30 G cannular를 유선개구부로 삽입한다.

⑥ 환자가 유방에 뻐근한 느낌이나 불편함을 느낄 때까지 조영제 1~3 ml 천천히 주입한다.

⑦ 조영제 주입 시 무리한 힘을 주면 유관 밖으로 조영제가 흘러 들어가므로 주의한다.

⑧ 조영제의 누설방지조치를 한 후 유방촬영실로 옮긴다(유방촬영실에서 직접하기도 함).

⑨ 상하방향촬영법(Craniocaudal projection : CC), 내외방향촬영법(Mediolateral projection : ML)을 기본으로 촬영하며 60° 내외사방향촬영법(oblique projection : MLO)을 추가 촬영하기도 한다.

⑩ 검사를 종료한 후 환자 본인이 약간 짜서 조영제 일부를 제거시킨다.

⑪ 분비물이 나올 수 있으므로 gauze를 받치고 탈의한다.

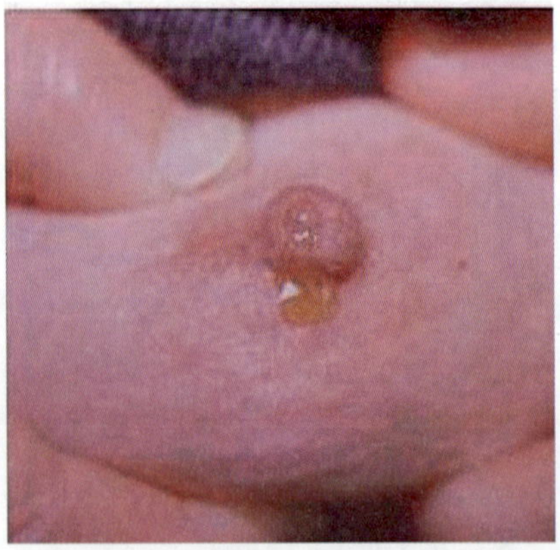

그림 9-17. 젖꼭지분비물(Nipple discharge)의 모습

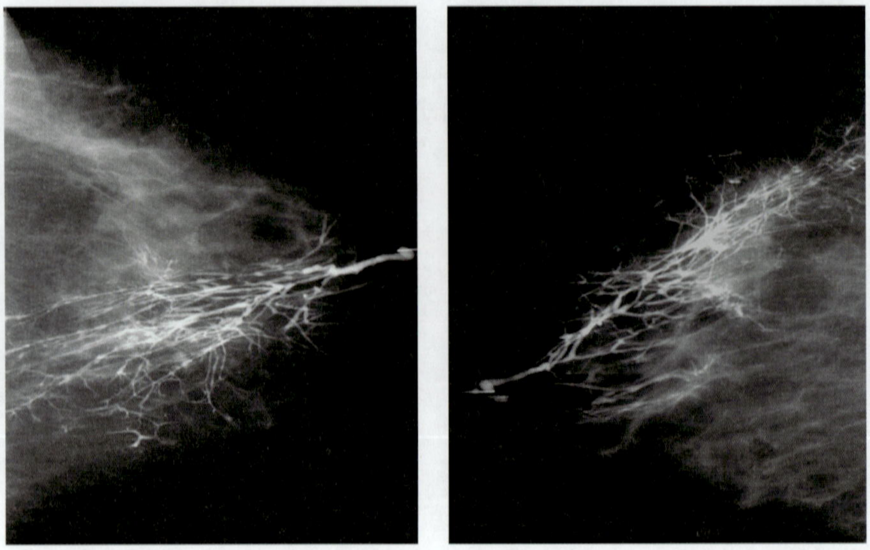

(a) (b)

그림 9-18. 유관조영상

a : CC, b : ML촬영상으로 유관(duct)을 따라 정상적으로 조영제가 잘 분포되어 있는 것을 알 수 있다.

3) 유방기체조영검사(Pneumomammopraphy)

유방 내 낭성종괴(cystic mass)의 세밀한 관찰을 위한 검사이며 낭포 내의 액체를 주사침(needle)으로 제거한 후 그 내부에 공기를 주입하여 크기 및 윤곽의 이상을 검사한다.

4) 위치결정검사(Hook needle localization)

유방 내 종괴(mass)의 조직검사를 하기 위해 위치를 결정하는 검사이다. 생검(biopsy)부위의 정확한 천자를 위해 피사체의 가로와 세로에 검사용 자(ruler)를 위치시킴으로써 종괴의 입체적인 위치를 파악한다. 이때 피사체의 확대율과 검사용 자의 확대율이 같아야 한다.

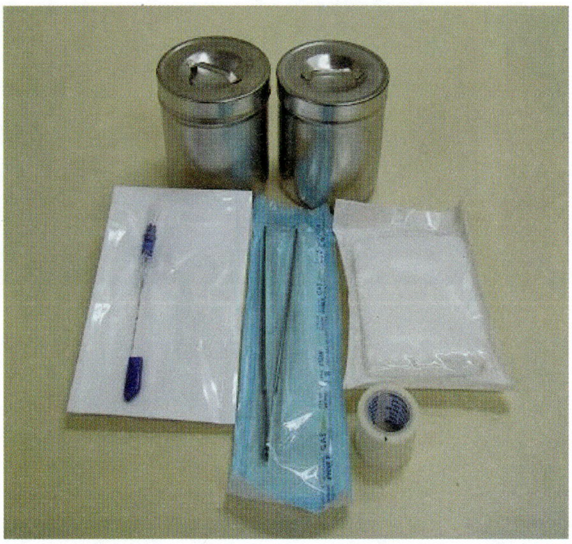

(a)

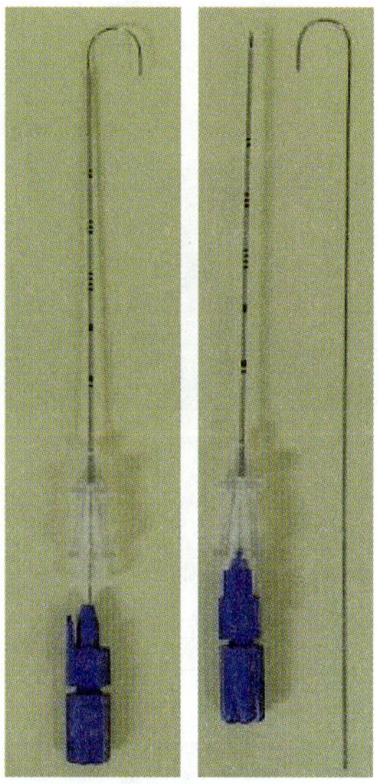

(b)

그림 9-19. Aspiration set(a)과 J-type hook wire 20 G(b)

(5) 검사방법

① 검사측을 상하방향촬영술(craniocaudal : CC), 내외방향촬영술(mediolateral : ML or LM) 순으로 단순촬영 한다.

② compression paddle을 optical location device로 교체한 다음 위치를 확인하고 압박한다.

③ 정확한 병소의 위치를 확인하고 피부표면을 유성매직펜으로 위치를 표시한다(압박유지).

④ 국소소독과 마취를 하기도 한다(압박유지).

⑤ needle의 길이는 피부 표면으로부터 병변까지의 거리에 따라 달라진다.

⑥ guide needle(20 G)을 삽입한 후 다시 촬영을 하고 정확한 삽입이 확인되면 압박을 푼다.

⑦ 내외방향촬영(mediolateral : ML)을 하여 깊이를 확인한다(CC view에서 삽입했으면 ML or LM, ML or LM으로 삽입했으면 CC view를 촬영하여 깊이를 확인한다).

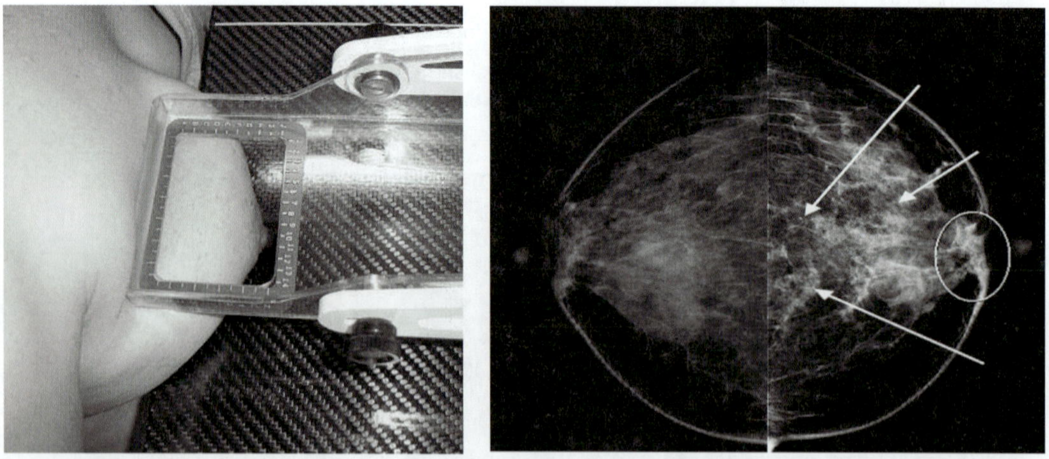

(a) (b)

그림 9-20. 상하방향검사(Craniocaudal : CC)

a : 정확한 천자를 위해 가로와 세로에 자(ruler)가 표시된 압박기구로 nipple 주위에 있는 석회화질환을 포함시켜 CC를 촬영하는 모습. b : nipple 주위(원)로 lesion이 있으며 산발적으로 석회화 질환이 보인다(화살표).

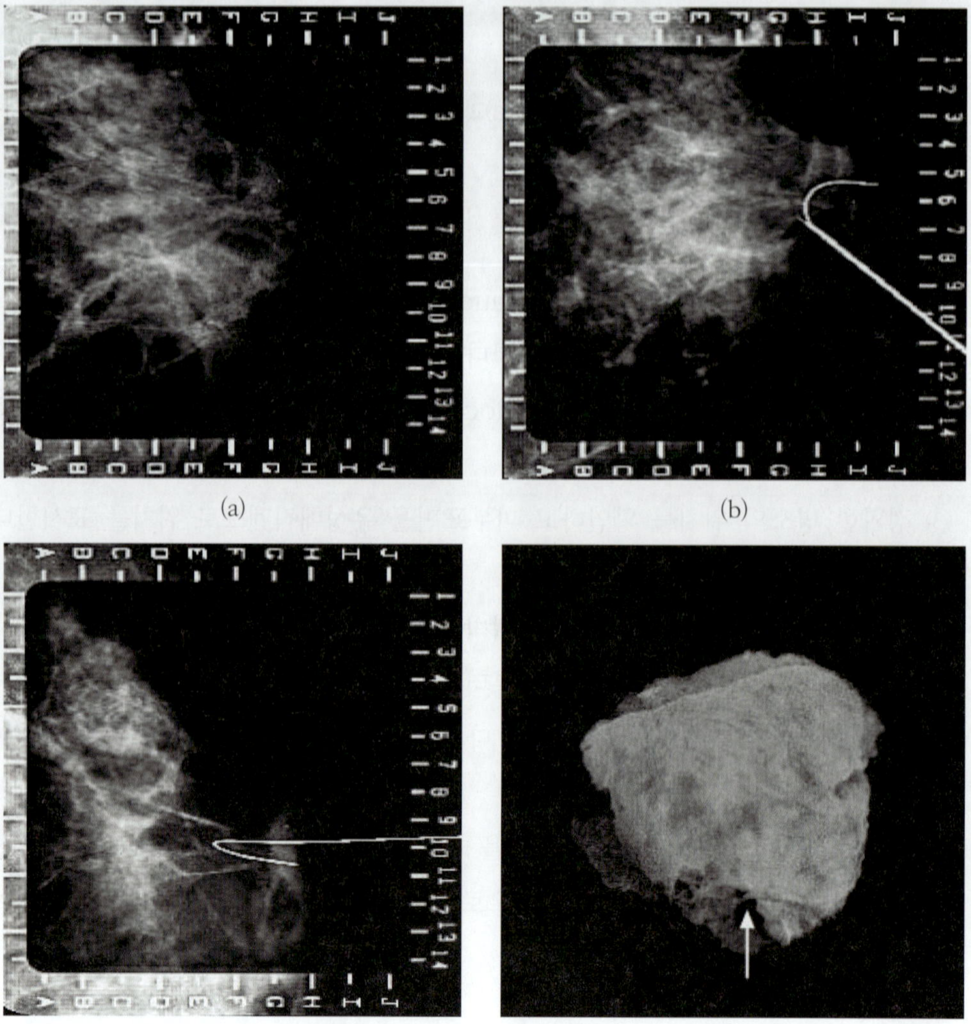

(a) (b) (c) (d)

그림 9-21. Localization 검사순서

a : Position, b : Needle insertion, c : Wire localization d : Specimen

⑧ guide needle의 깊이는 병소와 일치하나 약 5 mm 상방이 적당하므로 needle 위치를 교정한 후 hook wire를 밀어 병소부에 고정한다.

⑨ hook wire가 정확하게 고정되었으면 마지막으로 CC view와 ML or LM 촬영하고 피부면에서 움직이지 않도록 고정한다.

⑩ 환자는 hook wire를 유방에 꽂은 채로 수술실로 이송한 후 hook wire 끝을 위주로 병변을 제거한다.

⑪ 수술 바로 전에 시행하여야만 hook wire의 위치가 변하는 것을 막을 수 있다.

(6) 표본검사법(Specimen Radiography)

표본촬영은 병변이 정확히 제거되었는지 확인하기 위해 꼭 필요하며, 특히 미세석회화가 의심되어 시행된 경우 병변이 처음 biopsy 표본에 존재하지 않으면 다른 boipsy 표본을 얻어 표본에 병변이 포함되도록 한 후 수술을 종료한다.

- 조직 생검(biopsy) 후 조직 표본에 잘 포함되었는지 확인하기 위해 검사한다.
- 조건은 수동으로 하고 bucky를 사용하기도 한다.
- 확대검사기구 위에 올려놓고 약간의 압박(compression)을 가하기도 한다.
- 검사물(표본, specimen)에 유도철사(guide wire)가 포함되도록 한다.

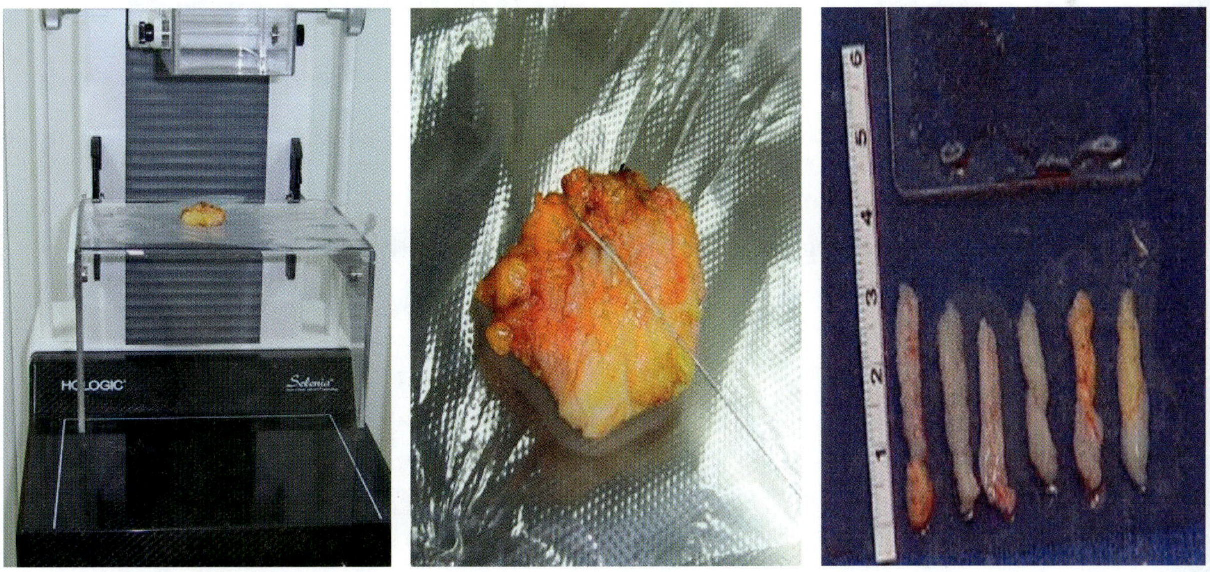

(a) (b) (c)

그림 9-22. Specimen radiography(표본촬영 모습)

8 기타검사(Others)

1) 겨드랑촬영법(액와촬영법, Axillary projection)

겨드랑꼬리가 카세트 홀더(cassette holder)에 충분히 포함되도록 몸을 촬영측으로 70~90° 돌리고, 안쪽에서 가쪽으로 조사하는 방법이다. 겨드랑림프절(axillary nodes)을 포함해 겨드랑부위(axillary portion)와 유방 위쪽의 병소 관찰에 효과적이다.

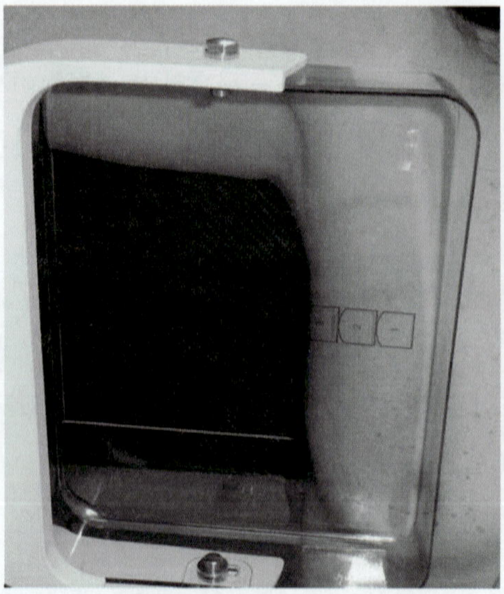

(a)

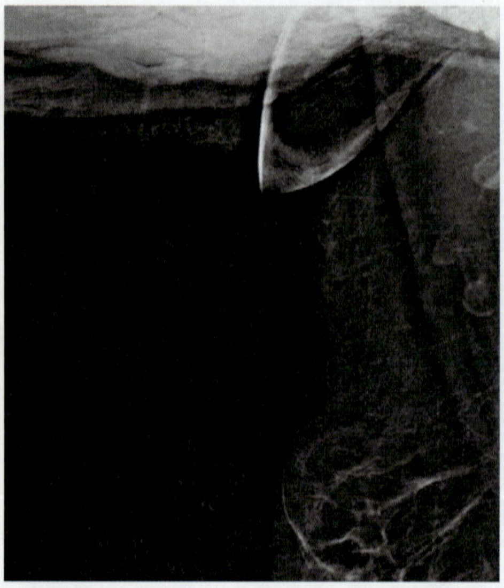

(b)

그림 9-23. Axillary projection(a)과 영상(b)

2) 유곡 촬영법(Cleavage projection : CV & Double-breast compression view)

유방의 양측을 동시에 압박하여 다리방향으로 조사하는 방법이다. 유방 내측후방(medioposterior)의 병소를 자세히 관찰하는 데 효과적이다.

- 병소 부위가 양쪽 유방사이의 깊은 곳에 위치해 있을 때 적용한다.
- 양쪽 유방 사이가 충분히 포함되어야 한다.
- 자동, 수동 노출조건을 적절히 이용하여 최적의 영상을 얻는다.

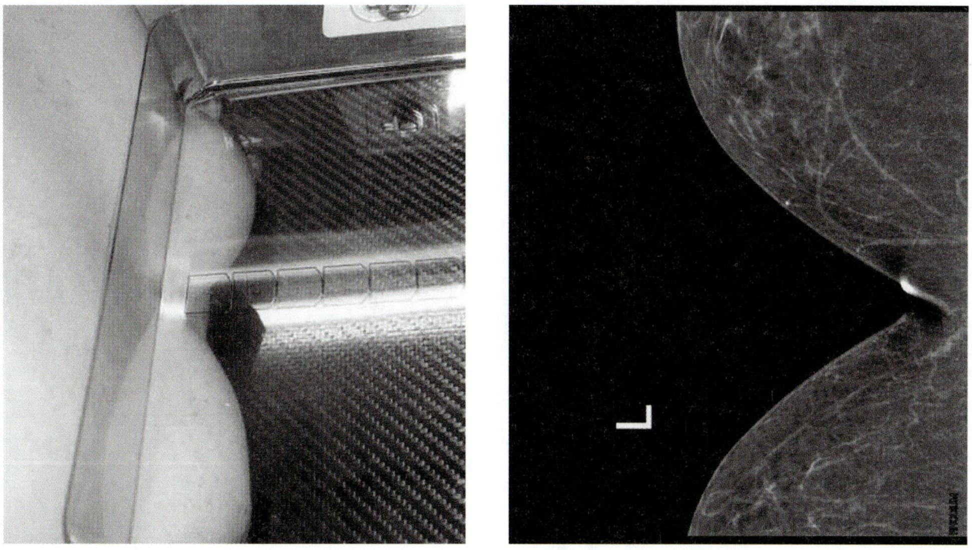

(a) (b)

그림 9-24. Cleavage projection(a)과 영상(b)

3) 접선 검사법(Tangential projection : TAN)

표재부에 위치하여 촉지가 가능한 병소와 피부에 근접한 석회화된 병변을 확인하기 위해 병소부위를 중심으로 엑스선속을 비스듬히 조사하는 방법이다. 촬영 시 병소부위를 볼펜으로 표시하고, 가능하면 젖꼭지부를 포함하여 지표(land mark)로 활용하면 효과적이다.

- 만져지는 병소가 젖샘조직 주위에 있어서 불명확할 때
- 석회화(Calcification)가 피부에 있는지 확인하기 위함

4) 보강첨가물 분리 촬영법(Implant Displacement : ID & Eklund modification view)

- 유방확대술(augmented breast)한 경우 촬영법을 시행한다.
- 기본촬영법 CC와 MLO촬영은 수동 노출조건으로 촬영한다.
- 압박정도도 보강첨가물(implant)이 견딜 정도로만 압박한다.
- 손과 압박판으로 첨가물을 뒤로 밀면서 압박을 한다.
- 첨가물과 유방조직을 충분히 분리시키며 필름의 농도는 적당해야 한다.

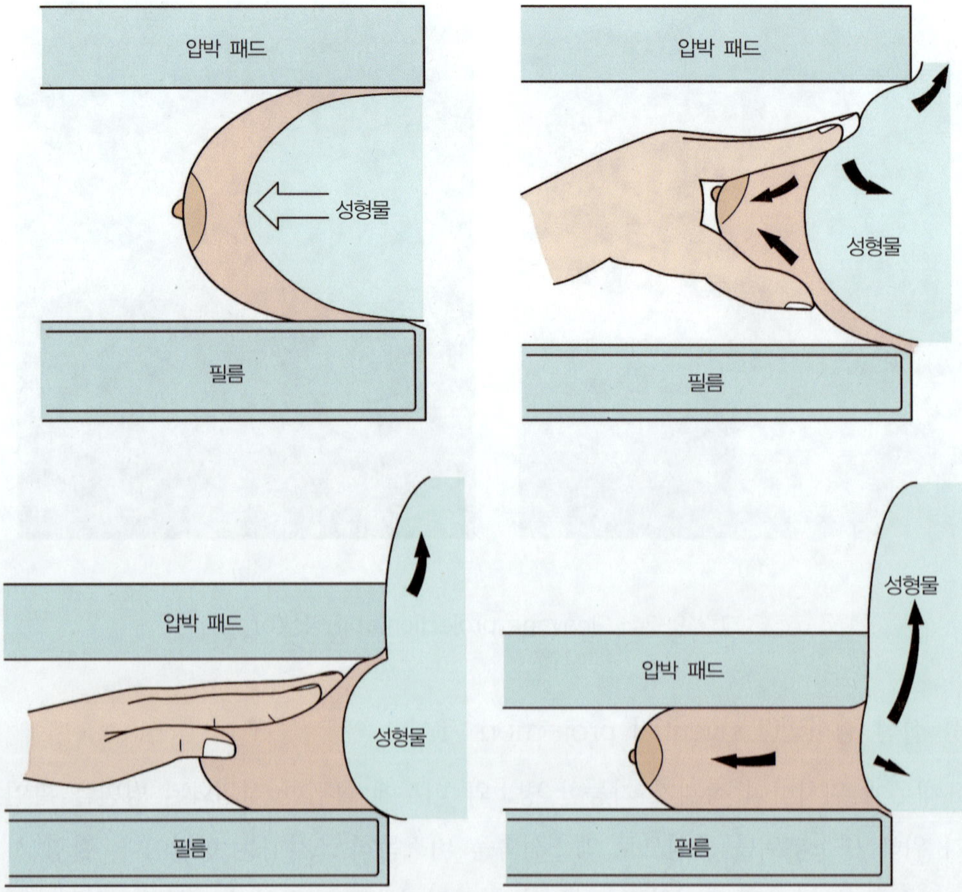

그림 9-25. 보강첨가물 분리 촬영법
손가락으로 성형주머니(Implant)를 뒤로 밀어내고 유방조직만 압박하여 촬영하는 방법을 보여주고 있다.

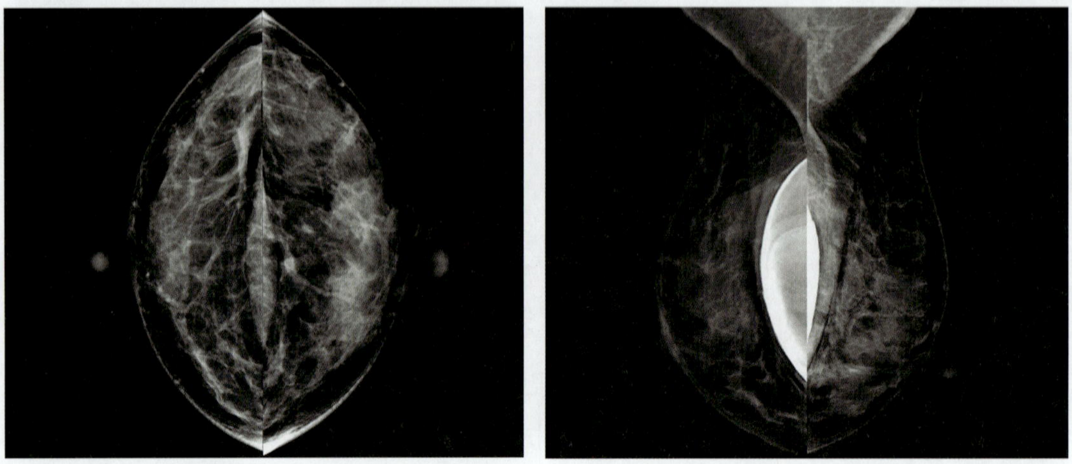

(a) (b)

그림 9-26. 보강첨가물 분리 촬영상(Implant Displacement : ID)
a,b는 CC & MLO 촬영상으로 손가락으로 성형주머니(Implant)를 뒤로 밀어내고 유방조직만 압박(compression)을 하여 유방실질조직이 잘 나타나 있다.

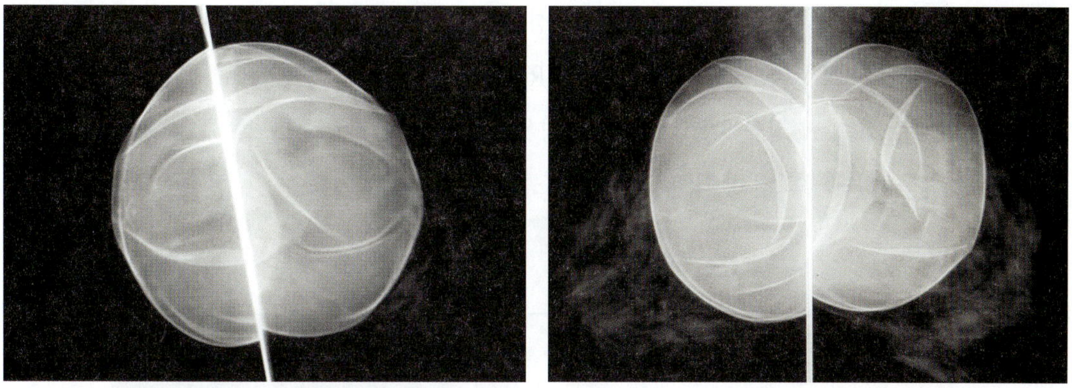

(a) (b)

그림 9-27. 실리콘 & N/S 성형주머니(Implant)를 분리하지 않고 검사한 경우
농도조절이 어려워 유방실질조직이 잘 보이지 않는다.

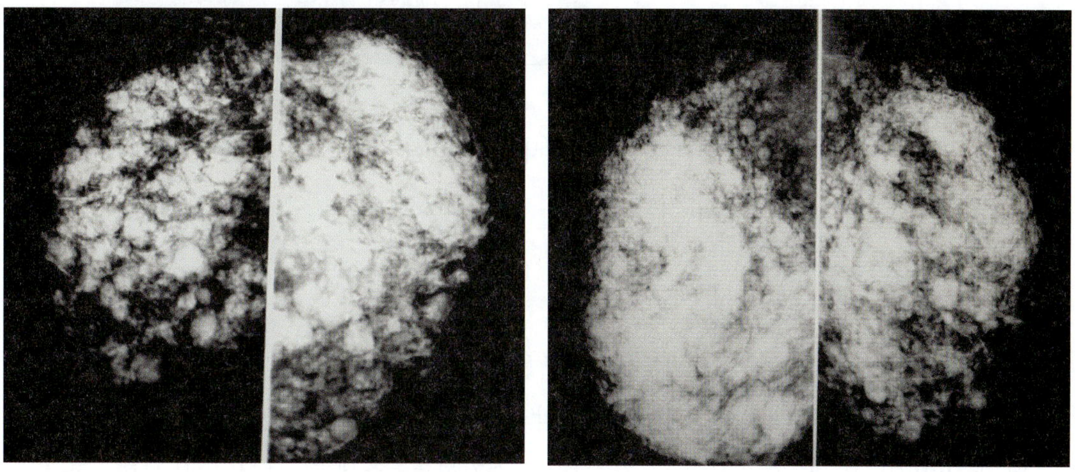

(a) (b)

그림 9-28. 파라핀 주입 후 검사한 경우(CC & MLO)
유방실질조직을 분리할 수 없으므로 유방조직의 농도조절이 어려워 수동으로 촬영한 것이다.

6) 비틀림 촬영법(Roll, turn method)

정상적인 유방 구조물의 겹침을 방지하거나 삼각 모양의 유방영상을 원할 때의 검사법이다.

- 상하방향 촬영에서 겹침이 예상되면 촬영을 시행한다.
- 압박기가 유방을 지지하는 손에 닿기 시작하면 유방을 비틀면서 서서히 손을 뺀다.
- 비트는 방향은 목적에 따라 설정하되 방향 표식을 해야 한다.
- 표시법 : R CC RL, R CC RM, R MLO RS, R MLO, RI(CC 촬영법일 때 : RL

: 유방 상부조직을 외측으로 돌린 경우, RM : 유방상부조직을 내측으로 돌린 경우 MLO 또는 ML 촬영법 일 때 : RS : 유방 내측 조직을 위로 돌린 경우, RI : 유방 내측 조직을 아래로 돌린 경우)

- 압박을 끝낸 후 유방의 뒤틀림 정도를 확인한다.

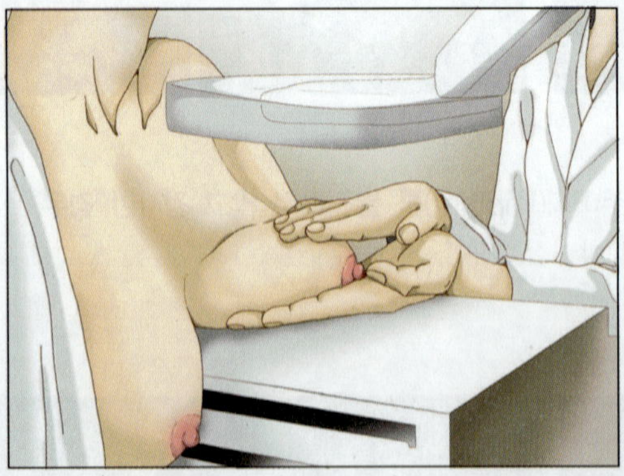

(a)

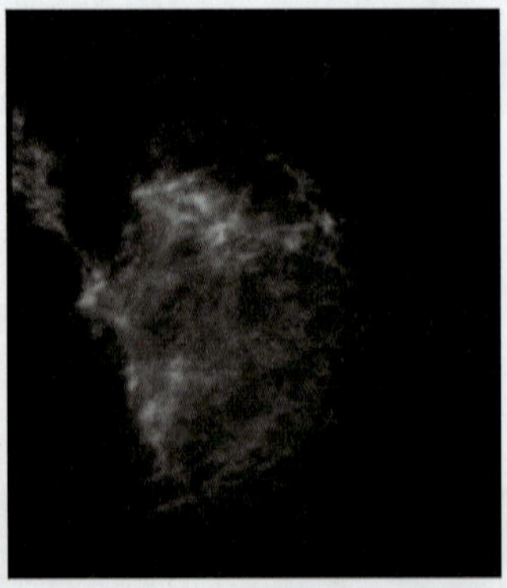

(b)

그림 9-29. 비틀림 촬영상

7) 남성유방 검사법(Male breast)

남성유방암은 남성에서 발생하는 각종 암중에서 유방암의 발생 빈도는 아주 낮다. 그 발생 빈도에 대해서는 전체 유방암의 0.5~1% 정도로 알려져 있으나. 1998년에 28명이 발생되어 계속 점차적으로 증가하는 추세를 보이고 있으며 최근 2002년에는 42명의 남성유방암 환자가 발생된 것으로 나타났다.

남성유방암은 점차적으로 환자수가 계속 증가할 것으로 예상되나 무관심으로 인해 대부분 발견이 지연되어 치료시기를 놓치는 경우가 많다. 유방암의 증상으로는 대부분 가슴에 멍울(혹)이 만져지는 통증이 없는 무통 종괴로 유륜하부(subareolar area)에서 많이 발생한다. 암의 크기가 적더라도 유방조직과 가슴막을 침범할 확률이 높아 뼈, 간, 겨드랑림프절 전이가 자주 일어나며 여성에 비해 예후가 더 나쁘다고 보고 되고 있다. 남성 유방질환에서 가장 흔한 병변은 양성인 여성형유방증(Gynecomastia)이고, 악성질환으로는 침윤성유도관암(Infiltrating ductal carcinoma)이 가장 많이 발생된다고 보고하고 있다.

표 9-2. 유방암 발생의 연도별 및 성별 분포

(자료 : 보건복지부 암 등록 조사보고서, 1998-2002)

	Female	Male	Total
1998년	4,625	28	4,653
1999년	5,203	32	5,235
2000년	5,409	35	5,444
2001년	6,469	36	6,505
2002년	7,317명	42명	7,359명

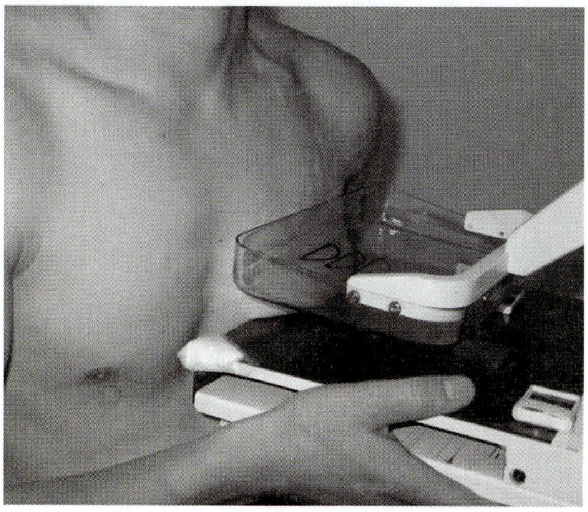

(a)

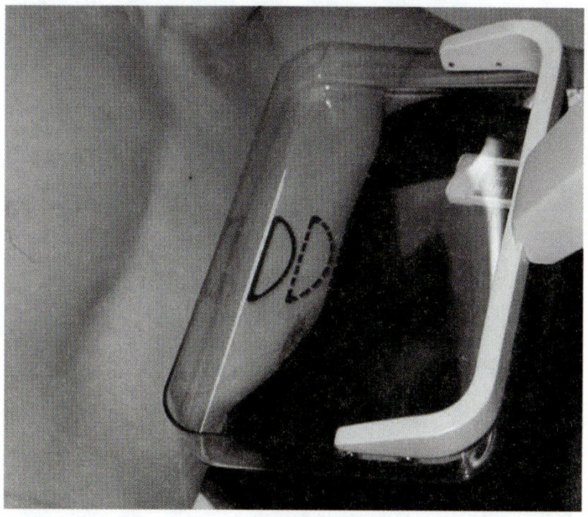

(b)

그림 9-30. 남자유방(Male breast)의 검사 모습(CC & MLO)

유방 실질은 적고 가슴근이 크므로 균등하게 압박하는 것이 중요하며 가슴근과 유방조직이 같이 잘 묘사되도록 가능한 수동 조작한다.

필름 영상에서 정상으로 나타나더라도 임상적으로 종괴가 촉지되거나 종괴가 만져지면 관심을 두어야 하고 반드시 조직검사 또는 세침흡입세포검사(FNAC)를 받아야 하며, 특히 노년층에서 한쪽에 나타나는 여성유방증(gynecomastia)은 유방암과의 감별을 위해 주의가 필요하다. 유방의 크기가 너무 크거나 외관상의 문제나 암에 대한 공포로 심리적 위축이 심할 때에는 수술적인 제거가 바람직하며 치료에 대해서는 비교적 드문 질환이기 때문에 어느 특정한 방법이 좋다고 정립되어 있지는 않지만 과거에는 유방, 큰가슴근, 겨드랑이 림프절을 제거하는 근치유방절제술(RM : radical mastectomy)이 많이 사용되었고, 현재는 유방전체와 겨드랑이의 림프절을 제거하고 큰가슴근은 제거하지 않는 변형근치유방절제술(MRM : modified radical mastectomy)과 유방전체만을 절제하는 유방전절제술(Simple or total mastectomy) 등의 수술방법이 많이 시술되고 있다. 또한 방사선요법과 화학요법은 여성유방암의 치료에 준하면 된다고 하겠다. 남성유방암도 조기진단을 하여 적절한 치료를 하면 완치 내지는 만족할 만한 결과를 얻을 수 있으므로 좀 더 관심을 가져야 하며 유전질환과 발육이상, 호르몬이상, 기타 원인 질환에 대하여 깊이 있는 연구가 필요하다고 하겠다.

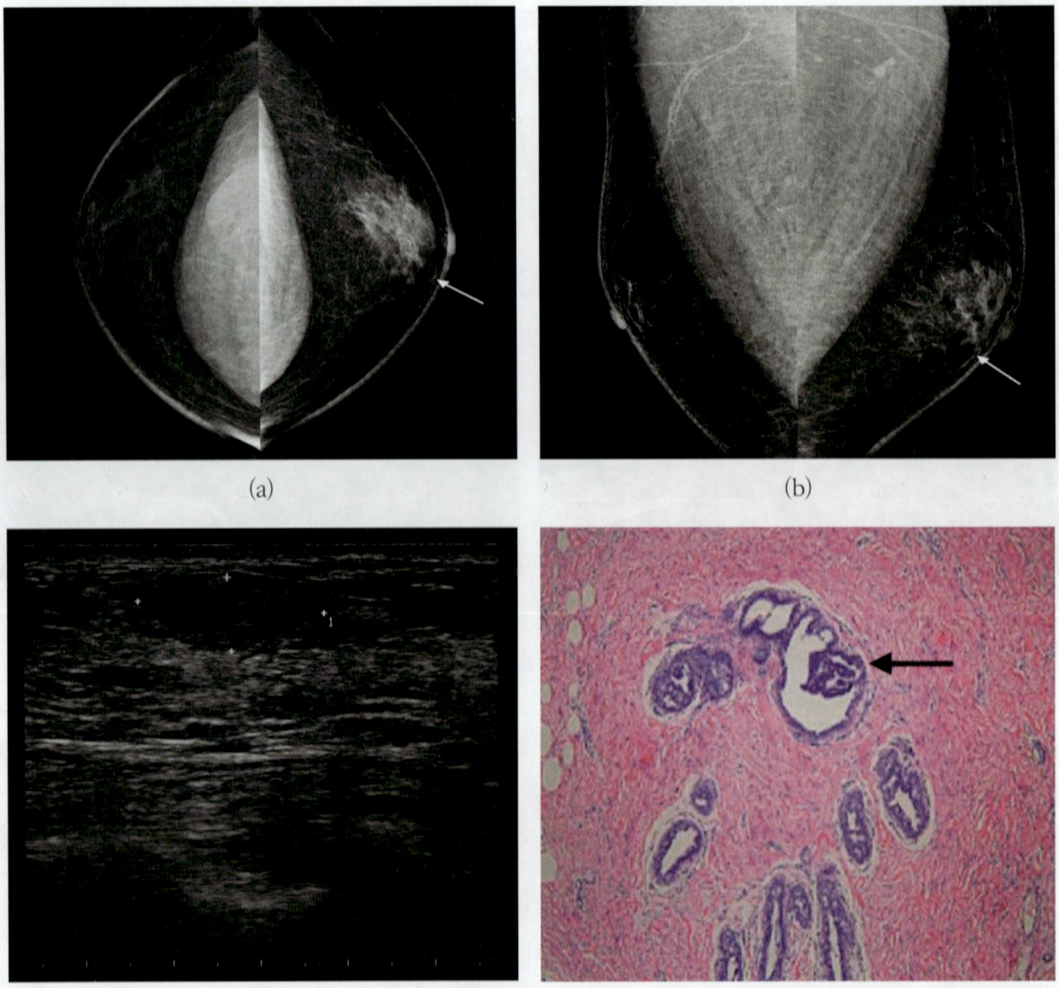

(a) (b) (c) (d)

그림 9-31. 여성형유방증(Gynecomastia)

a, b에서는 Simpie mammography상 왼쪽유방에 여성형유방증(gynecomastia) 양상을 보이며 c는 Sonography 1시 방향에 21×8 mm mass 여성형유방증(gynecomastia)을 관찰할 수 있다. d는 Pathology상 여성형유방증(gynecomastia)을 나타낸 것이다.

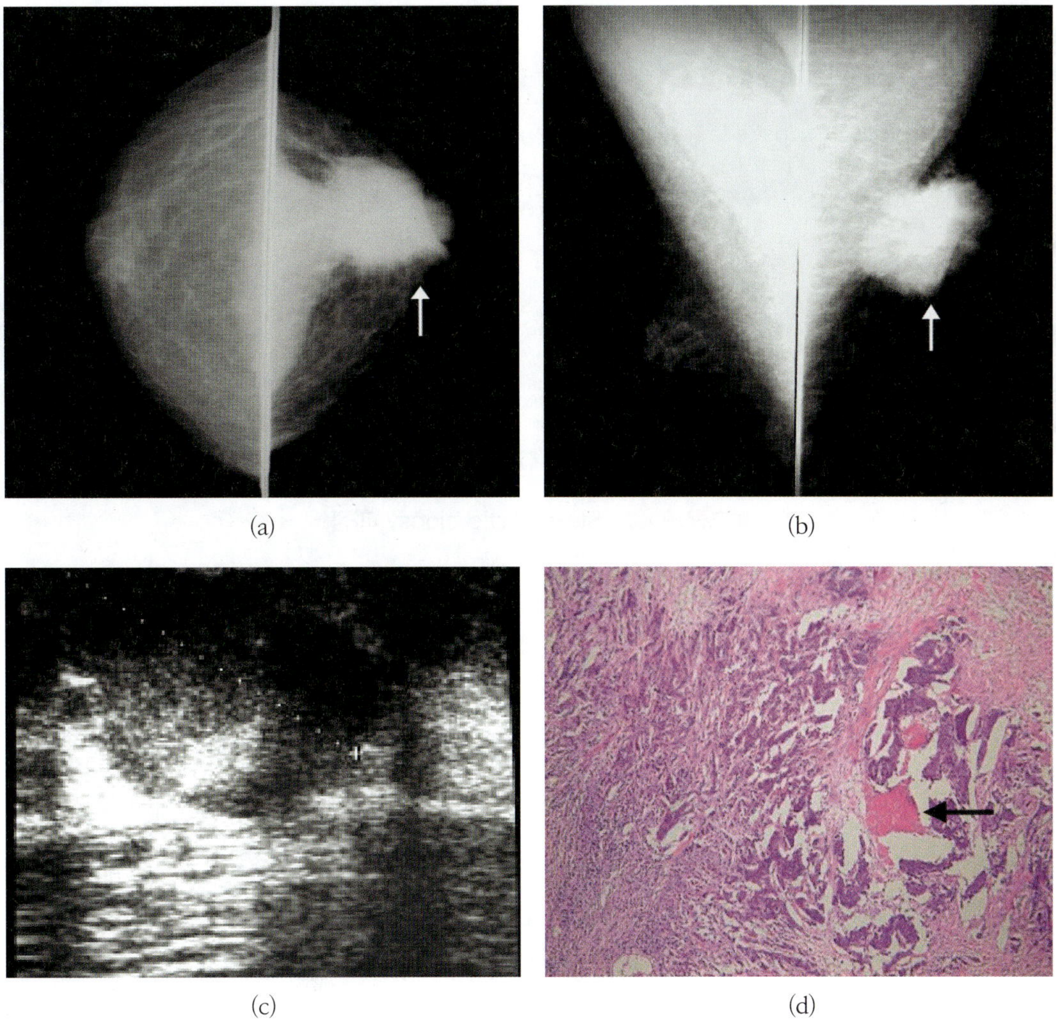

그림 9-32. 남성유방암(Male breast cancer)
a,b에서 Simple mammography상 왼쪽유방에 5 cm 정도의 종양상이 보이며, c는 초음파상 5 cm의 종양상이 관찰되고(점선), d는 Pathology상 breast cancer를 나타낸다(화살표).

8) 경피적 조직검사(Guided percutaneous needle biopsy)

현재까지는 작고 만져지지 않는 유방 병변에 대한 외과적 절개와 조직검사는 일반적이지 않다. 그러나 유방암 Screening검사가 발전되고 유방촬영에서 많은 여성들이 비정상소견을 보이는데 따르는 적절한 진단과 치료가 요구되고 있다.

(1) Stereotactic biopsy

stereotaxis는 삼각측량 방법이다. 유의한 좌표를 필름에 측량하고 병변의 정확한 위치를 3차원적으로 계산하기 위해 유방병변에서 ±15° 각도를 주어 두 개의 방사선촬영을 한다. 이것은 X, Y, Z로 좌표하여 위치를 결정하면 needle을 병변에 넣고 다시 영상으로 needle의 위치를 확인하고 조직 표본을 얻는다.

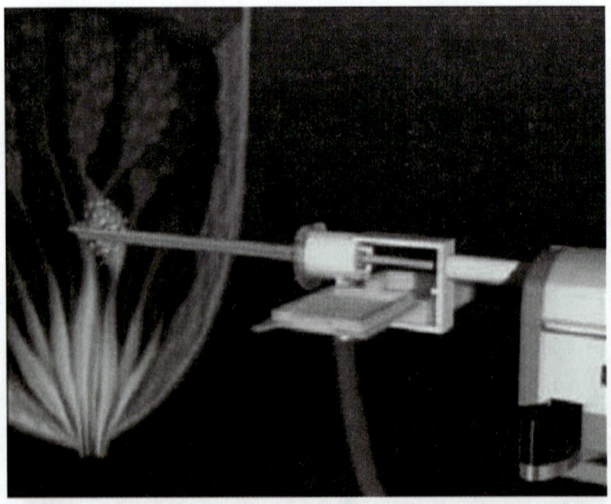

(a)

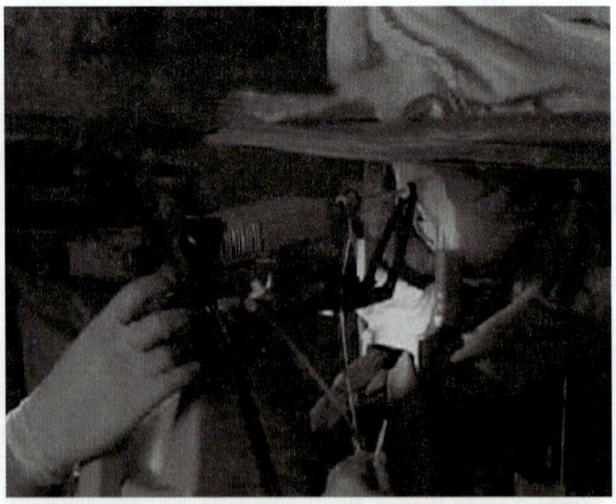

(b)

그림 9-33. Stereotactic biopsy 과정

(2) Mammotome biopsy

Simple mammography, Sonography 검사 후 유방에 종양이 발견되면 우선 바늘로 찔러 조직검사를 한다. 종양이 암인지 아니면 양성종양(단순한 혹)인지를 판단하기 위해서다. 그 결과에 따라 암으로 판정되면 병세에 맞게 암세포가 퍼져 있을지 모를 겨드랑이 림프절을 포함, 광범위한 절제가 불가피 했다. 설사 놓아둬도 더 이상 자라지 않는 양성 종양으로 판정되더라도 바늘 조직검사 만으로는 진단에 확신을 갖지 못하거나, 환자가 종양을 지니고 있는 것을 불안해 할 경우 절제 수술을 해야 했다. 때론 이런 번거로운 절차를 피하기 위해 애초부터 종양을 절제하는 수술을 하기도 한다. 양성종양은 특히 젊은 여성에게서 주로 생기기 때문에 수술로 인한 마음과 미용상의 상처는 더욱 크게 남았다. 그러나 Mammotome(맘모톰)이 이런 고민을 해결하는데 큰 도움을 주고 있다. Mammotome이 바늘을 이용해 종양조직을 채취하면서도 바늘을 회전시키는 기능을 이용해 종양 자체를 완전히 제거할 수 있기 때문이다. Mammotome은 유방초음파를 보면서 종양에 바늘을 접근시킨 후, 모니터를 이용해 바늘을 자동으로 회전시키는 방식이다. 그러면 바늘 옆에 터놓은 작은 구멍의 칼날이 종양을 사과껍질 깎듯 잘라낸다. 잘린 종양 조직들을 그 순간 바늘구멍을 통해 밖으로 빨려나온다. 이런 작업을 종양 전체에 적용하면 바늘만으로 덩어리는 제거된다.

이렇게 해서 유방 종양이 완전히 제거된 후, 조직검사에서 암이 나오면 암 치료에 맞는 수술을 계획하면 된다. 다행히 양성 종양으로 판정하면 그것으로 치료는 끝난다. 그러나 양성 종양을 갖고 재수술을 받을 필요가 없어진 것이다.

Mammotome의 장점은 검사시간이 20~30분 정도 짧게 걸리고, 국소 마취로 시술이 가능하다는 점이다. 피부에 상처가 남지 않으며, 입원하지 않고 외래에서 검사를 끝낼 수 있는 장점이 있어 현재 임상에서 많이 시술하고 있다.

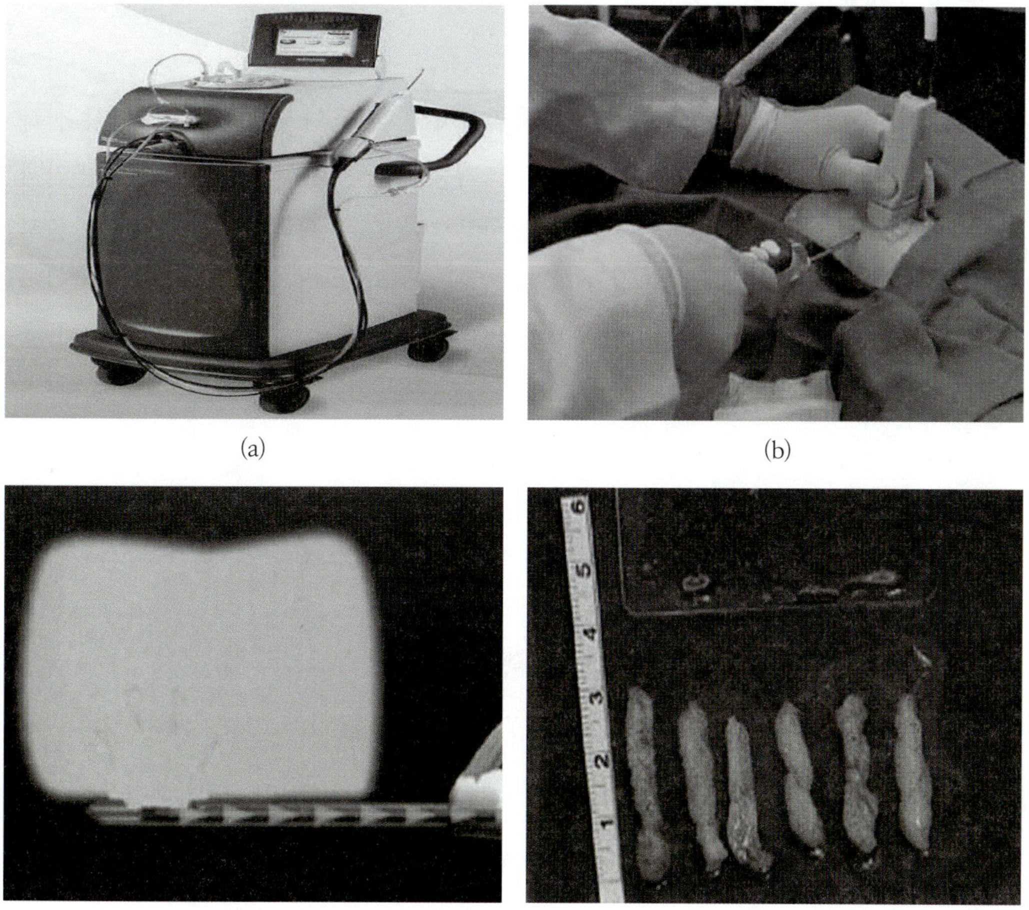

(a) (b) (c) (d)

그림 9-34. Mammotome biopsy하는 모습과 specimen rediography(표본촬영)

9 유방 촬영용 장치의 검사 기준

1) 접지 설비 확인 시험

유방 촬영용 장치가 기초 절연에 추가해서 접촉 가능 도전성 부분을 접지 하는 것에 의해서 피검자 및 조작자를 전기쇼크의 위험으로부터 보호하기 위함이다.

(1) 진단용 방사선 발생장치를 설치하는 장소의 접지는 접지 설비의 접지 단자가 지식경제부장관이 따로 정하는 전기 설비의 기술 기준에 의한 제3종 접지 공사에 의한 접지선에 접지되어 있어야 한다.

2) 외장 누설 전류 시험

유방 촬영용 장치를 사용하는데 있어서 전격발생의 원인은 접지누설전류, 환자누설 전류 및 외장 누설 전류가 있다. 본 검사는 이 중 외장누설전류가 허용치이상으로 환자나 조작자의 인체에 흘러서 발생할 수 있는 전기쇼크의 위험으로부터 보호하기 위함이다.

(1) 유방 촬영용 장치를 구성하는 각 단위기기 및 이들의 부품 중에 사람이 접촉할 우려가 있는 도전성부분(이하 접촉가능도전성부분 이라함)으로부터 인체를 통하여 지면 또는 다른 접촉가능성부분에 흐르는 외상누설전류는 확실히 접지한 상태(정상상태)에서 0.1 mA 이하이어야 한다. 다만, 거치형 이외의 장치는 접지선을 뺀 상태(단일고장상태)에 있어서 외장 누설전류는 0.5 mA 이하이어야 한다.

3) 조사선량재현성시험(자동노출제어기포함)

동일한 엑스선 조사조건으로 연속해서 엑스선을 조사하면, 동일한 조사선량에 의하여 필름에 나타나는 농도(density)는 같아야 한다. 그러나, 조사선량의 재현성이 양호하지 않으면, 필름농도가 달라져 발생하는 화질저하로 재촬영율과 환자에 대한 피폭선량을 증가시키는 원인이 된다. 따라서 본 검사는 진단용 방사선 발생장치의 성능과 신뢰성을 평가하기 위하여 본 검사를 수행하고 있다.

(1) 조사선량 재현성은 유방 촬영용 장치의 성능과 신뢰성을 평가하는 것으로서 조사선량에 대한 변동계수는 0.02 이하이어야 한다.

4) 관전압 시험

피사체를 투과한 엑스선에 의한 사진효과(필름농도와 대조도)는 관전압의 4~6승에 비례하기 때문에 엑스선관에서 발생되는 엑스선량을 좌우하는 3개의 인자(관전압, 관전류 및 조사시간) 중 관전압이 가장 중요하다. 따라서 관전압의 지시치와 실제로 엑스선관양극에 인가되는 치와의 사이에 오차가 크면, 엑스선량의 차이로 인한 엑스선 필름(농도와 대조도)이 저하되는 원인이 될 수 있다. 이러한 관점에서 관전압의 정확도와 재현성이 유지되고 있는가를 평가하기 위하여 본 검사를 실시하고 있다.

(1) 관전압의 백분율 평균오 차는 설정치(지시치)에 대하여 ±10% 이내이어야 한다.

5) 관전류 시험

엑스선화질을 좌우하는 인자 중 관전류의 변동을 엑스선필름농도에 크게 영향을 미치기 때문에 관전류의 지시치와 실제로 엑스선관에 흐르는 사이에서 오차가 크면 엑스선량의 차이로 인한 농도가 다르게 되어 화질저하를 초래하게 된다. 따라서 본 검사는 관전류의 정확도와 재현성이 유지되고 있는 가를 평가하기 위함이다.

(1) 단시간 정격에서는 백분율 평균오차가 지시치에 대하여 ±15% 이내이어야 한다.

6) 촬영용 타이머시험

엑스선량은 관전압 및 관전류와 마찬가지로 조사시간에 비례한다. 이 조사시간은 한시장치인 촬영용 타이머에 의해서 임의의 시간을 선택할 수 가 있다. 따라서 촬영용 타이머의 성능이 양호하지 않은 상태에서 엑스선을 조사하면, 필름농도의 저하 또는 증가 등의 변화로 진단에 적합한 양질의 화상을 생산하지 못하게 된다. 이 결과로 재촬영율의 빈도는 높아져서 환자에 대한 피폭선량이 가중되기 때문에 본 검사는 촬영용 타이머의 재현성과 정확도여부를 평가하는데 있다.

정류방식	표시치	허용치
단상장치	T〈 10 펄스 10 펄스≤T	±0 펄스 ±10%
다상정류장치	T〈 0.01 초 0.01 초≤T〈 0.04 초 0.04 초≤T	−1.5 msec~+6 msec ±20% ±10%
인버터식장치	T〈 0.01 초 0.01 초≤T	±1 msec ±10%

7) mAs 시험

밀리암페어초(mAs)는 엑스선량으로서 표시되고 있고, 또한 관전류 및 조사시간에서와 같이 엑스선화질의 필름농도를 좌우하고 있다. 따라서 밀리암페어초의 제어능력에 대한 성능이 양호하지 않은 상태에서 엑스선을 조사하면, 필름농도의 저하 또는 증가 등의 변화로 양질의 화상을 생산하지 못하게 된다. 따라서 재촬영율의 빈도는 높아져서 환자에 대한 피폭선량은 가중되기 때문에 본 검사는 밀리암페어초에 대한 재현성과 정확도를 평가하는데 있다.

시험 항목	변압기식 및 인버터식 엑스선 장치인 경우	콘덴서식 엑스선장치인 경우
mAs (밀리암페어초)	지시치에 대한 오차는 ±(10% + 0.2 mAs) 이내이어야 한다.	10 mAs 미만의 경우에는 지시치에 대한 오차는 ±2 mAs, 10 mAs 이상인 경우 에는 지시치에 대한 백분율평균오차가 ±20% 이내이어야 한다.

8) 조도시험

유방 촬영시 엑스선관 초점-검사부위의 중심-필름의 중심을 일치여부를 육안으로 관찰 하는데 일정이상의 조도를 필요로 하고 있다. 따라서 본 검사는 촬영시마다 투광조준기를 통한 검사부위(엑스선조사야)의 설정시 투광조준기의 밝기를 측정하는데 있다.

(1) 조사야 조절 기구로부터 투광되는 광조사야의 조도는 엑스선관의 초점에서 수상면까지의 거리(SID) 100 cm에서 평균 조도가 100 Lux 이상이어야 한다.

9) 엑스선 조사야와 광조사야의 차이 시험

유방 촬영시 불필요한 부위에 엑스선이 조사되는 것을 방지하기 위해서는 엑스선조사야가 광조사야의 일치는 매우 중요하다. 따라서 본 검사는 이들 간의 일치여부를 평가 하는데 있다.

(1) 엑스선조사야의 중심과 광조사야중심의 차이 및 각 주변의 차이는 이용선의 중심이 수직으로 입사하였을 때, SID의 ±2% 이내이어야 한다. 다만, 엑스선 조사방향이 일정한 경우에는 SID의 ±1% 이내이어야 한다.

10) 반가층시험

엑스선관의 초점에서 발생되는 엑스선은 불균등 엑스선이다. 이중 에너지가 낮은 파장이 긴 photon들은 감광재료에 도달하기 전에 대부분 피사체에 흡수되어 피폭선량을 증가 시키는 요인이 되고 있다. 따라서 이 photon들을 여과하기 위하여 엑스선이 발생되어 나오는 출구 부분에 여과물질(filter)이 삽입되어 있는데 이 물질의 여과능력(선질)을 측정하는 것은 매우 중요하다. 이의 측정은 반가층(half value layer, HVL)을 산출하여 선질을 평가하는데 있다.

구 분	측정관전압(kV)	최소반가층(mm Al)
유방촬영용 장치	20	0.20
	25	0.25
	30	0.30

10 유방 촬영 장치의 성능 관리

환자가 받는 방사선량을 줄이기 위해서는 기본적으로 장치의 성능 관리 및 점검이 필수적으로 이루어져야 한다. 의료기관에서는 장치의 성능을 유지하기 위하여 정도 관리 점검표를 작성하고 주기적으로 성능을 확인하여야 한다. 주기적 성능관리는 일별, 주별, 월별, 분기별, 반기별, 년별로 작성하고 수행하여야 한다.

주기	필름 유방 촬영 장치	CR 유방 촬영 장치	DR 유방 촬영 장치
매일	암실 청소 현상기 관리	모니터 청소 레이저 프린터 관리 Image plate, 카세트 청소	레이저 프린터 관리 모니터 청소
매주	증감지 청소 판독대 청소 판독실의 조명, 환기, 온도, 소음 점검	판독실의 조명, 환기, 온도, 소음 점검 CR 수상기 청소	판독실의 조명, 환기, 온도, 소음 점검 Flat field calibration
1개월			Visual checklist MTF measurement
3개월	재촬영 분석 필름 내 잔여 정착액 분석 임상영상평가	재촬영 분석 Image plate sensitivity test 판독용 모니터 관리(CRT) 임상영상평가	재촬영 분석 판독용 모니터 관리(CRT) 임상영상평가
6개월	암실안개 증감지-필름 밀착도 시험 유방압박장치 점검 표준팬텀을 이용한 시험	유방압박장치 점검 CR reader check 표준팬텀을 이용한 시험 판독용 모니터 관리(LCD)	유방압박장치 점검 촬영용 모니터 점검 표준팬텀을 이용한 시험 판독용 모니터 관리(LCD)

주기	필름 유방 촬영 장치	CR 유방 촬영 장치	DR 유방 촬영 장치
1년	조사야 점검	조사야 점검	조사야 점검
	해상도 점검	해상도 점검	해상도 점검
	자동노출장치 점검과 재현성	자동노출장치 점검과 재현성	자동노출장치 점검과 재현성
	증감지 감도 측정		
	인공물 점검	인공물 점검	인공물 점검
	관전압 정확도와 재현성	관전압 정확도와 재현성	관전압 정확도와 재현성
	선질 점검	선질 점검	선질 점검
	평균유선선량 측정	평균유선선량 측정	평균유선선량 측정
	방사선 출력률	방사선 출력률	방사선 출력률
	판독대와 판독실의 조도 측정	판독실의 조도 측정	판독실의 조도 측정

(자료출처: 보건복지부, 식품의약품안전청, 진단용 방사선 발생장치의 검사 기준 및 검사 방법 가이드라인, 간행물 등록 번호:11-1470550-000291-01, 2012)

참고문헌

김건상 외 역 : PAUL AND JUHL`S 방사선과학, 정담 2000; 635-681.

김건중 : Screen-Film Mammography Technical Aspect 1995 진단 영상 기술 임상 연구회(8차). 1995, 48-56.

김명환, 민영일 : 담석질환에서의 체외충격파쇄석술의 이용. 대한소화기병학회지. 1990.

김명환, 민영일, 이성구 : ERCP 역행성 담도췌관조영술, 일조각, 1994.

김명환, 이성구, 최호순 등 : 담석증, 울산대학교 출판부, 1995.

김명환, 임병철, 차재명 등 : 내시경적 췌관 괄약근 절개술, 대한소화기 내시경학회지, 18, 1997.

김하영 : 임상요류역학, 효문사, 1997.

김함겸, 손순룡, 이원홍 : 체외충격파쇄석술을 이용한 총담과 및 췌관결석의 치료, 대한방사선기술학회지, 1998.

Kim HJ : 요추간판탈출증의 수술적 치료. 대한신경외과학지 23(9), 1994, 1009-1011.

마상철 : 투시조영영상학, 신흥인터내셔날, 1999.

박영요, 조재홍, 최황 외 : 비뇨기과학. 대한비뇨기과학회, 고려의학 2001; 53-87.

백원영, 이진용, 장윤석 : 불임증 환자의 통계적 및 원인적 고찰, 대한산부회지 1983, 26: 1125.

서인근, 제갈영종 : 간내담석증의 임상적 고찰, 대한외과학회지, 24, 1982.

심찬섭, 조성원, 김진홍 : 담도계 질환에 있어서의 ENBD의 임상적 고찰, 대한내과학회지, 295, 1988.

안정자 외 : 대한산부인과학회, 칼빈서적 1991.

안효근, 이은주, 이미재 : 남성유방질환에 대한 분석과 비교검토. 대한방사선사협회지, Vol 30, 1. 2004, 119-122.

양웅석, 이동완, 허윤 등 : 내시경적 담석제거술의 임상적 고찰, 대한소화기 내시경학회지, 8, 1988.

이정구 외 : 배뇨장애와 요실금, 대한배뇨장애 및 요실금학회, 2003.

이지성 외 : 불임환자의 난관인자검사에 있어서 난관조영술과 복강경소견의 비교 관찰, 대한산부회지 1985, 28: 1240.

장동혁, 박영순 : 뇌졸중 환자의 비디오투시 연하검사 시 조영제의 농도와 첨가물에 따른 검사의 유용성에 대한 고찰, 대한의료영상기술연구학회지 2003, 2(1): 5-9.

진료영상학연구회 : 방사선영상학 II, 대학서림 2002; 110-132.

천병훈, 송영식, 허병발 : 담석증에 의한 폐쇄성황달의 임상적 고찰, 대한외과학회지, 16, 1974.

최유덕 외 : 비뇨부인과학, 고려의학 2001.

한국생리학교수협의회 : 인체해부학, 현문사 2002.

木村俊雄 : 胃癌檢診撮影 technique, 醫療科學社, 2002.

市川平三郎 監修 : 最新 胃X線檢査妓術, 金原出版社, 2000.

Feffery D. Houstom, Michael David : Fundamentals of fluoroscopy, saunders company, 2001.

Macari M, Balthazar EJ, : CT of bowel wall thicking: significance and pitfalls if interpretation, AJR 2001; 176: 1105-1116.

Abuelo JG. Proteinuia : diagnostic principles and procedures. Ann Intern Med 1983; 98: 186-91.

Aizenstein RI et al : The perinephric space and renal fascia : Review of normal anatomy, pathology, and pathways of disease spread. J Magn Reson Imaging, 1998: 8: 517.

American Cancer Society : Cancer statistics 1985, C.A., 1985, 35: 2-62.

Andersson KE : Neurotransmitters and neuroreceptors in the lower urinary tract. Curr Opin Obstet Gynecol 1996; 8: 361.

Ansell G, Tweedie MCH. West CR : The current status of reactions to intravenous contrast media. Invest Radiol 1980, 15: S32.

Burns : Radiographic image, Sounders, 1992.

Bushong : Radiographic science, Mosby, 1997.

Catson CC, Dunnick NR, Ford K, et al. : Seminal vesiculography in evaluation of the infertile male. Fertil Steril 1982; 37: 552-556.

Classen M., Safrany L. : Endoscopic papillotomy and removal of gall stones, Br. Med. J, 4, 1975.

Customer Day & Workshop / mammotome Johnson & Johnson medical Korea Ltd Date & Venus : May2-3 Seoul Korea.

Diament MJ, Kangarloo H : Dosage schedule for pedatric urography based on body surface area. AJR AM J Roentgenol 1983, 140: 815.

Dickinson P.B., Belsito A.A., Cramer G.G. : Diagnostic value of endoscopic cholangiography. JAMA, 1973.

Edwards R.C. : Maturation in vitro of human ovarian oocytes. Lancet 1985, 2: 926.

Fieiding/lp,/philips RK, Hittinger R : Factors influencing mortality after curative resection for large bowel cancer in elderly patients, Lancet 1989; 1: 595-597.

Guebert, Pirtle Yochum, Essentials of diagnostic imaging, Mosby, 1995.

Hall FM : magnification spot compression of the breast Radiology 1989, 173-284.

Hargreave T.B. : Male infeitility. 1983, Chap 5, 76.

Harshall FF, Fink MP, Wollin M, et al. : Aberrant epididymal tissue : A significant clinical entity. J Urol 1987; 138: 1247.

Hattery RR, Witten DM, Hartman GW, et al. : Mortality during excretory urography. AJR 1982 139 : 919-922.

Holas MA, DePippo KL, Reding MJ : Aspiration and relative risk of medical complications following strock, Arch Neurol, 51, 1994, 1051-1053.

Homer J, Massey EW : Silent aspiration following strock, Neurology, 38, 1988, 317-319.

Jacobs H.S. : Clinics in Obstetrics and Gyneclogy. 1986, Vol. 12, No 3.

Joachim HB : Biliary lithotripsy, Radiology, 168, 1988.

Kawai K., Akasaka Y., Murakami K. : Endoscopic sphincterotomy of ampulla of Vater. Gastrointest Endosc. 1974.

Kenneth L. Bontrager, Jone P. Lampignano : Radiographic positioning and related anatomy, Elsevier Mosby, 2005.

Logan WW, Norlund AW. : Screen-film mammography technique : compression and other factors. In : Logan WW, Muntz EP, eds. Reduced dose mammography. New York : Masson, 1979, 415-431.

Luboldt W, Bauerfeind P, Wildermuth S, Marincek B, Fried M, Debatin JF, Colinic masses : detection with MR colonography, Radiology 2000; 216: 383-388.

Mace, Kowalczyk : Radiographic pathology for technologist, Mosby, 1998.

Malott, Foder : The art & science of medical radiography, Mosby, 1993.

March C. M., Israel R. : Hysteroscopic incision of the septate uterus. Am, J. Obstet. Gynecol. 1984, 149(1): 66.

Martin RE, Sessle MD : The role of the cerebral cortex in swallowing, Dysphagia, 8, 1993, 195-202.

McClennan BL: Ioxaglate(Hexabrix) : A new low osmolality contrast medium. Invest Radiol 19(Suppl 6) 1984: 5289-5292.

Panto PN, Buckley J, Davies P, et al. : The old and the new: A study of five contrast media for urography. Br J Radiol 1985; 58: 593-597.

Resnick and Niwayama : Diagnosis of Bone and Joint Disorders Vol.1, 2nd ed. WB Saunders, 1988.

Siegel J.H. : ERCP update ; diagnostic and therapeutic applications, Gastrointest Endosc. 1978.

Steven B. Down, Bettye G. Wilson, Encyclopedia of radiographic positioning, sounders company, 1998.

Steven J.C., Louid G.M. : Benign Biliary strictures ; Treatment with percutaneous choloangioplasty, Radiology, 178, 1991.

Swann CA, Kopans DB, McCarthy KA : Localization of occult breast lessions : Practical solutios to problems of triangulation. Radiology 1987, 577.

Tayer M.C., Marshall J.C., Laszlo A.F. : Extracorporeal shock wave lithotripsy(ESWL) in the management of complex biliary tract stone disease. Ann. Surg. 1988.

Thomsen HS, Rygaard H, Strandberg C. : Micturating cystourethrography and vesicourethral reflux. Eur J Radiol 1985; 5: 318-320.

TiSi G. M : Pulmonary Physiology in Clinical Medicine, 2nd ed, Baltimore, Williams & Wilkins Co, 1985.

Wier, Abrahams : Imaging atlas of human anatomy, Mosby, 1997.

Younmans JR : Neurological surgery, 4th ed. Philadelphia : WB Saunders Company, 1996, 2253-2415.

찾아보기

Index

ㅇ

ㅊ

ㅎ

V

W

Fluoroscopic Radiology

2015년 7월 31일 1판 발행
2019년 2월 15일 2판 발행
2022년 2월 15일 3판 발행

공동저자 (집필순)
마상철 · 김함겸 · 손순룡 · 안효근 · 이양섭 · 장동혁 · 윤 준
이영진 · 구효근 · 김정민 · 정홍량 · 이광성 · 지태정 · 이상복
성열훈 · 임재동 · 김태형 · 손진현 · 한재복 · 최준구 · 박종배
조평곤 · 장현철 · 이현용 · 박철수 · 이화준 · 조광호 · 이정훈
김형균 · 여진동 · 신정섭

펴낸이
윤 진 영

펴낸곳
DAIHAK
PUBLISHING COMPANY

서울특별시 종로구 혜화로 2길 8
전화 / (02) 745-1220, 763-1220
FAX / (02) 744-1210
등록번호 / 제 1-88호

www.daihaks.com

ISBN 978-89-6940-271-4 93510
값 55,000원

저자와의 협의에 의해 인지를 생략합니다.